Klinische Anästhesiologie und Intensivtherapie
Band 24

Herausgeber:
F. W. Ahnefeld H. Bergmann C. Burri W. Dick
M. Halmágyi G. Hossli E. Rügheimer
Schriftleiter: J. Kilian

Aufwachraum – Aufwachphase

Eine anästhesiologische Aufgabe

Herausgegeben von
F.W. Ahnefeld H. Bergmann C. Burri W. Dick
M. Halmágyi G. Hossli E. Rügheimer

Unter Mitarbeit von
F.W. Ahnefeld, H. Bergmann, M. Brandl, K. Brune, D. Daub
R. Dennhardt, W. Dick, A. Doenicke, S. Döring, R. Dudziak
H. Erdle, H. Falk, B. Grote, A. Grünert, M. Halmágyi
H.-D. Kamp, J. Kilian, E. Knoche, B. Koßmann, B. Landauer
K.A. Lehmann, P. Lotz, P. Lundsgaard-Hansen, J.N. Meierhofer
Cs. Nemes, M. Niemer, E. Mühe, H.W. Opderbecke
Th. Pasch, E. Rubli, E. Rügheimer, R.J. Sahl, H. Schmidt
F.T. Schuh, W. Seeling, E.D. Spilker, K. Steinbereithner

Mit 98 Abbildungen

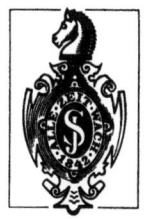

Springer-Verlag Berlin Heidelberg New York 1982

ISBN-13: 978-3-540-11112-2   e-ISBN-13: 978-3-642-68309-1
DOI:10/1007/978-3-642-68309-1

Das Werk ist urheberrechtlich geschützt. Die dadurch begründeten Rechte, insbesondere die der Übersetzung, des Nachdruckes, der Entnahme von Abbildungen, der Funksendung, der Wiedergabe auf photomechanischem oder ähnlichem Wege und der Speicherung in Datenverarbeitungsanlagen bleiben, auch bei nur auszugsweiser Verwertung, vorbehalten. Die Vergütungsansprüche des § 54, Abs. 2 UrhG werden durch die „Verwertungsgesellschaft Wort", München, wahrgenommen.

© by Springer-Verlag Berlin · Heidelberg 1982.

Die Wiedergabe von Gebrauchsnamen, Warenbezeichnungen usw. in diesem Werk berechtigt auch ohne besondere Kennzeichnung nicht zu der Annahme, daß solche Namen im Sinn der Warenzeichen- und Markenschutzgesetzgebung als frei zu betrachten wären und daher von jedermann benutzt werden dürften.

Druck und Bindearbeiten: Offsetdruckerei Julius Beltz KG, Hemsbach
2119/3140-543210

Vorwort

Vor genau 25 Jahren erschien bei Saunders "The recovery room" von Max S. SADOVE und J. H. CROSS. In zahlreichen operativen Kliniken sind seither Aufwachräume bzw. Aufwachstationen eingerichtet worden, aber noch gehört der Aufwachraum nicht überall zu den unverzichtbaren Notwendigkeiten einer operativen Klinik.

Neue Narkosemittel, neue Kombinationen, insbesondere die von Opioiden mit Psychopharmaka, ergeben neue Wirkungsprofile. Untersuchungen zur Pharmakodynamik und Pharmakokinetik dieser Mittel bzw. Mittelkombinationen führen uns zu neuen Einsichten in den Ablauf der Aufwachphase. Sie geben uns auch Erklärungen, weshalb mit Komplikationen jenseits des bisher als notwendig erachteten postanästhetischen Überwachungszeitraums gerechnet werden muß.

Diese Erkenntnisse sowie gerichtliche Auseinandersetzungen infolge postnarkotischer Zwischenfälle veranlaßten uns, das Thema
„Aufwachraum – Aufwachphase. Eine anästhesiologische Aufgabe"
im Rahmen eines Workshops in Referat und Diskussion zu bearbeiten. Allen Teilnehmern an dieser Veranstaltung ist dafür zu danken, daß sie ihre Beiträge im Sinne des didaktischen Konzepts dieser Buchreihe profund aufgearbeitet und die vorgetragenen Standpunkte im Hinblick auf die klinischen Belange der frühen postoperativen Phase erörtert haben. Als Ergebnis können wir nun eine aktuelle Bilanz der Probleme und unserer Aufgaben in der kritischen postnarkotischen Phase vorlegen, die auch unsere Argumente für die Einrichtung, die Organisation und den Betrieb von Aufwacheinheiten zusammenfaßt. Die Herausgeber haben den Firmen Janssen GmbH, Neuss, und Siemens AG, Erlangen, für die großzügige Unterstützung zu danken, die die Durchführung dieses Workshops ermöglichte. Dank gebührt schließlich auch dem Springer-Verlag für die gute und bewährte Zusammenarbeit bei der zügigen Produktion dieses Bandes.

Januar 1982

E. Rügheimer
für die Herausgeber

Inhaltsverzeichnis

Einführung (E. Rügheimer) *1*

Verteilungsvorgänge in der Aufwachphase (K. Brune) *7*

Die Pharmakologie verschiedener Narkosemittel im Hinblick auf die Aufwachphase. Intravenöse Anästhetika (Hypnotika und Sedativa) (A. Doenicke) *15*

Pharmakokinetik der Aufwachphase: Inhalationsanästhetika
(R. Dudziak und H. Schmidt) *33*

Opioide – das Beispiel Fentanyl (K. A. Lehmann und D. Daub) *44*

Opioid – Rebound und Antagonisierung (H.-D. Kamp) *63*

Die Pharmakologie von Muskelrelaxanzien im Hinblick auf die Aufwachphase
(F. T. Schuh) *78*

Auswirkungen der Lokalanästhesie auf die direkte postoperative Phase
(M. Niemer und Cs. Nemes) *94*

Indikation für zentrale Analeptika und Physostigmin (B. Grote) *105*

Medikamentöse Interaktionen in der Aufwachphase (R. Dennhardt) *122*

Zusammenfassung der Diskussion zum Thema:
„Pharmakologische Grundlagen" *132*

Nutzen und Notwendigkeit einer Aufwachstation – Ergebnisse einer klinischen Studie
(F. W. Ahnefeld, H. Erdle, S. Döring, P. Lotz und E. D. Spilker) *140*

Ursachen, Diagnostik und Therapie der postoperativen Ateminsuffizienz
(M. Brandl) *150*

Ursachen, Erkennung und Behandlung von Störungen nach Anästhesie und Operation:
Herz-Kreislauf (Th. Pasch) *167*

Ursachen, Erkennung und Behandlung von Störungen des Stoffwechsels, Wasser-Elektrolyt- und Säuren-Basen-Haushaltes nach Anästhesie und Operation
(W. Seeling, H. Falk und A. Grünert) *181*

Chirurgische Aspekte der frühen postoperativen Phase (E. Mühe) 207

Blutersatz und Gerinnungsstörungen in der frühen postoperativen Phase
(P. Lundsgaard-Hansen und E. Rubli) 217

Infusionstherapie in der frühen postoperativen Phase
(M. Halmágyi) 227

Postoperative systemische Analgesie (W. Dick und E. Knoche) 237

Postoperative lokale Schmerztherapie (B. Koßmann) 248

Zusammenfassung der Diskussion zum Thema:
„Klinische Aufgaben des Aufwachraumes" 258

Kriterien für die Stationsfähigkeit, Straßenfähigkeit und Verkehrstüchtigkeit
(B. Landauer und J. N. Meierhofer) 266

Probleme der ärztlichen Verantwortlichkeit in der frühen postoperativen Phase
(H. W. Opderbecke) 281

Bauliche Voraussetzungen der postoperativen Patientenüberwachung und -behandlung
(R. J. Sahl) 286

Die apparative Ausstattung einer Aufwachstation und Dokumentation der Befunde
(J. Kilian und H. Falk) 297

Organisatorische und personelle Voraussetzungen für den Betrieb einer Aufwachstation
(H. Bergmann und K. Steinbereithner) 307

Zusammenfassung der Diskussion zum Thema:
„Organisation, personelle und apparative Ausstattung" 317

Verzeichnis der Referenten und Diskussionsteilnehmer

Prof. Dr. F. W. Ahnefeld
Zentrum für Anästhesiologie
der Universität Ulm
Steinhövelstraße 9
D-7900 Ulm (Donau)

Prof. Dr. H. Bergmann
Vorstand des Instituts für
Anaesthesiologie des Allg. öffentl.
Krankenhauses Linz und Leiter der
Außenstelle Linz des
Ludwig-Boltzmann-Instituts
für experimentelle Anaesthesiologie
und intensivmedizinische Forschung
A-4020 Linz (Donau)

Dr. M. Brandl
Oberarzt am Institut für
Anaesthesiologie der
Universität Erlangen-Nürnberg
Maximiliansplatz
D-8520 Erlangen

Prof. Dr. K. Brune
Institut für Pharmakologie
und Toxikologie der
Universität Erlangen-Nürnberg
Universitätsstraße 22
D-8520 Erlangen

Priv.-Doz. Dr. D. Daub
Abteilung Anaesthesiologie an den
Medizinischen Einrichtungen der
Rhein.-Westf. Techn. Hochschule Aachen
Goethestraße 27/29
D-5100 Aachen

Prof. Dr. R. Dennhardt
Institut für Anaesthesiologie der
Freien Universität Berlin
Hindenburgdamm 30
D-1000 Berlin

Prof. Dr. W. Dick
Zentrum für Anästhesiologie
der Universität Ulm
Prittwitzstraße 43
D-7900 Ulm (Donau)

Prof. Dr. A. Doenicke
Vorstand der Abteilung für
Anaesthesiologie der Chirurgischen
Poliklinik der Universität München
Pettenkoferstraße 8a
D-8000 München 2

Prof. Dr. R. Dudziak
Geschäftsführender Direktor des
Zentrums für Anästhesiologie
der Universitätskliniken Frankfurt
Theodor-Stern-Kai 7
D-6000 Frankfurt 70

Dr. B. Grote
Institut für Anaesthesiologie
der Medizinischen Einrichtungen
der Universität Düsseldorf
Moorenstraße 5
D-4000 Düsseldorf 1

Prof. Dr. M. Halmágyi
Institut für Anaesthesiologie des
Klinikums der Johannes-
Gutenberg-Universität Mainz
Langenbeckstraße 1
D-6500 Mainz (Rhein)

Dr. H.-D. Kamp
Oberarzt am Institut für
Anaesthesiologie der Universität
Erlangen-Nürnberg
Maximiliansplatz
D-8520 Erlangen

Prof. Dr. J. Kilian
Zentrum für Anästhesiologie
der Universität Ulm
Steinhövelstraße 9
D-7900 Ulm (Donau)

Dr. B. Koßmann
Oberarzt am Zentrum für
Anästhesiologie der Universität Ulm
Prittwitzstraße 43
D-7900 Ulm (Donau)

Prof. Dr. B. Landauer
Oberarzt am Institut für
Anaesthesiologie des Klinikums
rechts der Isar
der Techn. Universität München
Ismaninger Straße 22
D-8000 München 80

Dr. Dr. K.-A. Lehmann
Abteilung Anaesthesiologie an den
Medizinischen Einrichtungen der
Rhein.-Westf. Techn. Hochschule Aachen
Goethestraße 27/29
D-5100 Aachen

Prof. Dr. P. Lotz
Zentrum für Anästhesiologie der
Universität Ulm
Oberer Eselsberg
D-7900 Ulm (Donau)

Prof. Dr. P. Lundsgaard-Hansen
Abteilung für Experimentelle Chirurgie
der Universität Bern
Inselspital
CH-3010 Bern

Prof. Dr. E. Mühe
Leitender Oberarzt der
Chirurgischen Klinik mit Poliklinik
der Universität Erlangen-Nürnberg
Maximiliansplatz
D-8520 Erlangen

Dr. M. Niemer
Anästhesie-Abteilung
des Städtischen Krankenhauses
Sebastianstraße 18
D-8070 Ingolstadt

Priv.-Doz. Dr. H.-W. Opderbecke
Vorstand des Instituts
für Anästhesiologie des
Städt. Klinikums Nürnberg
Flurstraße 17
D-8500 Nürnberg

Prof. Dr. Th. Pasch
Oberarzt am Institut für
Anästhesiologie der
Universität Erlangen-Nürnberg
Maximiliansplatz
D-8520 Erlangen

R. J. Sahl, Hon. FAIA
Architekt BDAao
Vorstandsmitglied des
Deutschen Krankenhaus-Instituts
Tersteegenstraße 9
D-4000 Düsseldorf 30

Priv.-Doz. Dr. W. Seeling
Oberarzt am Zentrum für
Anästhesiologie der Universität Ulm
Steinhövelstraße 9
D-7900 Ulm (Donau)

Priv.-Doz. Dr. E. D. Spilker
Oberarzt am Zentrum für
Anästhesiologie der Universität Ulm
Steinhövelstraße 9
D-7900 Ulm (Donau)

Priv.-Doz. Dr. F. T. Schuh
Oberarzt der Zentralen Abteilung
für Anaesthesie des Klinikums der
Christian-Albrechts-Universität Kiel
Schwanenweg 21
D-2300 Kiel

Verzeichnis der Herausgeber

Prof. Dr. Friedrich Wilhelm Ahnefeld
Zentrum für Anästhesiologie
der Universität Ulm
Steinhövelstraße 9, D-7900 Ulm (Donau)

Prof. Dr. Hans Bergmann
Vorstand des Instituts für
Anaesthesiologie (Blutzentrale) des
Allgemeinen öffentlichen Krankenhauses Linz
A-4020 Linz (Donau)

Prof. Dr. Caius Burri
Abteilung Chirurgie III
der Universität Ulm
Steinhövelstraße 9, D-7900 Ulm (Donau)

Prof. Dr. Wolfgang Dick
Zentrum für Anästhesiologie
der Universität Ulm
Prittwitzstraße 43, D-7900 Ulm (Donau)

Prof. Dr. Miklos Halmágyi
Institut für Anaesthesiologie des Klinikums
der Johannes Gutenberg-Universität Mainz
Langenbeckstraße 1, D-6500 Mainz (Rhein)

Prof. Dr. Georg Hossli
Universitätsspital Zürich
Institut für Anästhesiologie
Rämistraße 100, CH-8091 Zürich

Prof. Dr. Erich Rügheimer
Direktor des Instituts für Anästhesiologie
der Universität Erlangen-Nürnberg
Maximiliansplatz 1, D-8520 Erlangen

Einführung

Von E. Rügheimer

Florence Nightingale, Leitbild des Schwesternberufes, soll dazu geraten haben, besonders gefährdete Patienten in einem Raum zusammenzulegen. Ob sie dazu eher durch - wie man heute zu sagen pflegt - sozioökonomische Überlegungen zur Patientenpflege oder aber durch das Bedürfnis nach mehr Sicherheit für die Patienten veranlaßt wurde, ist im "Rückblick" nicht mehr festzustellen. Ihre Empfehlung ist jedenfalls nicht ungehört verhallt. 1923 wurde der erste neurochirurgische Aufwachraum in der John-Hopkins-Klinik eingerichtet, in den dreißiger Jahren schufen SAUERBRUCH und KIRSCHNER in ihren Kliniken Räume für die Behandlung frischoperierter Patienten. Als Hauptmotiv für die vermehrte Einrichtung von Aufwachräumen in den USA ab 1940 wird angegeben, daß dadurch Schwestern auf Station eingespart werden sollten. Aber bereits 1947 wird von der Philadelphia Country Medical Society eine Untersuchung veröffentlicht, aus der klar hervorgeht, daß viele postoperative Komplikationen durch eine Versorgung der Patienten im Aufwachraum hätten vermieden werden können. In einem engagierten Buch haben Max S. SADOVE und J. H. CROSS das Thema "Recovery room" aufgearbeitet und für die forcierte Einrichtung von Aufwachräumen in allen operativen Kliniken und die Überwachung der Patienten durch geschultes Personal plädiert.

Was veranlaßt uns nun, dieses Thema in Referaten und Diskussionen erneut zu bearbeiten; ist nur Bilanz zu ziehen oder gibt es auch neue Ansätze, das Konzept des Aufwachraumes zu überdenken? Beides ist wohl vonnöten.

Ziehen wir Bilanz, so müssen wir uns fragen: Wurde das gesteckte Ziel erreicht und mit welchem Erfolg? Diese Frage zu beantworten, haben wir bei allen deutschen Universitätsinstituten angefragt. 25 von 26 Instituten haben geantwortet, daraus ergibt sich übersichtsweise folgende Situation:

1. Ein Aufwachraum bzw. eine Aufwachstation als selbständige Einheit ist im Zentralbereich unserer Tätigkeit, in der Allgemeinchirurgie, in 15 von 25 versorgten Kliniken eingerichtet. Einen Dienst rund um die Uhr gibt es lediglich in einem Fall - und auch dort mit Ausnahme der Feiertage. Die Versorgung in der "Peripherie" ist noch wesentlich unzureichender, z. B. gibt es lediglich in fünf von 25 HNO-Kliniken und in sieben von 21 orthopädischen Kliniken eine Aufwachstation.

2. Umgekehrt sind für sechs chirurgische Kliniken keinerlei Aufwacheinrichtungen vorhanden, ebenso für 11 HNO- und 12 orthopädische Kliniken.

3. Gewissermaßen als Zwischenlösung wird es in einigen Häusern so gehandhabt, daß die Patienten entweder direkt im Anästhesiebereich des OP noch einige Zeit unter Aufsicht des Anästhesisten bleiben oder die Aufgaben des Aufwachraumes von der Wachstation wahrgenommen werden.

4. Außerhalb der Dienstzeit können die Patienten nur bei besonderer Indikation auf der Intensiv- bzw. Wachstation beobachtet werden und müssen überwiegend auf ihre normale Pflegestation zurückverlegt werden.

5. Zusätzliches Personal für den Betrieb von Aufwachräumen bzw. Aufwachstationen gibt es bisher nur an einigen Instituten, insbesondere für die Bereiche Chirurgie, Urologie und Gynäkologie.

6. Wo Aufwachräume bzw. Aufwachstationen eingerichtet sind, gehören diese immer zum Organisationsbereich des Anästhesisten, wobei sogar überraschend häufig die Angabe gemacht wird, daß ständig ein Arzt in diesem Bereich tätig ist.

Ich weiß, man soll immer dann seine Worte sehr mit Bedacht wählen, je ernster die Situation sich darstellt und je mehr man auf öffentliche Resonanz angewiesen ist. Aber es ist schlicht erschütternd, feststellen zu müssen, daß es in der Bundesrepublik Deutschland keine einzige Universitätsklinik gibt, die allen ihren operativen Patienten ein gesichertes Aufwachen aus der Narkose rund um die Uhr anbieten kann. Und das, obschon wir in der Lage sind, Nutzen und Notwendigkeit einer Aufwachstation im Detail nachzuweisen.

Auf unserer Aufwachstation in der Chirurgischen Klinik war es in den vergangenen vier Jahren möglich, in 68 Fällen schwerste Komplikationen der Atmung erfolgreich zu behandeln, die auf einer normalen Pflegestation sicher nicht so glimpflich verlaufen wären. AHNEFELD et al. legen in ihrem Beitrag eine differenzierte Bilanz der Erfahrungen in ihrem Aufwachraum vor. Und ich weiß, jeder könnte dies aus seinem Tätigkeitsbereich ergänzen. Wir sollten uns dabei auch immer wieder klar machen, daß die meisten Patienten, die sich einem chirurgischen Eingriff als Heileingriff unterziehen, ja auch die Alternative einer konservativen Therapie haben. Es ist darum besonders fatal, wenn ein Patient, der den operativen Eingriff eigentlich schon überstanden hat, dann noch an den Folgen der Anästhesie stirbt. Es erscheint mir unverantwortlich, daß nach wie vor einem Großteil aller frischoperierten Patienten das Sicherheitsnetz aus intensiver Überwachung, Pflege und Therapie nicht zur Verfügung steht und diese Patienten direkt auf die allgemeine Pflegestation verlegt werden.

Es gibt hierzu auch mediko-legale Gesichtspunkte. So wird beispielsweise bei Zwischenfällen in der Aufwachphase der Anästhesist rechtlich zur Verantwortung gezogen, und man fordert von ihm, er hätte im konkreten Fall die Anästhesie ablehnen müssen, obwohl er das Fehlen einer Aufwachstation gar nicht zu vertreten hat. Der forensischen Beurteilung werden im Einzelfall Maßstäbe zugrunde gelegt, bei denen der Operationsbetrieb weithin zum Erliegen käme. Das mutet völlig weltfremd an und ohne Sinn für die Realität eines klinischen Betriebes.

Unter dem Aspekt der Fürsorgepflicht für jeden einzelnen Patienten ist diese gerichtliche Forderung andererseits zumindest zu verstehen. Der Anästhesist weiß seit der Aufschlüsselung der Komplikationen des Baltimore Study Committee von 1960, daß sich 48,4 % aller anästhesiebedingten Todesfälle im Anschluß an eine Narkose auf den Pflegestationen ereignen. Es wäre nur zu begrüßen, wenn wir deshalb auch von höchstrichterlicher Seite eine nachdrückliche Unterstützung für die Durchsetzung unserer Forderung erhielten, daß jeder frischoperierte Patient in jedem Krankenhaus postoperativ auf einer Aufwachstation versorgt werden muß.

Dieser Workshop trug ursprünglich den Titel "Aufwachphase - Aufwachstation. Eine anästhesiologische Aufgabe". Diese Formulierung mag trivial erscheinen, denn die Aufwachphase als anästhesiologische Aufgabe ist eine Selbstverständlichkeit und die Zugehörigkeit der Aufwachstation in den Organisationsbereich des Anästhesisten wird unter dem Gesichtspunkt der Fachkompetenz von niemandem ernsthaft bezweifelt. Es könnte lediglich auffallen, daß ich den Terminus "Aufwachstation" und nicht "Aufwachraum" verwendete. Auch dies mag nicht bedeutend erscheinen, da viele Anästhesisten die Bezeichnungen "Aufwachstation", "Aufwachraum" bzw. "Aufwachzimmer" synonym verwenden. Für viele ist der Aufwachraum schlicht die Übersetzung des Recovery room.

Ich hatte den Titel bewußt gewählt, weil ich die Diskussion anregen wollte. Die Bezeichnung "Aufwachraum" finde ich nicht treffend, zumindest nicht für eine Observationseinheit, die rund um die Uhr dienstbereit ist und mit eigenen Planbetten geführt wird.

OPDERBECKE sieht dies vermutlich anders, wenn er in seinem Beitrag "Organisation in der Intensivmedizin" in der 4. Auflage "Praxis der Intensivmedizin" in Anlehnung an eine Empfehlung der Deutschen Gesellschaft für Anästhesiologie und Wiederbelebung aus dem Jahre 1967 formuliert, der Aufwachraum stelle eine typische Observationseinheit dar, die sich von anderen Intensiv-, Pflege- und Behandlungseinheiten im wesentlichen dadurch unterscheide, daß der Aufwachraum keinen Stationscharakter und keine eigenen Betten habe. Es wird darüber zu diskutieren sein, ob sich die Aufwachstation vom Aufwachraum nur dadurch unterscheidet, daß sie über mehrere solcher Räume verfügt und ob sie eigene oder keine eigenen Betten hat. In jedem Fall scheint sich hier die Möglichkeit für eine terminologische Differenzierung anzubieten, wenn man die Bezeichnung "Aufwachraum" für eine Observationseinheit vorbehält, die keine Planbetten hat und nicht rund um die Uhr besetzt ist. Die eben zitierte Definition des Aufwachraumes von OPDERBECKE wird folgendermaßen weitergeführt: "In diesem Raum (Aufwachraum)" verbleibt der frischoperierte Patient im Bett seiner Station so lange, bis er aus der Narkose erwacht, wieder im Vollbesitz seiner Schutzreflexe ist und keine unmittelbaren Komplikationen von seiten der Atmung und des Kreislaufs mehr zu erwarten sind. Der Aufenthalt im Aufwachraum ist in der Regel auf einige Stunden begrenzt."

Dieser sehr sorgfältigen, aber doch weitgefaßten Funktionsbeschreibung wird niemand ernsthaft widersprechen wollen. Nur, über das Wann und Wie ein Patient wach und im Vollbesitz seiner Schutzreflexe ist und keine unmittelbaren Komplikationen von seiten der Atmung und des Kreislaufs mehr erwarten läßt, darüber wird man sich ebenso unterhalten müssen. Denn von vielen wurde der Aufwachraum bisher eher als "Ausschlafzimmer" für die aus dem OP kommenden, eben "erweckbaren" Patienten betrachtet, die hier so lange überwacht werden sollten, bis man sie gefahrlos als "wache" Patienten wieder in ihr Zimmer auf Station bringen konnte. Durch entsprechende Lagerung und durch Überwachung einfacher Parameter der Atmung und des Kreislaufs (Atemfrequenz, Blutdruck, Puls) sollten die häufigsten Komplikationen nach Anästhesie und Operation frühzeitig erkannt und behandelt werden: mechanische Atemwegsverlegung, Aspiration oder Nachblutungen. In aller Regel war davon auszugehen, daß sich der Zustand des Patienten von Minute zu Minute besserte. Für viele unserer Patienten gilt das auch heute noch. Aber der Mechanismus dieses selbstverständlichen "Wachwerdens" ist nicht mehr bei jedem Patienten und bei jeder Narkosemethode vorauszusetzen. Die ständige Ausweitung der Indikation zur Operation, das Hinausschieben der Altersgrenze, immer längere und kompliziertere Operationen, neue Einsichten in die Pharmakodynamik und Pharmakokinetik der verwendeten Anästhetika führen zwangsläufig zu immer längeren Aufenthaltszeiten der Patienten im Aufwachraum. Insbesondere diese neuen Gesichtspunkte haben mich angeregt, die Initiative für diesen Workshop zu ergreifen.

Wenn die veränderte Situation, wie ich sie angedeutet habe, eine verlängerte Aufwachphase zur Folge hat, so bringt uns dies zwar wegen der ohnehin unzureichenden räumlichen, apparativen und personellen Gegebenheiten in erhebliche Not. Allerdings bietet uns diese Situation der Neuorientierung andererseits Gelegenheit, aus der "Not" eine "Tugend" zu machen, indem wir für die Gegebenheiten der Aufwachphase ein angemessenes Konzept entwickeln, das wir mit Hilfe der Berufspolitik verwirklichen können. Auch mit ein Grund, weshalb ich die Bezeichnung "Aufwachstation" bewußt gewählt hatte. Es geht mir darum, deutlich zu machen, daß man während einer verlängerten Aufwachphase mit den frischoperierten Patienten nicht stundenlang nichts tun kann. Die reine Observation des Patienten genügt nicht mehr, sondern die postoperative Therapie muß bereits während der Aufwachphase auf der Aufwachstation begonnen werden. Bei der früher üblichen kurzen Verweildauer im Aufwachraum konnte man diese Therapie den allgemeinen Pflegestationen überlassen und sich auf die Weiterführung der im OP begonnenen Infusionstherapie beschränken. Die therapeutische Zäsur lag beim Übertritt auf die Station oder die Intensivstation.

Unser Ziel muß es sein, den Patienten nicht nur wach auf die Pflegestation bzw. die Intensivstation zu bringen, sondern besser als früher die Nachwirkungen von Operation und Anästhesie unter Berücksichtigung des präoperativen Zustandes des Patienten durch entsprechende therapeutische Maßnahmen soweit zu bereinigen, daß er mit optimierten und stabilisierten Vitalfunktionen auf die Pflegestation zurückverlegt werden kann. Die Anweisungen für die weitere Therapie würde er genauso mitbekommen, wie wir dies von den Patienten, die von der Intensivstation kommen, gewohnt sind.

Die Konzeption einer optimierten Therapie auf der Aufwachstation setzt allerdings die rasche und einfache Gewinnung geeigneter diagnostischer Werte über den Zustand von Atmung, Kreislauf, Säuren-Basen-Haushalt und der Elektrolyte voraus. Welche Maßnahmen über das Blutdruckmessen hinaus solche aussagekräftigen Informationen bringen können und welche Geräte dafür notwendig sind, das sind Fragen, auf die wir unseren Kollegen für ihre tägliche Arbeit praktikable Antworten schuldig sind. Dies führt gleich weiter zu Fragen der baulichen Gestaltung, des Betten- und Personalschlüssels und der apparativen Ausstattung einer solchen Station.

Ich meine, das hier angedeutete Konzept der Aufwachstation bringt für den Patienten ein Mehr an Sicherheit. Es ist eigentlich selbstverständlich: Ein Patient, der mit objektivierten und optimierten Vitalfunktionen auf die Pflegestation kommt, ist um ein Vielfaches weniger gefährdet als ein Patient, der direkt vom OP auf die Station zurückverlegt wird. Im übrigen halte ich dies heute sogar für notwendiger als zu der Zeit, als die Forderung nach Aufwachräumen erstmals gestellt wurde. Durch die fortschreitende Spezialisierung auch im pflegerischen Bereich ist das Personal auf Station den Umgang mit frischoperierten Patienten nicht mehr in dem Maße gewohnt, wie dies früher der Fall war. Dies gilt insbesondere für die Nachtzeit.

Während tagsüber in einer modernen Klinik das 20. Jahrhundert herrscht und in einigen Zentren der Welt bereits Zeichen einer Medizin des 21. Jahrhunderts sichtbar werden - ich denke hier beispielsweise an ein computergesteuertes Monitoring -, ist nachts, wenn die Nachtschwester "einsam" wacht, bisweilen sogar über mehrere Stationen, ein Rückfall in die Vorzeit der Medizin zu konstatieren. Zwar war vor 50 Jahren auch nur eine Schwester da, aber die kannte sich mit frischoperierten Patienten noch aus. Heute erlebt eine Schwester den Patienten normalerweise vor der Operation als "Hotelgast" und nach seiner Entlassung aus der Aufwachstation bzw. der Intensivstation als "Rekonvaleszent". Zwischenzeitlich wird der Patient im Operationssaal, der Aufwachstation, der Wachstation und der Intensivstation von dafür spezialisiertem Pflegepersonal und Ärzten versorgt.

Lassen Sie es mich überspitzt formulieren: Es ist für einen Patienten in der operativen Medizin heute gar nicht mehr so wichtig wie früher, welche Pflegeklasse er wählt. Viel entscheidender ist, ob er am Tag oder bei Nacht operiert wird. Es sind gewissermaßen d i e Patienten "zweiter Klasse", die nachts operiert werden. Statt der "Lebensversicherung" Aufwachstation mit speziell dafür ausgebildetem Personal bietet man ihnen die Verlegung auf eine personell und kenntnismäßig ausgedünnte Station. Dies ist die Situation, der wir uns zu stellen haben.

Wenn ich den Anästhesisten und seine Mannschaft für besonders kompetent halte, eine solche Aufwachstation verantwortlich zu führen, so möchte ich dies nicht als Streben nach anästhesiologischem Terraingewinn verstanden wissen, sondern ich sehe für diese Tätigkeit in der Aufwachphase, auf der Aufwachstation keinen besser geeigneten Arzt. Nur so läßt sich aus meiner Sicht auch gewährleisten, daß bei dezentraler Lage der verschiedenen operativen Kliniken das Pflegepersonal zwischen den verschiedenen Aufwachstationen rotieren und nach einheitlichen Richtlinien aus- und fortgebildet werden kann. Wenn für alle Beteiligten in der operativen Medizin nach wie vor der Patient das Maß aller Dinge ist, so muß es uns darum gehen, den Patienten auch während der Aufwachphase mit der Sicherheit zu versorgen, die für uns intraoperativ selbstverständlich ist. Wir erheben hier, wie auch auf anderen Gebieten, keinerlei Ausschließlichkeitsanspruch. Nach den von WEISSAUER in die Betrachtung medizinischer Kompetenzfragen eingeführten Begriffen der Arbeitsteilung und des Vertrauensgrundsatzes, die inzwischen auch von der Rechtsprechung allgemein rezipiert wurden, ist derjenige Arzt für die Überwachung des Patienten zuständig und verantwortlich, in dessen Organisationsbereich er sich zur Zeit befindet. Dies heißt keinesfalls "Off limits for all surgical personnel", im Gegenteil, wegen der längeren Liegezeit werden auch mehr chirurgische Komplikationen bereits auf der Aufwachstation auftreten können. Es ist deshalb klar, daß der Operateur viel öfter noch als bisher in die Aufwachstation zu rufen sein wird. Ich sehe hier also nicht so sehr die Gefahr möglicher Abgrenzungen, sondern im Gegenteil eine erhöhte Notwendigkeit zu interdisziplinärer Kooperation.

Verteilungsvorgänge in der Aufwachphase
Von K. Brune

Einleitung

Es wird allgemein angenommen, daß nach einer Narkose während der Aufwachphase die Wirkung der zugeführten Pharmaka kontinuierlich abnimmt. Es wäre schön, wenn das immer so wäre, denn dann könnten unvorhergesehene pharmakonbedingte Gefahren für den Patienten kaum auftreten. In der klinischen Realität geschieht es aber immer wieder, daß eine kontinuierliche Wirkungsabnahme nicht stattfindet, sondern vielmehr unvorhergesehene Rückfälle aus dem Wachzustand in die Narkose vorkommen. Die Ursachen dieser überraschenden Ereignisse können zwar verständlich gemacht werden, sind aber im Einzelfall weder vorhersehbar noch immer vermeidbar. Schon deshalb erscheint es unabdingbar, daß jeder Patient während der kritischen Zeit nach der Operation intensiv überwacht wird. Nur dann sind immer wieder auftretende pharmakonbedingte Zwischenfälle beherrschbar. Ziel der folgenden Ausführungen kann es daher nur sein, das Verständnis des praktischen Arztes für die pharmakologischen Grundlagen dieser immer möglichen Zwischenfälle in der Aufwachphase zu vermehren, so daß er allfällige Zwischenfälle nicht als prinzipiell unverständliche, individuelle Reaktionen begreift, sondern die pharmakokinetischen Grundlagen versteht und dadurch zu einer realistischen Beurteilung der während der Aufwachphase drohenden Gefahren kommt. Um dieses Ziel zu erreichen, möchte ich ein paar einfache Überlegungen anstellen.

Verteilung und Umverteilung

Stellen wir uns vor, wir könnten im menschlichen Körper in drei verschiedenen Bereichen (Kompartimenten) den Konzentrationsgang eines Pharmakons messen: im Blutplasma, am Wirkort des Pharmakons (bei einem Narkotikum an bestimmten Rezeptoren von Nervenzellen) und am Speicherort, d. h. einer Region des Körpers, zu dem das zugeführte Pharmakon eine besonders hohe "Affinität" hat (Abb. 1). Im einfachsten vorstellbaren Fall würde ein Pharmakon nur zugeführt (z. B. i.v.), aber nicht eliminiert und nur im Plasma (zentrales Kompartiment und Speicher) und am Wirkort meßbare Konzentrationen erreichen, d. h. keinen weiteren Speicherort haben (Abb. 1 a). In diesem Fall wäre zwar der Konzentrationsverlauf im Plasma durch die Menge und Dauer der Injektion bestimmt (Wenn die Konzentration am Wirkort gleichzeitig wie im Plasma ihr Plateau erreicht oder die Speicherfunktion des Wirkorts vernachlässigbar klein ist.); am Wirkort können aber im Prinzip unendlich viele Konzentrationsverläufe beobachtet werden; denn je nach Pharmakon und den biologischen Eigenschaften des Wirkorts kann die Konzentration hier gleich schnell oder langsamer als im Plasma ansteigen und höhere, gleich hohe

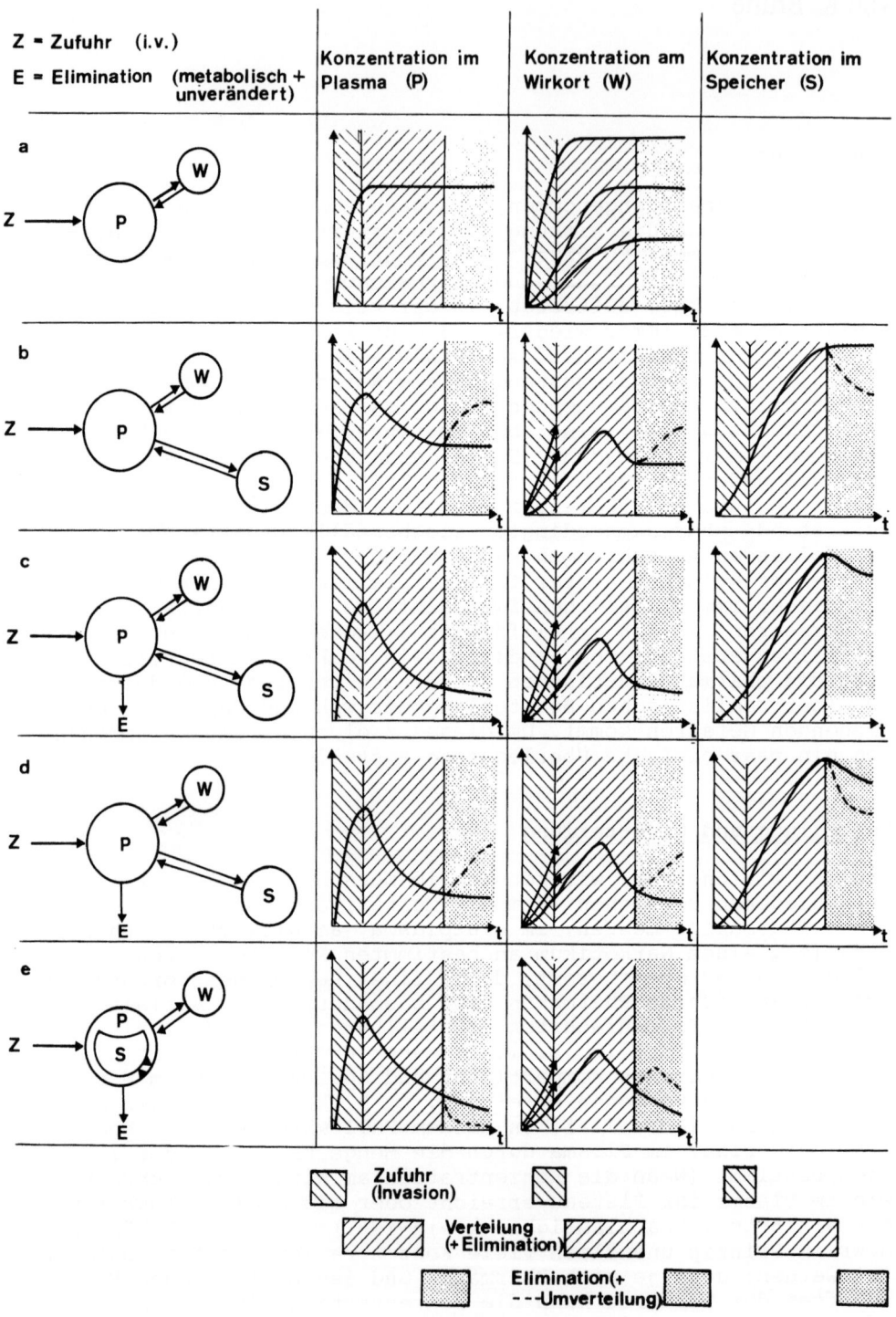

Abb. 1. Schematische Darstellung der zu erwartenden Konzentrationsverläufe im Plasma, am Wirkort und in Speicherkompartimenten. Aus didaktischen Gründen werden die Invasions-, Verteilungs-

und Eliminationsphasen voneinander abgehoben, obwohl alle Prozesse gleichzeitig ablaufen können.
a) Nur Zufuhr, keine relevante Speicherung außerhalb des Plasmaraumes.
b) Nur Zufuhr und Speicherung (-- Effekt einer Speicherentleerung).
c) Zufuhr, Speicherung und Elimination (Kinetik 1. Ordnung).
d) Zufuhr, Speicherung und Elimination (-- Effekt einer Speicherentleerung).
e) Zufuhr, Speicherung (nur im Plasma) und Elimination (-- Effekt der Entleerung plasmatischer Speicher)

---

oder niedrigere Konzentrationen als im Plasma erreichen. Allein aufgrund der Messung der Plasmakonzentration ist also schon in diesem, in der Praxis nie vorkommenden einfachen Fall eine genaue Voraussage über den Konzentrationsgang im eigentlich interessanten Kompartiment, dem Wirkort, nicht möglich. Wenn sich das Pharmakon dann noch in andere Kompartimente, d. h. extraplasmatische Speicher, verteilt, was ja eigentlich immer der Fall ist, wird die Situation noch unübersichtlicher. Jetzt nämlich kommt es, trotz fehlender Elimination, zu einem biphasischen Konzentrationsverlauf (Abb. 1 b) im Plasma und meist auch am Wirkort; denn nun steigt und fällt die Konzentration in diesen Kompartimenten je nach Größe und Zugänglichkeit des Speichers und sinkt danach wieder ab. Mit anderen Worten: Eine pharmakologische Wirkung kann nach der Zufuhr auftreten und auch wieder verschwinden, ohne daß das Pharmakon aus dem Organismus eliminiert wird. Die Wirkung kann sogar auftreten, verschwinden und wieder auftreten, wenn irgendwelche Einflüsse zur Entleerung des Speichers führen und damit einen erneuten Konzentrationsanstieg im Plasma und am Wirkort bedingen, d. h. zur Umverteilung führen.

Parallel zu diesen Verteilungsvorgängen werden praktisch alle Pharmaka eliminiert, und die eliminatorischen Prozesse überlagern und modifizieren die Verteilungsprozesse (Abb. 1 c). Scheinbar überraschende Wirkungen treten besonders dann auf, wenn der eliminationsbedingte Konzentrationsabbau im Plasma und am Wirkort durch Speicherentleerung überspielt wird. Bei der Entleerung irgendeines extraplasmatischen (Abb. 1 d) oder intraplasmatischen Speichers (Abb. 1 e) kommt es nämlich zu einem Konzentrationsanstieg am Wirkort und damit zu einer vermehrten Pharmakonwirkung, und zwar während der Eliminationsphase. Liegt der Speicher im Blutplasma (z. B. bei hoher Eiweißbindung), so geht eine Speicherentleerung mit einem Konzentrationsabfall im Plasma einher, aber auch mit einer verstärkten Pharmakonwirkung aufgrund eines Konzentrationsanstiegs im Wirkort. Solche Phänomene sind nur scheinbar extrem selten, sie kommen vermutlich häufig vor. Nur erreichen die durch Speicherentleerung bedingten sekundären Konzentrationsspitzen am Wirkort selten einen klinisch relevanten Umfang. Daß solche durch Umverteilung bedingten sekundären Wirkungsspitzen vermutlich auch während der Aufwachphase auftreten können, soll an zwei tierexperimentellen Beispielen gezeigt werden.

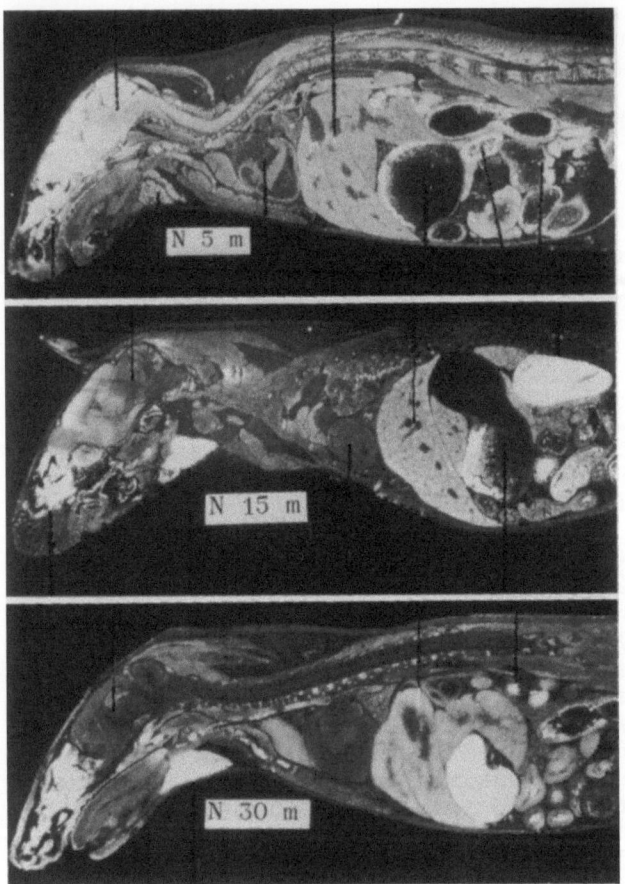

Abb. 2. Autoradiographische Darstellung der Verteilung von ^{14}C-Nikotin in Mäusen 5, 15 und 30 min nach i.v. Injektion. Die Nikotinkonzentration (Aufhellungen) im ZNS nimmt mit der Zeit ab, während sie z. B. vor allem im Magen zunimmt (Sequestrierung in das Säurenmilieu) (Nach 5, mit Genehmigung des Verlags)

Beispiel 1: Verteilung und Umverteilung einer Base: Nikotin.
Dieses Beispiel soll zeigen, daß Umverteilungsprozesse, wie sie in Abb. 1 d beschrieben werden, tatsächlich vorkommen können. Wenn Mäusen radioaktives Nikotin i.v. injiziert wird, verteilt es sich wie in Abb. 2 dargestellt. Mit Hilfe von autoradiographischen Methoden kann man feststellen, daß das injizierte Nikotin (Base, pKa-Werte von 3 und 8) innerhalb weniger Minuten besonders hohe Konzentrationen im Gehirn und den Nebennieren erreicht (Wirkorte) und daß danach eine zunehmende Anreicherung in Leber und Niere (Elimination), aber auch im Magen (Speicher) stattfindet (1, 5). Da nur ein geringer Teil des in den Magen sequestrierten Nikotins (maximal 3 %) eliminiert wird (im Magen befinden sich zeitweilig 10 % der Gesamtdosis), muß davon ausgegangen werden, daß der größere Teil des in das saure Milieu

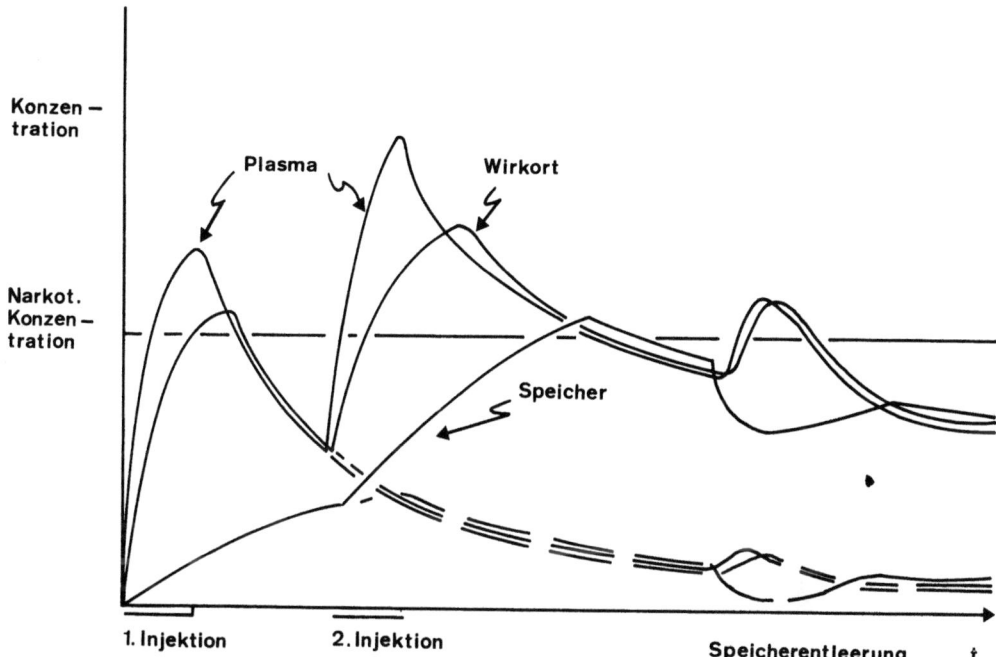

Abb. 3. Hypothetische Konzentrationsverläufe eines Kurznarkotikums (Analgetikums) im Plasma, am Wirkort und in einem Speicherkompartiment, dessen Auffüllung wesentlich für das Abklingen der Pharmakonwirkung ist. Ziel der Abbildung ist es, plausibel zu machen, daß nach Mehrfachapplikation eine Speicherentleerung in der Eliminationsphase aufgrund der hohen Speicherauffüllung und der noch hohen Plasma- und Wirkortkonzentration zum Auftreten einer weiteren narkotischen Konzentrationsspitze führen kann

des Magens sequestrierten Nikotins (Bis 30 min liegt der weitaus größte Teil der Nikotindosis im Organismus der Versuchstiere als Nikotin und nicht in Form von Metaboliten vor (1).) im alkalischen Milieu des Dünndarms wieder resorbiert wird. Mit anderen Worten: Der Speicher "Intestinaltrakt" wird entleert und irgendwann muß es zu einem zweiten, wenn auch quantitativ unbedeutenden Anstieg der Nikotinkonzentration im Plasma und am Wirkort kommen. Ähnliche autoradiographische Studien von basischen Pharmaka, die in der Aufwachphase für den Anästhesiologen relevanter sind, wie z. B. lipophile Opioide, sind durchgeführt worden (2). Diese Arbeit klärt aber nicht, ob es einen klinisch relevanten "Opiat-Rebound" tatsächlich gibt (6) (Vgl. auch andere Beiträge in diesem Band). Weitere, bereits geplante Untersuchungen müssen hier Klarheit bringen. Eine Aussage scheint jedoch schon jetzt zulässig. Sollte z. B. Fentanyl aus Speichern (Magen, Lunge, Muskulatur) freigesetzt werden und eine sekundäre Konzentrationsspitze am Wirkort erzeugen können, so wird dieser quantitativ unter Umständen geringe Konzentrationsanstieg besonders dann auch klinische Wirkungen auslösen können, wenn die Speicher durch Nachinjektionen hochgradig aufge-

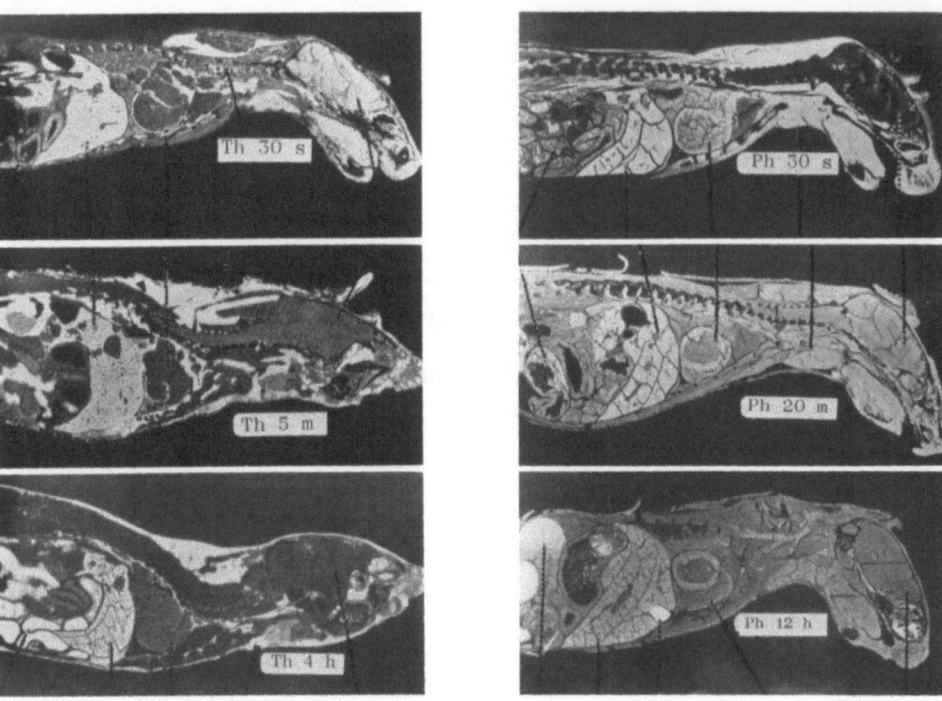

Abb. 4. Autoradiographische Darstellung der Verteilung von ^{35}S-Thiopental (Th) und ^{14}C-Phenobarbital (Ph) in Mäusen nach i.v. Injektion. Thiopental erreicht bereits Sekunden nach Injektion sehr hohe Konzentrationen (Aufhellung) im ZNS, wenig später sind die höchsten Konzentrationen im Fettgewebe (Speicher) und in der Leber (Elimination) zu finden. Phenobarbital erreicht dagegen nur langsam meßbare Konzentrationen im ZNS und ist nach 20 min relativ homogen über den gesamten Organismus verteilt (Nach 4, mit Genehmigung des Verlags)

füllt sind und dementsprechend der Konzentrationsabbau am Wirkort langsam, d. h. nur aufgrund wirklicher Elimination und nicht durch Umverteilung in die Speicher vonstatten geht (Abb. 3).

Beispiel 2: Verteilung und Umverteilung von Säuren: Thiopental und Phenobarbital.
Anhand dieses Beispiels soll gezeigt werden, daß Verteilungsphänomene, wie sie in Abb. 1 e dargestellt sind, auch in der Praxis vorkommen können. Injiziert man Mäusen Thiopental (Th) oder Phenobarbital (Ph) und verfolgt autoradiographisch die Verteilung dieser Barbiturate (streng genommen der radioaktiven Markierung), so sieht man, daß der Verteilungsprozeß der beiden Barbiturate trotz praktisch gleicher Säurenstärke (pKa 7,5) unterschiedlich verläuft (4). Zum Beispiel erreicht das Thiopental bereits nach wenigen Sekunden seine höchsten Konzentrationen im ZNS, während zu diesem Zeitpunkt praktisch kein Phenobarbital ins Gehirngewebe übergetreten ist (4). Später finden sich dann

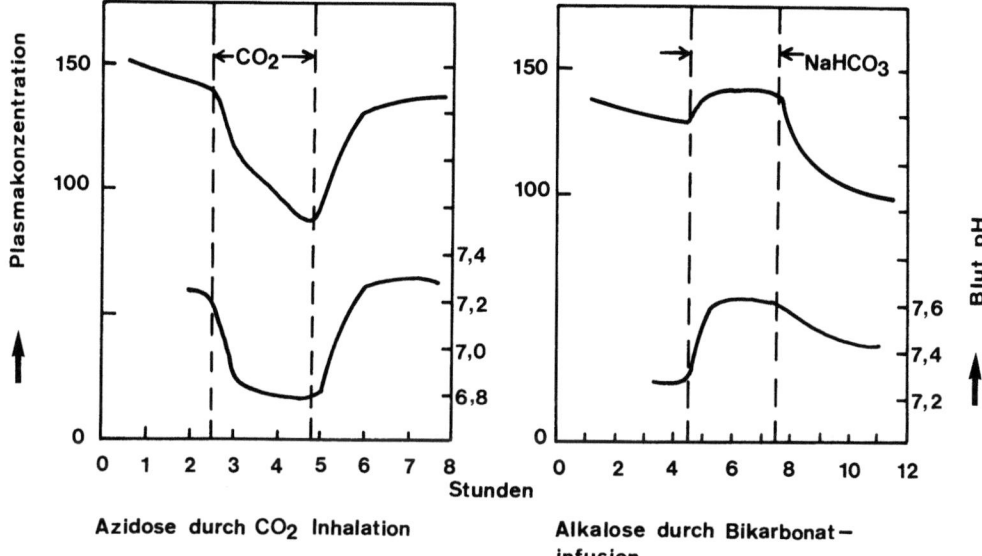

Abb. 5. Beeinflussung der Konzentration von Phenobarbital im Plasma von Hunden durch Azidose und Alkalose. Azidose bedingt eine Umverteilung von Phenobarbital in den Intrazellulärraum, während Alkalose eine Umverteilung in den extrazellulären Wasserraum auslöst. Die Tiefe der Narkose verläuft parallel zur intrazellulären Konzentration, d. h. Azidose senkt die Plasmakonzentration und bewirkt eine Vertiefung der Narkose (Nach 7, vereinfacht)

hohe Konzentrationen von Thiopental (und Metaboliten) im Fettgewebe und in den eliminatorischen Organsystemen, während Phenobarbital relativ homogen im Organismus verteilt ist. Es ist wohl nicht notwendig, an dieser Stelle auf die Implikationen der Verteilung von Thiopental für die Kurznarkose einzugehen (3). Eine genauere Analyse der Verteilung von Phenobarbital ab ca. 30 min nach Injektion hat ergeben, daß diese nur geringgradig an Makromoleküle gebundene Säure im wesentlichen im extrazellulären Wasserraum verteilt ist (7). Die Ursache dafür ist der höhere Ionisationsgrad dieser Säure im alkalischen Extrazellulärraum (verglichen mit dem relativ sauren intrazellulären pH). Tritt nun eine Azidose ein (Abb. 5), so geht der Ionisationsgrad von Phenobarbital im extrazellulären Bereich zurück und die Konzentration von Phenobarbital fällt, z. B. im Plasma, ab. Gleichzeitig steigt die intrazelluläre Konzentration an, und die hypnotische bzw. narkotische Wirkung des Phenobarbitals nimmt zu (7). Wir haben hier also ein Beispiel für die in Abb. 1 e postulierte Situation vor uns: Die (meßbare) Plasmakonzentration nimmt ab, die Konzentration am Wirkort nimmt zu, und es kommt aufgrund dieses Umverteilungsvorgangs zu einer Wirkungsverstärkung trotz einer Verminderung der Plasmakonzentration.

Ausblicke

Die hier anhand von Beispielen aufgezeigten Umverteilungsvorgänge laufen vermutlich nach jeder Narkose während der Aufwachphase ab. Dabei gelten für jedes der in der Narkose verwendeten Pharmaka die gleichen Gesetzmäßigkeiten. Das Problem besteht aber darin, daß die verwendeten Pharmaka alle individuelle physikochemische Eigenschaften aufweisen (Lipophilie, pKa-Werte, metabolisierbare Gruppen), so daß die Geschwindigkeit der Verteilungsprozesse, die Eigenschaften der Speicher und die Art und Geschwindigkeit der Elimination für jedes Pharmakon anders sind. Da nun immer (leider) mehrere Pharmaka gleichzeitig appliziert werden und individuelle biologische Eigenschaften des Patienten die Verteilung und Elimination aller Pharmaka mitbestimmen, sind die klinisch relevanten "Mischeffekte" zur Zeit nicht exakt vorhersehbar. Sie müssen daher in der Aufwachstation rechtzeitig erkannt und ad hoc bekämpft werden. Zur rechtzeitigen Erkennung und adäquaten Therapie sind aber Kenntnisse über die Prinzipien der möglichen Verteilungsvorgänge auch heute schon unabdingbar.

Literatur

1. ANDERSSON, G., HANSSON, E., SCHMITERLÖW, C. G.: Gastric excretion of ^{14}C-nicotine. Experientia 21, 211 (1965)

2. APPELGREN, L.-E., TERENIUS, L.: Differences in the autoradiographic localization of labelled morphine-like analgesics in the mouse. Acta physiol. scand. 88, 175 (1973)

3. BRODIE, B. B., BERNSTEIN, E., MARK, L. C.: Role of body fat in limiting the duration of action of thiopental. J. Pharmacol. exp. Ther. 105, 421 (1952)

4. CASSANO, G. B., GHETTI, B., GLIOZZI, E., HANSSON, E.: Autoradiographic distribution study of "short acting" and "long acting" barbiturates: ^{35}S-thiopentone and ^{14}C-phenobarbitone. Brit. J. Anaesth. 39, 11 (1967)

5. HANSSON, E., SCHMITERLÖW, C. G.: Physiological disposition and fate of ^{14}C-labelled nicotine in mice and rats. J. Pharmacol. exp. Ther. 137, 91 (1962)

6. LAUVEN, P. M., STOECKEL, H., SCHÜTTLER, J.: Rebound-Phänomene intravenöser Anästhetika. Erlanger Anästhesie Seminare 6, 95 (1981)

7. WADELL, W. J., BUTLER, T. C.: The distribution and excretion of phenobarbital. J. clin. Invest. 36, 1217 (1957)

Die Pharmakologie verschiedener Narkosemittel im Hinblick auf die Aufwachphase. Intravenöse Anästhetika (Hypnotika und Sedativa)

Von A. Doenicke

Die i.v. Anästhetika besitzen in der postnarkotischen Phase erwünschte und unerwünschte Effekte. Erwünschte Effekte, wie bei den Benzodiazepinen die Anxiolyse, in gewissem Sinne auch die Amnesie, sollten gerade so ausgeprägt sein, daß die spezifischen Wirkungen vorhanden sind und nicht von den unerwünschten Wirkungen, z. B. einer Hypoxie, überlagert werden.

Von den i.v. Hypnotika und Sedativa mit einer längeren Halbwertszeit, die nach unseren heutigen Erkenntnissen ein lückenloses postoperatives Monitoring verlangen, sind jene getrennt zu betrachten, denen ein sogenannter Hang-over fehlt.

Für die Stoffklasse der Barbiturate, als Prototyp ist das Thiobarbiturat (Thiopental) zu nennen, wird häufig noch immer der Ausdruck "intravenöses Kurznarkotikum" benützt. Dies ist jedoch nur erlaubt, wenn aus pharmakodynamischen Untersuchungen die maximale Wirkzeit berücksichtigt wird, denn sie ist kaum länger als 5 - 10 min und durchaus mit jener nach einem barbituratfreien Hypnotikum vergleichbar. Wichtiger ist die lückenlose Verlaufskontrolle sowohl pharmakodynamischer (EEG, Psychometrie) als auch kinetischer Parameter (Plasmakonzentrationen).

Erstmals konnten wir vor über 20 Jahren im Tierexperiment zeigen, daß nach Narkosen mit Thiobarbituraten hypnotisch wirksame Substanzen im Plasma bis zu mehreren Tagen nachweisbar sind (12). Die Ausscheidungszeit von Abbauprodukten im Urin erreicht bei den Thiobarbituraten mit drei bis sieben Tagen Werte, die in den Bereich lang wirkender Schlafmittel aus der Reihe der Barbiturate fallen (10).

Der Abfall der Konzentration an unverändertem Thiobarbiturat nach 1,0 bzw. 1,5 g Thiobutabarbital (5) erfolgt relativ langsam, so daß nach 24 h noch mittlere Konzentrationen von 3,5 bzw. 5 µg/ml ermittelt wurden (Abb. 1). Das hypnotisch wirksame Desulfurierungsprodukt Butabarbital (Neravan) ließ sich in etwa einem Drittel der Versuche in Konzentrationen von 5 µg/ml und sogar darüber nachweisen. Ein gewisses Maximum am Desulfurierungsprodukt war nach 8 und 24 h zu erkennen (Tabelle 1). In einigen Versuchen - Nr. 34, 40 und 45 - kam es zwischen 8 und 24 h nach der Applikation schon zum Konzentrationsausgleich zwischen Butabarbital und Thiobarbiturat (5).

Um nun zu einer Vorstellung zu kommen, wie stark die sedierende bzw. hypnotische Komponente dieses Barbiturats ist und somit in den postnarkotischen Stunden den Patienten beeinflußt, erhielten in einer weiteren Versuchsreihe Probanden während der Arbeitszeit orale Einzeldosen von 0,2 g Butabarbital, dem Sauerstoffanalogon von Thiobutabarbital. Beide Pharmaka sind in ih-

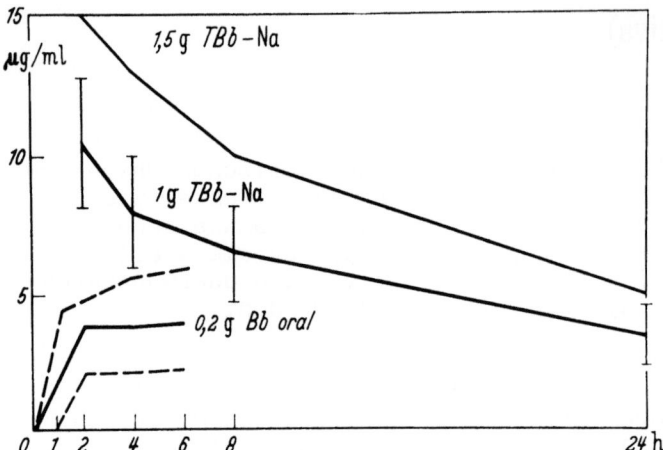

Abb. 1. Nach oraler Medikation von 0,2 g Butabarbital wurde nach 6 h eine mittlere Serumkonzentration von 4 µg/ml Butabarbital bestimmt, die in demselben Bereich wie die Thiobarbituratkonzentration nach 24 h lag

rer hypnotischen Wirkungsstärke äquieffektiv. Die Plasmakonzentration (Abb. 1) lag im Zeitraum von 2 - 6 h durchschnittlich bei etwa 4 µg/ml, also etwa in demselben Bereich wie die Thiobarbituratkonzentration nach 24 h. Bei sämtlichen Probanden bestand objektiv und subjektiv der Eindruck einer ausgeprägten Konzentrationsschwäche mit Sedierung bis hin zur Schläfrigkeit.

Zur Kritik könnte man anführen, daß die applizierte Thiobarbituratdosis zu hoch gewesen sei. Aus diesem Grunde wurden die Untersuchungen mit niedrigeren Dosierungen wiederholt (3). Auch hierbei zeigte sich, daß nach 500 mg Thiopental bei 15 von 25 Probanden das Desulfurierungsprodukt (Pentobarbital) nachweisbar war (Tabelle 2), in 11 Fällen sogar nach 23 - 24 h in Konzentrationen von 2 - 7 µg/ml. Selbst bei einer sogenannten Einschlafdosis (3 - 4 mg/kg KG, ungefähr 250 mg Gesamtdosis) kam es in fünf von 11 Narkosen zur Bildung des lang wirkenden Sauerstoffanalogon Pentobarbital. Die hohen Pentobarbitalkonzentrationen zwischen der 2. - 12. h lagen in Einzelfällen um das Zwei- bis Zehnfache über der Thiopentalkonzentration des unveränderten Barbiturats.

Mit diesen Ergebnissen konnte gezeigt werden, daß die mögliche Desulfurierung in den ersten 12 - 24 h nach Injektionsbeginn für den Sedierungseffekt eine ebenso große Bedeutung besitzt wie kinetische Untersuchungen der Thiobarbituratkonzentration.

Da die Möglichkeit (d. h. das Auftreten) einer Desulfurierung von Person zu Person unterschiedlich und somit nicht vorausseh- bar ist, besteht ein gewisser Unsicherheitsfaktor in der Beurteilung der postoperativen Wirkung.

Tabelle 1. Desulfurierung von 1 g Thiobutabarbital beim Menschen

t	2 h	4 h	8 h	24 h
Thiobutabarbital (µg/ml)	10,5 ± 2,3*	8 ± 2	6,5 ± 1,8	3,5 ± 1,1
Butabarbital (µg/ml) Versuch:				
7	-	2	-	-
12	-	-	1	3
24	-	-	-	-
25	-	-	1	-
28	-	-	-	-
34	3	5	7	10
40	3	2	3,5	8
45	1,5	5	6	6,5

*Arithmetisches Mittel

Entsprechend den bekannten Verteilungsphasen (19) können die Thiopentalkonzentrationen in der 2. - 6. h nach Injektionsbeginn wieder deutlich ansteigen. Ein Einzelfall zeigt dies (Abb. 2). Hier muß es aus dem weniger gut durchbluteten Depot zu einer erneuten Freisetzung von Thiobarbiturat gekommen sein. Die Müdigkeit bis Schläfrigkeit wurde im EEG festgehalten. Zu bemerken ist, daß in diesem Zeitabschnitt keine Desulfurierung nachweisbar gewesen ist (7). Ob der Abbau durch eine Enzyminduktion erhöht sein kann, ist im Einzelfall nicht vorauszusehen. Daß die Enzyminduktion bei der Barbituratwirkung und dem Metabolismus eine Rolle spielt, zeigen folgende Untersuchungen:

Sieben Probanden erhielten je 500 mg Thiopental. Nach einem sechswöchigen Intervall nahmen die Probanden 14 Tage lang ein barbituratfreies Schlafmittel (Rebuso-Bromadalin) ein. Sie wurden anschließend wieder unter gleichen Bedingungen mit 500 mg Thiopental i.v. anästhesiert. Die Schlafzeit war nach der Vorbehandlung von 28 auf 13,5 min verkürzt (Abb. 3), die Thiopentalkonzentration lag in den ersten 10 min signifikant tiefer. Bemerkenswert war ferner, daß in der Behandlungsgruppe nur bei zwei Personen Pentobarbital im Serum nachweisbar war, während wir in der Gruppe ohne Vorbehandlung bei sechs von sieben Probanden eine Desulfurierung fanden. Die Enzyminduktion muß vorwiegend über eine Seitenkettenoxidation zu nicht hypnotisch wirksamen Metaboliten geführt haben (3). Dieses Ergebnis kann der Kliniker aufgrund seiner Erfahrung bestätigen: Obwohl manche Patienten zur Einleitung weitaus höhere Barbituratkonzentrationen benötigen als nach dem Körpergewicht vorausberechnet, fühlen sich diese Patienten in der postoperativen Phase völlig frisch. Macht man sich die Mühe und erhebt nochmals gezielt die Anamnese, so wird oftmals festzustellen sein, daß der Patient Noxen eingenommen hat, die auf eine Enzyminduktion schließen lassen.

Tabelle 2 a. Desulfurierung von Thiobutabarbital 500 mg i.v.

Zeit	5 min	10 min	20 min	30 min	1 h	2 h	3 h	4 h	6 h	8 h	12 h	16 h	23 h	24 h
Thiobuta-barbital µg/ml	20,73 ±1,85	11,26 ±0,53	8,86 ±0,65	7,69 ±0,47	6,42 ±0,43	4,45 ±0,40	4,43 ±0,32	3,44 ±0,28	2,71 ±0,22	2,40 ±0,22	2,42 ±0,17	2,03 ±0,60	1,69 ±0,61	1,40 ±0,21
Buto-barbital µg/ml Versuch Nr.														
7 b												3,5		
9 b										2				1,5
10 b									1,1					
12 b							4			8		8,5		
13 b			0											

Tabelle 2 b. Desulfurierung von Thiopentabarbital 500 mg i.v.

Zeit	5 min	10 min	20 min	30 min	1 h	2 h	3 h	4 h	6 h	8 h	12 h	16 h	23 h	24 h
Thiopental µg/ml	14,94 ±0,94	10,30 ±0,57	7,77 ±0,37	6,00 ±0,44	5,60 ±0,41	4,06 ±0,33	2,88 ±0,20	2,53 ±0,23	1,96 ±0,17	1,36 ±0,18	1,15 ±0,19	0,40 ±0,12	0,62 ±0,17	0,50 ±0,12

Pentobarbital µg/ml Versuch Nr.	5 min	10 min	20 min	30 min	1 h	2 h	3 h	4 h	6 h	8 h	12 h	16 h	23 h	24 h
2 a														7
3 a											3	5,5	3,5	2,5
3 c														2,8
4 a												0,8		3,5
4 c										5,5				
5 a													2,5	
6 a										2				2
7 c				0					5					
10 c										1	4,5		6	
11 a				4		4								
12 a														
22 a												2,5	5,9	
23 a										1			2	4,5
24 a									4			4,5		
24 c														3

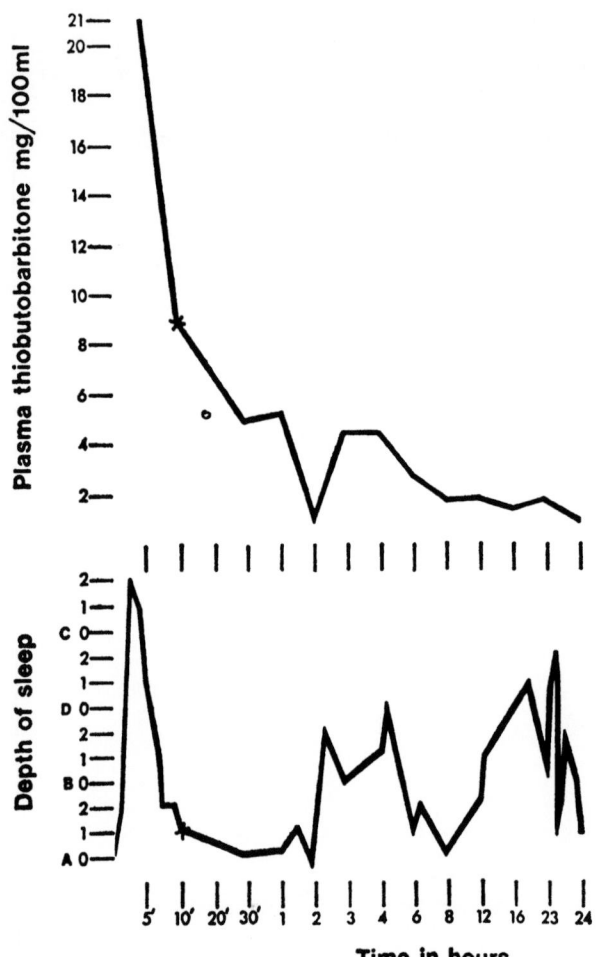

Abb. 2. Thiobarbitalkonzentration im Serum nach 500 mg i.v. In den Nachmittagsstunden vermehrte Ermüdungs- bis Schlafstadien, die einem Wiederanstieg der Plasmakonzentrationen parallel gehen

Die Konzentrationen nach methylierten Barbituraten (Methohexital und Hexobarbital) sind denen nach Thiobarbituraten ähnlich (Abb. 4). Die ausgeprägtere Schläfrigkeit nach Hexobarbital in den ersten 12 h entspricht der höheren Serumkonzentration. Die Metaboliten wirken weniger sedierend bzw. besitzen wie das Ketohexobarbital keine hypnotische Wirkung. Daß jedoch auch nach Methohexital wiederholte Ermüdungsstadien auftreten können, haben fortlaufende EEG-Kontrollen gezeigt (Abb. 5), während nach einem barbituratfreien Hypnotikum diese nicht auftreten (7).

Da die aktiven Metaboliten der Thiobarbiturate wesentlich langsamer inaktiviert werden (11), kann es möglich sein, zusammen mit anderen zu verabreichenden Pharmaka auf der Aufwachstation (Intensivstation) eine Induktion des lebermikrosomalen Enzym-

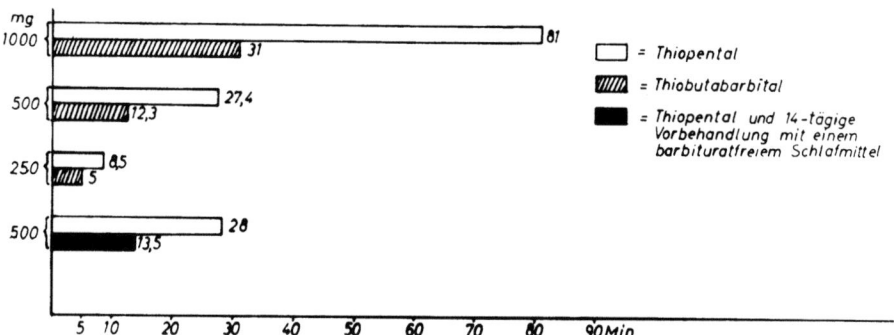

Abb. 3. Nach 14tägiger Einnahme eines Schlafmittels signifikante Verkürzung der Schlafzeit nach 500 mg Thiopental (schwarze Säule)

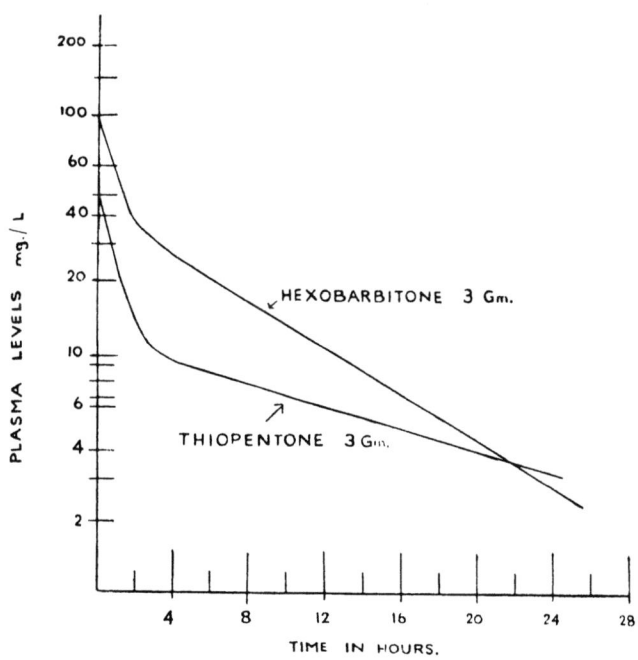

Abb. 4. Plasmakonzentration nach Hexobarbital (Evipan) und Thiopental. Nach den ersten 12 h deutlich höhere Konzentrationen nach Hexobarbital

systems zu erzielen. Bei einer wiederholten Halothananästhesie kann dies zu einer Gefährdung des Patienten führen. Gemeinsam mit GROTE (13) haben wir nachgewiesen, daß die Metabolisierungsrate des Halothans zu Bromid und der Trifluoressigsäure nach einer Induktion signifikant ansteigt.

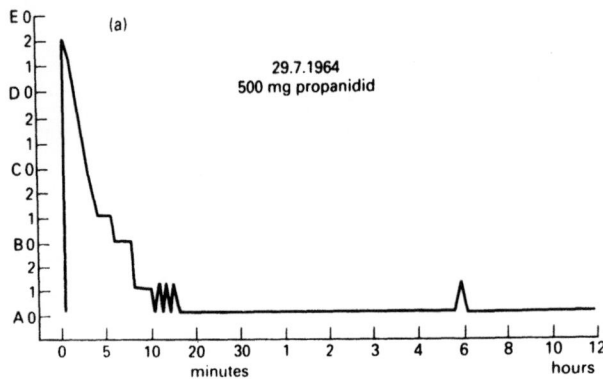
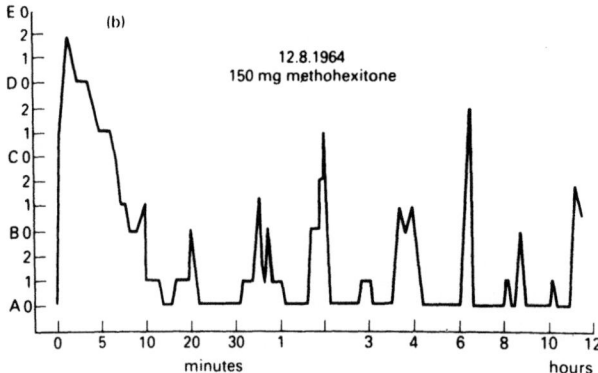

Abb. 5. Vergleich der Schlaftiefe nach einem barbituratfreien Hypnotikum (Propanidid) und nach einem Barbiturat (Methohexital). Deutliche Ermüdungsstadien nach dem Barbiturat bis zu 12 h, im Gegensatz dazu keine Ermüdung nach Propanidid

Die nicht voraussehbare mögliche Metabolisierung zu hypnotisch aktiven Substanzen bei Verwendung von Thiobarbituraten hat uns vor allem bei Einsatz des potenten Inhalationsanästhetikums Halothan mehr und mehr zu einer Einleitung der Narkose mit einem barbituratfreien Hypnotikum geführt, z. B. mit Propanidid und ab 1972 mit Etomidat (4). Beide Pharmaka werden schnell metabolisiert, die Metaboliten sind nicht hypnotisch wirksam.

Länger anhaltende Ermüdungsstadien fehlen nach Propanidid oder nach Etomidat (Abb. 6). Die Plasmaspiegel sind schon nach 30 min so tief, daß mit Interaktionen einige Stunden nach der Injektion nicht mehr zu rechnen ist. Daß eine Anästhesie nicht alleine mit Etomidat durchgeführt werden kann, ist allgemein bekannt. Die Analgetika, die hierzu erforderlich sind, werden an einer anderen Stelle besprochen.

In den ersten Jahren der klinischen Prüfung von Etomidat wurde von uns die Kombination mit dem Benzodiazepin Diazepam empfohlen, da die Myokloni nach Etomidat mit einer derartigen Prämedikation vollständig unterdrückt werden konnten.

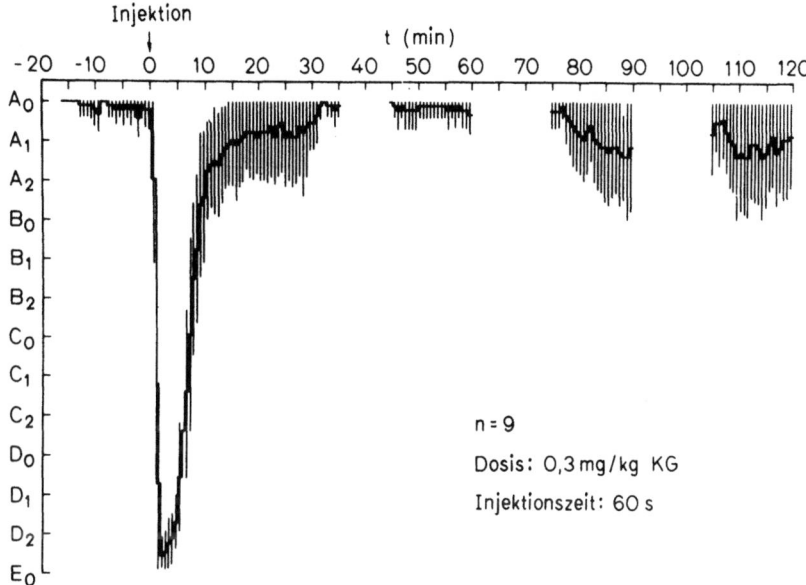

Abb. 6. Schlaftiefenkurve nach Etomidat (n = 9)

Die Benzodiazepine werden heute weltweit sowohl zur Prämedikation als auch neuerdings zur Narkoseeinleitung benützt, denn einige besitzen durchaus hypnotische Eigenschaften, die zur Einleitung ausreichen. Uns interessiert weniger die Qualität der Benzodiazepine zur Einleitung als vielmehr der Konzentrationsverlauf im Serum bzw. nach neueren Untersuchungen ihre Spezifität an Benzodiazepinrezeptoren. Die Strukturformeln der interessantesten Benzodiazepine sind in der Abb. 7 aufgezeichnet.

Wie bei den Barbituraten sollte gerade auch bei dieser Stoffklasse der Abbauweg mit in die Diskussion einbezogen werden. Allerdings ist folgendes im Zusammenhang mit den Plasmakonzentrationen vorauszuschicken: Mißt man die Plasmakonzentration eines Benzodiazepins zum Zeitpunkt des Einschlafens, so befindet sich der Wirkstoff noch in der Verteilungsphase, die Resorption ist noch nicht abgeschlossen. Die gemessene Plasmakonzentration ist nicht unbedingt repräsentativ für die wirksame Pharmakokinetik, oder wie KAPP es ausdrückt: Es können aus der Pharmakonkonzentration keine Rückschlüsse auf die klinische Wirksamkeit gezogen werden, d. h. aus der Eliminations- und Halbwertszeit kann nicht immer auf die Dauer der Wirkung geschlossen werden, auch sind die verschiedenen Konzentrationen aktiver Metaboliten zu berücksichtigen (15). Dennoch führt die Kenntnis der Halbwertszeit einzelner Substanzen zum besseren Verständnis und dient einer groben Einteilung.

Bei Diazepam liegt die Halbwertszeit als Muttersubstanz zwischen 20 und 37 h, die der Metaboliten über 100 h (16). Die Elimination von Diazepam ist bei Patienten über 60 Jahren und bei eingeschränkter Leberfunktion um den Faktor 2 bis 4 verlängert. Der aktive Hauptmetabolit Desmethyldiazepam wird mit einer Halb-

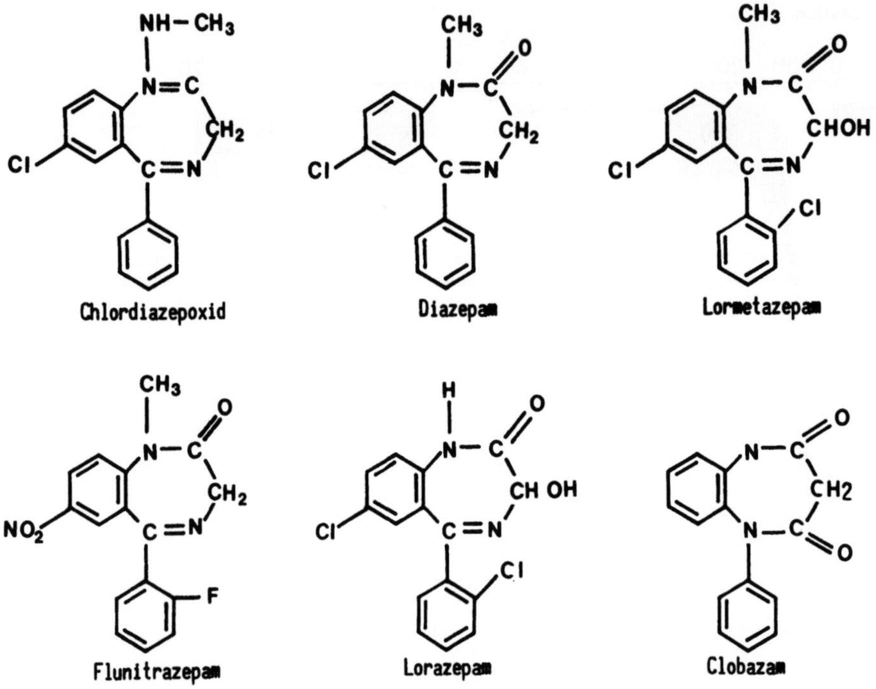

Abb. 7. Strukturformel der wichtigsten Benzodiazepine

wertszeit von 51 h wesentlich langsamer ausgeschieden (16) und kumuliert bei Dauerapplikation. Amnestische Perioden sind daher nach Diazepam - wenn die Substanz schon Tage vor der Operation regelmäßig als Schlafmittel eingenommen wird - möglich und können die Kritik und Urteilsfähigkeit des Patienten deutlich einschränken. Diese Nebenwirkung kann auch nach allen anderen Benzodiazepinen mit Ausnahme des schnell metabolisierten Midazolams auftreten. Ein mehrtägiger Hang-over nach Sedierung mit Diazepam bei Intensivpatienten ist nicht auszuschließen.

Flunitrazepam, das in den letzten Jahren bereits breite Anwendung sowohl zur Anästhesie (Prämedikation, zur Einleitung, ferner in Kombination mit Ketanest) als auch zur Sedierung in der postoperativen Phase und auf der Intensivstation (Dauerbeatmungspatienten) gefunden hat, wurde vom Hersteller sorgfältig untersucht (2).

Flunitrazepam wird über drei nebeneinander ablaufende Reaktionen metabolisiert (Abb. 8) (22). Die Reduktion der Nitrogruppe führt zum Aminoderivat und die Desmethylierung zum entsprechenden Derivat, beide sind pharmakologisch aktive Metaboliten. Allerdings liegen die Konzentrationen zwischen der 4. und 24. h um 4 µg/ml, Konzentrationen, die nach Einzelgaben von Flunitrazepam keinen Anteil an der pharmakodynamischen Wirkung besitzen. Die Halbwertszeit des unveränderten Flunitrazepams nach i.v. Gabe beträgt ca. 19 $\pm$ 3 h, die für die 7-Amino-Verbindung 23 h und für das Desmethylderivat 31 h. Bei kürzeren

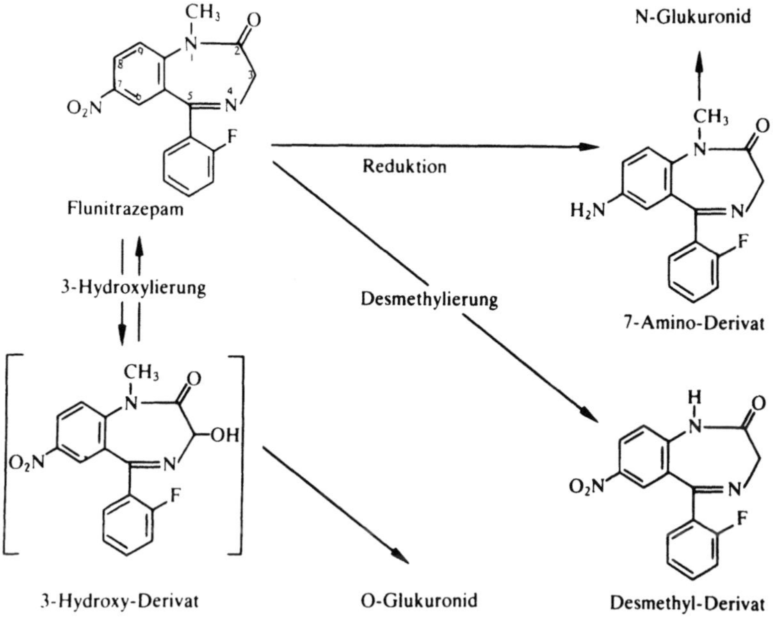

Abb. 8. Flunitrazepam und seine Metaboliten im Blutplasma

operativen Eingriffen dürfte die primäre Wirksamkeit über die reine Operationszeit anhalten. Sedierende und amnestische Perioden reichen mit Sicherheit noch in die Aufwachzeit. Da von den Benzodiazepinen Analgetika in ihrer Potenz verstärkt werden und von uns eine Abnahme des PO_2 gemessen werden konnte, ist in der Aufwachphase besondere Vorsicht geboten. In einigen Untersuchungen konnten Gedächtnis- und Konzentrationsstörungen noch bis zu 24 h nach Applikation erfaßt werden (17). Diese Symptome allein mögen bei stationären Patienten zweitrangig sein, in Kombination mit Analgetika sind die Veränderungen der Blutgase jedoch zu beachten und zu therapieren.

Lang wirkende Benzodiazepine wie Lorazepam, die einen zweiphasisch hypnotischen Verlauf besitzen (Abb. 9) und noch nach 2 - 3 h zu tiefen Schlafepisoden führen, sind bei kurzen Operationen nicht zu empfehlen, da der zweite Gipfel weit über die Operationszeit in die sogenannte Aufwachzeit reicht und eine Überwachung erforderlich machen würde (8).

Benzodiazepine, die in Position 3 (Abb. 10) eine OH-Gruppe besitzen, werden durch Glukuronierung inaktiviert, eine Kumulation ist daher bei Dauerapplikation ausgeschlossen. Daher erscheint uns Lormetazepam mit eines der interessantesten Benzodiazepine zu sein.

Lormetazepam mit der nicht so ausgeprägten hypnotischen Potenz besitzt sowohl im Sinne der Kinetik (18) mit kürzerer Halbwertszeit ohne aktive Metaboliten als auch als sedierende, anxiolytische Substanz im Hinblick auf die postoperative Phase günstigere Eigenschaften als Lorazepam und Diazepam.

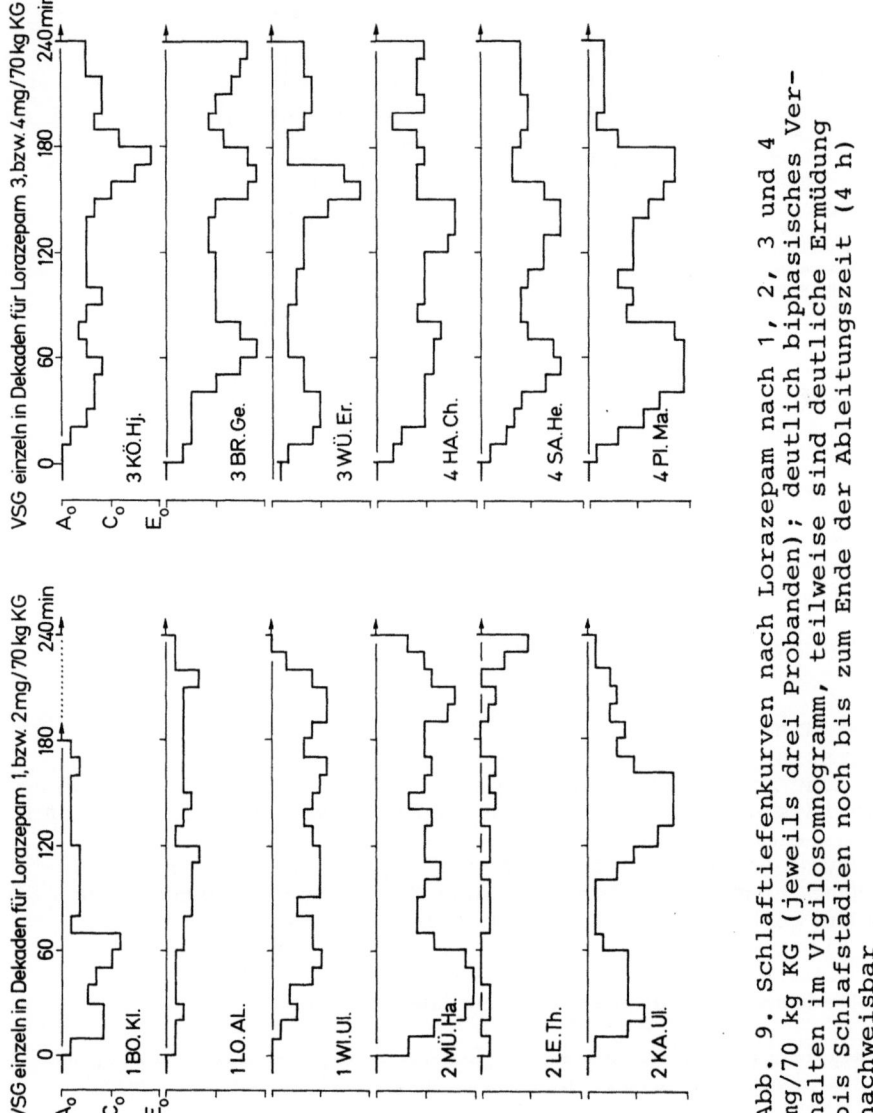

Abb. 9. Schlaftiefenkurven nach Lorazepam nach 1, 2, 3 und 4 mg/70 kg KG (jeweils drei Probanden); deutlich biphasisches Verhalten im Vigilosomnogramm, teilweise sind deutliche Ermüdungsbis Schlafstadien noch bis zum Ende der Ableitungszeit (4 h) nachweisbar

Neuere Erkenntnisse der Benzodiazepinrezeptorenkinetik (Abb. 11) geben Aufschluß über die Besetzung der Rezeptoren. Diese Ergebnisse decken sich sehr gut mit klinisch bekannten amnestischen Ausfällen, denn die Patienten waren 8 - 10 h nach Lormetazepam wacher und konzentrationsfähiger als nach Flunitrazepam (9).

Strukturmerkmale einiger 1,4-Benzodiazepin-2-one

Wirkstoff	R_1	R_2	R_3	R_4
Diazepam	Cl	CH_3		
Oxazepam	Cl		OH	
Lorazepam	Cl		OH	Cl
Lormetazepam	Cl	CH_3	OH	Cl
Flurazepam	Cl	$CH_2\text{-}CH_2\text{-}N(CH_2\text{-}CH_3)(CH_2\text{-}CH_3)$		F
Nitrazepam	NO_2			
Flunitrazepam	NO_2	CH_3		F
Clonazepam	NO_2			Cl

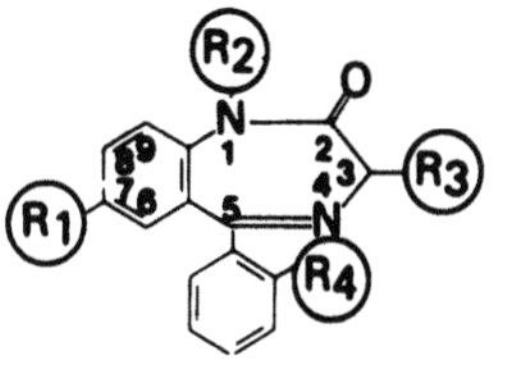

Abb. 10. Strukturmerkmale einiger Benzodiazepine. Jene, die am Radikal R_3 eine OH-Gruppe besitzen, werden vorwiegend glukuronisiert

Dorow, Schneider, in press 1980

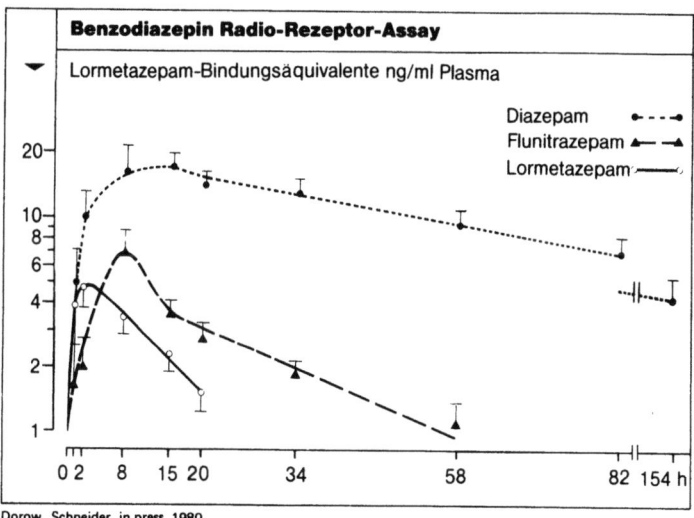

Abb. 11. Im Benzodiazepin-Radio-Rezeptor-Assay ist deutlich die kürzere Halbwertszeit von Lormetazepam gegenüber Flunitrazepam und Diazepam erkennbar

Im Gegensatz zu den bisher erwähnten Benzodiazepinen zeigt Midazolam bereits nach 0,1 mg/kg kurzzeitige tiefe hypnotische Stadien, nach 0,15 mg/kg zuverlässigen Tiefschlaf mit geringer Streubreite, der auf ca. 60 min begrenzt bleibt (die Halbwertszeit beträgt 2 h) (8, 14).

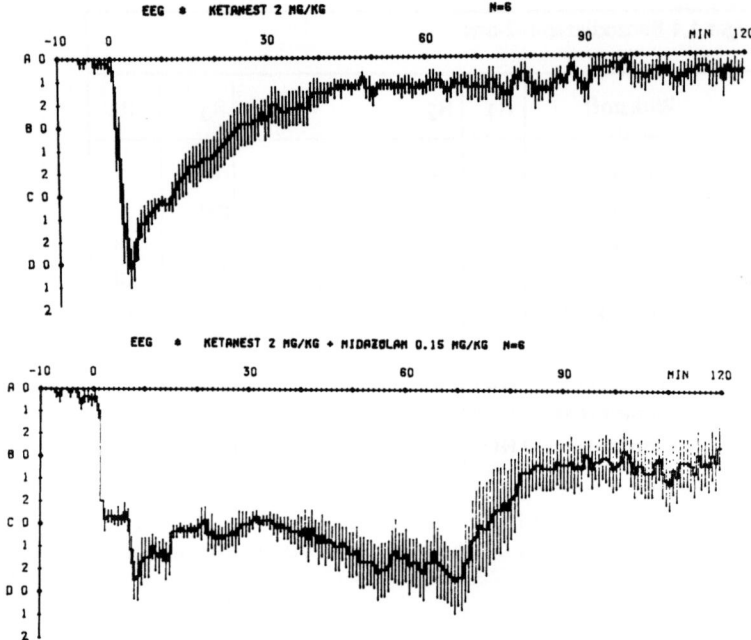

Abb. 12. Vigilosomnogramm nach Midazolam (0,15 mg/kg KG) und Ketanest (2 mg/kg KG)

Midazolam ist in Kombination mit Ketanest - beide haben eine kurze Halbwertszeit - sowohl aufgrund seiner Kinetik als auch seiner Pharmakodynamik allen anderen Benzodiazepinen überlegen (8, 21). Trotz dieser pharmakodynamischen Befunde (Abb. 12) waren unsere Probanden noch Stunden nach der Kombinationsanästhesie abgeschlagen, müde und nicht fähig, konzentriert zu denken. Die vitalen Funktionen, wie Atmung und Herz-Kreislauf, waren unverändert gut. Es bestand jedoch ein deutlicher Unterschied zur alleinigen Midazolamanästhesie, denn die Probanden konnten 4 - 6 h nach der Injektion von Midazolam die Konzentrationsleistungstests ohne Konzentrationsabfall gut absolvieren, nicht jedoch nach Ketanest. Ähnliche Ergebnisse haben wir schon vor 15 Jahren in einem Cross-over-Doppelblindversuch - Ketanest zu Methohexital - veröffentlicht (6).

Wie immer sollte am Schluß noch ein kleiner Ausblick gestattet sein. 1980 stellten wir Diprivan, ein Diisopropylphenol, vor (8). Neuere kinetische Untersuchungen haben gezeigt (1), daß die Serumkonzentration in wenigen Minuten von 5 µg/ml auf 0,5 µg/ml abfällt und die erste Verteilungsphase sehr schnell (2,2 min) und die terminale Halbwertszeit mit 50 min kurz ist.

Diese pharmakokinetischen Ergebnisse wurden mit unseren Studien an Probanden (Vigilosomnogramme) bestätigt (20). Eine Nachinjektion in der 3. - 4. min ist erforderlich, um verlängerte Schlafstadien zu erzielen (Abb. 13). Nach einer Dauerinfusion mit Diprivan waren die Probanden in kurzer Zeit - sofort nach Absetzen der Infusion - erweckbar, ein Hang-over fehlte (20).

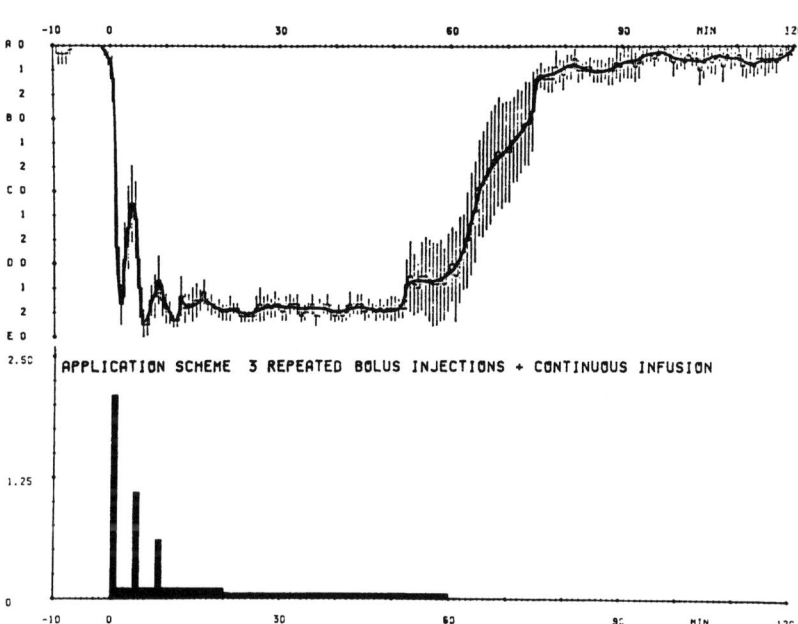

Abb. 13. Vigilosomnogramm nach Diprivan. Die Kombination mit Sauerstoff-Lachgas hat eine deutlich vermehrte Schlafzeit ergeben, nach Absetzen der Infusion Rückkehr zum Ausgangsverhalten

Im Gegensatz zu unserer Dosisfindungsstudie kam es bei dem Infusionsmodell zu häufigerem Flush. Die Ursache hierfür scheint das Lösungsmittel Cremophor EL zu sein. Solange dieses Problem nicht gelöst ist, sollten klinische Studien nur in Ausnahmefällen erfolgen. Diprivan wird demnach einer umfangreichen klinischen Erprobung noch nicht zur Verfügung stehen.

Zusammenfassung

Thiobarbiturate können sowohl aufgrund der langen Betaphase als auch durch aktive Metaboliten zu Ermüdungen in der postoperativen Phase, z. B. auf der Aufwachstation, führen. Interaktionen mit anderen Pharmaka, insbesondere mit Analgetika, sind zu erwarten.

Von den Benzodiazepinen sind jene vorzuziehen, die glukuronisiert werden oder wie Midazolam eine kurze Halbwertszeit besitzen. Bei einer lückenlosen Überwachung (Monitoring auf der Aufwachstation) könnten sedierende und anxiolytische sowie amnestische Perioden von Vorteil sein. Der Arzt hat diese Eigenschaften der Benzodiazepine zu kennen und sie bei der Beurteilung des Patienten zu berücksichtigen.

Barbituratfreie, intravenös zu applizierende Hypnotika haben deutliche Vorteile, da sie keinen Hang-over besitzen und jede erforderliche erneute Sedierung in der postoperativen Phase gezielt vorgenommen werden kann. Die Abschätzung der Wirkungen ist somit von dem Personal auf der Aufwachstation besser überschaubar.

Literatur

1. ADAM, H. K., GLEN, J. B., HOYLE, P. A.: Pharmacokinetics in laboratory animals of ICI 35.868, a new i.v. anaesthetic agent. Brit. J. Anaesth. 52, 743 (1980)

2. AMREIN, R.: Zur Pharmakokinetik und zum Metabolismus von Flunitrazepam. In: Rohypnol (Flunitrazepam). Pharmakologische Grundlagen - Klinische Anwendung. Klinische Anästhesiologie und Intensivtherapie (eds. F. W. AHNEFELD, H. BERGMANN, C. BURRI, W. DICK, M. HALMAGYI, G. HOSSLI, E. RÜGHEIMER), Bd. 17, p. 8. Berlin, Heidelberg, New York: Springer 1978

3. DOENICKE, A.: Beitrag zur Klärung der Nachwirkungen von Thiobarbituratnarkosen. Habilitationsschrift, München 1964

4. DOENICKE, A.: Klinisch-experimentelle Untersuchungen und erster klinischer Erfahrungsbericht über ein neues i.v. Hypnotikum. Proceedings 6. Intern. Fortbildungskurs für klinische Anaesthesiologie, Wien, 21. - 25. Mai 1973

5. DOENICKE, A., FREY, H. H.: Beitrag zur Frage der Verkehrsfähigkeit nach ambulant durchgeführten intravenösen Kurznarkosen. Anaesthesist 11, 107 (1962)

6. DOENICKE, A., KUGLER, J., EMMERT, M., LAUB, M., KLEINERT, H.: Ein Leistungsvergleich nach Ketamine und Methohexital. In: Ketamine (ed. H. KREUSCHER). Anaesthesiologie und Wiederbelebung, Bd. 40, p. 146. Berlin, Heidelberg, New York: Springer 1969

7. DOENICKE, A., KUGLER, J., LAUB, M.: Evaluation of recovery and "street fitness" by EEG and psychodiagnostic tests after anaesthesia. Canad. Anaesth. Soc. J. 14, 567 (1967)

8. DOENICKE, A., KUGLER, J., SUTTMANN, H., OTT, H., GROTE, B.: New benzodiazepines. Proceedings 7th World Congress of Anaesthesiologists, Hamburg 1980

9. DOROW, R., SEIDLER, J., SCHNEIDER, H.: Radioreceptor-assay to study their affinity of benzodiazepines and their receptor binding activity in human plasma including their active metabolites. Brit. J. clin. Pharm. (In press)

10. FREY, H. H.: Vergleichende Untersuchungen zum Stoffwechsel intravenöser Kurznarkotika. Arch. int. Pharmacodyn. 118, 12 (1959)

11. FREY, H. H.: Narkotische Wirksamkeit, Toxizität und Wirkungsdauer von Butabarbital und seinem N-Methyl-Thio-Analogon. Arch. int. Pharmacodyn. 82, 164 (1961)

12. FREY, H. H., DOENICKE, A.: Quantitative Bedeutung der Desulfurierung im Stoffwechsel von Thiobarbituraten. Naunyn-Schmiedeberg's Arch. exp. path. Pharmacol. 241, 19 (1961)

13. GROTE, B., DOENICKE, A., HAUCK, G., LINDSTRÖM, D., BAUER, T., KUGLER, J.: Untersuchungen zur Metabolisierung von Halothan und Ethrane am Menschen mit und ohne Vorbehandlung von Phenobarbital. In: Inhalationsanaesthesie mit Ethrane (ed. J. B. BRÜCKNER). Anaesthesiologie und Wiederbelebung, Bd. 99, p. 31. Berlin, Heidelberg, New York: Springer 1976

14. GROTE, B., DOENICKE, A., KUGLER, J., SUTTMANN, H., LAUB, M.: Midazolam: Dosisfindung mit Hilfe des Encephalogramms. Anaesthesist 29, 635 (1980)

15. KAPP, W.: Pharmakokinetik und Metabolismus - Tranquillanzien (minor und major), Benzodiazepine. In: Die intravenöse Narkose. Klinische Anästhesiologie und Intensivtherapie (eds. F. W. AHNEFELD, H. BERGMANN, C. BURRI, W. DICK, A. DOENICKE, M. HALMAGYI, G. HOSSLI, E. RÜGHEIMER), Bd. 23, p. 30. Berlin, Heidelberg, New York: Springer 1981

16. KLOTZ, U.: Klinische Pharmakokinetik von Diazepam und seinen biologisch aktiven Metaboliten. Klin. Wschr. 56, 895 (1978)

17. OTT, H., HEMMERLING, K.-G., KUGLER, J., SUTTMANN, H., DOENICKE, A., TESCH, C., STRÄSSNER, G.: Amnestische Begleitwirkungen nach i.v.-Gabe von Lormetazepam und Flunitrazepam. In: Lormetazepam (eds. A. DOENICKE, H. OTT). Anaesthesiologie und Intensivmedizin, Bd. 133, p. 13.1. Berlin, Heidelberg, New York: Springer 1980

18. PASCHELKE, G.: Die Entwicklung von Lormetazepam aus pharmakologisch-toxikologischer Sicht. In: Lormetazepam (eds. A. DOENICKE, H. OTT). Anaesthesiologie und Intensivmedizin, Bd. 133, p. 1.1. Berlin, Heidelberg, New York: Springer 1980

19. PRICE, H. L.: A dynamic concept of the distribution of thiopental in the human body. Anesthesiology 21, 40 (1960)

20. SUTTMANN, H., DOENICKE, A., KUGLER, J., LAUB, M., BRETZ, Chr., WÖRSCHHAUSER, J., ELBERTSHAGEN, A., WENDE, C.: Diprivan: ein neues i.v. Hypnotikum. Eine pharmakologische Studie. Vortrag Zentraleuropäischer Anaesthesiekongreß. Berlin, 15. - 19. September 1981

21. SUTTMANN, H., JUHL, G., DOENICKE, A.: Vigilanz nach Midazolam-Ketanest. Vortrag Zentraleuropäischer Anaesthesiekongreß. Berlin, 15. - 19. September 1981

22. WENDT, G.: Schicksal des Hypnotikums Flunitrazepam im menschlichen Organismus. In: Bisherige Erfahrungen mit "Rohypnol" (Flunitrazepam) in der Anästhesiologie und Intensivtherapie (eds. W. HÜGIN, G. HOSSLI, M. GEMPERLE), p. 27. Basel: Editiones Roche 1976

Pharmakokinetik der Aufwachphase: Inhalationsanästhetika

Von R. Dudziak und H. Schmidt

In den vergangenen fünf Jahren mußte ich mich im Rahmen meiner gutachterlichen Tätigkeit unter anderem dreimal mit Zwischenfällen, die sich in der Aufwachphase aus der Narkose ereigneten und die alle mit dem Tod des Patienten endeten, beschäftigen. In allen drei Fällen waren die Inhalationsanästhetika zum Zeitpunkt des Ereignisses bereits abgesetzt und die Patienten atmeten spontan ein Sauerstoff-Luft-Gemisch. Zwei dieser Zwischenfälle betrafen Patienten, die sich nach der Operation wieder auf einer Krankenstation befanden. In keinem dieser Fälle verfügte das Krankenhaus über einen Aufwachraum. Übereinstimmend vertraten die Nebenkläger und die Staatsanwälte vor Gericht die Ansicht, die ich hier nur sinngemäß wiedergeben möchte, daß "das zentrale Verschulden des Anästhesisten darin bestanden habe, einen noch nicht wachen Patienten aus seiner Obhut entlassen zu haben. Durch eine spätere Entlassung des Patienten wäre es nicht zum Tode gekommen, weil der Betroffene unter Aufsicht des Arztes nicht hätte ersticken können." Verständlicherweise wollte nun das Gericht von mir als dem Sachverständigen wissen, zu welchem Zeitpunkt zu erwarten gewesen wäre, daß der Patient wach und ansprechbar wird, und ob die Entlassung des Patienten auf die Station tatsächlich nicht zu früh stattgefunden habe. Auf welche Station der Patient schließlich abgegeben werden sollte - ob es ein Aufwachraum, ob es eine Krankenstation war -, spielte in dem Gerichtsurteil keine Rolle.

Solche Beispiele zeigen immer wieder sehr deutlich, wie schwer es ist, nach einer Inhalationsanästhesie den Zeitpunkt zu bestimmen, an dem ein Patient als wach und ansprechbar bezeichnet werden kann. Ferner ist es nahezu unmöglich, den Begriff "wach und ansprechbar" allgemein gültig zu definieren, daß damit auch die Gefahr für den Patienten, z. B. das Ersticken, als zu diesem Zeitpunkt gegenstandslos ausgeschlossen werden kann. Damit wären wir bereits mitten in der Kinetik der Ausscheidung von Inhalationsanästhetika, einem Phänomen, von dessen Verhalten der Ablauf der Konzentration des Wirkstoffes im Körper und damit die Wiederkehr des Bewußtseins entscheidend abhängig ist. Wenn ich den für kinetische Vorgänge sehr oft und sehr gern benutzten Begriff "Gesetzmäßigkeit" vermeide, so geschieht das absichtlich. Ähnlich verhält es sich mit der Angabe "Konzentration des Wirkstoffes im Körper", die Ihnen zunächst etwas zu pauschaliert imponieren mag.

Für viele von uns, die sich mit der Aufnahme und Ausscheidung von Anästhetika beschäftigt haben, stellt das Buch von EGER "Anesthetic uptake and action" die beste und die ausführlichste Quelle des Wissens auf diesem Gebiet der Anästhesie dar. Ich habe bereits früher darauf hingewiesen, daß dieses Buch ein Produkt von mathematischen Überlegungen ist, die sich schwerlich auf die tägliche Praxis übertragen lassen, und warnte davor, die darin dargestellten Ausscheidungskurven verschiedener Anästhetika als "Gesetzmäßigkeit" zu übernehmen und anzuerkennen. Der Grund für meine Überlegung ist darin zu sehen, daß die von EGER dargestellten Ausscheidungs-, aber auch Aufnahmekurven mit sehr wenig variablen Faktoren, wie sie ja in jedem Individuum in sehr verschiedenem Ausmaß zu finden sind, berechnet wurden. Daß sie wirklich unbefriedigende Vorstellungen vermitteln, zeigt eine Veröffentlichung von YASUHIRO FUKUI, der mit einer für einen Japaner sprichwörtlichen Akribie und Fleiß gerade jetzt ein 18-Kompartiment-Computermodell für die Aufnahmekinetik von Anästhetika vorgestellt hat. Erstaunlicherweise sind systematische Untersuchungen der Ausscheidungskinetik von Inhalationsanästhetika bei Menschen immer noch sehr selten. Dies liegt vor allem an der außerordentlich empfindlichen und störanfälligen gaschromatographischen Methode für die Bestimmung von flüchtigen Anästhetika, mit der sehr schnell falsche Werte gemessen werden können. Als wir vor vier Jahren begannen, uns mit der Ausscheidungskinetik von Halothan und Ethrane zu beschäftigen, ahnten wir nicht, wie mühevoll dieses Unternehmen sein würde. Um so mehr freuen wir uns, in einer Serie von 64 Patienten und mit einer für klinische Verhältnisse recht standardisierten Methode viele sehr exakte Messungen durchgeführt zu haben. Sie haben uns erlaubt, unsere bisherigen Vorstellungen über die Konzentrationsverläufe in der Phase der Ausscheidung der Anästhetika nicht nur zu revidieren, sondern an einigen Punkten auch zu präzisieren.

Wir haben 32 Patienten 60 min 1 % Halothan und weiteren 32 Patienten 2 % Ethrane in der Inspirationsluft bei konstanter alveolärer Ventilation angeboten. Danach wurde die Zufuhr der Anästhetika gestoppt und 16 Patienten schieden das Halothan bzw. Enfluran über ein halbgeschlossenes System, weitere 16 über ein halboffenes System aus. Alle Patienten wurden auch in dieser Phase der Anästhetikaausscheidung kontrolliert mit einer konstanten alveolären Ventilation belüftet. Nach 60 min Narkose haben wir im venösen Blut für Halothan eine mittlere Konzentration von $104,6 \pm 22,17$ µg/ml bzw. $106,61 \pm 23,30$ µg/ml und für Ethrane eine von $150,04 \pm 18,58$ µg/ml bzw. $156 \pm 18,02$ µg/ml gemessen. Diese Maximalwerte zeigen bei den Kollektiven von jeweils 32 Patienten beachtlich große Streuungen. Diese Streuung ist für die Erforschung der Aufnahmekinetik von größtem Interesse, weil die jeweils verschiedenen Ausgangskonzentrationen am Ende einer standardisierten Anästhesiemethode und einer konstanten Anästhesieapplikation die Ausscheidungskinetik sehr entscheidend beeinflussen. Die Unterschiede im Kurvenverlauf während der Eliminationsphase von Anästhetika sind von Patient zu Patient so gravierend, daß man es sich eigentlich nicht erlauben kann, das gesamte Kollektiv auf der Basis der "mittleren Werte" darzustellen. Hier weichen unsere diesbezüglichen Vorstellungen erheblich von den traditionellen Darstellungsarten der ausscheidungskinetischen Vorgänge ab, obschon auch wir nicht gänzlich auf diese Art der Darstellung verzichten können. Deshalb möchten wir zunächst am Beispiel einzelner Ergebnisse versuchen, die Ausscheidungskinetik der beiden Anästhetika zu erläutern.

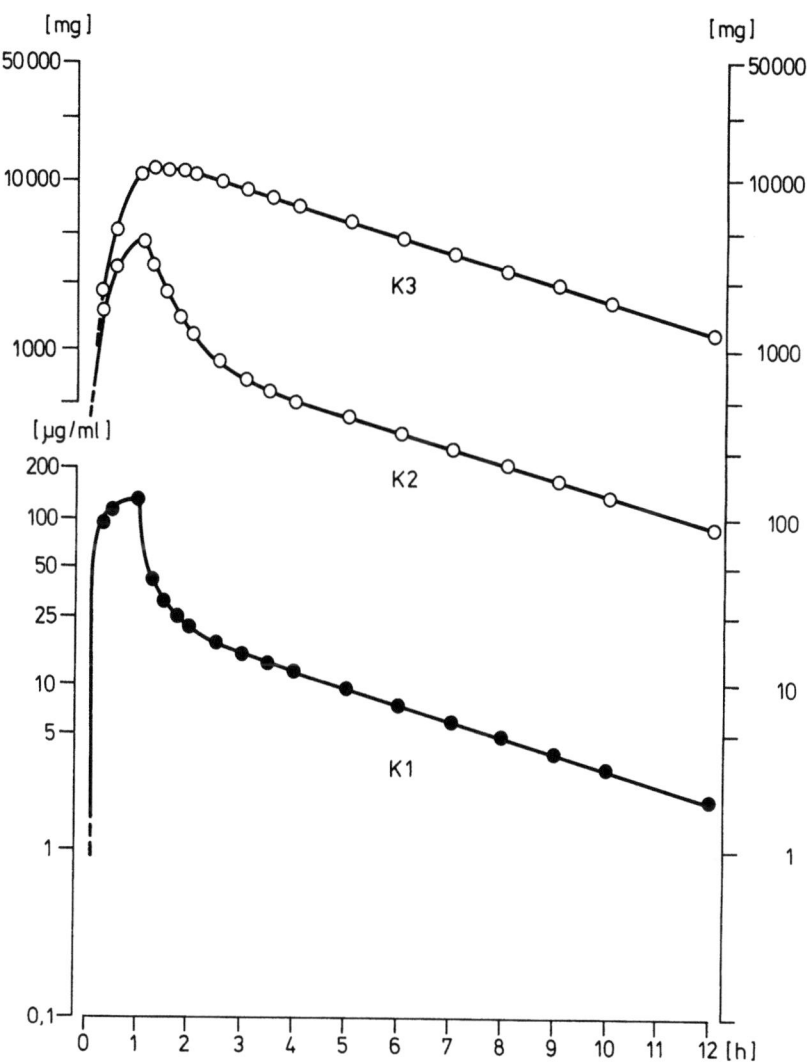

Abb. 1. Halothanmenge in verschiedenen Kompartimenten nach Unterbrechung der Halothanzufuhr

1. Es war vorauszusehen, daß nach Unterbrechung der Narkosemittelzufuhr mit Umverteilungsvorgängen zu rechnen ist, die hinsichtlich ihrer Dauer und Intensität allein von der Partialdruckdifferenz zwischen dem arteriellen Blut und dem Gewebe bestimmt werden. Daraus ist abzuleiten, daß nach Beendigung der Narkose Organe, die bis zu diesem Zeitpunkt nur geringe Mengen eines Narkotikums aufgenommen haben, so lange bestimmte Mengen des Anästhetikums aus dem arteriellen Blut extrahieren können, bis sich ein Gleichgewicht zwischen arteriellem Blut und Gewebe eingestellt hat. Dieser Vorgang wird durch die gleichzeitige Elimination der Narkotika über die Lunge erheblich beeinflußt. Diese theoretischen Überlegungen finden in den Ergebnissen der Berechnungen der minimalen Meßwerte eine Bestätigung. Wie aus der graphischen Darstel-

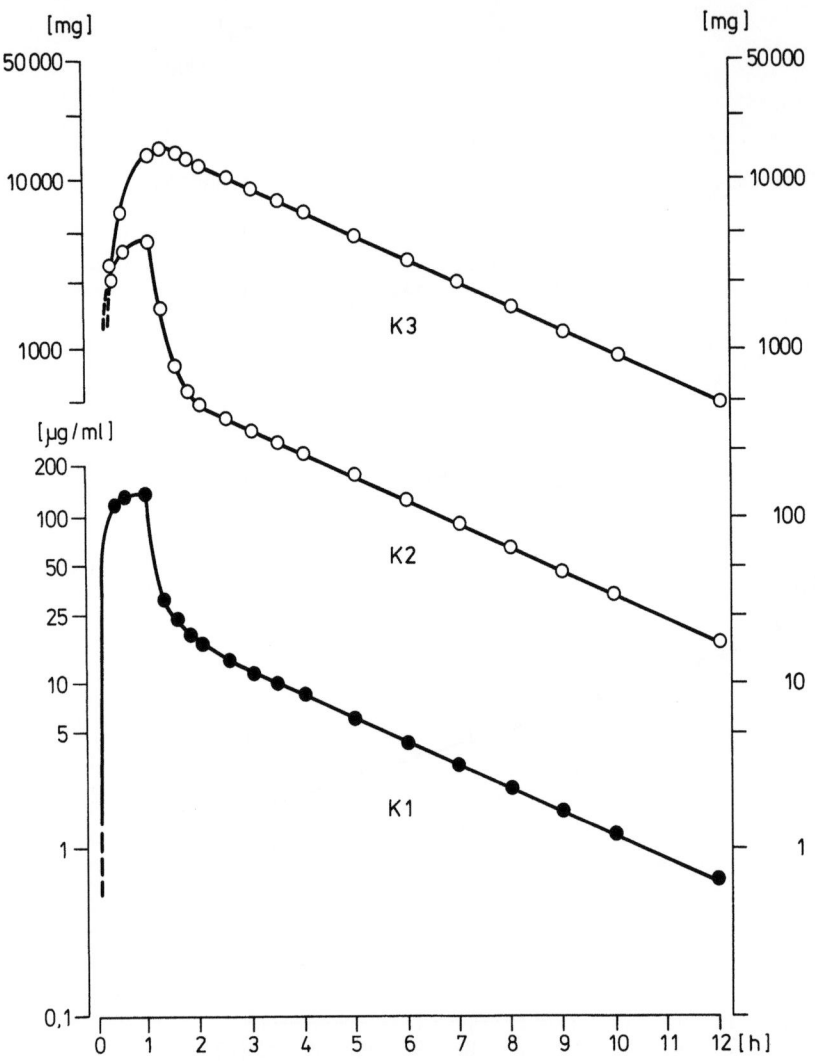

Abb. 2. Enfluranmenge in verschiedenen Kompartimenten nach Unterbrechung der Enfluranzufuhr

lung in der Abb. 1 hervorgeht, nimmt die Halothanmenge im hypothetischen Kompartiment 3 des verwendeten Modells nach Unterbrechung der Halothanzufuhr zunächst kurzfristig zu, während im gleichen Zeitraum die Halothanmenge im hypothetischen Kompartiment 2 bereits deutlich abfällt. Daraus folgt, daß das Kompartiment 3 vor allem die weniger gut durchbluteten Organe, wie Skelettmuskulatur und Fettgewebe, repräsentiert und das Kompartiment 2 den gut perfundierten Organen, wie Gehirn, Leber, Herz und Nieren, die bereits weitgehend mit Halothan gesättigt sind, zuzuordnen ist. Kompartiment 1 entspricht der Konzentration im Blut. Ähnliches gilt auch für die Berechnung der aus Bestimmungen der Enflurankonzentrationen gewonnenen Ergebnisse (Abb. 2). Umverteilungsvorgänge werden folglich bei Messungen der venösen Blutspiegel von Halothan oder Enfluran nach Beendigung der Narkose ebenso erfaßt wie die gleichzeitige Elimination der Anästhetika über die Lunge.

2. Für das Gesamtkollektiv berechnet ermittelten wir für die Elimination von Halothan aus dem Blut drei aufeinanderfolgende Phasen mit Halbwertszeiten von 2,24 $\pm$ 2,00 min für die Alphaphase, 16,31 $\pm$ 7,78 min für die Betaphase und 134 $\pm$ 61,31 min für die Gammaphase bei Narkosen im halboffenen System und von 2,81 $\pm$ 2,43 min für die Alphaphase, 18,75 $\pm$ 10,02 min für die Betaphase und 99,81 $\pm$ 31,84 min für die Gammaphase bei Narkosen im halbgeschlossenen Narkosesystem (Tabelle 1). Der Unterschied zwischen den für die beiden verschiedenen Narkosekreissysteme berechneten Daten ist statistisch nicht signifikant. Dies gilt auch für die unter Enflurannarkose ermittelten Parameter. Für die Elimination von Enfluran aus dem Blut betrugen die Halbwertszeiten im einzelnen 1,61 $\pm$ 1,48 min für die Alphaphase, 13,48 $\pm$ 8,80 min für die Betaphase und 111,25 $\pm$ 42,59 min für die Gammaphase bei Narkosen im halboffenen System und 2,74 $\pm$ 1,99 min für die Alphaphase, 16,89 $\pm$ 7,24 min für die Betaphase und 100,25 $\pm$ 2,67 min für die Gammaphase bei Narkosen im halbgeschlossenen System (Tabelle 2). Die insgesamt sehr große Streubreite der einzelnen Ergebnisse läßt den Schluß zu, daß die Mittelwerte nur sehr allgemeine Aussagen über die Aufnahme und Elimination von Halothan und Enfluran zulassen. Exakte Angaben erfordern die Bestimmung der Konzentration des jeweiligen Anästhetikums bei einzelnen Patienten. Aufgrund der großen individuellen Streubreite der mitgeteilten Daten möchten wir die These vertreten, daß die Ursache hierfür die im einzelnen nicht zu differenzierenden, sehr unterschiedlichen Verteilungsvorgänge in den einzelnen Organen darstellen könnte. Zuverlässige Aussagen darüber sind nur aus simultanen Bestimmungen der Konzentration eines Inhalationsnarkotikums im Blut und den einzelnen Organen zu gewinnen. Da dies ein experimentell kaum zu lösendes Problem ist, werden wir es auch nicht verfolgen können. Unsere Ergebnisse lassen jedoch zu, einige Variationen der Eliminationskinetik zu beschreiben und zu interpretieren. Wie aus der Abb. 3 zu ersehen ist, haben alle drei Patienten das gleiche Körpergewicht, alle drei wurden mit derselben Halothan- bzw. Enflurankonzentration 1 h beatmet. Der rechten Seite der Abbildung kann nun entnommen werden, daß die nach einer Stunde erreichten Konzentrationen beider Anästhetika im venösen Blut trotz der Konstanz der inspiratorischen Konzentration beider Anästhetika verschieden sind. Was jedoch viel interessanter ist: Die Eliminationskurven verhalten sich bei allen drei Patienten ebenso unterschiedlich. Wir versuchen folgende Arbeitshypothese für dieses Phänomen aufzustellen. Der Patient A hat eine "normale Durchblutung" des Kompartiments K 2, während sein Kompartiment K 3 (Fett) sehr schwach durchblutet ist. Infolgedessen kann sich in diesem Kompartiment nur wenig Halothan lösen. Nach Absetzen des Halothans flutet das Anästhetikum recht schnell aus den Kompartimenten K 1 und K 2 ab gemäß der schematischen Eliminationskurve. Patient B hat dagegen eine sehr gute Durchblutung beider

Tabelle 1. Elimination des Halothans aus der Blutbahn nach Unterbrechung der Zufuhr

		$t_{0,5}(\alpha)$ (min)	$t_{0,5}(\beta)$ (min)	$t_{0,5}(\gamma)$ (min)	Clearance totalis (l/kg/h)	R^+
Halothan, halboffenes System n = 16	$\bar{x}$	2,24	16,31	134,02	2,259	0,998672
	SD	2,06	7,78	61,63	0,330	0,001080
Halothan, halbgeschlossenes System n = 15	$\bar{x}$	2,81	18,75	99,81	2,456	0,998128
	SD	2,43	10,02	31,84	0,540	0,001615

+ = Maß für die Anpassung an das Computerprogramm

Tabelle 2. Elimination des Enflurans aus der Blutbahn nach Unterbrechung der Zufuhr

		$t_{0,5}(\alpha)$ (min)	$t_{0,5}(\beta)$ (min)	$t_{0,5}(\gamma)$ (min)	Clearance totalis (l/kg/h)	R^+
Enfluran, halboffenes System n = 15	$\bar{x}$	1,65	13,48	111,26	3,486	0,996792
	SD	1,48	8,80	42,59	0,333	0,002713
Enfluran, halbgeschlossenes System n = 16	$\bar{x}$	2,74	16,89	100,25	3,284	0,996276
	SD	1,99	7,14	23,66	0,490	0,002808

+ = Maß für die Anpassung an das Computerprogramm

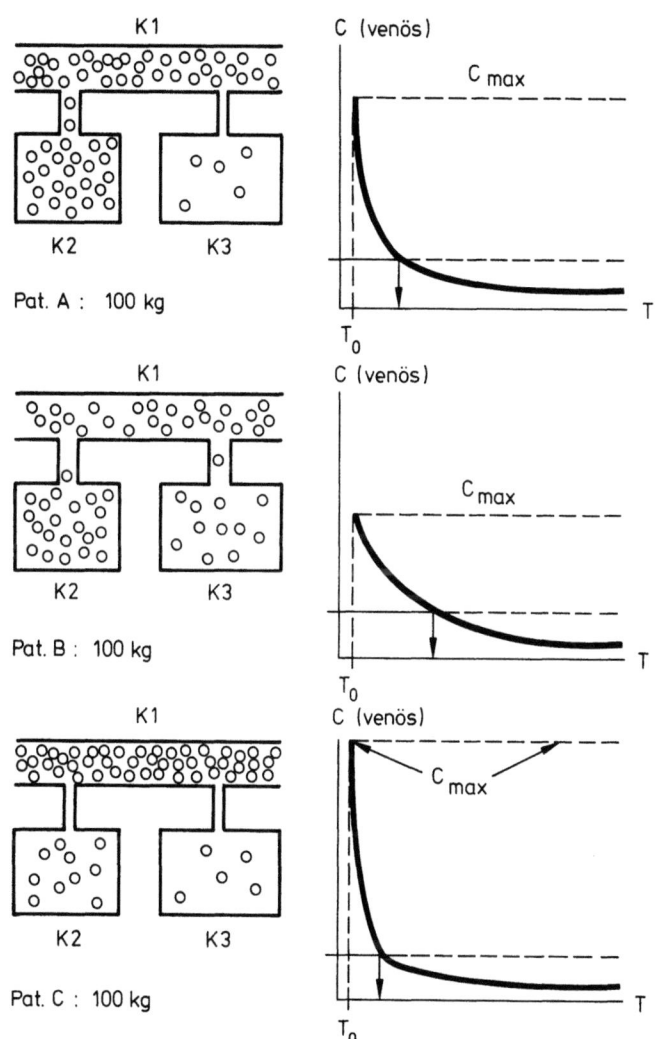

Abb. 3. Unterschiedliche Eliminationskinetik für Inhalationsanästhetika bei drei verschiedenen Patienten

Kompartimente. Infolgedessen kann sich in der Zeit von 60 min im Fettgewebe sehr viel Halothan lösen. Deshalb erreichen die venösen Konzentrationen des Anästhetikums auch nicht die Werte des Patienten A. Die Elimination des Halothans bzw. Enflurans verläuft jedoch wesentlich langsamer als beim Patienten A und ein bestimmter Wert wird erst viel später erreicht. Das hängt damit zusammen, daß die Gesamtmenge des gelösten Halothans im Körper im Vergleich zu dem Patienten A wesentlich höher ist. Unser Beispiel 3 zeigt einen Patienten, dessen Perfusion der sogenannten gut durchbluteten Organe und des Fettgewebes gleichmäßig schlecht ist. In einem solchen Fall steigt natürlich die Konzentration eines Anästhetikums im Blut im Vergleich zu den vorherigen Beispielen wesentlich steiler an. Da jedoch nach dem Absetzen der Anästhetika kein wesentlicher Nachschub aus

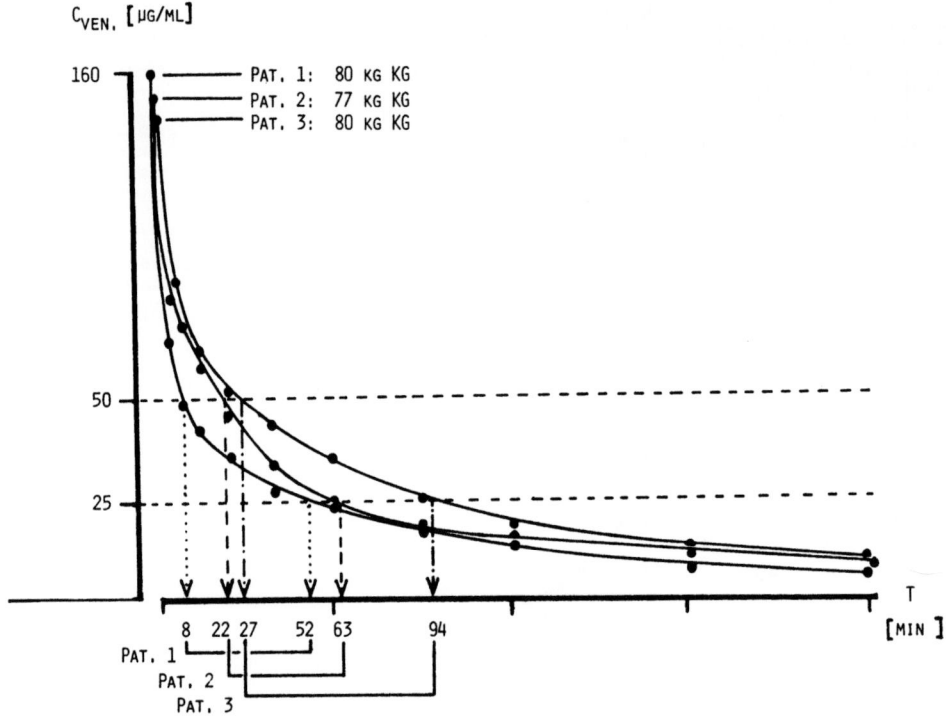

Abb. 4. Konzentrationsverlauf für Halothan (halboffenes System)

den beiden Kompartimenten, die beide nicht gesättigt sind, erfolgt, verläuft auch die Eliminationskurve sehr steil. Die Pfeile sollen Ihnen zeigen, daß diese Patienten zu sehr unterschiedlichen Zeitpunkten aufwachen. Die Abb. 4 zeigt das beschriebene Verhalten der Eliminationskurven anhand von tatsächlich gemessenen Konzentrationsverläufen bei drei verschiedenen Patienten. Die Markierung 50 µg/ml und 25 µg/ml erfolgte in Anlehnung an einige Literaturbefunde. DUNCAN und RAVENTOS (3), ARDOIN et al. (1) sowie KESSLER und HAFERKORN (5) stellten trotz erheblich voneinander abweichender Versuchsbedingungen und trotz Verwendung unterschiedlicher Meßmethoden übereinstimmend fest, daß Patienten nach Halothannarkosen einfachen Aufforderungen, wie "öffnen Sie die Augen" nachkamen, wenn der venöse Halothanspiegel auf Werte zwischen 25 und 50 µg/ml abgefallen war. Nach Enflurannarkosen war, wie lediglich von KESSLER und HAFERKORN (5) mitgeteilt wurde, die venöse Blutkonzentration zu diesem Zeitpunkt auf 60 µg/ml abgesunken. Wir selbst haben solche Untersuchungen nicht durchführen können. Wir sind aber der Ansicht, daß die Aufwachkonzentration für Halothan bei etwa 30 µg/ml liegen dürfte. Aus der Abbildung ist zu ersehen, daß der Patient Nr. 1 mit der höchsten Blutkonzentration von Halothan auch am schnellsten aufwacht, nämlich nach 8 min (frühestens) bzw. 52 min (spätestens). Der Patient Nr. 2 mit der mittleren Konzentration von Halothan wacht erst in der 22. min auf (frühestens). Am längsten schläft der Patient mit der niedrigsten Halothankonzentration zum Zeitpunkt T_0. Er wacht nämlich frühestens nach 27 min auf, d. h. dreimal später als der Patient

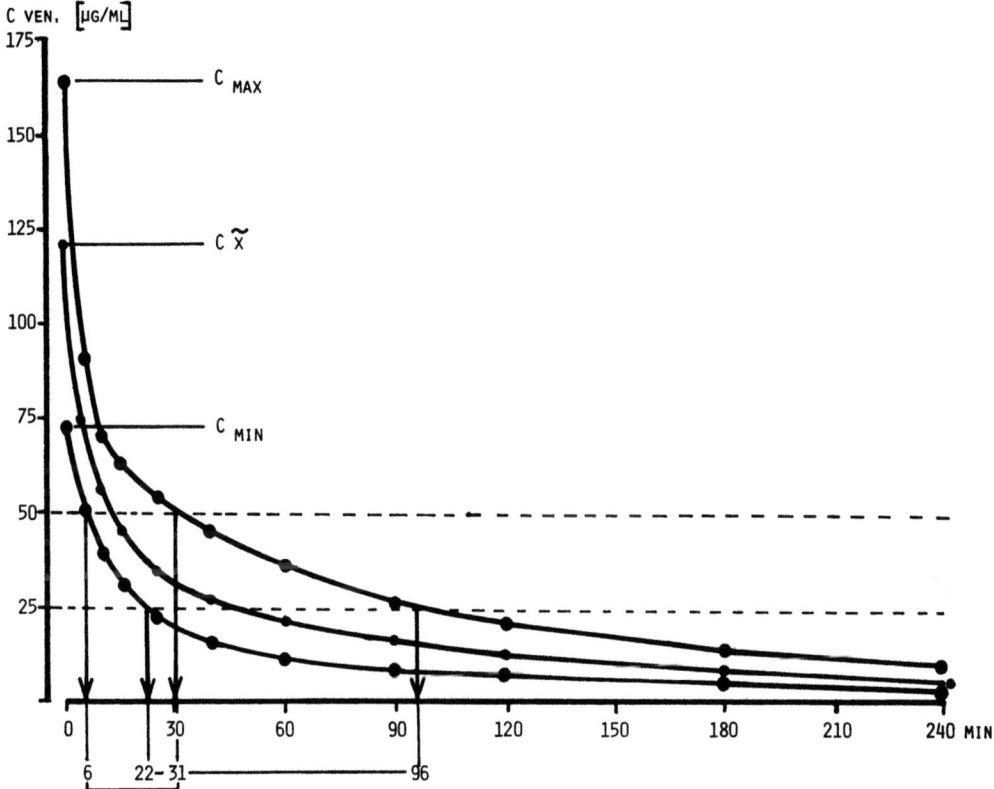

Abb. 5. Medianwert, obere und untere Grenzwerte der Halothankonzentration (halboffenes System (n = 16)

Nr. 1. Um die Aufwachzeiten anhand des Gesamtkollektivs darstellen zu können, haben wir neben dem Medianwert (Abb. 5 und 6) die gemessenen unteren und oberen Grenzwerte der Konzentrationen des Halothans und Enflurans eingetragen. Wenn wir die in der Literatur angegebenen Konzentrationsbereiche für das Aufwachen des Patienten zugrundelegen, wird jetzt besonders deutlich, wie unterschiedlich die Zeitspanne zwischen der Beendigung der Halothanzufuhr und dem Öffnen der Augen sein kann. Nimmt man nur den oberen Bereich, so beträgt die Zeitspanne 25 min für Halothan und 11 min für Enfluran. Somit darf von einer Gesetzmäßigkeit, die das Aufwachen des Patienten bestimmt, nicht gesprochen werden. Die Variabilität der Kapazität der Organe und deren Durchblutung läßt solche Aussags leider nicht zu. Aus denselben Gründen sprachen wir anfangs von der Konzentration des Wirkstoffes im Körper, weil ihre isolierte Betrachtung in einem Kompartiment ebenso keine Aussagen über den Verlauf der Eliminationskurven erlaubt.

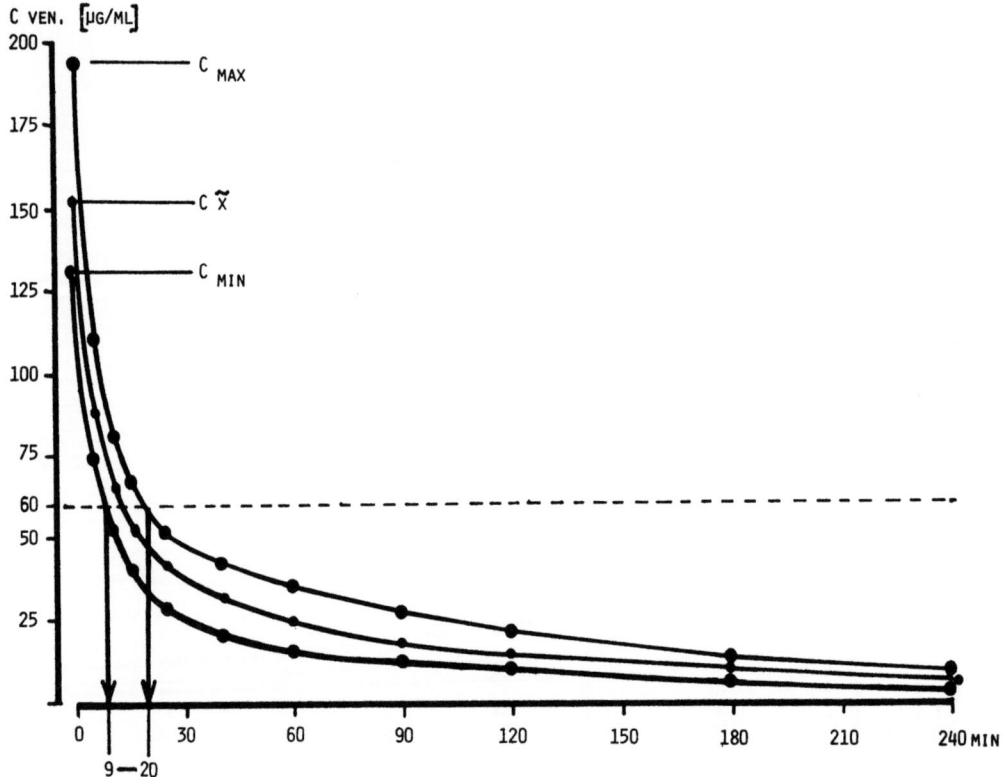

Abb. 6. Medianwert, obere und untere Grenzwerte der Enflurankonzentration (halboffenes System) (n = 16)

Literatur

1. ARDOIN, D., HINGSON, R. A., TOMARO, A. J., FIKE, W. W.: Chromatographic blood-gas studies of halothane in ambulatory oral surgical anesthesia. Anesth. Analg. 45, 275 (1966)

2. DUDZIAK, R.: Lehrbuch der Anästhesiologie. Stuttgart, New York: Schattauer 1980

3. DUNCAN, W. A. M., RAVENTOS, J.: The pharmacokinetics of halothane (fluothane) anaesthesia. Brit. J. Anaesth. 31, 302 (1959)

4. EGER II, E. I.: Anesthetic uptake and action. Baltimore: William and Wilkins 1976

5. KESSLER, G., HAFERKORN, D.: Vergleichende Untersuchungen über die postnarkotische Phase nach Kurznarkosen mit Halothan und Ethrane. Prakt. Anästh. 12, 269 (1977)

6. YASUHIRO FUKUI, SMITH, N. Ty: Interaction among ventilation, the circulation and the uptake and distribution of halothane. Use of a hybrid computer multiple model. I. The basic model. Anesthesiology 54, 107 (1981)

7. YASUHIRO FUKUI, SMITH, N. Ty.: Interactions among ventilation, the circulation and the uptake and distribution of halothane. Use of a hybrid computer model. II. Spontaneous vs. controlled ventilation, and the effects of CO_2. Anesthesiology 54, 119 (1981)

Opioide - das Beispiel Fentanyl
Von K. A. Lehmann und D. Daub

Pharmakokinetische Analysen stehen bei Anästhesisten hoch im Kurs, versprach (und verspricht) man sich davon doch eine Verbesserung sowohl der Narkoseführung als auch der Abschätzung postoperativer Gefahren. Hinsichtlich der Opiate müssen heute jedoch zwei Erfahrungen diese Begeisterung dämpfen:
- Zum einen halten sich die wenigsten Patienten an vorausberechnete Werte (Problem der biologischen Variabilität),
- zum anderen korrelieren die meßtechnisch relativ einfach zugänglichen Blutkonzentrationen nur selten direkt mit dem zentral vermittelten Effekt (Problem der Rezeptortheorie).

Voraussagen über pharmakodynamische Wirkungen aus allgemeinen kinetischen Parametern treffen zu wollen, erscheint uns daher ähnlich gewagt wie die nachträgliche Erklärung von Zwischenfällen mit derartigen Befunden.

Daß pharmakokinetische Untersuchungen nichtsdestoweniger wertvolle Informationen liefern und - bei der gebotenen kritischen Anwendung - klinische Relevanz besitzen können, möchten wir am Beispiel von Fentanyl aufzeigen.

Der zeitliche Verlauf von Blutkonzentrationen nach intravenöser Applikation ist mit Isotopen und Radioimmunassay gut untersucht und entspricht eigentlich ganz den Erwartungen (Abb. 1). Als schwache Base (pKa = 7,9) bei physiologischem pH-Wert leidlich wasser- und gut lipidlöslich, verteilt sich Fentanyl in kürzester Zeit auf das gesamte Blutvolumen und die stark perfundierten Gewebe. Die Bindung an Plasmaproteine (pH-abhängig im Mittel um 70 %) erweist sich dabei als ebenso leicht reversibel wie die völlig ungehinderte Diffusion durch Erythrozytenmembranen; andere anästhesiologische Pharmaka haben auf beides keinen Einfluß (31, 34, 36).

Nach diesem initial sehr schnellen Abfall der Blutspiegel folgt eine etwas langsamere Konzentrationsabnahme durch allmähliche Entleerung des Lungenpuffers und Aufnahme in geringer durchblutete Organe (22, 31, 44). Hinzu kommt aufgrund des intensiven Stoffwechsels eine fast völlige Eliminierung bei Leberpassagen (22, 23, 31, 34, 36, 39).

Die in der terminalen Eliminationsphase ($t_{1/2} \approx 200 - 300$ min) beobachteten Blutkonzentrationen dürften sich durch Rückverteilung aus den primären Speichern erklären. Abhängig vom Füllungszustand vermögen diese Depots in einer ähnlich schnellen Gleichgewichtsreaktion wie bei der Einspeicherung Plasmaspiegel aufrechtzuerhalten, die nunmehr fast ausschließlich durch Biotransformationsprozesse vermindert werden. Für einen ins Gewicht fallenden enterohepatischen Kreislauf gibt es keinen An-

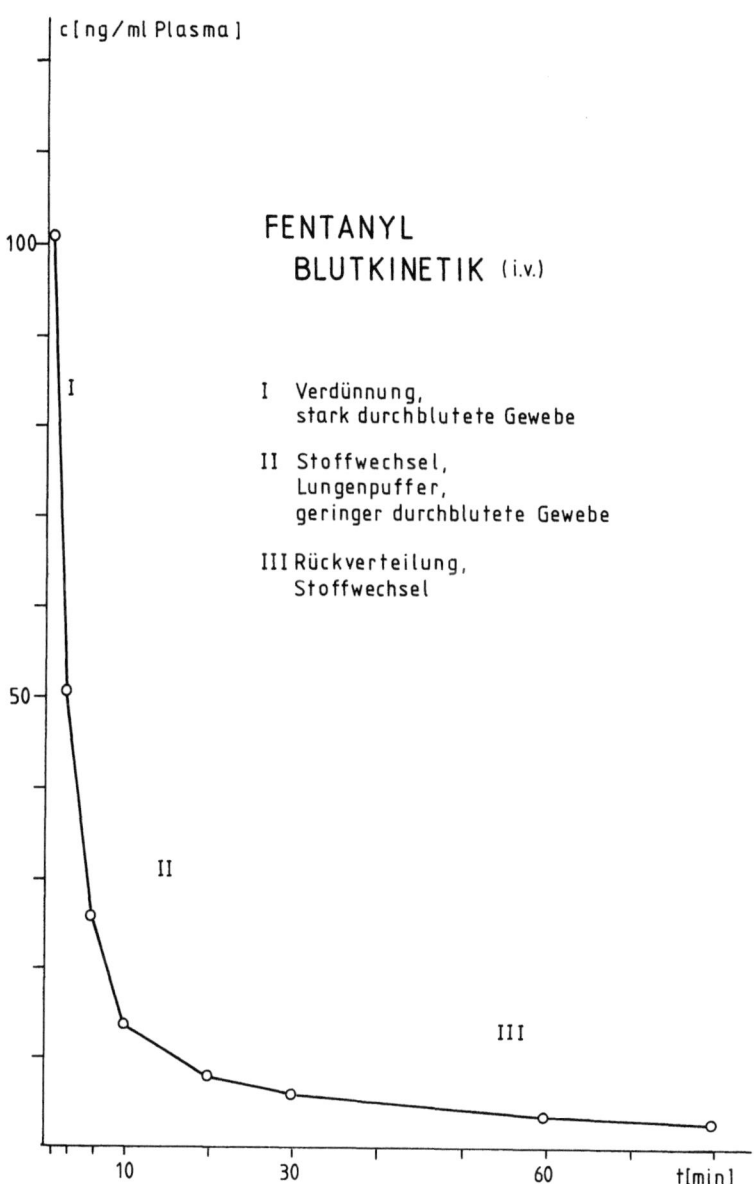

Abb. 1. Typischer Verlauf der Blutkonzentrationen nach intravenöser Gabe von Fentanyl. Die Kurvenform ist weitgehend konzentrationsunabhängig

halt (22); die Ausscheidung unveränderten Fentanyls über Niere oder Darm ist von geringer Bedeutung (7, 23, 31, 34, 36, 47), wenn auch die Nierengängigkeit außer Frage steht (42).

Der beschriebene typische Kurvenverlauf läßt sich mit Computern unter Zugrundelegung von Kompartimentmodellen leicht simulieren und mathematisch in Form mehrexponentieller Gleichungen beschreiben (26, 34, 36, 44). Mit häufigeren Messungen bei verschiedenen Patienten beobachtet man jedoch zunehmend Abweichungen vom vorausberechneten Verlauf, die wir einmal als globale und lokale Variationen apostrophieren möchten (8, 31).

Globale Veränderungen betreffen die verschiedenen Kurvenabschnitte etwa gleichmäßig im Sinne einer generellen Konzentrationserhöhung oder -erniedrigung. Abgesehen von den frühen Werten, bei denen der Entnahmezeitpunkt in eine Phase rasch abnehmender Plasmaspiegel fällt und die zwangsläufig schlechte Variationskoeffizienten aufweisen müssen (7, 33), lassen sich diese Verschiebungen wohl am ehesten durch Faktoren der biologischen Variabilität erklären.

So sind die Verteilungsräume abhängig vom prozentualen Angebot des Herzzeitvolumens an die regionalen Gefäßgebiete, und zu den schon physiologischen Schwankungen dieser Anteile kommen die weit ausgeprägteren pathologischen, etwa bei Erkrankungen des Herz-Kreislauf-Systems, der Nieren oder der Leber (39).

Biotransformationsprozesse gelten allgemein als individuell ausgesprochen variabel. Der Stoffwechsel von Fentanyl ist bisher erstaunlicherweise kaum untersucht worden und wird meist unterschätzt. Alle verfügbaren Daten machen wahrscheinlich, daß die Leber entscheidend an einer sehr intensiven chemischen Umsetzung beteiligt ist (22, 23, 31, 34, 36, 39).

Schon 1 - 2 min nach i.v. Injektion sind auch beim Menschen polare Metaboliten im Blut nachweisbar; ihre Konzentration übersteigt rasch die des unveränderten Fentanyls; im Urin und Stuhl dominieren sie völlig (Abb. 2).

Nur zwei Arbeiten beschäftigen sich bisher mit der chemischen Natur der Stoffwechselprodukte, beide wurden an Ratten durchgeführt (32, 47). Danach sollen oxidative Desalkylierung zu Phenylessigsäure und Norfentanyl sowie Amidhydrolyse miteinander konkurrieren; die Produkte dieser Abbauwege sind pharmakologisch nicht mehr aktiv (Abb. 3) (43).

Mit einem einfachen in-vitro-System konnten wir kürzlich zeigen, daß tierische und menschliche Organhomogenate Fentanyl schnell und fast quantitativ umsetzen (31). Sechs verschiedene Metaboliten wurden bisher isoliert; drei davon konnten wir identifizieren, darunter die Produkte der oxidativen Desalkylierung, nicht aber die der hydrolytischen Reaktionen. Aromatische Hydroxylierungen zu pharmakologisch noch aktiven Substanzen, z. B. p-Hydroxy(phenethyl)-fentanyl, spielen dagegen mit Sicherheit eine Rolle; sie scheinen auch beim Menschen von Bedeutung zu sein.

Erstaunlicherweise ist das Ausmaß der oxidativen Desalkylierung deutlich pH-abhängig (Abb. 4). Ratten zeigen die klassische Geschlechtsabhängigkeit. Häufig sind extrahepatische Gewebe am Umsatz beteiligt (Tabelle 1). Auch die artspezifischen Produktverteilungen unterstreichen erneut, wie problematisch die Übertragung tierexperimenteller Daten auf den Menschen ist (Abb. 5).

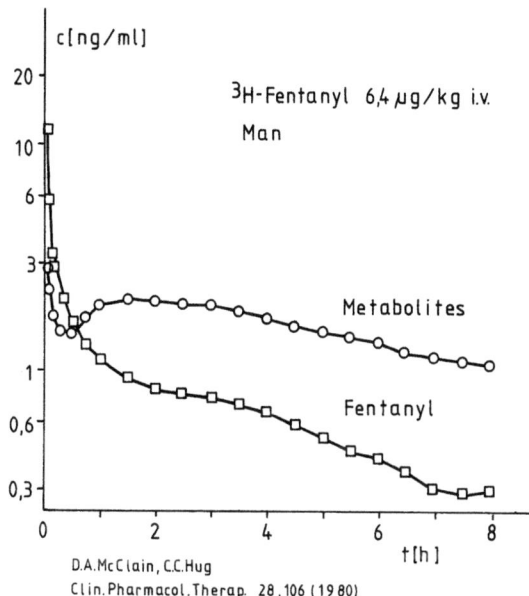

Abb. 2. Plasmaspiegel von Fentanyl und Metaboliten nach intravenöser Gabe von tritiummarkiertem Fentanyl. Unter "Metaboliten" ist die Summe aller hydrophilen Stoffwechselprodukte zu verstehen, die durch ein Extraktionsverfahren vom lipophilen Fentanyl abgetrennt werden konnten

Anästhesiologische Pharmaka vermögen den Fentanylstoffwechsel zu beeinflussen. In vitro hemmen z. B. Promethazin, Ketamin, Etomidat und Lokalanästhetika den Gesamtumsatz und modifizieren die Produktverteilung in unterschiedlichem Ausmaß.

Beim Menschen spielt Halothan sicher eine wichtige Rolle. Die Fentanylspiegel in Halothannarkose sind zu jedem Meßzeitpunkt etwa doppelt so hoch wie unter Ethrane oder NLA; der Verteilungsraum ist vermindert, die Elimination verzögert (Abb. 6) (31).

Ursächlich müssen dafür die bekannte Verminderung der Leberperfusion durch Halothan und direkte Einflüsse auf die mikrosomalen Enzyme verantwortlich gemacht werden (9, 15, 31, 38, 39). Ob neben einer akuten Begleitmedikation auch chronische Vorbehandlungen oder die äußeren Lebensumstände stoffwechselbeeinflussend wirken, untersuchen wir zur Zeit (28, 29).

Wenn Sie sich nun noch einmal vor Augen halten, wo Biotransformation in der Kinetik dominiert, läßt sich die Bedeutung derartiger Befunde für die postoperative Phase sicher nicht von der Hand weisen.

Betrachten wir jetzt diejenigen Phänomene, die wir als lokale Veränderungen bezeichnet haben. Hierunter sollen die in der letzten Zeit lebhaft und kontrovers diskutierten "Sekundärpeaks" verstanden werden, welche verschiedentlich Fentanyl oder sogar die Neuroleptanalgesie als Ganzes in Mißkredit gebracht haben.

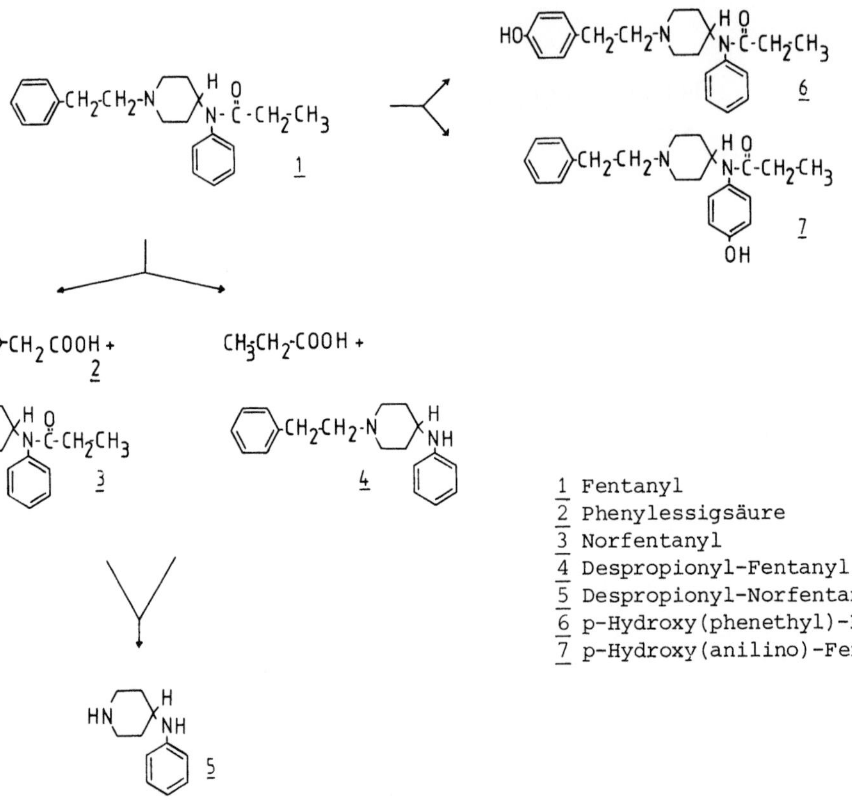

Abb. 3. Vermutete Stoffwechselrouten von Fentanyl

1 Fentanyl
2 Phenylessigsäure
3 Norfentanyl
4 Despropionyl-Fentanyl
5 Despropionyl-Norfentanyl
6 p-Hydroxy(phenethyl)-Fentanyl
7 p-Hydroxy(anilino)-Fentanyl

Berichte über zunächst unerwartete Wiederanstiege der Blutkonzentrationen finden sich um so häufiger, je enger das Probeentnahmeraster gelegt wurde. Sofern sie sehr früh auftreten, dürften sie auf eine ungenügende Blutdurchmischung in Kombination mit der diskontinuierlichen Probeentnahme zurückzuführen sein, wie wir das von den Farbstoffverdünnungsmethoden kennen (33). Peaks in der zweiten, langsameren Verteilungsphase lassen sich durch Änderungen der anfangs erheblichen Pufferkapazität der Lungen erklären, wenn deren Hämodynamik und Compliance in Verbindung mit einsetzender Relaxation, Intubation und Beatmung kurzfristig gestört wird, was etwa über vermehrte Shunts zu einer vorzeitigen Speicherentleerung führen könnte (7, 22). Die späten Peaks schließlich sind zum Stein des Anstoßes geworden, obwohl die absolute Zunahme der gemessenen Konzentrationen eher niedrig ausfällt (23, 34, 35, 42, 44).

Lassen Sie uns drei Erklärungsversuche diskutieren. Der erste ist trivial und beruht auf den unvermeidlichen Abweichungen radioimmunologischer Messungen mit Variationskoeffizienten bis zu 10 %. Bei den in Frage kommenden Konzentrationen imponiert schon ein kleiner Ausreißer (der durchaus noch dem Standard entspricht) bereits als Peak. Beschränken wir uns daher nur auf signifikante Konzentrationsanstiege (35), dann lassen die bisherigen Untersuchungen zwei Mechanismen denkbar erscheinen:

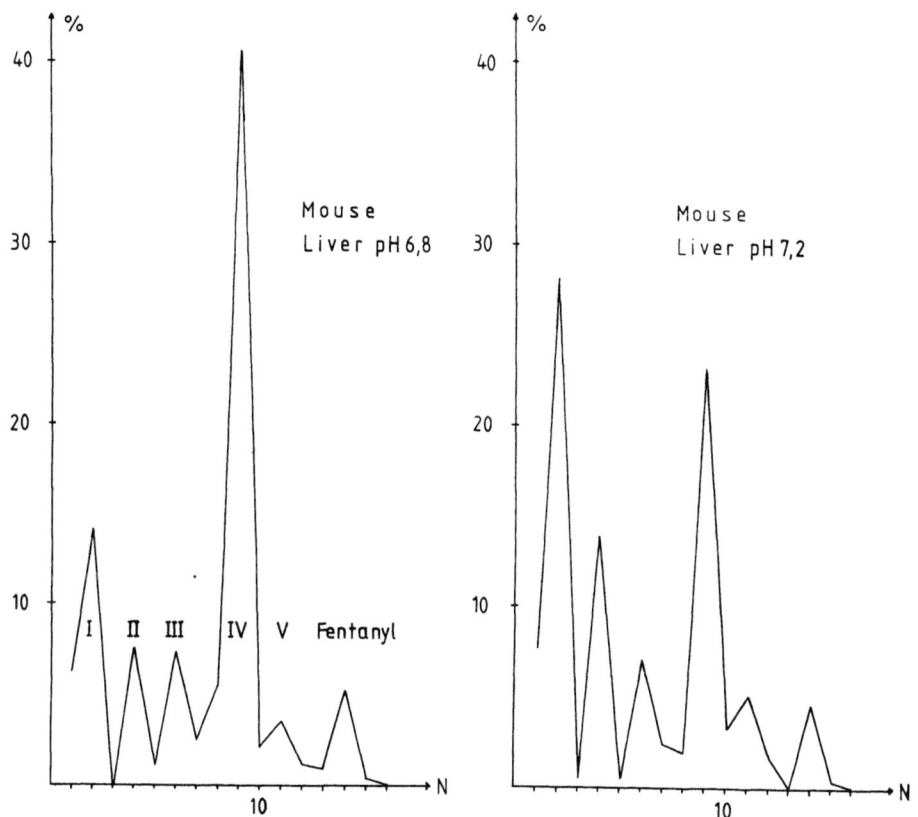

Abb. 4. Dünnschichtchromatographische Auftrennung von Fentanyl und fünf seiner Metaboliten nach Inkubation mit Mäuseleberhomogenat. Substanz I entspricht Phenylessigsäure (Norfentanyl ist bei der verwendeten Tritiummarkierung hier nicht zu erkennen), Substanz III ist p-Hydroxy(phenethyl)-fentanyl. Deutliche pH-Abhängigkeit der Produktverteilung

Es steht zu vermuten, daß in der anteilmäßig großen Skelettmuskelmasse relativ viel Fentanyl gespeichert wird (22). Mit Aufhebung der Relaxation und infolge schmerzbedingter postoperativer Unruhe sind Perfusionsänderungen in diesen Geweben denkbar, die zu einer ungleichmäßigen Entspeicherung führen (34, 35). Eigene Untersuchungen an Patienten, denen nach der Erstinjektion eine Oberschenkelblutleere angelegt wurde, zeigten individuell unterschiedlich ausgeprägte Wiederanstiege der Plasmaspiegel nach Öffnen des Tourniquets, die auf ein Zurückströmen von Fentanyl aus der zuvor von der Zirkulation abgesperrten Muskulatur zurückgeführt werden müssen (Abb. 7) (31).

Die enterosystemische Zirkulation, für basische Medikamente ein ganz geläufiges Phänomen (14), stellt einen zweiten denkbaren Mechanismus dar. Die Anreicherung von systemisch verabreichtem Fentanyl im sauren Magensaft bzw. in der Magenwand ist zwar gut dokumentiert (44), beläuft sich jedoch selbst bei großzügiger Extrapolation maximal auf Werte um 15 % der Gesamtdosis. Daß dieser geringe Anteil nach Neutralisation und enteraler Resorp-

Tabelle 1. Beteiligung und biochemische Potenz verschiedener tierischer Gewebe hinsichtlich des Fentanylstoffwechsels

Gesamtumsatz (%) in-vitro-Inkubation/Homogenate pH 7,2

Spezies	Leber	Niere	Nebenniere	DD-Mukosa	Lunge	Herz	Serum
Maus	95	42	34				
Ratte	51	19					
Meerschweinchen	60	17	37	61			
Kaninchen	80	16		9	14		
Hund	72						
Schwein	92	26		10			
Rind	36	10					
Pferd	96			38			

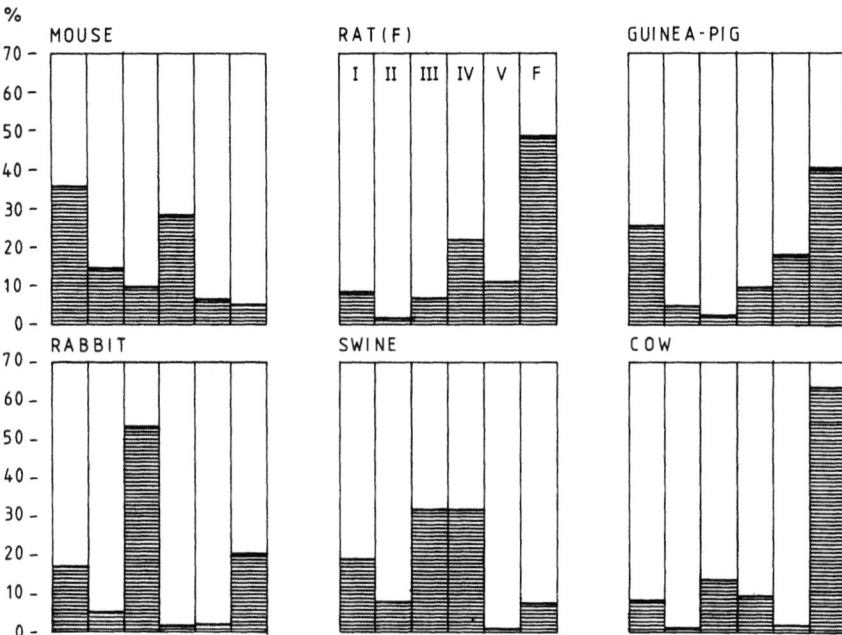

Abb. 5. Artspezifische Verteilung der Fentanylmetaboliten bei in-vitro-Versuchen mit Leberhomogenaten

tion für relevante Sekundärpeaks verantwortlich sein könnte, wird sehr unwahrscheinlich, wenn die schlechte orale Bioverfügbarkeit und die verzögerte Magenentleerung im Zusammenhang mit der Narkose berücksichtigt werden (Abb. 8).

Eigene Langzeitmessungen an Patienten, denen in Narkose ein Mehrfaches (!) der fraglich sezernierten Fentanylmenge über einen Magenschlauch zugeführt wurde, zeigen die Unterschiede zu den Verhältnissen bei nichtnarkotisierten Versuchspersonen deutlich auf, wobei auch hier große individuelle Unterschiede festzustellen sind (Abb. 9).

Ferner konnten wir nachweisen, daß praktisch der gesamte Anteil enteral resorbierten Fentanyls bei der Leberpassage metabolisiert und danach in kürzester Zeit über die Nieren ausgeschieden wird (31).

Die mehrfach veröffentlichte Warnung vor unkritischer Übernahme an sich gesicherter Vorgänge (Anreicherung im Magen) zur Interpretation zeitlich und pharmakodynamisch differenter Ereignisse (Sekundärpeaks, Atemdepression) wird somit nachträglich unterstrichen (14, 43).

In der Praxis erhebt sich nun zwangsläufig die Frage nach der klinischen Relevanz von Blutkonzentrationen, d. h. ihrer Korrelation zu Analgesie und Atmung. In der Literatur wird wieder-

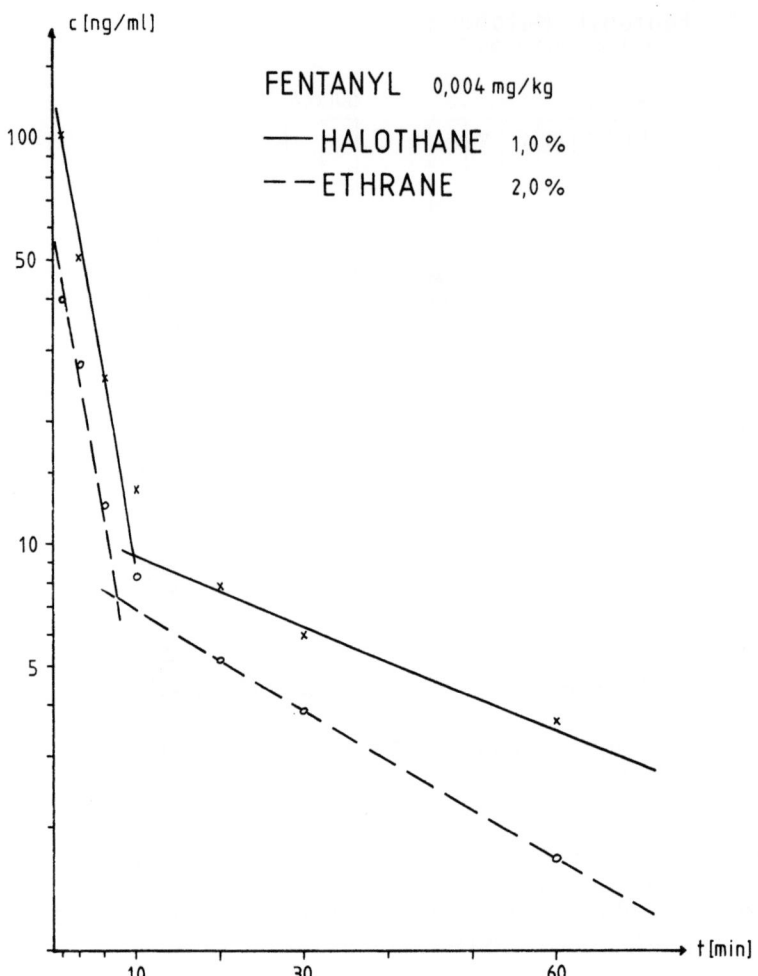

Abb. 6. Verlauf der Fentanylplasmaspiegel in Halothan- und Ethranenarkose (n = 5). Der Verlauf unter Ethrane ist mit dem in NLA vergleichbar

holt von erheblichen Streuungen in dieser wichtigen Beziehung berichtet, wobei die interindividuellen Variationen in der Regel größer als die intraindividuellen ausfallen (3, 24, 27, 33).

Entsprechend der Schwierigkeit, chirurgische Analgesie objektiv zu bestimmen, schwanken die Angaben über erforderliche Blutkonzentrationen zwischen 1 und 25 ng/ml (21, 36, 45). Mißt man an größeren Kollektiven zu den Zeitpunkten, an denen während einer NLA klinische Indikationen zur Nachinjektion vorliegen, die "Minimalblutspiegel", findet man eine log-normale Verteilung mit immer noch erheblichen Variationskoeffizienten (Abb. 10) (31).

Die Idee, mit kontrollierten Infusionen "analgetische" Blutkonzentrationen aufrechtzuerhalten (10, 21), wird durch die hohen

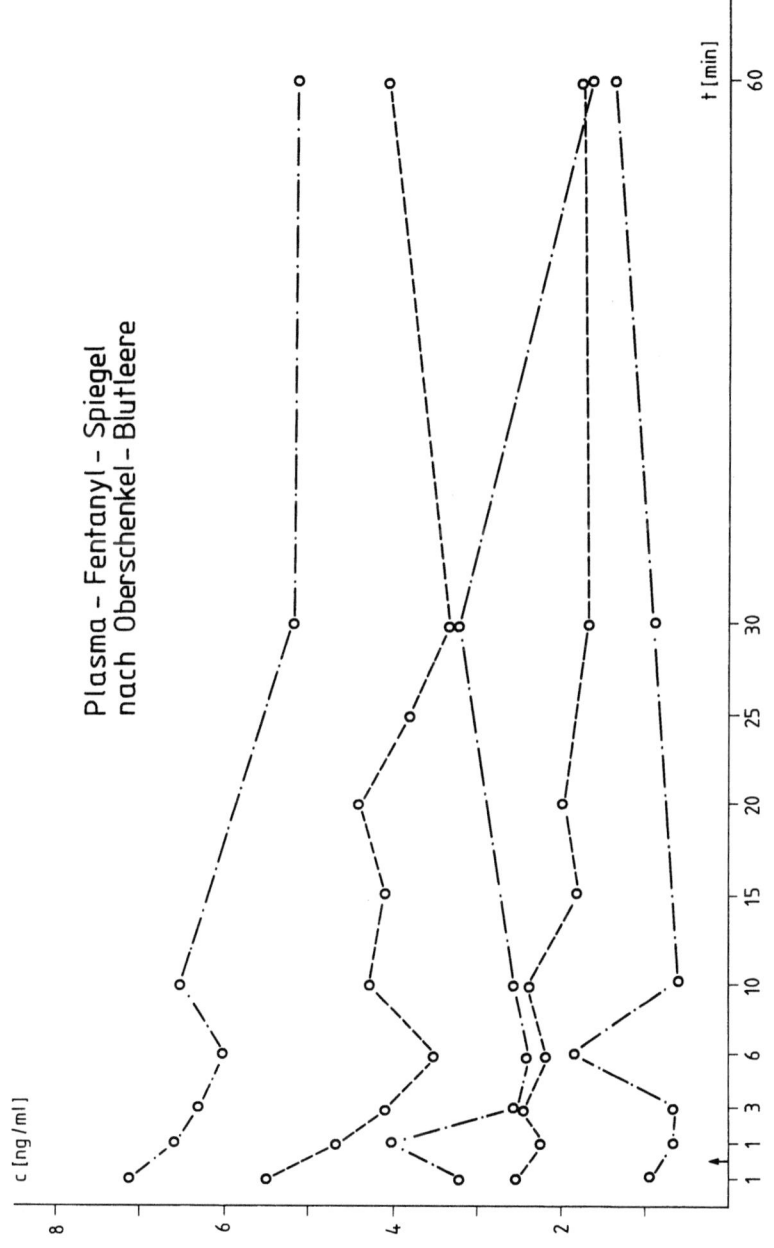

Abb. 7. Sekundärpeaks nach Öffnen der Blutleere als Hinweise auf muskuläre Speicherung von Fentanyl. Individuelle Zeitverläufe

Gesamtdosen zur Abdeckung auch eines großen individuellen Bedarfes problematisch, will man nicht die peripheren Speicher unnötig auffüllen. Auch andere standardisierte Dosierungskonzepte müssen von der erheblichen Streubreite ausgehen (30).

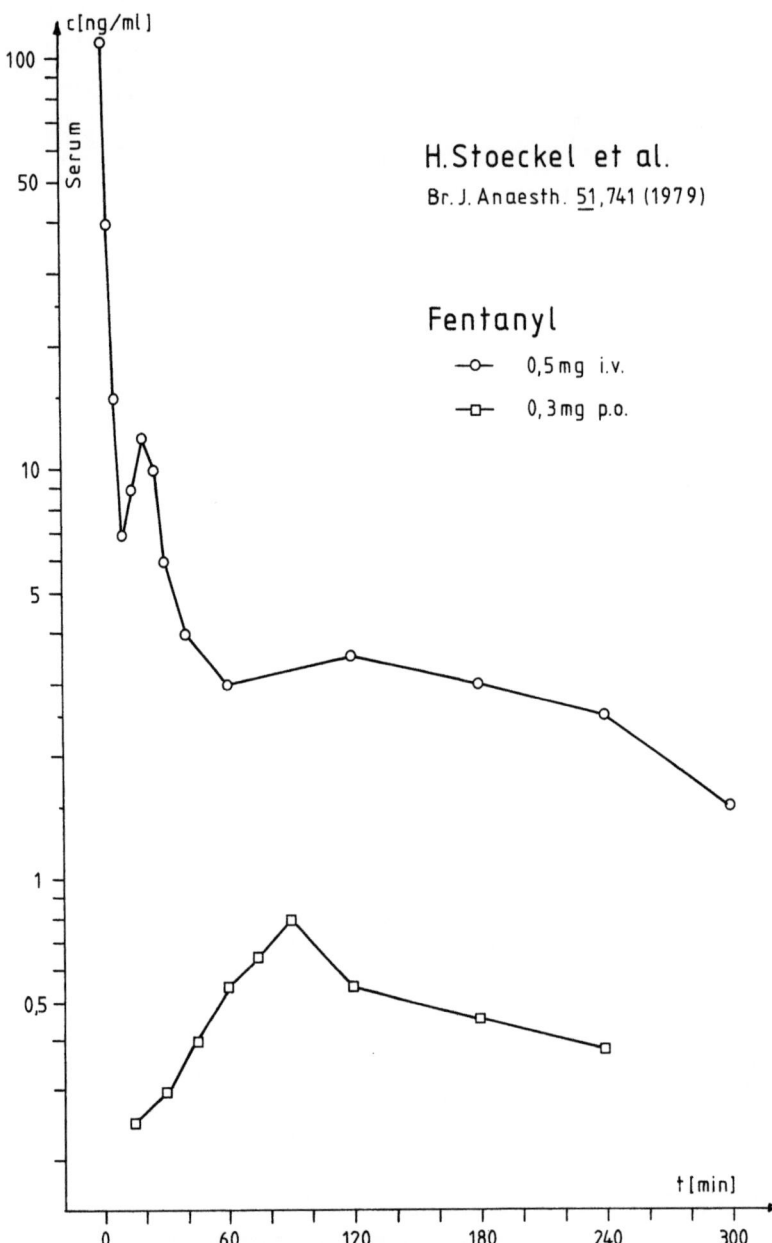

Abb. 8. Serumspiegelverlauf mit zwei Sekundärpeaks, verglichen mit den Blutkonzentrationen nach oraler Gabe. Obwohl die hier gewählte orale Dosis die in den Magen sezernierten Fentanylmengen weit übersteigt, fallen die Blutspiegel äußerst gering aus

Welche Faktoren können nun für diese Befunde verantwortlich gemacht werden? Solange noch keine Methode zur Untersuchung von Rezeptorkinetiken existiert (Bisher verfügt man nur über statische Verfahren zur Bestimmung relativer Affinitäten), muß

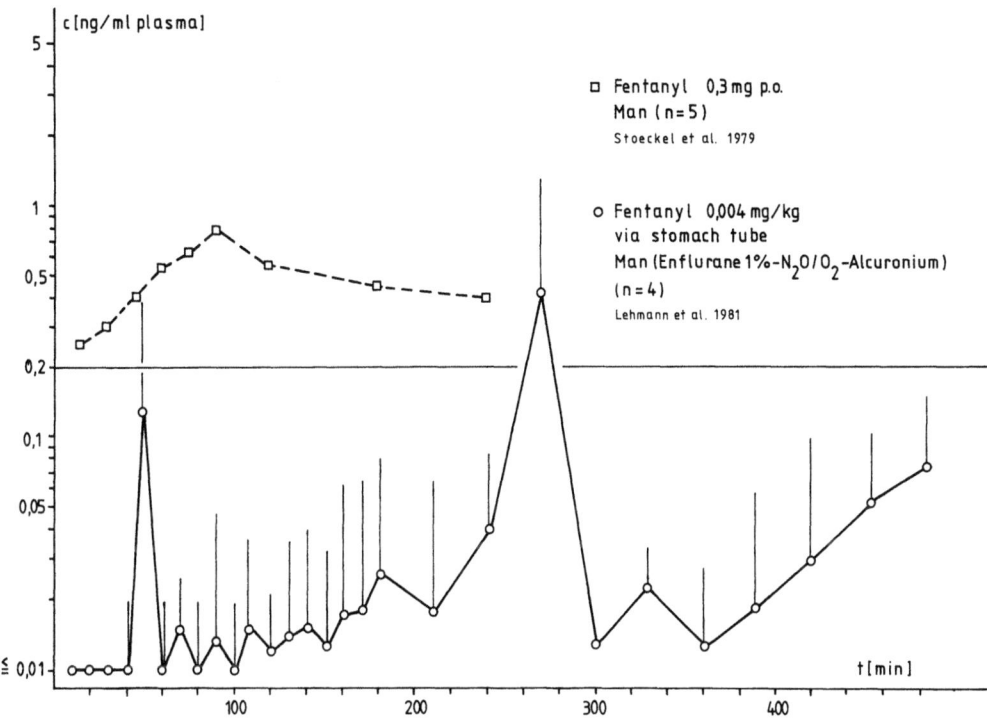

Abb. 9. Vergleich der Fentanylplasmaspiegel nach oraler Gabe (freiwillige Versuchspersonen) und Applikation über einen Magenschlauch (relaxierte Patienten). Die Konzentration von 0,2 ng/ml repräsentiert die Eichgrenze des Radioimmunassays. Konzentrationen unterhalb dieses Bereiches sind zwar noch meßbar, die Präzision nimmt allerdings stark ab, ebenso die Reproduzierbarkeit

die Annahme unterschiedlicher Rezeptorempfindlichkeiten Spekulation bleiben. Vereinzelte Angaben über Toleranzentwicklung deuten in diese Richtung (37).

Gehirn- oder Liquorkonzentrationen dürften nur unzureichend die Verhältnisse an den eigentlichen Wirkorten wiedergeben. Ob derartige Organkonzentrationen den Plasmaspiegeln unmittelbar folgen, wird zudem kontrovers diskutiert (2, 22, 25, 42). Veränderungen im Säuren-Basen-Haushalt etwa durch die Beatmung haben sicher einen Einfluß auf die zerebrale Verteilung: Eine Alkalose unter Hyperventilation erhöht den Anteil der freien Base und damit die Penetration durch die Blut-Hirn-Schranke ebenso wie die Bindung an das lipophile Hirngewebe; die Rückverteilung ins Blut wird durch die verminderte Hirndurchblutung, der Metabolismus durch die geringere Leberperfusion verzögert. Der klinische Eindruck, in Hyperventilation weniger Fentanyl zu benötigen, ließe sich so theoretisch untermauern (2). Ähnliche Diskussionen bestimmen die Korrelation zur Atemdepression. Die biologische Variabilität ist vergleichbar groß, die Ausprägung stark abhängig von der Bestimmungsmethode. Empfindliche

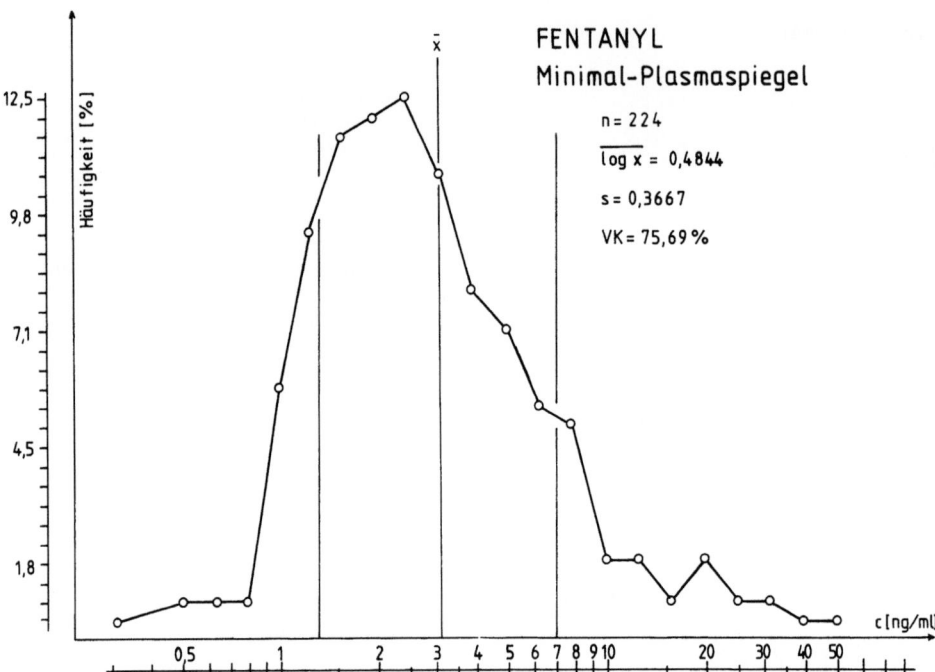

Abb. 10. Fentanylplasmaspiegel zum Zeitpunkt klinisch notwendiger Nachinjektionen bei Routine-Neuroleptanalgesien

Tests wie die Messung der Atemgrößen unter CO_2-Stimulation, insbesondere die CO_2-Antwortkurve, weisen auf eine mehrere Stunden anhaltende zentrale Dämpfung hin, die zeitlich über die klinische Analgesie hinausreicht (12, 13, 20, 40). Von größter Bedeutung scheint mir, daß gerade diese empfindlichen Verfahren zwingend beweisen, wie die Atemdepression von der Vigilanz abhängt: Sie ist erheblich ausgeprägter beim schlafenden oder narkotisierten Patienten (13)! Alle Berichte über postoperative Zwischenfälle müssen an diesen Befunden gemessen werden (5, 41).

Hinweise über einen direkten (logarithmischen) Zusammenhang von Plasma- oder Liquorfentanylspiegeln mit der Atemdepression liegen bisher nur vom narkotisierten Hund vor und zeigen zudem einen Anstieg der Schwellenkonzentration bei wiederholter Injektion, d. h. eine allmähliche Adaptation des Atemzentrums (25). Sofern Untersuchungen an Patienten in der postoperativen Phase durchgeführt wurden, fehlen derartige Korrelationen noch; entsprechend der klinischen Erfahrung ist die Inzidenz einer signifikanten Atemdepression nach Neuroleptanalgesien wohl auch sehr gering (6, 17, 18, 35, 40, 41). In einer eigenen Untersuchung, bei der wir ohne Anwendung von Antagonisten bis zu 8 h nach der Extubation aus arteriellen Proben gleichzeitig eine Konzentrationsbestimmung und eine Blutgasanalyse durchführten, war trotz Spitzenwerten von ca. 5 ng/ml in keinem Fall eine Beeinträchtigung der Atmung zu erkennen, noch zeigte sich am HCO_3^- oder BE die Inanspruchnahme von metabolischen Kompensationsme-

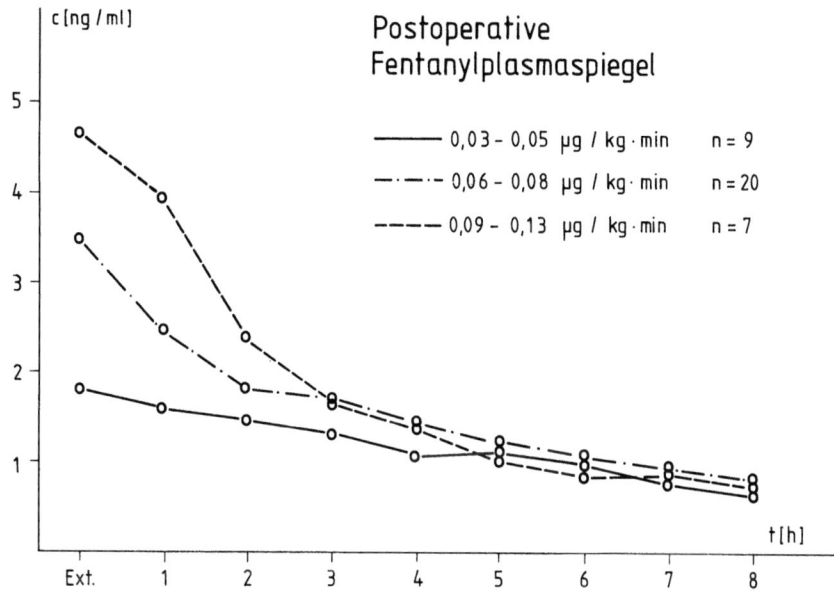

Abb. 11. Verlauf der Fentanylplasmaspiegel in der postoperativen Phase. Zu keinem Zeitpunkt war eine Beeinträchtigung der Atmung zu erkennen. Die Dauer der Nivellierungsphase hängt deutlich erkennbar von der Speicherfüllung ab

chanismen (Abb. 11) (31, 35, 48). Ein Vergleich des in dieser Studie überstrichenen Konzentrationsbereiches mit der absoluten Höhe berichteter Sekundärpeaks dürfte manchen Anästhesisten wieder etwas ruhiger schlafen lassen.

Bleibt eine abschließende Wertung: Welche Relevanz haben die pharmakokinetischen Befunde, besonders im Hinblick auf die Zeit im Aufwachraum?

Die wenigen berichteten Zwischenfälle (1, 11) sollten fairerweise zunächst als post, nicht propter hoc angesehen werden, wie auch in einer Reihe von Kommentaren zum Ausdruck gebracht wird (4, 16, 17, 49). Relaxationsüberhänge, analgetische Therapie (19) und vor allem der Wachheitszustand stellen wesentliche Kofaktoren dar. Kinetische Daten fehlen hier, einen Rebound durch enterosystemische Zirkulation machen unsere Untersuchungen unwahrscheinlich.

Berichte über Kumulation von Fentanyl (25, 37) können aus den bisherigen Überlegungen relativiert werden. Jede Substanz kumuliert, wenn Zufuhr und Elimination sich nicht die Waage halten. Für Fentanyl haben wir gesehen, daß ein großer Anteil der injizierten Dosis sich sehr schnell durch periphere Speicherung Abbau und Ausscheidung entzieht. Hohe Initialdosen und häufige Nachinjektionen, die über die zur Rezeptorbesetzung notwendigen Mengen hinausgehen, füllen überflüssigerweise diese Depots; Gleiches gilt für die Infusionssysteme. Unter der üblichen Analgesie-"Titration" durch Nachinjektion geringer Dosen bei klinischem Bedarf haben wir selbst nie Kumulationseffekte gesehen (Abb. 12) (31).

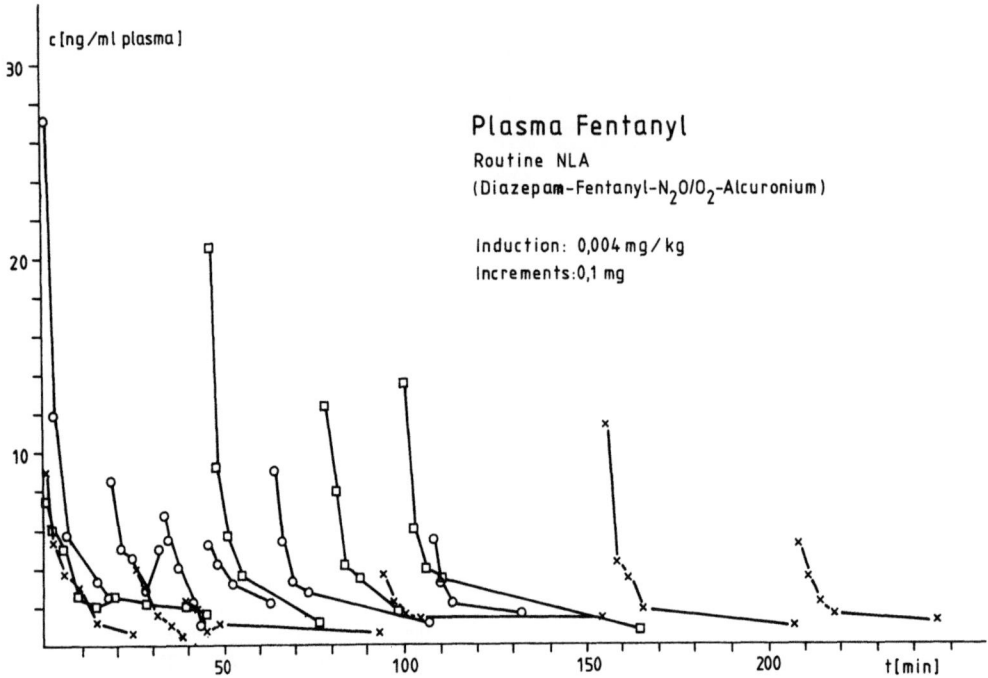

Abb. 12. Fehlende Kumulation bei Fentanyldosierung nach klinischem Bedarf

Bei großem individuellem Verbrauch während der Narkose beseitigt die Leber allmählich die Unterschiede der Blutkonzentrationen, die sich durch Rückverteilung aus den Speichern ergeben. Die Dauer dieser Nivellierungsphase hängt deutlich erkennbar von der Depotfüllung und der Stoffwechselaktivität ab (vgl. Abb. 11). Besonders zum letzten Punkt fehlt noch viel Information.

Wir wagen zu spekulieren, daß eine Intensivierung des Metabolismus etwa durch Steigerung der Leberperfusion, wie wir sie zur Zeit versuchen, demnächst die Konzeption eines <u>metabolischen Antagonismus</u> in die postoperative Praxis einführen kann. Damit würde den funktionellen Antagonisten mit ihren eigenen kinetischen Problemen ein irreversibler Langzeiteffekt zur Seite gestellt. So gesehen, haben pharmakokinetische Analysen dann vielleicht doch etwas für sich!

Literatur

1. ADAMS, A. P., PYBUS, D. A.: Delayed respiratory depression after use of fentanyl during anaesthesia. Brit. Med. J. 1978 I, 278

2. AINSLIE, S. G., EISELE, J. H., CORKILL, G.: Fentanyl concentrations in brain and serum during respiratory acid-base changes in the dog. Anesthesiology 51, 293 (1979)

3. AUSTIN, K. L., STAPLETON, J. V., MATHER, E.: Relationship between blood meperidine concentrations and analgesic response: a preliminary report. Anesthesiology 53, 460 (1980)

4. BAULING, R. E.: Delayed respiratory depression with fentanyl. S. Afr. med. J. 54, 810 (1978)

5. BECKER, L. D., PAULSON, B. A., MILLER, R. D., SEVERINGHAUS, J. W.: Biphasic respiratory depression after fentanyl-droperidol or fentanyl alone used to supplement nitrous oxide anesthesia. Anesthesiology 44, 291 (1976)

6. BENZER, H., BRUNNER, J., LEMPERT, J., MUHAR, F., PALL, H.: Die postoperative Ventilation nach Eingriffen in Neuroleptanalgesie (NLA). Atemmechanische und blutgasanalytische Untersuchungen. Anaesthesist 17, 1 (1968)

7. BOVILL, J. G., SELBEL, P. S.: Pharmacokinetics of high-dose fentanyl. A study in patients undergoing cardiac surgery. Brit. J. Anaesth. 52, 795 (1980)

8. BOWER, S., HOLLAND, D. E., HULL, C. J.: The pharmacokinetics of fentanyl in man. Brit. J. Anaesth. 48, 1121 (1976)

9. BROWN, B. R.: The diphasic action of halothane on the oxidative metabolism of drugs by the liver: an in-vitro study in the rat. Anesthesiology 35, 241 (1971)

10. CAILAR, J. du, MATHIEU-DAUDÉ, J. C., DESCHODT, J., BARLET, H., KIENLEN, J.: Etude de la concentration plasmatique du fentanyl pendant et après son administration à débit constant. Ann. Anesth. franç. 19, 761 (1978)

11. CAJEE, R., BUCHANAN, N.: Delayed respiratory depression with fentanyl. S. Afr. med. J. 54, 810 (1978)

12. DOWNES, J. J., KEMP, R. A., LAMBERTSEN, C. J.: The magnitude and duration of respiratory depression due to fentanyl and meperidine in man. J. Pharmacol. exp. Ther. 158, 416 (1967)

13. DUNBAR, B. S., OVASSAPIAN, A., DRIPPS, R. D., SMITH, T. C.: The respiratory response to carbon dioxide during innovar-nitrous oxide anaesthesia in man. Brit. J. Anaesth. 39, 861 (1967)

14. DUNKERLEY, R., JOHNSON, R., SCHENKER, S., WILKINSON, G. R.: Gastric and biliary excretion of meperidine in man. Clin. Pharmacol. Ther. 20, 546 (1976)

15. DUVALDESTIN, P., MAZZE, R., NIVOCHE, Y., DESMONDS, J. M.: Occupational exposure to halothane results in enzyme induction in anesthetists. Anesthesiology 54, 57 (1981)

16. FENWICK, D. G.: Delayed respiratory depression with fentanyl. S. Afr. med. J. 55, 1102 (1979)

17. FLORENCE, A. M.: Delayed respiratory depression after use of fentanyl. Brit. Med. J. 1978 I, 650

18. GEMPERLE, M., GRÜNINGER, B.: Blutgasanalysen nach Neuroleptanalgesie Typ II. Anaesthesist 13, 6 (1964)

19. HANKS, G. W., TWYCROSS, R. G., LLOYD, J. W.: Unexpected complication of successful nerve block. Morphine induced respiratory depression precipitated by removal of severe pain. Anaesthesia 36, 37 (1981)

20. HARPER, M. H., HICKEY, R. F., CROMWELL, T. H., LINWOOD, S.: The magnitude and duration of respiratory depression produced by fentanyl and fentanyl plus droperidol in man. J. Pharmacol. exp. Ther. 199, 464 (1976)

21. HENGSTMANN, J. H., STOECKEL, H., SCHÜTTLER, J.: Infusion model for fentanyl based on pharmacokinetic analysis. Brit. J. Anaesth. 52, 1021 (1980)

22. HESS, R., HERZ, A., FRIEDEL, V.: Pharmacokinetics of fentanyl in rabbits in view of the importance for limiting the effect. J. Pharmacol. exp. Ther. 179, 474 (1971)

23. HESS, R., STIEBLER, G., HERZ, A.: Pharmacokinetics of fentanyl in man and the rabbit. Europ. J. clin. Pharmacol. 4, 137 (1972)

24. HOLMES, C. M.: Supplementation of general anaesthesia with narcotic analgesics. Brit. J. Anaesth. 48, 907 (1976)

25. HUG, C. C., MURPHY, M. R.: Fentanyl disposition in cerebrospinal fluid and plasma and its relationship to ventilatory depression in the dog. Anesthesiology 50, 342 (1979)

26. HULL, C. J., McLEOD, K.: Pharmacokinetic analysis using an electrical analogue. Brit. J. Anaesth. 48, 677 (1976)

27. KAY, B., ROLLY, G.: Duration of action of analgesic supplements to anaesthesia. A double blind comparison between morphine, fentanyl and sulfentanil. Acta anaesth. belg. 1, 25 (1977)

28. KEERI-SZANTO, M., POMEROY, J. R.: Atmospheric pollution and pentazocine metabolism. Lancet 1971 I, 947

29. KEERI-SZANTO, M.: The mode of action of promethazine in potentiating narcotic drugs. Brit. J. Anaesth. 46, 918 (1974)

30. LEHMANN, K. A., DAUB, D.: Versuch einer Dosierungsoptimierung von Fentanyl in der Neuroleptanalgesie. Prakt. Anästh. 14, 293 (1979)

31. LEHMANN, K. A., DAUB, D., et al.: Publikationen in Vorbereitung

32. MARUYAMA, Y., HOSOYA, E.: Studies on the fate of fentanyl. Keio J. Med. 18, 59 (1969)

33. MATHER, L. E.: Determination of drug action. Anaesth. intens. Care 8, 233 (1980)

34. McCLAIN, D. A., HUG, C. C.: Intravenous fentanyl kinetics. Clin. Pharmacol. Ther. 28, 106 (1980)

35. McQUAY, H. J., MOORE, R. A., PATERSON, G. M. C., ADAMS, A. P.: Plasma fentanyl concentrations and clinical observations during and after operation. Brit. J. Anaesth. 51, 543 (1979)

36. MURPHY, M. R., OLSON, W. A., HUG, C. C.: Pharmacokinetics of ^{3}H-fentanyl in the dog anesthetized with enflurane. Anesthesiology 50, 13 (1979)

37. NOVACK, G. D., BULLOCK, J. L., EISELE, J. H.: Fentanyl: Cumulative effects and development of short-term tolerance. Neuropharmacology 17, 77 (1978)

38. PEARSON, G. R., BOGAN, J. A., SANFORD, J.: An increase in the halflife of pentobarbitone with the administration of halothane in sheep. Brit. J. Anaesth. 45, 586 (1973)

39. RIETBROCK, I.: Verteilung und Elimination von Narkotika bei Patienten mit Lebererkrankungen unter Narkose und Intensivtherapie. Anaesthesist 29, 397 (1980)

40. RIGG, J. R. A., GOLDSMITH, C. H.: Recovery of ventilatory response to carbon dioxide after thiopentone, morphine and fentanyl in man. Canad. Anaesth. Soc. J. 23, 370 (1976)

41. SCHAER, H., BAASCH, K., REIST, F.: Die Atemdepression nach Fentanyl und ihre Antagonisierung mit Naloxone. Anaesthesist 27, 259 (1978)

42. SCHLEIMER, R., BENJAMINI, E., EISELE, J., HENDERSON, G.: Pharmacokinetics of fentanyl as determined by radioimmunoassay. Clin. Pharmacol. Ther. 23, 188 (1978)

43. SOUDIJN, W.: The pharmacology and the pharmacokinetics of fentanyl. In: Stress-free anaesthesia (ed. C. WOOD), p. 3. The Royal Society of Medicine and Academic Press 1978

44. STOECKEL, H., HENGSTMANN, J. H., SCHÜTTLER, J.: Pharmacokinetics of fentanyl as a possible explanation for recurrence of respiratory depression. Brit. J. Anaesth. 51, 741 (1979)

45. STOECKEL, H., LANGE, H., BURR, W., HENGSTMANN, J. H., SCHÜTTLER, J.: EEG-Spektralanalyse zur Dokumentation der Narkosetiefe. Prakt. Anästh. 14, 227 (1979)

46. TAMMISTO, T., TIGERSTEDT, I.: The need for fentanyl supplementation of N_2O-O_2 relaxant anaesthesia in chronic alcoholics. Acta anaesth. scand. 21, 216 (1977)

47. WIJNGAARDEN, I. v., SOUDIJN, W.: The metabolism and excretion of the analgesic fentanyl (R 4263) by wistar rats. Life Sci. 7, 1239 (1968)

48. WOLFE, M. J., DAVIES, G. K.: Analgesic action of extradural fentanyl. Brit. J. Anaesth. 52, 357 (1980)

49. WRIGHT, C. J.: Delayed respiratory depression after use of fentanyl. Brit. Med. J. 1978 I, 441

Opioid-Rebound und Antagonisierung

Von H.-D. Kamp

Alle Formen der Allgemeinanästhesie beeinträchtigen die äußere Atmung. Angriffspunkte sind die neurale Steuerung, die neuromuskuläre Übertragung, der pulmonale Gasaustausch und die pulmonale Hämodynamik. Die in der analgetischen Anästhesie verwendeten Opioide beschränken sich dabei im wesentlichen auf die Reduktion des zentralen Atemantriebs. Diese zentrale Atemdepression der Opioide ist lange bekannt; bei sachgemäßer Anwendung als Schmerzmittel spielte sie jedoch nie eine bedeutsame Rolle. In der analgetischen Anästhesie, insbesondere der Neuroleptanästhesie (NLA) mit Fentanyl, war dies bis vor wenigen Jahren offensichtlich höchstens während der Narkose ein Problem. Lange Zeit wurde der Einsatz der NLA sogar für Narkosen bei erhaltener Spontanatmung empfohlen oder diskutiert. Inzwischen ist jedoch die künstliche Beatmung als Conditio sine qua non während der NLA allgemein anerkannt; eine Atemdepression während der Narkose hat damit keine Bedeutung. Für die postoperative Atmung wurde nach Neuroleptanästhesien im Gegensatz zur Inhalationsnarkose sogar ein positiver Nettoeffekt auf die Blutgaswerte als Folge einer lang dauernden postoperativen Analgesie nachgewiesen (6).

Durch die Begriffe Fentanyl-Rebound, Opiat-Rebound, Remorphinisierung, die eine Verstärkung der Atemdepression, manchmal sogar mit der Folge einer Apnoe, nach anfänglich ausreichender Atmung ausdrücken sollen, ist die NLA erneut in die Diskussion gebracht worden. So viel darüber derzeit vermutet und geredet wird, so spärlich sind Literaturberichte über dieses Phänomen. Zwei Veröffentlichungen befassen sich mit erneuter Atemdepression. Die vielzitierte Arbeit von ADAMS im British Medical Journal (1) berichtet von drei Patienten, die postoperativ eine erneute Atemdepression erlitten. Tabelle 1 zeigt die Vielzahl der bei diesen Patienten zur Narkose und Prämedikation verwendeten Pharmaka. Die kritische Diskussion der hier dargestellten Daten läßt zumindest erhebliche Zweifel an der alleinigen Kausalität des Fentanyls für dieses Ereignis in allen Fällen aufkommen. Insbesondere scheint es in höchstem Maße unwahrscheinlich, daß 0,075 mg Fentanyl noch 4 h nach Applikation für eine Atemdepression verantwortlich sein können. Das Problem der postoperativen Ateminsuffizienz ist zu vielschichtig und zu ernst, um solche Mitteilungen und Deutungen unreflektiert zu übernehmen.

Die andere Veröffentlichung stammt von BECKER und Mitarbeitern (3) und berichtet über eine Untersuchung zum Verlauf der Atemdepression während und nach Narkosen, bei denen Fentanyl bzw. Thalamonal verwendet wurde. Die Definition des Begriffes Atemdepression hinsichtlich seiner klinischen Relevanz ist schwierig, solange nicht eine manifeste Hypoxie oder Hyperkapnie bzw.

Tabelle 1. "Delayed respiratory depression after use of fentanyl during anaesthesia". Übersicht der von ADAMS (1) berichteten Daten

Patient	Alter	Gewicht	Prämedikation	Induktion	Relaxans	Fentanyl	Operation	OP-Dauer	Apnoe
1	18	64 kg	Papaveretum 10 mg Hyoscin 0,2 mg	Propanidid 450 mg	Pancuronium 12 mg	0,475 mg	Kiefer	3,75 h	4 h nach letzter Fentanylgabe
2	74	48 kg	Morphin 5 mg	Thiopental 150 mg	Alcuronium 10 mg	0,075 mg	Mast- ektomie	0,75 h	3 h nach OP-Ende
3	46	60 kg	Papaveretum 10 mg Hyoscin 0,3 mg	Thiopental 240 mg	Pancuronium 8 mg	0,6 mg	Cholezyst- ektomie	1,25 h	30 min nach OP-Ende

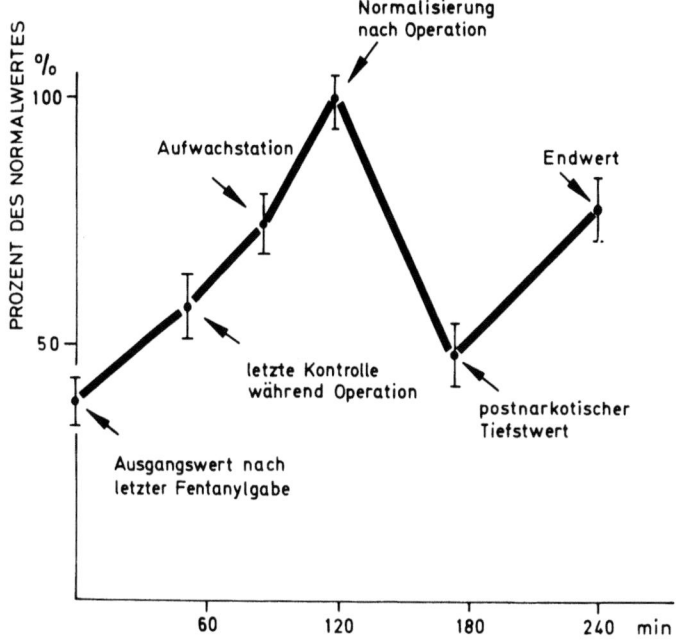

Abb. 1. Die Steilheit der CO_2-Antwortkurven in Prozent des präoperativen Kontrollwertes im Anschluß an Narkosen, bei denen Fentanyl verwendet wurde (Nach BECKER et al., 1976)

eine augenfällige Hypo- oder Apnoe vorliegen. Die Messung der Ventilationsparameter allein erfaßt eine latente Atemdepression nicht zuverlässig. Erhebliche interindividuelle Schwankungen machen es unmöglich, einen festen Normalwert zu bestimmen. Unbekannte intraindividuelle Änderungen im Sauerstoffverbrauch und in der Kohlendioxydproduktion erschweren eine Definition des Normalbereiches zusätzlich. Auch die Blutgasanalyse als Resultante aller Komponenten der Atmung gibt häufig keine eindeutigen Auskünfte. Auch hier modifizieren Ausgangswerte, Kohlendioxydproduktion, schmerzbedingte Hypoventilation, während der Operation entstandene Ventilations-Perfusions-Inhomogenitäten und andere Faktoren das Ergebnis. Bessere, vergleichbare Auskunft über eine medikamentös bedingte Atemdepression ergibt dagegen die sogenannte CO_2-Antwort als Testung des Atemzentrums auf seine Reagibilität. Als Stimulus dient die Steigerung des arteriellen PCO_2-Wertes; parallel dazu erfolgt die Aufzeichnung der Ventilationsleistung. Bei der Interpretation der Meßwerte muß allerdings bedacht werden, daß die Steilheit der CO_2-Antwortkurve auch von anderen Faktoren, z. B. Schmerz, Temperaturveränderungen u. a., beeinflußt werden kann (12). Das Ergebnis der Untersuchungen von BECKER mit dieser Methode zeigt die Abb. 1. In der ersten postnarkotischen Phase steigt hier die Steilheit der CO_2-Antwortkurve als Zeichen einer abklingenden Atemdepression von 77 % des präoperativen Kontrollwertes bei Ankunft im Aufwachraum auf einen Gipfelwert von durchschnittlich 103 % etwa 1/2 h später an. Nach rund 40 min, etwa 3 h nach letzter Fentanyl- bzw. Thalamonalgabe, fällt die Steilheit der

CO_2-Antwortkurve bei rund 90 % aller Patienten auf 55 % des Kontrollwertes ab, bei zwei der 29 untersuchten Patienten sogar auf eine Steilheit von weniger als 10 %. Damit ergibt diese Untersuchung einen biphasischen Verlauf der Atemdepression. Etwa 4 h nach letzter Fentanylapplikation zeigt sich eine weitgehende Normalisierung des Atemantriebs.

Was bedeuten solche Werte für die Beurteilung der Atemregulation? Bei der dargestellten Untersuchung von BECKER wurden jeweils endexspiratorische CO_2-Partialdrucke im Normbereich gemessen. Eine klinisch manifeste Atemdepression wäre zumindest bei alleiniger Betrachtung des arteriellen PCO_2 in der Blutgasanalyse nicht zu objektivieren gewesen.

Die gesamte Atmungsregulation ist ein viel zu komplexes Geschehen, um sie hier auch nur annähernd darstellen zu können. Deshalb sei nur soviel dazu gesagt: Die Formatio reticularis steuert einen Grundatemantrieb, der durch verschiedenste Afferenzen moduliert werden kann. Die CO_2-Spannung im Blut ist nicht _der_ Atemreiz, da ein wesentlicher Teil des Ruheatemantriebs nicht CO_2-abhängig ist. Der CO_2-Reiz stellt allerdings den wichtigsten Adaptationsmechanismus an Stoffwechselsteigerungen dar. Außerdem hat das CO_2 eine entscheidende Funktion als Sicherungsmechanismus in Notfallsituationen bei Behinderungen der Atmung, aber auch z. B. bei schlafbedingten Apnoephasen. Beim Lungengesunden besteht eine erhebliche Sicherheitsbreite der CO_2-Antwort, die normalerweise zwischen 1 und 2 l/Torr CO_2-Anstieg liegt. D. h. eine Einschränkung der CO_2-Antwort auf z. B. 40 - 50 % bewirkt immer noch eine Ventilationssteigerung um rund 400 - 500 ml bei Anstieg des PCO_2 um 1 mm Hg. Das bedeutet einen noch bei weitem ausreichenden Wert. Unschwer läßt sich das auch am Ende eines CO_2-Rückatemversuches erkennen: Trotz deutlich reduzierter Steilheit der CO_2-Antwortkurve erreicht der Patient in wenigen Atemzügen wieder einen normalen endexspiratorischen CO_2-Gehalt. Ein unterer Grenzwert für die CO_2-Antwort läßt sich nicht definieren, je tiefer dieser Wert liegt, desto schlechter funktioniert jedoch der genannte Sicherungsmechanismus.

Die CO_2-Antwort hat vor allem eine herausragende experimentelle Bedeutung, die sich aus der Empfindlichkeit der Methode und der Reduzierbarkeit ihrer Ergebnisse ergibt.

Die interessanten Ergebnisse der Arbeitsgruppe um BECKER waren der Anlaß, mit der gleichen Methode selbst den Verlauf der Atemdepression postnarkotisch nach Neuroleptanästhesien mit Diazepam und Fentanyl zu verfolgen. Es wurde bei sieben erwachsenen Patienten nach einem chirurgischen Extremitäteneingriff die CO_2-Antwort als Ventilationssteigerung gegenüber dem endexspiratorischen PCO_2-Anstieg von 45 mm Hg auf 60 mm Hg im Rückatemsystem bestimmt. Als Kontrollwert diente die CO_2-Antwort mindestens 24 h später, nachdem die Patienten länger als 6 h kein Analgetikum erhalten hatten.

Das Ergebnis dieser Untersuchung zeigt die Abb. 2. Immer bestand bei der ersten postoperativen Messung eine deutliche Re-

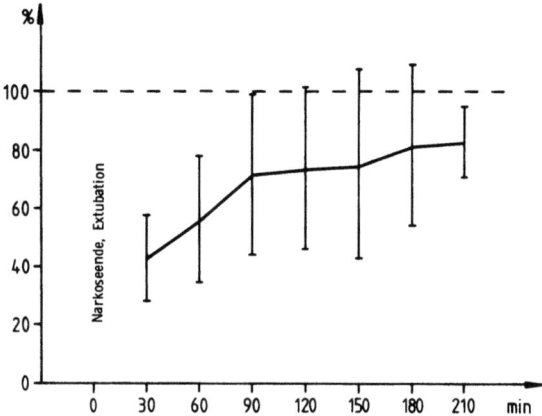

Abb. 2. Steilheit der CO_2-Antwortkurven in Prozent des Kontrollwertes nach Neuroleptanästhesien (Diazepam, Fentanyl). n = 7, Mittelwerte und Standardabweichungen

duktion der Steilheit der CO_2-Antwortkurve mit einem Durchschnittswert von 43 % der Kontrolle. Im Gegensatz zu den Untersuchungen von BECKER fand sich für das Gesamtkollektiv der Patienten eine kontinuierliche Erholung der CO_2-Antwort. Individuell war jedoch bei drei Patienten der Verlauf unregelmäßig mit sekundären Verringerungen des Atemantriebs. Bei einem dieser Patienten lag die Steilheit der CO_2-Antwortkurve zu diesem Zeitpunkt mit 37 % um 10 % unter seinem Ausgangswert. Bei den anderen beiden Patienten betrug die Steilheit der CO_2-Antwortkurve bei der sekundären Absenkung noch mindestens 40 % des Kontrollwertes und war größer als der Ausgangswert.

Ein regelhaft biphasischer Verlauf der Atemdepression nach Neuroleptanästhesien konnte somit nicht bestätigt werden. Vor allen Dingen ergab sich bei den eigenen Untersuchungen in keinem Fall die von BECKER beschriebene völlige Erholung kurz nach Ankunft im Aufwachraum. Eine solche Erholung widerspricht auch jeglichen klinischen Erfahrungen. Sekundäre Schwankungen in der Empfindlichkeit des Atemzentrums auf einen CO_2-Reiz bei einigen Patienten weisen jedoch darauf hin, daß es gelegentlich doch zu einer erneuten Reduktion des Atemantriebs kommen kann. Bei den untersuchten Patienten war dies jedoch ohne klinische Relevanz.

Die Messung der CO_2-Antwort ist wegen der Aufwendigkeit der Methode naturgemäß auf ein kleines Patientenkollektiv beschränkt. Um Auskunft über die klinische Bedeutung möglicher Rebound-Phänomene zu erhalten, wurden darum anhand der Aufzeichnungen aus der Aufwacheinheit in der Chirurgischen Universitätsklinik Erlangen all jene Fälle der Jahre 1976 bis September 1980 herausgesucht, bei denen es nach Narkosen mit Fentanyl Störungen der Atmung gab. Um möglichst alles zu erfassen, wurden nicht nur Atemstillstände, sondern auch Anwendungen von spezifischen oder unspezifischen Antagonisten berücksichtigt. Die Abb. 3 schlüsselt diese "Atemstörungen" hinsichtlich des zeitlichen Auftre-

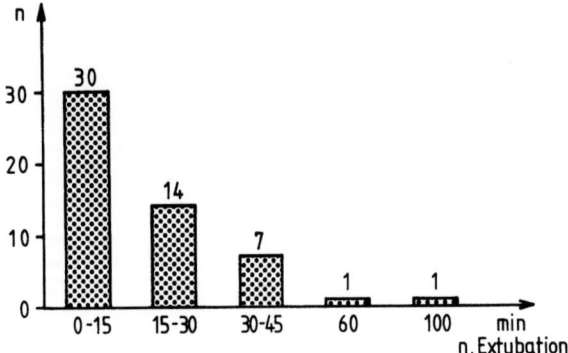

Abb. 3. Das zeitliche Auftreten postoperativer "Atemstörungen" bei 53 Patienten nach Narkosen mit Fentanyl im Zeitraum 1976 bis September 1980

tens nach Narkoseende auf. Die weit überwiegende Zahl dieser Störungen ergab sich in den ersten 15 min, die Häufigkeit nahm in den folgenden Zeitabschnitten rasch ab. Die spätesten "Atemstörungen" beobachteten wir nach 60 und 100 min. Bei einem 74-jährigen Patienten, der 36 kg wog, war 60 min nach einer 1 1/4-stündigen Operation, bei der 0,6 mg Fentanyl gegeben worden waren, Levallorphan erforderlich. Bei einer 64 kg schweren Patientin wurden 100 min nach einem zweistündigen Eingriff mit einem Fentanylverbrauch von 0,8 mg 75 mg Amiphenazol gegeben. In beiden Fällen kam es nicht zum Atemstillstand. Aus dem Auftreten der meisten "Atemstörungen" kurzfristig nach Narkoseende ist zu folgern, daß in erster Linie Überhangphänomene durch inadäquate Narkoseführung und operationsbedingte Auswirkungen ursächlich waren. Einzelne, später aufgetretene "Atemstörungen" und die eigenen Befunde bei Erstellung der CO_2-Antwortkurven weisen jedoch darauf hin, daß grundsätzlich Rebound-Phänomene möglich sind.

Eine der bekanntesten Erklärungsmöglichkeiten hierfür ist die sogenannte gastroentero-systemische Rezirkulation (16). Basische Medikamente sind, abhängig vom pKa-Wert (Fentanyl: pKa rund 8,4), bei einem Blut-pH von 7,4 teilweise deprotoniert und lipidlöslich, teilweise protoniert und wasserlöslich. Zwischen den beiden Seiten einer Lipidbarriere, wie z. B. im Gastrointestinaltrakt, stellt sich ein Diffusionsgleichgewicht der deprotonierten Form ein. Liegt z. B. im Milieu des Magens ein niedriger pH-Wert vor, wird die Substanz hier protoniert. Um das Diffusionsgleichgewicht konstant zu halten, diffundiert die basische Form des Medikaments in den Magen und wird so sequestriert. Nach Pyloruspassage wird im neutralen oder leicht basischen Milieu des Dünndarms diese Substanz wieder deprotoniert, lipophil und membrangängig und kann so erneut in das Blutsystem resorbiert werden.

An der Existenz einer gastroentero-systemischen Rezirkulation basischer lipophiler Amine ist nicht zu zweifeln. Meßbare Ef-

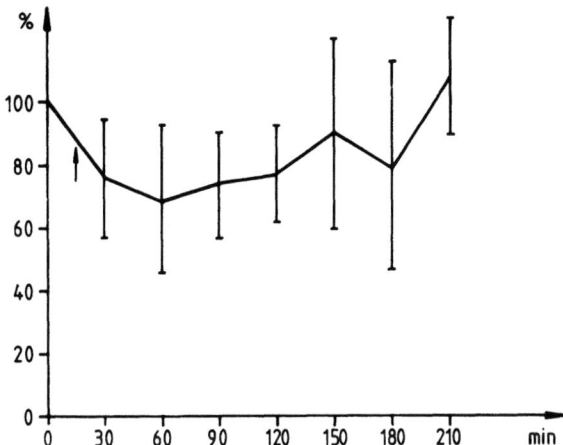

Abb. 4. Steilheit der CO_2-Antwortkurve in Prozent des Kontrollwertes nach oraler Gabe von 0,15 mg Fentanyl (Pfeil). n = 3, Mittelwerte und Standardabweichungen

fekte auf den Atemantrieb belegen die Wirksamkeit einer intestinalen Fentanylapplikation (Abb. 4). Es ist durchaus denkbar, daß diese Rezirkulation die Fentanylelimination verzögern kann, die klinische Relevanz hinsichtlich eines manifesten Opioid-Rebounds ist aber bis jetzt nicht bewiesen. Die Interpretation einzelner, von der Arbeitsgruppe um STOECKEL bei der Messung von Serumfentanylspiegeln gefundener "Second peaks" als Phänomen einer gastroentero-systemischen Rezirkulation ist zeitlich und quantitativ unzureichend (14). Eine zu starke Betonung dieses Mechanismus aufgrund der bisher spärlichen Befunde scheint äußerst gefährlich, kann sie doch dazu verleiten, sich durch Neutralisierung oder Ableitung des Magensaftes gegen eine postoperative Ateminsuffizienz gefeit zu fühlen.

Andere Effekte könnten ebensogut eine Rolle spielen und verdienen eine gleich große Beachtung. So wäre es z. B. denkbar, daß durchblutungsbedingte Substanzumverteilungen unter den wechselnden Kreislaufverhältnissen während Narkose und Operation zu sekundären Wirkungsveränderungen führen können. Auch Änderungen im Säuren-Basen-Haushalt können die Pharmakokinetik eines basischen lipophilen Amins wie des Fentanyls mit einem pKa-Wert von 8,4 ganz wesentlich modifizieren. Die nichtdissoziierte Form des Moleküls bestimmt aufgrund ihrer Lipophilie und Membrangängigkeit entscheidend die Pharmakokinetik. Änderungen des pH-Wertes in biologischen Grenzen, wie sie unter dem Einfluß von Narkose und Operation durch respiratorische bzw. metabolische Störungen vorkommen können, variieren das Ausmaß der Dissoziation. Bei einem Blut-pH-Wert von 7,3 liegen z. B. 7 %, bei einem Blut-pH von 7,6 dagegen mehr als das Doppelte, nämlich 15 %, in undissoziierter Form vor (Abb. 5). Als Folge solcher Veränderungen führt ein Anstieg des Blut-pH-Wertes z. B. zu einer vermehrten Proteinbindung aufgrund der stärkeren Affinität der undissoziierten Form zu Eiweißkörpern (9). Eine andere Folge von Veränderungen im Säuren-Basen-Haushalt sind z. B. deutlich

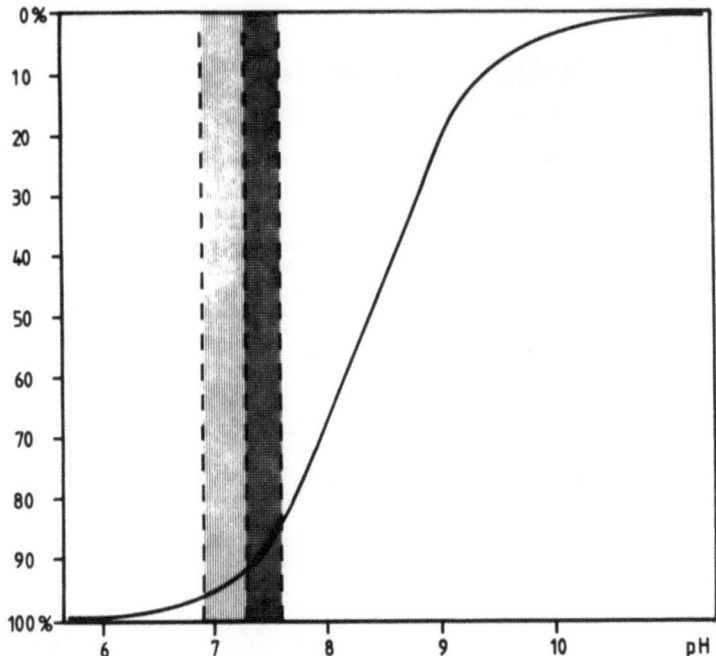

Abb. 5. Dissoziationskurve von Fentanyl (pKa = 8,43). Der pH-Bereich von 6,9 (Zelle) bis 7,3 bzw. 7,6 ist markiert

höhere Hirnfentanylspiegel unter den Bedingungen einer respiratorischen Alkalose (2). Höhere Fentanylspiegel im Gehirn bedeuten nicht nur eine möglicherweise höhere Konzentration am Rezeptor, sie bedeuten vor allen Dingen auch eine Auffüllung lipoidreicher Depots im Hirn. Die nach anfänglicher Hyperventilation am Ende einer Narkose rasch entstehende Normokarbie bzw. eine relaxanzienbedingte Hyperkarbie mit entsprechender Azidose reduziert die Lipoidlöslichkeit und bewirkt somit eine Freisetzung von Fentanyl aus den Speichern. Gleichzeitig ist die Rückdiffusion durch die Blut-Hirn-Schranke erschwert, so daß eine Erhöhung der Opioidkonzentration in Nähe des Rezeptors durchaus denkbar wäre. Ein experimenteller Beleg zu solchen Überlegungen kann die unterschiedliche Eliminationshalbwertszeit aus dem Gehirn sein, wie sie AINSLIE bei Änderungen im Säuren-Basen-Haushalt gefunden hat (2). Die Eliminationshalbwertszeit für Fentanyl aus dem Gehirn war bei Hyperkarbie eineinhalbmal so lang wie die Eliminationshalbwertszeit bei Normokarbie.

Zweifellos ist es wichtig, solche Erwägungen, die Rezirkulation erklären können, zu kennen. Für die Prophylaxe postoperativer Atemdepressionen nach Neuroleptanästhesie, die wie dargestellt ihre Ursache hauptsächlich in Überhangphänomenen haben, steht jedoch die Vermeidung einer Überdosierung im Vordergrund. Treten eventuell zusätzlich Rezirkulationen auf, so sind diese natürlich besonders gravierend bei Vorliegen hoher Gewebsspiegel. Das pharmakokinetische Verhalten von Fentanyl mit der schnellen

Verteilungs- und langsamen Eliminationsphase (8) begünstigt die
Gefahr von Überdosierungen durch häufige Repetitionsdosen. Auch
die Infusionsanalgesie beinhaltet die Möglichkeit ständigen Auffüllens
speichernder tiefer Kompartimente. Begünstigt wird beides
durch die weitgehend nebenwirkungsfreie Anwendung von Opioiden
während der Narkose: Eine Überdosierung bleibt bei einer so
relativ untoxischen Substanz oft unerkannt.

Neben der absoluten Überdosierung ist an die Möglichkeit der
verzögerten Elimination bei Leber- und Niereninsuffizienz bzw.
durch Enzyminhibition zu denken. Die Atemdepression eines Opioides
kann schließlich auch manifest werden durch Kombinationswirkung
mit Relaxanzien oder anderen adjuvanten Narkosemitteln,
z. B. Inhalationsnarkotika, Barbiturate oder Benzodiazepine.
Schlaf und opioidbedingte Atemdepressionen wirken synergistisch.
In diesem Zusammenhang ist vor einer Kombination hoher Dosen
lang wirkender Thiobarbiturate oder Benzodiazepine mit Fentanyl
zu warnen.

Bei der Einleitung einer Narkose wird immer wieder vergessen,
daß auch i.v. applizierte Substanzen häufig eine erhebliche Latenzzeit
bis zu ihrem Wirkungsmaximum haben. So erreicht z. B.
Diazepam häufig erst nach 15 min seine volle schlafinduzierende
Wirkung. Auch die hypnotische Wirkung von Fentanyl zeigt sich
erst nach etwa 3 min. Beides verleitet zur Überdosierung in der
Einschlafphase. Bei einer Kombinationsanästhesie von Diazepam
und Fentanyl reicht eine Dosierung bis zu 0,1 mg/kg Diazepam in
Kombination mit dem kurz wirksamen Einleitungshypnotikum Etomidat
aus. Bei eigenen postoperativen Kapnographien im Rahmen
der Erstellung der CO_2-Antwortkurve ergaben sich deutlich häufiger
Störungen des Atemrhythmus nach Diazepam-Fentanyl-Narkosen
als nach Kombination von Dehydrobenzperidol und Fentanyl.
Die Vermeidung solcher Effekte auf die postoperative Atmung
sollte durch Verwendung möglichst geringer Benzodiazepindosen
oder möglichst kurz wirksamer Präparate, auch schon zum Zwecke
der Prämedikation, angestrebt werden.

Die Verwendung lang wirkender Opioide in der Prämedikation kann
über eine Medikamenteninteraktion am Rezeptor unkontrollierte
Effekte erzeugen. In diesem Zusammenhang ist noch einmal auf
die von ADAMS berichteten Atemdepressionen zu verweisen: Bei
allen Patienten wurde hierbei zur Prämedikation ein lang wirkendes
Opioid verabreicht (Tabelle 1).

Ganz wesentlich für eine mögliche Ateminsuffizienz nach Narkose
können Fehler bei der Narkoseausleitung sein, wie z. B. eine
unzureichende Lachgaselimination. Von besonderer Wichtigkeit
ist eine ausreichende Vigilanz zum Zeitpunkt der Extubation.
Patienten, die am Ende einer Narkose ohne Aufforderung ein Atemzugvolumen
unter 5 ml/kg KG haben, sollten weiterbeatmet werden.
Ein Weckstimulus am Ende der Narkose mit anschließender
Entlassung des Patienten auf eine ruhige Station bedeutet sicherlich
einen Hauptfehler bei der Narkoseausleitung.

Die Aufzählung dieser Möglichkeiten erklärt die Atemdepression
im Anschluß an Neuroleptanästhesien als ein polyätiologisches

Tabelle 2. Ursachen einer Ateminsuffizienz nach Narkosen mit Verwendung von Opioiden

Polyätiologie eines "Opiat-Rebounds"

1. Überdosierung
   Alter, Volumenmangel, Dehydratation, Eiweißmangel
   Repetitionsdosen, Infusionsanalgesie

2. Verzögerte Elimination
   Leberinsuffizienz, Niereninsuffizienz
   Enzyminhibition, Änderungen im Säuren-Basen-Haushalt

3. Wirkungskombinationen
   Relaxanzien, adjuvante Narkosemittel
   (Barbiturate, Benzodiazepine), Hypothermie

4. Medikamenteninteraktionen
   Konkurrenz am Rezeptor (Opiate in der Prämedikation)
   Enzyminhibition, Verdrängung aus der Proteinbindung

5. Rezirkulationen
   Aus lipoidreichen Speichern (Gehirn)
   Aus Intestinaltrakt; Durchblutungsumverteilungen

6. Fehler bei Narkoseausleitung
   Weckstimulus, ungenügende Elimination von N_2O
   Inadäquate Antagonisierung

Tabelle 3. Möglichkeiten der Antagonisierung einer opioidbedingten Atemdepression

A. Spezifische Antagonisten
   1. Reine Antagonisten: Naloxon, Naltrexon
   2. Agonist-Antagonisten: Levallorphan, Pentazocin
                                 Buprenorphin u. a.

B. Unspezifische Antagonisten
   1. Zentral wirkende Antagonisten: Doxapram
                                      4-Aminopyridin
   2. Peripher wirkende Antagonisten: Almitrine

Geschehen, ohne daß ein Opioid-Rebound im engeren Sinne immer vorliegen muß (Tabelle 2).

Die Kenntnis und Beachtung der Polyätiologie ist entscheidender Ansatzpunkt für die Vermeidung einer narkosebedingten Ateminsuffizienz nach Neuroleptanästhesien. Erst in zweiter Linie ist an die verschiedenen Antagonisierungsmethoden der Opioidwirkung zu denken. Grundsätzlich bieten sich zwei Möglichkeiten der Antagonisierung an (Tabelle 3). Die erste besteht im Einsatz spezifischer Antagonisten, die ihre Wirkung über einen kom-

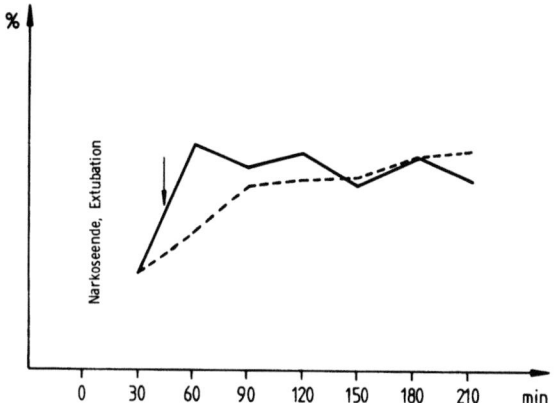

Abb. 6. Änderungen der Steilheit der CO_2-Antwortkurve in Prozent nach jeweils sieben Narkosen (Diazepam, Fentanyl)
(———) mit Naloxon 0,4 mg i.m. (Pfeil)
(-----) ohne Antagonist

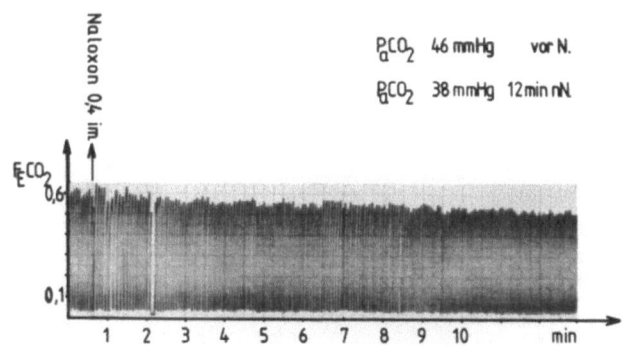

Abb. 7. Postoperative Kapnographie bei einem Patienten mit Atemdepression nach NLA. Applikation von 0,4 mg Naloxon i.m.

petitiven Mechanismus am Rezeptor entfalten. Unter den reinen Antagonisten hat vor allen Dingen Naloxon seine Effizienz bewiesen und ist heute das Mittel der Wahl. Abb. 6 zeigt den Verlauf der Steilheit der CO_2-Antwortkurve mit Applikation von Naloxon nach NLA (Diazepam, Fentanyl) bei sieben Patienten im Gegensatz zu einer unbehandelten Vergleichsgruppe. Die Wirkung einer Dosis von 0,4 mg Naloxon intramuskulär hält etwa 1 h an. Bei der postoperativen Kapnographie zeigt sich der rasche Wirkungseintritt innerhalb von wenigen Minuten nach intramuskulärer Gabe (Abb. 7). Die ausgesprochen gute Wirkung auf die opioidbedingte Atemdepression geht leider mit einer Reihe von Nachteilen einher (Tabelle 4). Außer der Minderung der Analgesie erscheint die Remorphinisierungsgefahr bei inadäquater Dosierung als gravierender Nachteil. Serumspiegelbestimmungen von Naloxon nach i.v. Injektion zeigen, daß auch bei dieser Sub-

Tabelle 4. Nachteile der Opioidantagonisierung mit spezifischen Antagonisten

1. Minderung der Analgesie
2. Erhöhung des Sauerstoffverbrauchs
3. Steigerung der Herzarbeit
4. Allgemeine Erregung, Übelkeit
5. Streßreaktionen
6. Remorphinisierung bei inadäquater Dosierung

stanz die Pharmakokinetik durch eine schnelle Verteilungs- und eine langsame Eliminationsphase charakterisiert ist (10). Beide Halbwertszeiten sind etwas kürzer als bei Fentanyl. Dies, aber vor allen Dingen auch die im Laufe einer Neuroleptanästhesie durch Repetitionsdosen möglicherweise aufgefüllten Fentanyldepots, bedingen eine Limitierung der Wirkungsdauer von Naloxon nach Neuroleptanästhesien. Besondere Aufmerksamkeit erfordert die Antagonisierung nach der Titrationsmethode (11), weil hierbei eine hohe Depotkonzentration bei ungenügender Nachsorge zu einer Remorphinisierung führen kann. Insbesondere dann, wenn die Titration zum Erwecken eines Patienten benutzt wird, ohne daß sich der Anästhesist davor einen Eindruck über die noch bestehende Opioidwirkung verschaffen konnte. Naltrexon, ein anderer spezifischer Antagonist mit etwa doppelt so langer Wirkungsdauer, befindet sich noch nicht im Handel.

Der Einsatz von gemischten Agonisten-Antagonisten scheint nicht sinnvoll zu sein. Untersuchungen von DE CASTRO haben gezeigt, daß die Wirkung von Pentazocin auf die Atmung recht schwankend ist (4). Nalorphin kann nach den Untersuchungen von RITZOW in Einzelfällen eine fentanylbedingte Atemdepression sogar in bedeutendem Ausmaß verstärken (13). Neuere Substanzen, wie z. B. das Buprenorphin oder viele andere, sind bisher für diese Indikation noch nicht überprüft.

Eine opioidbedingte Atemdepression kann teilweise auch durch Einsatz unspezifischer Antagonisten ausgeglichen werden. Vorteil ist die dabei erhaltene Analgesie. Leider sind die hierfür derzeit zur Verfügung stehenden Medikamente mit anderen Nachteilen behaftet. Der zentrale Antagonist Doxapram wirkt, wohl aufgrund seiner schnellen Metabolisierung, nur etwa 10 min nach einmaliger Applikation (Abb. 8). Ein sinnvoller Einsatz ergibt sich darum für dieses Medikament - wenn überhaupt - nur in Form einer Dauerinfusion. Amiphenazol hat in eigenen Untersuchungen mit der postoperativen Kapnographie keine verläßliche Wirkung gezeigt. Beide genannten Medikamente können den Sauerstoffverbrauch erhöhen und zu unspezifischen Erregungen führen.

Nach Untersuchungen von SIA hat das zentral Acetylcholin freisetzende 4-Aminopyridin positive Effekte auf eine opioidbedingte Atemdepression (15). Gleichzeitig soll dieses Medikament die Wirkung von nichtdepolarisierenden Muskelrelaxanzien (17) und verschiedene hypnotisch wirkende Substanzen antagonisieren (7). Zum postoperativen Einsatz nach Neuroleptanästhesien kann bis-

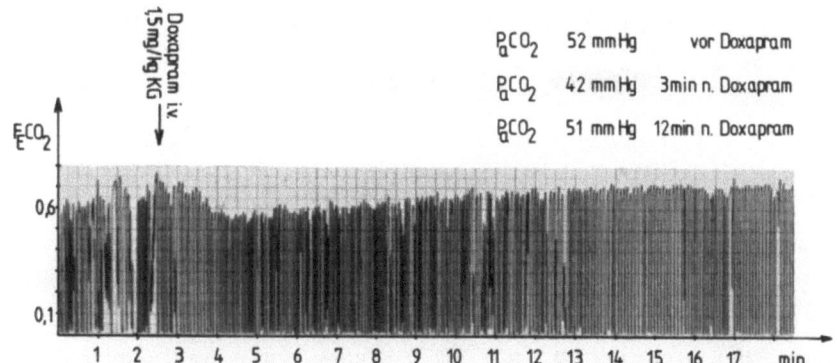

Abb. 8. Postoperative Kapnographie bei einem Patienten mit Atemdepression nach NLA. Applikation von 1,5 mg/kg KG Doxapram i.v.

her keine Empfehlung gegeben werden, weil Untersuchungen über Wirkdauer und Wirkintensität noch fehlen.

Durch Empfehlung von DE CASTRO ist in den letzten Jahren Almitrine als peripher an den Chemorezeptoren wirkender Antagonist bekannt geworden (5). Nach DE CASTRO soll Almitrine vor allen Dingen durch lange Wirkungsdauer und geringe Nebenwirkungsrate imponieren. Abgesehen davon, daß Almitrine derzeit in Deutschland nicht zu erhalten ist, muß sich die Substanz erst im breiteren klinischen Gebrauch bewähren, bevor ihr Einsatz allgemein empfohlen werden kann.

Zusammenfassend kann festgestellt werden, daß Ateminsuffizienzen nach Neuroleptanästhesien in erster Linie auf Überhangphänomene nach hoher Dosierung und Depotauffüllung oder auf Kombinationswirkungen mit anderen Pharmaka zurückzuführen sind. Rebound-Phänomene spielen dagegen eine wesentlich geringere Rolle. Die postoperative Betreuung des Patienten auf einer Aufwachstation verhindert seine Gefährdung. Der Einsatz von Naloxon zur Opioidantagonisierung stellt bei Berücksichtigung der kurzen Wirkzeit eine zusätzliche Sicherheit dar. Die Entwicklung neuer Antagonisten, deren Anwendung zwar heute noch nicht generell zu empfehlen ist, läßt möglicherweise schon in naher Zukunft eine effektive Opioidantagonisierung ohne den Nachteil des Analgesieverlustes erhoffen.

Literatur

1. ADAMS, A. P., PYBUS, D. A.: Delayed respiratory depression after use of fentanyl during anaesthesia. Brit. Med. J. 1978 I, 278

2. AINSLIE, S. G., EISELE, J. H., CORKILL, G.: Fentanyl concentrations in brain and serum during respiratory acid-base changes in the dog. Anesthesiology 51, 293 (1979)

3. BECKER, L. D., PAULSON, B. A., MILLER, R. D., SEVERINGHAUS, J. W., EGER, E. I.: Biphasic respiratory depression after fentanyl-droperidol or fentanyl alone used to supplement nitrous oxide anesthesia. Anesthesiology 44, 291 (1976)

4. DE CASTRO, J.: Die Anwendung von Pentazocin in der Anaesthesie. In: Pentazocin - ein neuer Weg (eds. G. A. NEUHAUS, St. K. KUBICKI). Stuttgart: Thieme 1975

5. DE CASTRO, J., ANDRIEU, S., CLERCKX, A.: The use of almitrine following potentialized analgesic. Acta anaesth. belg. 30, Suppl. 135 (1979)

6. GEMPERLE, M., GRÜNINGER, B.: Blutgasanalysen nach Neuroleptanalgesie Typ II. Anaesthesist 13, 6 (1964)

7. LANGREHR, D., AGOSTON, S., ERDMANN, W., NEWTON, D.: Pharmacodynamics and reversal of benzodiazepine-ketamine ataranalgesia. SA Medical Journal 59, 425 (1981)

8. MICHIELS, M., HENDRIKS, R., HEYKANTS, J.: A sensitive radioimmunoassay for fentanyl. Europ. J. clin. Pharmacol. 12, 153 (1977)

9. MURPHY, M. R., OLSON, W. A., HUG, C. C.: Pharmacokinetics of ^{3}H-fentanyl in the dog anesthetized with enflurane. Anesthesiology 50, 13 (1979)

10. NGAI, S. H., BERKOWITZ, B. A., YANG, J. C., HEMPSTEAD, J., SPECTOR, S.: Pharmacokinetics of naloxone in rats and in man. Basis for its potency and short duration of action. Anesthesiology 44, 398 (1976)

11. PATSCHKE, D.: Naloxon. Eine klinische Untersuchung zur Frage der Dosierung. Prakt. Anästh. 13, 127 (1978)

12. PIIPER, J., KOEPCHEN, H. P.: Atmung, 2. Auflage. München, Berlin, Wien: Urban & Schwarzenberg 1975

13. RITZOW, H.: Über den atemdepressorischen Effekt von Morphin und Fentanyl und seine Beeinflußbarkeit durch Morphinantagonisten. Anaesthesist 22, 425 (1973)

14. RÜGHEIMER, E.: Neuroleptanästhesie. In: Die intravenöse Narkose. Klinische Anästhesiologie und Intensivtherapie (eds. F. W. AHNEFELD, H. BERGMANN, C. BURRI, W. DICK, M. HALMAGYI, G. HOSSLI, E. RÜGHEIMER), Bd. 23, p. 175. Berlin, Heidelberg, New York: Springer 1981

15. SIA, R. L., ZANDSTRA, D. F.: 4-Aminopyridine reversal of fentanyl-induced respiratory depression in normocapnic and hypercapnic patients. Brit. J. Anaesth. 53, 373 (1981)

16. STOECKEL, H., HENGSTMANN, J. H., SCHÜTTLER, J.: Pharmacokinetics of fentanyl as a possible explanation for recurrence of respiratory depression. Brit. J. Anaesth. 51, 741 (1979)

17. STOJANOW, E. A.: Experience with the clinical use of 4-aminopyridinechloride. In: Anaesthesiology (eds. E. RÜGHEIMER, M. ZINDLER). Amsterdam: Excerpta Medica 1981

Die Pharmakologie von Muskelrelaxanzien im Hinblick auf die Aufwachphase

Von F. T. Schuh

1 Einleitung

Muskelrelaxanzien sind reversible Hemmstoffe der neuromuskulären Transmission; sie wirken durch Interaktion mit hochspezifischen Bindungsstellen, den nikotinartigen Acetylcholinrezeptoren, an den neuromuskulären Synapsen. Wenn diesen Pharmaka im Hinblick auf die Aufwachphase eine klinische Bedeutung zukommt, dann immer nur im Sinne einer gefährlichen Komplikationsmöglichkeit, nämlich dadurch, daß ihre primäre Wirkung, i. e. die Blockade der neuromuskulären Erregungsübertragung, noch nicht wieder abgeklungen ist. Die Patienten sind noch "restrelaxiert", wie wir im Klinikjargon sagen. Gemeint ist damit eine postoperativ weiterbestehende motorische Lähmung. Diese Restrelaxation betrifft die gesamte Skelettmuskulatur mehr oder weniger ausgeprägt, am folgenreichsten ist jedoch die Funktionshemmung der Atemmuskulatur, die sich in einer protrahierten peripheren Ateminsuffizienz äußert. Diese Atemdepression ruft dann ihrerseits sehr rasch eine Hypoxie hervor, die direkt zu katastrophalen kardialen und zerebralen Komplikationen führt. In der Aufwachphase darf deshalb ein Patient erst dann extubiert und seiner Spontanatmung überlassen werden, wenn absolut sichergestellt ist, daß keine Beeinträchtigung der neuromuskulären Transmission mehr besteht.

2 Restrelaxation

2.1 Diagnose

2.1.1 Funktionsprüfungen der Muskulatur

Am Ende einer Narkose läßt sich der Funktionszustand der Skelettmuskulatur im Hinblick auf die Extubation und auf eine klinisch ausreichende Spontanatmung durch subjektive und objektive Kriterien feststellen.

Als subjektive Kriterien können folgende einfache klinische Funktionsprüfungen der Skelettmuskulatur bezeichnet werden (Tabelle 1): Die Patienten sollen wieder die Augen öffnen, die Hand drücken, die Zunge vorstrecken, den Kopf anheben oder den gestreckten Arm heben können (4). Nach JOHANSEN et al. (6) ist die respiratorische Funktion für klinische Verhältnisse immer dann wieder ausreichend hergestellt, wenn der Patient für etwa 5 s seinen Kopf von der Unterlage anheben kann. Mit Hilfe dieser Extubationskriterien wird nur indirekt auf die Funktion der Atemmuskulatur geschlossen. Außerdem erfordern diese Er-

Tabelle 1. Kriterien für die Extubation

---

1. Fähigkeit, die Augen zu öffnen,
   - die Hand zu drücken,
   - die Zunge vorzustrecken,
   - den Kopf anzuheben

2. Vitalkapazität von 10 - 15 ml/kg

3. Inspirationskraft von wenigstens -25 cm H_2O

4. Atemfrequenz weniger als 25 Atemzüge/min

---

holungskriterien einerseits einen kooperativen Patienten und andererseits einen Anästhesisten, der ein gewisses Mindestmaß an klinischer Erfahrung besitzt, wodurch der Ermessensspielraum eingeengt wird. Für eine mehr direkte und objektiv-quantitative Beurteilung der Atemfunktion eignen sich Atemfrequenz, Vitalkapazität und Inspirationskraft. Die Atemfrequenz soll höchstens 25 Atemzüge pro Minute betragen und die Vitalkapazität mindestens 10 - 15 ml/kg KG; die Inspirationskraft sollte nach BENDIXEN et al. (3) wieder wenigstens -20 cm H_2O sein. Wenn all diese Kriterien erfüllt werden, kann die spontane Atemtätigkeit in der Regel als klinisch ausreichend angesehen und der Patient extubiert werden.

2.1.2 Nervstimulatoren

In den letzten Jahren ist durch den vermehrten Einsatz von Nervreizgeräten in der Narkosepraxis unser Wissen über die Wirksamkeit von Muskelrelaxanzien in der Aufwachphase und über die Restrelaxation beträchtlich erweitert worden. Diese Nervreizgeräte (Abb. 1) sind kleine, batteriebetriebene Apparate, mit denen periphere motorische Nerven zumeist mit supramaximalen Rechteckimpulsen elektrisch stimuliert werden; die resultierende Kontraktionsantwort der zugehörigen indirekt gereizten Skelettmuskeln gibt Auskunft über den Funktionszustand der neuromuskulären Erregungsübertragung. In der Narkosepraxis wird gewöhnlich der Nervus ulnaris, der im Bereich des Unterarms am Ellenbogen (Sulcus ulnaris) und in der Nähe des Handgelenks (medial vom M. flexor carpi ulnaris) leicht zugänglich ist, für die elektrische Stimulation benutzt und dann das Kontraktionsverhalten einzelner oder aller Handmuskeln beobachtet (1, 7, 9, 10, 12).

Für die Elektrostimulation des Nervus ulnaris werden drei Reizformen angewandt: die Reizung mit Einzelimpulsen, die tetanische Reizung und der Viererstimulus (1). Die wiederholte Einzelreizung (Abb. 2 a) mit einer Frequenz von 0,1 - 0,2 Hz wird von kurzen Einzelkontraktionen ("twitch") beantwortet; sie weisen in Abhängigkeit von der Wirkung eines Muskelrelaxans eine verminderte Stärke bzw. Kontraktionsamplitude auf. In der Aufwachphase ist jedoch die Anwendung von Einzelreizen zur Feststellung der neuromuskulären Funktion nicht sinnvoll, zum einen ist die Einzelreizung nicht sonderlich empfindlich, zum anderen

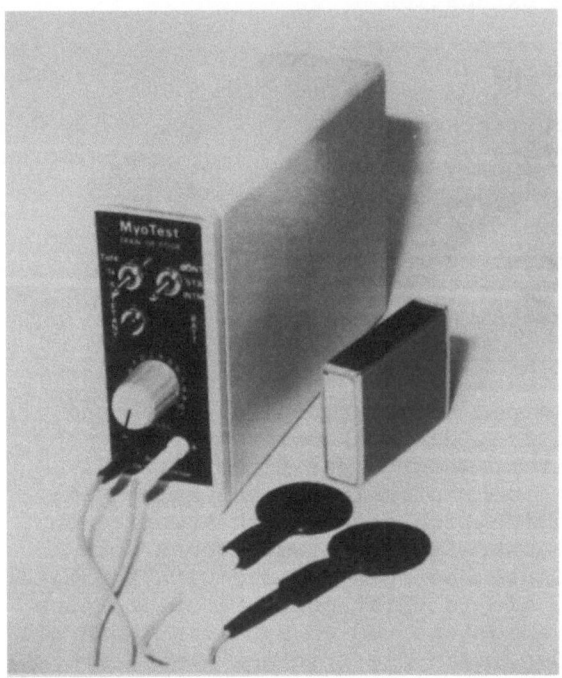

Abb. 1. Myotest-Nervstimulator. Mit Hilfe dieses Gerätes kann der Funktionszustand der neuromuskulären Übertragung objektiviert werden (Streichholzschachtel zum Größenvergleich)

wird zur richtigen Beurteilung der Kontraktionsantwort immer ein Kontrollwert benötigt, nämlich die Kontraktionsamplitude vor Gabe des Muskelrelaxans. Die tetanische Reizung (Abb. 2 b) mit einer Frequenz von 50 Hz für 5 s wird von einer tetanischen Dauerkontraktion beantwortet. Unter dem Einfluß von Kurare läßt diese Dauerkontraktion rasch nach ("Fade of tetanus"). Das Verhältnis der Kontraktionsamplituden am Ende und am Anfang des tetanischen Reizes wird als Tetanus- oder St_T-Quotient bezeichnet und läßt quantitative Rückschlüsse auf die noch vorhandene Muskelrelaxation zu. Der Tetanus ist zwar das empfindlichste Testverfahren, kann jedoch wegen seiner großen Schmerzhaftigkeit beim erwachenden Patienten kaum angewandt werden. Die Einzelreizung und die tetanische Reizung haben also ausgesprochene Nachteile. Deshalb ist die heute am häufigsten benutzte Reizform der Viererstimulus ("Train-of-four stimulus", Abb. 2 c). Diese Reizform wurde vor etwa zehn Jahren von ALI zur Überwachung der Wirkung nichtdepolarisierender Muskelrelaxanzien in die Narkosepraxis eingeführt. Der Viererstimulus hat den Vorteil,
1. daß kein Kontrollwert benötigt wird und
2. daß er kaum schmerzhaft ist und deshalb beim wachen Patienten angewendet werden kann.

Hierbei werden vereinbarungsgemäß alle 10 s vier Einzelreize mit einer Frequenz von 2 Hz gesetzt. Es resultieren vier schnelle Einzelkontraktionen, die normalerweise von der gleichen Stärke bzw. Kontraktionsamplitude sind. Unter dem Einfluß von Kurare

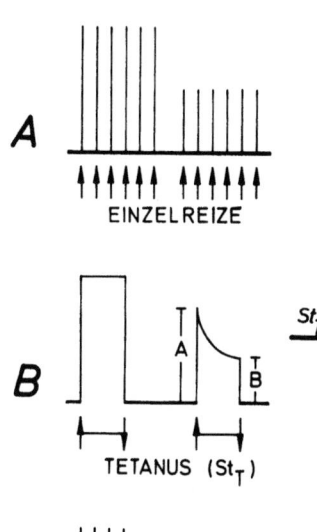
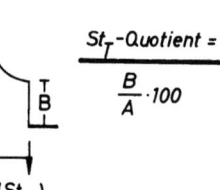
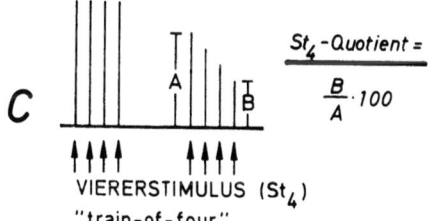

Abb. 2 a - c. Schematische Darstellung der drei Reizformen des
N. ulnaris und der muskulären Kontraktionsantwort (Vergl. Text)

nehmen einerseits die Amplituden insgesamt ab, zum anderen verringern sie sich innerhalb der vier Kontraktionen abgestuft.
Das Verhältnis der vierten zur ersten Kontraktion wird als
Viererstimulus oder St_4-Quotient bezeichnet. Dieser Quotient
gibt Auskunft über die noch bestehende Blockade der neuromuskulären Transmission. Mit etwas Erfahrung im Umgang mit den
Nervreizgeräten und in der Anwendung der Viererstimuli macht
die Beurteilung der muskulären Kontraktionsantwort auf einen
Viererstimulus kaum Schwierigkeiten. Im Hinblick auf die Sicherheit der sich in unserer Obhut befindlichen Patienten ist die
intraoperative Anwendung von Nervreizgeräten zur optimalen Dosierung von Muskelrelaxanzien, i. e. Vermeidung einer Überdosierung (Abb. 3), und besonders ihr Einsatz in der Aufwachphase
und im Aufwachraum zur Feststellung einer Restrelaxation als
ein großer Fortschritt zu bewerten und dringend zu empfehlen.

Im allgemeinen kann davon ausgegangen werden, daß sich bei einem St_4-Quotienten von mindestens 0,7 oder bei mindestens 70 %,
d. h. wenn die vierte Kontraktion wieder etwa 70 % der ersten
beträgt, die neuromuskuläre Funktion und insbesondere die respiratorische Funktion für klinische Verhältnisse in ausreichender Weise von der neuromuskulären Blockade erholt hat (1,
4, 5). Die oben aufgezählten klinischen Kriterien für die Erholung der neuromuskulären Transmission werden in der Regel bei
einem St_4-Quotienten von 70 % erfüllt. Die Patienten können in

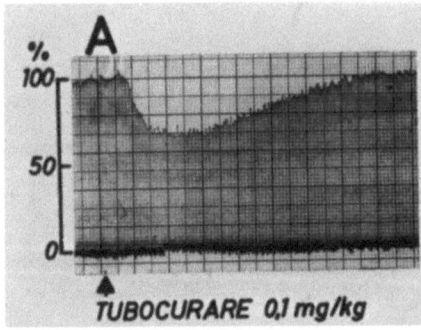
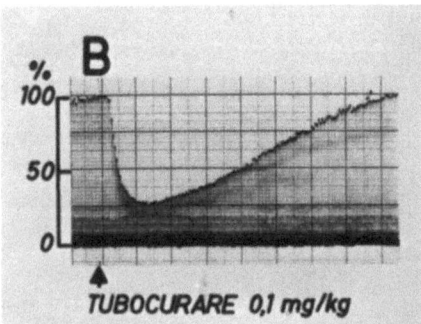
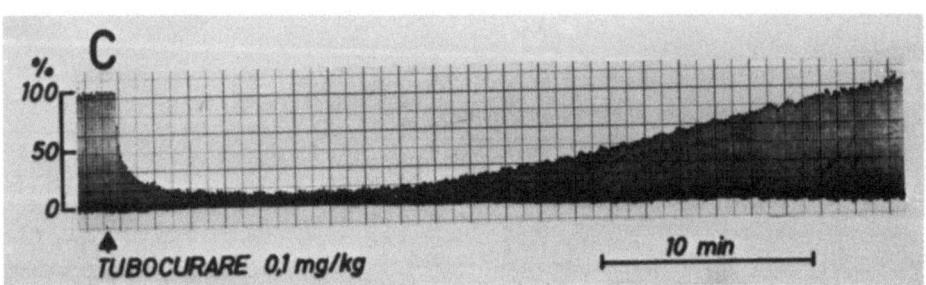

Abb. 3. Unterschiedliche Hemmwirkung von identischen Dosen Kurare (0,1 mg/kg), wodurch die Schwierigkeit einer intraoperativen Dosierung und die Gefahr einer Überdosierung demonstriert werden.
Mechanomyogramme der Handmuskeln nach elektrischer Stimulierung des N. ulnaris

der Aufwachphase wieder die Augen öffnen, die Hand drücken, die Zunge vorstrecken oder den Kopf anheben. Die Vitalkapazität ist direkt mit dem St$_4$-Quotienten korreliert und beträgt bei 70 % etwa 17 ml/kg; die Inspirationskraft erreicht wenigstens -22 cm H$_2$O (4).

2.2 Therapie

2.2.1 Künstliche Beatmung

Wenn der St$_4$-Quotient weniger als 70 % beträgt oder wenn die in Tabelle 1 genannten Kriterien nicht erfüllt werden, muß damit gerechnet werden, daß noch eine klinisch relevante und therapiebedürftige Blockade der neuromuskulären Transmission besteht. Im einfachsten Falle muß der Patient dann noch so lange maschinell nachbeatmet werden, bis die Restrelaxation spontan abgeklungen ist. Diese Nachbeatmung kann bis zu 6 h erforderlich sein.

2.2.2 Cholinesteraseinhibitoren

Eine schnellere Aufhebung der Restrelaxation kann pharmakologisch durch Hemmstoffe der Acetylcholinesterase (E.C.3.1.1.7.) erreicht werden. Diese Gruppe von Pharmaka erhöht die Acetylcholinkonzentration an den neuromuskulären Synapsen durch Hemmung des abbauenden Enzyms. Der weitere Wirkungsmechanismus läßt sich dann vereinfacht, aber anschaulich so beschreiben, daß Acetylcholin nach Art eines kompetitiven Antagonismus die Muskelrelaxansmoleküle vom nikotinartigen Rezeptor "verdrängt" und damit die neuromuskuläre Funktion wiederherstellt. Es muß betont werden, daß die zuverlässige Aufhebung der Restrelaxation von einer ausreichend hohen Dosierung der Cholinesterasehemmstoffe abhängt.

Folgende Cholinesterasehemmstoffe (Abb. 4), die klinisch für die Aufhebung der Restrelaxation geeignet sind, werden üblicherweise in der Narkosepraxis eingesetzt (7):
1. Neostigmin (Prostigmin): 0,02 mg/kg = 1 - 2 mg i.v. und
2. Pyridostigmin (Mestinon): 0,1 mg/kg = 5 - 10 mg i.v.

Um muskarinartigen Nebenwirkungen vorzubeugen, sollte gleichzeitig Atropin (0,01 mg/kg = 0,5 - 1,0 mg i.v.) injiziert werden. Edrophonium (Tensilon: 0,5 - 1,0 mg/kg = 25 - 100 mg) wird neuerdings in höheren Konzentrationen als früher (0,1 - 0,3 mg/kg) empfohlen; die Verbindung ist in dieser höheren Dosierung ebenfalls ein zuverlässiger Antagonist der neuromuskulären Blockade.

Die Verwendung anderer Cholinesterasehemmstoffe (Galanthamin, Hexafluorenium, Ambenonium, Distigmin) für die Aufhebung der Restrelaxation hat sich dauerhaft nicht durchgesetzt; insbesondere ist Physostigmin (Eserin), ein Alkaloid aus den Samen von Physostigma venenosum (Abb. 5), für diese Indikation ungeeignet, da diese Verbindung nur eine sehr unzuverlässige Wirkung hat. Physostigmin ist vielmehr beim zentralen "anticholinergen Syndrom" indiziert; damit ist ein pharmakoninduzierter Zustand mit starker zentralnervöser Dämpfung bis hin zum Koma gemeint.

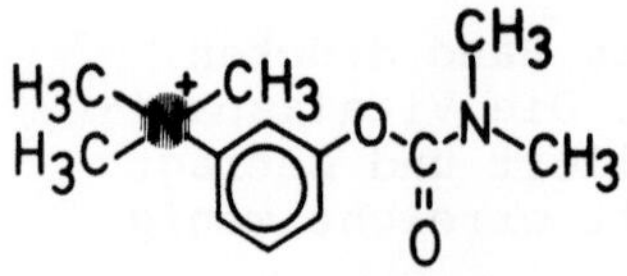

Neostigmin (Prostigmin(R))

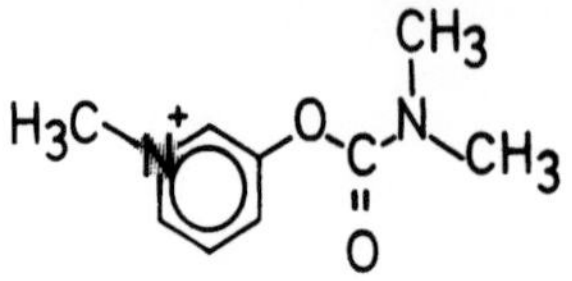

Pyridostigmin (Mestinon(R))

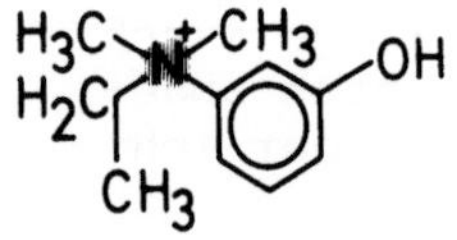

Edrophonium (Tensilon(R))

Abb. 4. Strukturformeln von Neostigmin, Pyridostigmin und Edrophonium

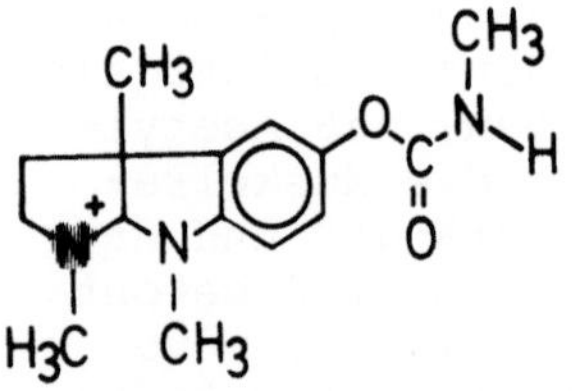

Physostigmin

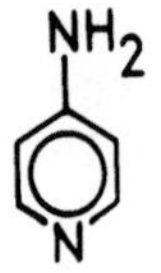

4-Aminopyridin

Abb. 5. Strukturformeln von Physostigmin und 4-Aminopyridin

In letzter Zeit wird 4-Aminopyridin (Abb. 5) zur Aufhebung der neuromuskulären Blockade diskutiert; diese Verbindung erhöht die Acetylcholinkonzentration an den neuromuskulären Synapsen durch einen anderen Wirkungsmechanismus als den der Esterasehemmung. 4-Aminopyridin verstärkt die Acetylcholinfreisetzung aus dem terminalen Motoaxon durch eine Verlängerung des Nervenaktionspotentials mit nachfolgender Zunahme des Kalziumioneneinstroms und wirkt dadurch antagonistisch auf die neuromuskuläre Blockade. Darüber hinaus hat 4-Aminopyridin eine starke zentral-analeptische Wirkung, die ebenfalls auf der erhöhten Acetylcholinfreisetzung beruht. Jedoch ist 4-Aminopyridin noch in einem experimentellen Stadium und kann ganz sicher für die klinische Praxis noch nicht allgemein empfohlen werden.

3 Suxamethonium

Nach diesem kurzen Überblick über die Diagnostik und Therapie der Restrelaxation in der Aufwachphase stellt sich zwangsläufig die Frage nach der Ursache einer Restrelaxation. Welche Faktoren führen dazu, daß in der Aufwachphase die neuromuskuläre Hemmwirkung des während der Narkose eingesetzten Muskelrelaxans noch anhält? Die Antwort ist trivial: Es liegt immer eine relative oder absolute Überdosierung vor. Zur Klärung der Ursache einer Überdosierung muß einerseits die Gruppe der nichtdepolarisierenden Muskelrelaxanzien betrachtet werden, bei der in erster Linie pharmakokinetische und rezeptorkinetische Faktoren für die Wirkungsdauer in die Aufwachphase hinein eine Rolle spielen. Auf der anderen Seite steht das depolarisierende Muskelrelaxans Suxamethonium oder Succinylcholin (Abb. 6). Dieses Pharmakon ist ein ausgesprochen kurz wirksames Muskelrelaxans. In der Dosierung von 1 mg/kg, wie sie in der Narkosepraxis zur Intubation der Trachea benötigt wird, ist die Wirkung innerhalb 5 - 8 min abgeklungen. Die Wirkungsdauer von Suxamethonium spielt also in der Regel im Hinblick auf die Aufwachphase keine Rolle. Von dieser Regel gibt es jedoch zwei Ausnahmen:
1. beim sogenannten Cholinesterasemangel und
2. beim Dual- oder Phase-II-Block.

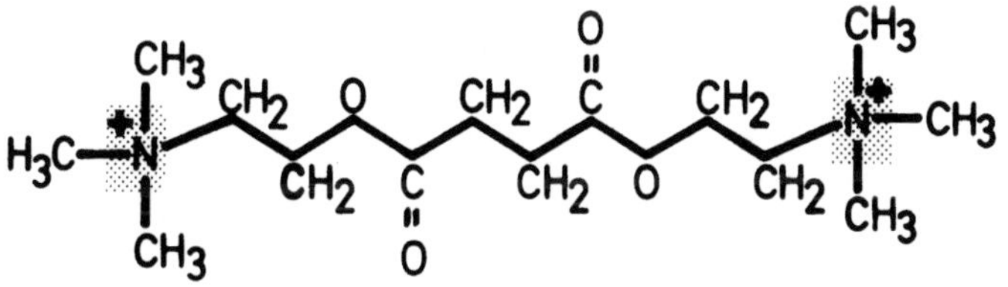

Abb. 6. Strukturformel von Suxamethonium

3.1 Cholinesterasemangel

Suxamethonium wird normalerweise durch hydrolytische Spaltung sehr rasch inaktiviert. Das Enzym, das diese Hydrolyse katalysiert, ist die unspezifische Cholinesterase (E.C.3.1.1.8.). Diese Esterase (Molekulargewicht 300.000) wird wie Albumin in der Leber synthetisiert und kommt im Plasma (Konzentration etwa 1 mg/dl) und in den meisten Geweben vor. Die Wirkungsdauer von Suxamethonium ist direkt korreliert mit der Aktivität dieses Enzyms im Plasma (11, 15). Es ist leicht verständlich, daß bei bestimmten pathologischen Zuständen und Krankheitsbildern, die mit einer herabgesetzten Esterasesynthese in der Leber einhergehen, mit einer verlängerten Wirkungsdauer von Suxamethonium gerechnet werden muß. Derartige Krankheitsbilder mit erworbenem Cholinesterasemangel sind (um eine kleine Auswahl zu nennen):

Lebererkrankungen, Kollagenosen, Kachexie und Marasmus, Urämie, Unterernährung, Myxödem, Verbrennungen im chronischen Stadium. Bei allen diesen Patienten wird in der Leber ein qualitativ normales Enzymprotein in mehr oder weniger verminderter Quantität synthetisiert. Mit einer verlängerten Suxamethoniumwirkung gelegentlich bis in die Aufwachphase hinein muß bei diesen Patienten gerechnet werden.

Dieselbe Komplikation tritt beim angeborenen Cholinesterasemangel auf, bei dem aufgrund einer genetischen Abnormalität nur Enzymvarianten synthetisiert werden können, die eine herabgesetzte hydrolytische Aktivität besitzen. Es würde zu weit führen, an dieser Stelle ausführlich auf die Genetik und auf den Polymorphismus der Cholinesterasen einzugehen, zumal sich daraus keine unterschiedlichen therapeutischen Konsequenzen ergeben. Bei etwa 4 % der Bevölkerung kommt eine atypische Esterasevariante vor. Jedoch ist in der Narkosepraxis das Vorkommen von Enzymvarianten, die klinisch relevant zu einer stark verlängerten Suxamethoniumwirkung bis in die Aufwachphase hinein führen, extrem selten (15).

Die Therapie beider Formen des Cholinesterasemangels besteht entweder einfach in der maschinellen Nachbeatmung dieser Patienten bis zu dem Zeitpunkt, wo Suxamethonium renal eliminiert oder durch die weniger aktive Esterase schließlich vollständig hydrolysiert worden und die neuromuskuläre Blockade spontan abgeklungen ist. Diese Zeitspanne beträgt etwa 2 - 3 h. Eine andere Therapiemöglichkeit ist die Injektion eines kommerziell erhältlichen Cholinesterasepräparates (Behringwerke). Beim Erwachsenen können 90 mg i.v. (= 2 Ampullen) und bei Kindern 45 mg i.v. (= 1 Ampulle) des Lyophilisates gegeben werden. Innerhalb 10 - 15 min ist die Restrelaxation vollständig abgeklungen und die Patienten können extubiert werden. Vor Anwendung dieses kommerziellen Cholinesterasepräparates ist abzuwägen, daß eine Hepatitisübertragung nicht mit absoluter Sicherheit ausgeschlossen werden kann.

3.2 Phase-II-Block

Beim erworbenen oder angeborenen Cholinesterasemangel treten die verlängerte Suxamethoniumwirkung und die protrahierte Atemdepression bereits nach der Injektion einer einzigen Dosis von Suxamethonium auf. Im Gegensatz dazu entwickelt sich der Dual- oder Phase-II-Block dosisabhängig und erst allmählich bei wiederholter Einzelinjektion von Suxamethonium oder bei einer Dauerinfusion. Entsprechend tritt ein Phase-II-Block immer nur bei unsachgemäßer Anwendung von Suxamethonium auf. Der voll ausgeprägte Phase-II-Block ist klinisch dadurch gekennzeichnet, daß die neuromuskuläre Blockade nach Gabe von Suxamethonium nur sehr langsam wieder abklingt. Suxamethonium zeichnet sich ja normalerweise dadurch aus, daß es ein extrem kurz wirksames Muskelrelaxans ist. Beim voll ausgeprägten Phase-II-Block sind die Patienten in der Aufwachphase noch lange restrelaxiert und ateminsuffizient.

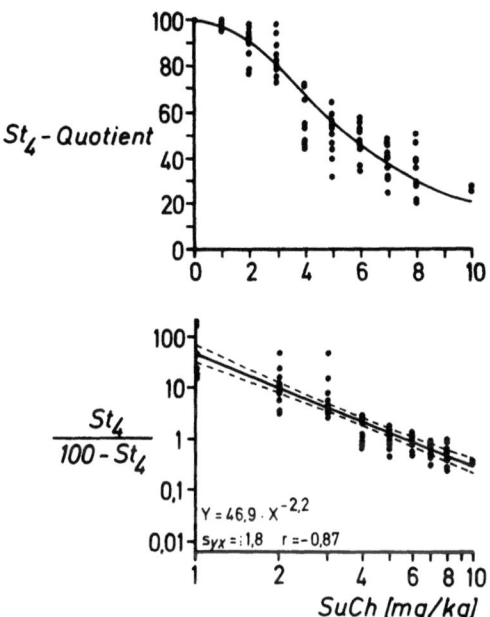

Abb. 7. Abnahme des St4-Quotienten mit zunehmender Dosierung von Suxamethonium oder Ausbildung eines Phase-II-Blocks.
Oben: Sigmoidförmiger Kurvenverlauf bei doppellinearer Auftragung.
Unten: Linearisierung bei Auftragung nach HILL

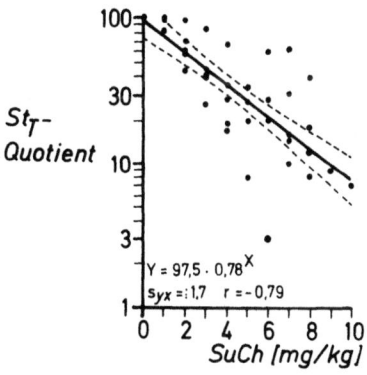

Abb. 8. Abnahme des St_T-Quotienten mit zunehmender Dosierung von Suxamethonium oder Ausbildung eines Phase-II-Blocks. Linearisierung bei halblogarithmischer Auftragung

Mit Hilfe eines Nervstimulators läßt sich die Entwicklung eines Phase-II-Blocks intraoperativ verfolgen bzw. im Aufwachraum diagnostizieren. Bei einem Phase-I- oder Depolarisationsblock ist der St4-Quotient nach einem Viererstimulus und der St_T-Quotient nach einem tetanischen Reiz annähernd 100 %. Diese

Quotienten nehmen ab mit zunehmender Suxamethoniumdosierung und mit der Ausbildung eines Phase-II-Blocks (Abb. 7 und 8).

Der Phase-II-Block hat rezeptorkinetische Ursachen. Er entsteht nach dem "Transient-state-concept" der Pharmakon-Rezeptor-Wechselwirkung dadurch, daß der primär aktive, agonistisch wirkende Suxamethonium-Rezeptor-Komplex, der die Membrandepolarisation induziert, in einen inaktiven Suxamethonium-Rezeptor-Komplex transformiert wird. Dieser inaktive Komplex persistiert lange und kumuliert mit zunehmender Dosierung; er hat dieselben antagonistischen Eigenschaften wie beim Nichtdepolarisationsblock der Kurare-Rezeptor-Komplex. Der Phase-II-Block zeigt entsprechend dieselben mechanomyographischen Charakteristika. Entsprechend kann ein voll ausgebildeter Phase-II-Block durch Cholinesterasehemmstoffe zuverlässig aufgehoben werden. Die Dosierungs- und Applikationsweise ist identisch.

4 Nichtdepolarisierende Muskelrelaxanzien

4.1 Pharmakokinetik

Im Hinblick auf das Konzentrationsverhalten im Organismus ist bei den nichtdepolarisierenden Muskelrelaxanzien von Bedeutung, daß die Substanzen große, rigide Moleküle sind und daß sie eine bis drei quarternäre Ammoniumgruppen in ihrem Molekülgerüst enthalten (Abb. 9). Sie sind damit unabhängig vom pH ionisiert und positiv geladen. Eine Resorption dieser polaren, hydrophilen Verbindungen aus dem Magen-Darm-Trakt und eine intrazelluläre Aufnahme sind deshalb nicht möglich; sie müssen parenteral zugeführt werden, und ihr Verteilungsraum ist der Extrazellulärraum, d. h. das Blutplasma und der Extravasalraum.

Nach der intravenösen Injektion eines nichtdepolarisierenden Muskelrelaxans kann die Plasmakonzentration stark vereinfacht mit den Gesetzmäßigkeiten eines offenen Zweikompartimentmodells beschrieben werden (Abb. 10). In der initialen Verteilungs- oder Alphaphase tritt das Muskelrelaxans aus dem Plasma in den Extrazellulärraum über und verteilt sich auf die zwei Kompartimente. Die Halbwertszeit ist sehr kurz, sie beträgt für die meisten Muskelrelaxanzien 5 - 10 min. Nach fünf bis sechs Halbwertszeiten, also nach 30 - 50 min, ist die Verteilungsphase abgeschlossen. Daran schließt sich die logarithmisch-lineare Eliminations- oder Betaphase an, die bei den meisten Muskelrelaxanzien durch eine Halbwertszeit von 40 - 150 min gekennzeichnet ist.

In der Eliminationsphase besteht ein Pseudoäquilibrium zwischen den beiden Kompartimenten, wobei ein Nettotransfer vom Extravasalraum zurück ins Plasma stattfindet bei gleichzeitiger Elimination über die Leber (Galle) und besonders über die Nieren. Bemerkenswert ist, daß die positiv geladenen Muskelrelaxanzien bevorzugt auch an unspezifische Bindungsstellen, nämlich an saure Mukopolysaccharide (Chondroitinschwefelsäure, Hyaluron-

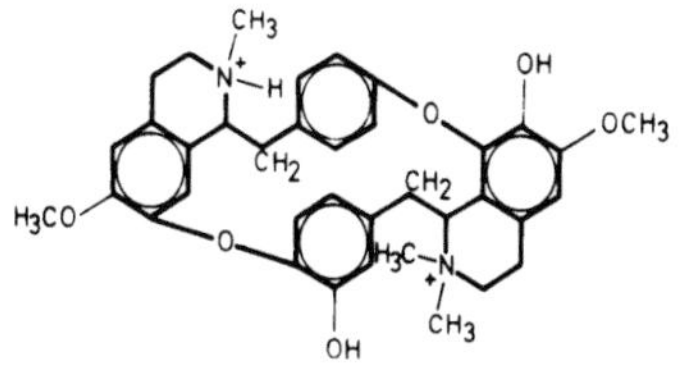

d-Tubocurarin (dTC) 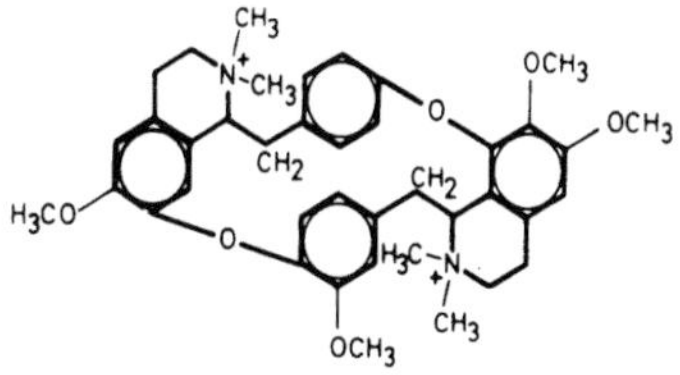 *Dimethyltubocurarin (DmTC)*

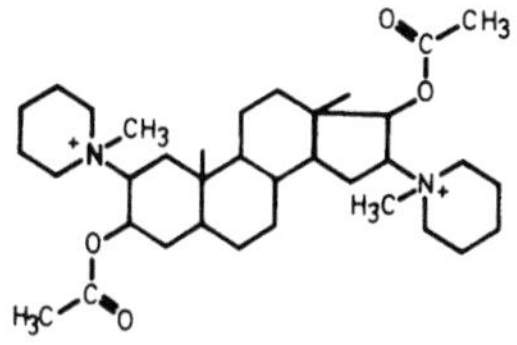

Pancuronium (PC) 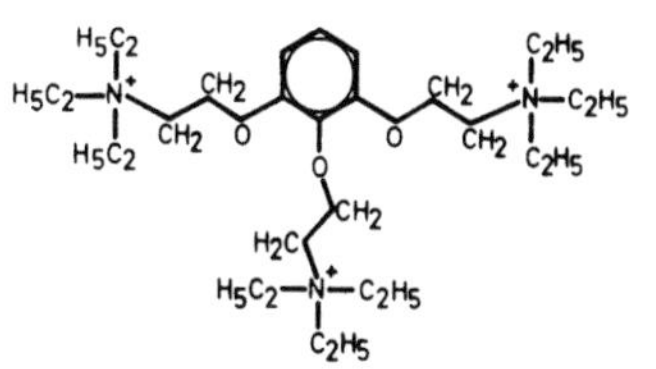 *Gallamin (Gal)*

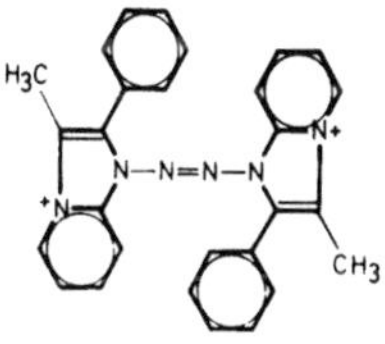

Fazadinium (Faz) 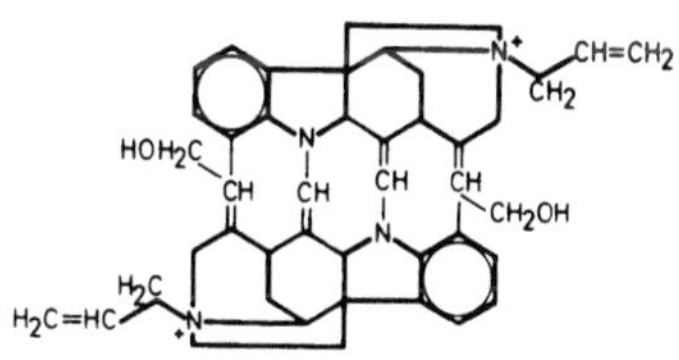 *Alcuronium (AlC)*

Abb. 9. Strukturformeln von nichtdepolarisierenden Muskelrelaxanzien

säure) gebunden werden; diese finden sich in verschiedenen Stütz- und Bindegeweben (Sehnen, Knorpel, Zwischenwirbelscheiben) (14).

Besonders bei Nierenkranken muß die Elimination verzögert sein. Die Konzentration im Plasma und im Extrazellulärraum bzw. in der Biophase, also in dem Teil des Extrazellulärraumes, aus dem heraus das Muskelrelaxansmolekül ungehindert mit dem Rezeptor reagieren kann, fällt langsamer ab; die neuromuskuläre Hemmwirkung der Muskelrelaxanzien kann lange bis in die Aufwachphase andauern. In diesen Fällen empfiehlt es sich, die bestehende Restrelaxation nicht durch die Gabe eines Cholinesterasehemmstoffes aufzuheben, da wegen des verlangsamt abfallenden Blutspiegels mit einer Rekurarisierung gerechnet werden muß. Es ist sicher sinnvoller, den Patienten so lange maschinell nachzubeatmen, bis sich die neuromuskuläre Funktion spontan wieder erholt hat. Neben der renalen oder biliären Elimination können auch andere Faktoren für die Wirkungsdauer maßgeblich werden, als Beispiel seien genannt: Veränderungen im Elektrolyt- und Säuren-Basen-Haushalt sowie Änderungen der Körpertemperatur. Die Molekülgröße und das Molekulargewicht sind ein Grund für die unterschiedlich lange Wirkungsdauer der einzelnen Muskelrelaxanzien (Abb. 11).

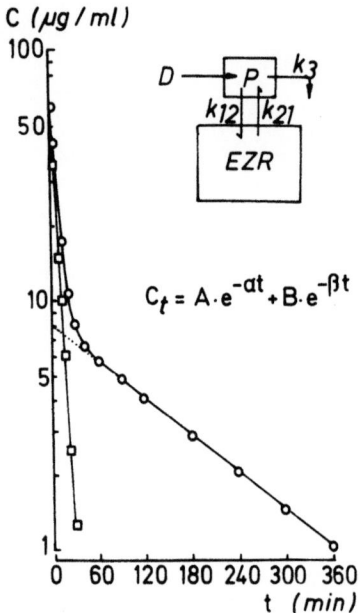

Abb. 10. Verlauf der Plasmakonzentration bei einem offenen Zweikompartimentmodell. <u>Eckige Symbole:</u> Verteilungs- oder Alphaphase; <u>runde Symbole:</u> Eliminations- oder Betaphase. <u>Einschub:</u> Blockdiagramm eines offenen Zweikompartimentmodells. Die Plasmakonzentration C_t zum Zeitpunkt t kann durch die angegebene Gleichung ermittelt werden. A und B = Schnittpunkt mit der Ordinate (80 und 8 mg/ml) und Alpha und Beta = Geschwindigkeitskonstanten (0,14 und 0,0058/min)

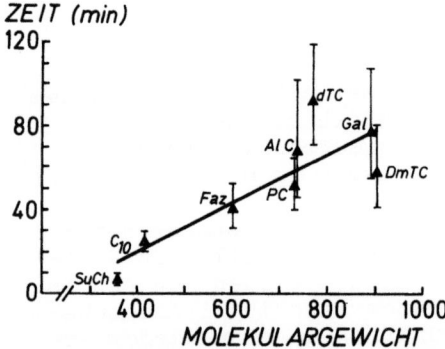

Abb. 11. Beziehung zwischen der Wirkungsdauer einer ED_{95} und dem Molekulargewicht von acht Muskelrelaxanzien. Mit zunehmender Molekülgröße nimmt die Wirkungsdauer äquieffektiver Dosen zu

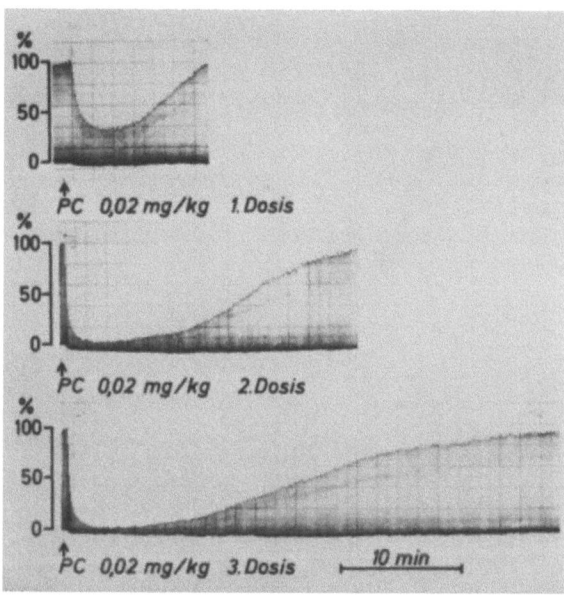

Abb. 12. Zunehmende Wirkungsstärke und Wirkungsdauer von drei identischen und nacheinander i.v. injizierten Pancuroniumdosen (0,02 mg/kg). Dieser Befund kann als Ausdruck des langsam abnehmenden Plasmaspiegels sowie besonders der noch unterschwelligen Rezeptorbesetzung interpretiert werden. Fortlaufendes Mechanomyogramm von Handmuskeln nach elektrischer Stimulierung des N. ulnaris

4.2 Rezeptorbesetzung

Verschiedene Untersuchungen haben in jüngster Zeit ergeben (2, 8, 13), daß die Blockade der neuromuskulären Transmission sowie die Rezeptorbesetzung an der motorischen Synapse durch Muskelrelaxanzien und ihre Konzentration im Extrazellulärraum nicht streng miteinander korreliert sind. So wird eine neuromuskuläre Blockade erst meßbar und überschwellig, wenn etwa 70 - 80 % der verfügbaren Rezeptoren durch Muskelrelaxanzien besetzt sind; andererseits sind immer noch 70 - 80 % der vorhandenen Rezeptoren besetzt, wenn grob klinisch die neuromuskuläre Funktion wiederhergestellt ist. Erneute Injektionen gleich großer Dosen eines Muskelrelaxans werden mit immer größeren Hemmeffekten beantwortet (Abb. 12). Auch wenn die eingangs aufgezählten neuromuskulären Funktionsprüfungen und Extubationskriterien in der Aufwachphase zufriedenstellend erfüllt werden und der St_4-Quotient mehr als 70 % beträgt, ist immer noch ein hoher Prozentsatz der Rezeptoren inaktiviert und blockiert (13). Dieser Nachweis kann mit Hilfe der tetanischen Reizung durchgeführt werden (1, 2). Wie schon eingangs gesagt, ist die tetanische Reizung erheblich empfindlicher als der Viererstimulus und die Reizung mit Einzelstimuli. Unter bestimmten experimentellen Bedingungen läßt sich damit im Aufwachraum noch 8 h nach der Narkose eine persistierende Rezeptorbesetzung nachweisen (2, 13).

Es kann deshalb nur empfohlen werden:

1. Möglichst kleine Dosen von Muskelrelaxanzien zu verwenden, um immer nur den niedrigst möglichen Plasmaspiegel zu haben.

2. Prinzipiell soll am Ende jeder Narkose, bei der ein nicht-depolarisierendes Muskelrelaxans verwendet worden war, ein Cholinesteraseinhibitor appliziert werden, um eine möglichst weitgehende Dissoziation von Muskelrelaxans und Rezeptor zu erreichen.

5   Schlußfolgerung

In dem vorliegenden Beitrag wurde versucht darzustellen, daß Muskelrelaxanzien in der Aufwachphase eine große Gefahrenquelle für den Patienten darstellen können; sie beeinträchtigen die neuromuskuläre Funktion des Patienten im Sinne einer Restrelaxation und verursachen dadurch eine protrahierte Atemdepression mit den Gefahren einer Hypoxie. Der Einsatz eines Nervstimulators ist ausdrücklich zu befürworten; mit dieser sehr wirkungsvollen Maßnahme läßt sich eine intraoperative Überdosierung vermeiden und eine Restrelaxation postoperativ diagnostizieren.

Literatur

1. ALI, H. H., SAVARESE, J. J.: Monitoring of neuromuscular function. Anesthesiology 45, 216 (1976)

2. BARTH, L., DANNHORN, R.: Protrahierte neuromuskuläre Wirkungen depolarisationshemmender Muskelrelaxantien, nachgewiesen mit der Tetanusreizantwort. Anaesthesist 26, 116 (1977)

3. BENDIXEN, H. H., SURTEES, A. D., OYAMA, T., BUNKER, J. P.: Postoperative disturbances in ventilation following the use of muscle relaxants in anesthesia. Anesthesiology 20, 121 (1959)

4. BRAND, J. B., CULLEN, D. J., WILSON, N. E., ALI, H. H.: Spontaneous recovery from nondepolarizing neuromuscular blockade: Correlation between clinical and evoked responses. Anesth. Analg. 56, 55 (1977)

5. CULLEN, D. J.: Clinical testing for neuromuscular blockade with train-of-four. Anesthesiology 52, 185 (1980)

6. JOHANSEN, S. H., JÖRGENSEN, M., MOLBECH, S.: Effect of tubocurare on respiratory and nonrespiratory muscle power in man. J. appl. Physiol. 19, 990 (1964)

7. MILLER, R. D.: Recent developments with muscle relaxants and their antagonists. Canad. Anaesth. Soc. J. 26, 83 (1979)

8. PATON, W. D. M., WAUD, D. R.: The margin of safety of neuromuscular transmission. J. Physiol. 191, 59 (1967)

9. SARUBIN, J.: Überwachung der Muskelrelaxation. Anästh. Intensivmed. 21, 301 (1980)

10. SCHUH, F. T.: Zur Überwachung der Muskelrelaxation während der Narkose. Anaesthesist 26, 107 (1977)

11. VIBY-MOGENSEN, J.: Correlation of succinylcholine duration of action with plasma cholinesterase activity in subjects with genotypically normal enzyme. Anesthesiology 53, 517 (1980)

12. VIBY-MOGENSEN, J., HANSEN, P. H., JØRGENSEN, B. C., ØRDING, H., KANN, T., FRIES, B.: A new nerve stimulator (Myotest). Brit. J. Anaesth. 52, 547 (1980)

13. VIBY-MOGENSEN, J., JØRGENSEN, B. C., ØRDING, H.: Residual curarization in the recovery room. Anesthesiology 50, 539 (1979)

14. WASER, P. G.: Pharmakokinetik der Muskelrelaxanzien. In: Muskelrelaxanzien. Klinische Anästhesiologie und Intensivtherapie (eds. F. W. AHNEFELD, H. BERGMANN, C. BURRI, W. DICK, M. HALMAGYI, G. HOSSLI, E. RÜGHEIMER), Bd. 22, p. 82. Berlin, Heidelberg, New York: Springer 1980

15. WHITTAKER, M.: Plasma cholinesterase variants and the anaesthetist. Anaesthesia 35, 174 (1980)

Auswirkungen der Lokalanästhesie auf die direkte postoperative Phase

Von M. Niemer und Cs. Nemes

1 Die Lokalanästhesie (LA) greift nicht in dem Maße in zentralphysiologische Steuermechanismen ein wie die Allgemeinnarkose. Deshalb wird die Methodik der örtlichen Schmerzausschaltung wohl zu Recht als die vergleichsweise ungefährlichere angesehen. Inwieweit dies tatsächlich zutrifft, bleibt weitgehend abhängig von den Kenntnissen und der Geschicklichkeit des Anästhesierenden.

Ursachen für Komplikationen sind in Tabelle 1 zusammengefaßt. Im Hinblick auf die Thematik interessieren hier überwiegend die beiden letzten Punkte.

2 Besonderheiten der Pharmakokinetik im Hinblick auf die direkte postoperative Phase (Tabelle 2)

2.1 Zum Biophänomen Resorption sei nur erwähnt, daß ein Vasokonstriktorzusatz nicht zwangsläufig bei allen Lokalanästhesien in gleichem Maße Aufnahme und Toxizität der jeweiligen Substanz senkt, da die vasodilatatorische Eigenpotenz der Pharmaka variiert (Prilocain: Faktor 0,5; Bupi- und Etidocain: Faktor 2,5!).

2.2 Die Verteilungskinetik von Lokalanästhetika kann exemplarisch am i.v. injizierten Lidocain gezeigt werden (Abb. 1). In der sogenannten schnellen Verteilungsphase (Alphaphase) werden ca. 30 % des Lidocainbolus innerhalb 1 min in der Lunge sequestriert (hoher Gewebe-Blut-Verteilungskoeffizient!). Nach der Lungenpassage verteilt sich das Lokalanästhetikum bevorzugt in Geweben mit guter Perfusion (VRG), wie Leber, Gehirn und Niere. Nach ca. 5 min ist hier ein Äquilibrium erreicht. In der Rückverteilungsphase (Betaphase) erfolgt ein partieller Rückstrom des Pharmakons aus dem peripheren in das zentrale Kompartiment und eine Äquilibration in Muskulatur und schließlich Fettgewebe. Nach ca. 2 h befindet sich der Großteil des noch im Organismus deponierten Lidocains im Fettgewebe, 75 % der Gesamtdosis sind bereits in der Leber metabolisiert. Dieser Metabolismus setzt bereits in der Alphaphase ein und nimmt in der Folge ständig an Intensität zu. Die Halbwertszeit (t/2) wird im wesentlichen bestimmt von Verteilungsvolumen (V_{Dss}) und Clearance (Cl) der Substanz (9).

2.3 Biotransformation und Ausscheidung der Lokalanästhetika

2.3.1 Die Lokalanästhetika vom Estertyp werden vorwiegend durch die Pseudocholinesterase hydrolisiert. Je schneller diese Reaktion

Tabelle 1. Ursachen von Komplikationen nach Lokalanästhesie

Falsche Indikationsstellung
Fehlerhafte Technik
Nichtbeachten pharmakologischer Besonderheiten
Ungenügende Überwachung

Tabelle 2. Besonderheiten der Pharmakokinetik von Lokalanästhetika im Aufwachraum

Adrenalinzusatz und Toxizität
Verteilung - Biotransformation - Elimination
Verminderte Toleranz (Toxizität)
Erhöhte Toleranz und Enzyminduktion
Wechselwirkungen

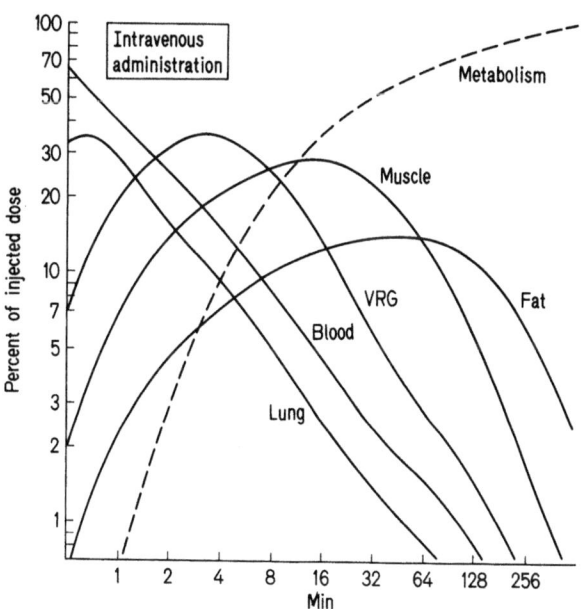

Abb. 1. Verteilung von Lidocain nach i.v. Injektion (Nach 22)

abläuft, desto geringer ist die Toxizität des jeweiligen Pharmakons. Als primäre Abbauprodukte aller Procainderivate entstehen Paraaminobenzoesäure - zu 80 % unverändert über die Nieren ausgeschieden - und Diäthylaminoäthanol, das zum Großteil weitermetabolisiert wird.

2.3.2 Lokalanästhetika vom Amidtyp werden hauptsächlich in der Leber verstoffwechselt. Zahlreiche Abbauprodukte sind beschrieben, die bezüglich pharmakologischer und toxischer Wirkungen nur bei Kumulation - bedingt durch Leber- oder Niereninsuffizienz - bedeutungsvoll sein dürften.

Die Säureamide erscheinen zum überwiegenden Teil als Abbauprodukte im Urin. Ansäuerung des Harns vermag die Ausscheidung genuiner Substanz zu steigern (11).

2.4 <u>Verminderte Toleranz und damit erhöhte Toxizität von Lokalanästhetika</u> droht bei folgenden Krankheitszuständen oder Situationen:

2.4.1 THOMPSON und Mitarbeiter (26) beschrieben nach i.v. Gabe von Lidocain bei Herzinsuffizienz eine Verminderung des Verteilungsvolumens (V_{Dss}) durch autoregulatorische Blutumverteilung zugunsten von Herz und Gehirn, eine Abnahme der Clearance (Cl) aufgrund reduzierter Leberdurchblutung, Leberzellschädigung und intrahepatischer Shunts. Die Halbwertszeit (t/2) ist in diesem Fall nur dann wesentlich verlängert, wenn eine schwere Leberinsuffizienz vorliegt.

2.4.2 Bei Leberinsuffizienz ist die Hydrolyse von Ester-Lokalanästhetika durch Störung der Pseudocholinesterasesynthese meist nur gering verzögert (20). Von größerer Bedeutung ist zweifellos die Abbauverzögerung von Säureamiden bei Leberzirrhotikern; t/2 und V_{Dss} sind erhöht, die Cl durch gestörten enzymatischen Abbau verzögert.

2.4.3 Bei Niereninsuffizienten nimmt die Procainhydrolyse entsprechend dem Harnstoffanstieg wegen relativen Pseudocholinesterasemangels ab. Die Halbwertszeit der Säureamide kann bei Urämikern aufgrund anämiebedingter Hyperzirkulation um bis zu 30 % verkürzt sein, wenn nicht ein gleichzeitig vorhandener Leberschaden die Clearance verzögert.

2.4.4 Bei Fieber muß mit beschleunigter Resorption, erhöhter Toxizität, aber auch mit verstärktem Metabolismus gerechnet werden (28).

2.4.5 Eiweißmangel und Kachexie führen zu Defizit an Enzymeiweiß und verminderter Proteinbindung. Damit besteht die Gefahr von Toxizität und unberechenbarer Wirkungsverlängerung.

2.4.6 Dekompensierte Störungen des Säuren-Basen-Haushaltes führen nach ABOULEISH (1) zu einer Erniedrigung der Intoxikationsschwelle im zentralen Nervensystem. Die ungünstigste Konstellation stellt dar die Kombination von extrazellulärer Alkalose mit Überwiegen der leicht penetrierenden Base und gleichzeitiger intrazellulärer Azidose mit Bildung und Fixation des kationischen, toxisch wirkenden Anteils.

2.4.7 Hypoxie führt über eine drastische Abnahme der Leberperfusion wahrscheinlich zu einem verzögerten Abbau von Lokalanästhetika (21).

2.4.8 Unreife Leber und Nieren des Neugeborenen haben verzögerten Abbau und verlangsamte Exkretion von Lokalanästhetika zur Folge (7).

Tabelle 3. Halbwertszeit (t/2), Steady-state-Verteilungsvolumen (V_{DSS}), Clearance (Cl) von Lidocain (Nach 26)

	t/2 (h)	V_{DSS} (l/kg)	Cl (ml/kg/min)
Normal	1,8	1,32	10,0
Herzinsuffizienz	1,9	0,88	6,3
Leberinsuffizienz	4,9	2,31	6,0
Niereninsuffizienz	1,3	1,2	13,7

2.5 Eine erhöhte Toleranz gegenüber Lokalanästhetika beruht im wesentlichen auf mikrosomaler Enzyminduktion und findet sich z. B. bei:

2.5.1 Chronischem Alkoholabusus (15),

2.5.2 Antirheumatika-Analgetika-Therapie mit Phenylbutazon,

2.5.3 Dauermedikation mit einigen Psychopharmaka, insbesondere barbiturathaltigen Sedativa, und

2.5.4 Antikonvulsivtherapie - auch mit nicht barbiturathaltigen Pharmaka (13).

Enzyminduktionsvorgänge mögen bei den angeführten Bedingungen in manchen Fällen eine Erklärung für Versagen der Lokalanästhesie bieten.

2.5.5 Sklerodermie und auch Hypotension bedingen Resorptionsverminderung - damit Verlängerung der Latenzzeit - durch erhöhte perineurale Eiweißbindung bzw. reduzierte Leberperfusion, aber auch eine Verlängerung der Wirkzeit (10, 19).

2.5.6 Hyperzirkulationsbedingungen (terminale Niereninsuffizienz, Fieber) verkürzen die Blockadezeit von Säureamiden (6).

2.6 Wichtigste Arzneimittelinteraktionen in der Lokalanästhesie

2.6.1 Dauermedikation von MAO-Inhibitoren kann bei adrenalinhaltigen Lokalanästhetika zu hypertensiver Krise führen.

2.6.2 Die Kombination Lidocain-Noradrenalin macht über eine Abnahme der Leberdurchblutung eine Wirkzeitverlängerung des Lokalanästhetikums. Isoproterenol und Ephedrin erreichen bei systemischer Verabreichung (Kardiologie!) das Gegenteil (3).

2.6.3 Lidocain kann die Wirkung von Succinylcholin und Kurare verstärken.

2.6.4 Procain verlängert die Wirkzeit von Succinyl, da Pseudocholinesterase zum Abbau beider Pharmaka benötigt wird.

2.6.5 Organische Phosphorverbindungen blockieren fast vollständig die Pseudocholinesterase.

2.6.6 Phenacetin bewirkt eine Abbaustörung von Methämoglobin.

2.6.7 Die Kombination von Lokalanästhetika und Betablockern führt zu Steigerung der negativen Inotropie und verminderter Lokalanästhetika-Clearance.

2.6.8 Barbiturate beschleunigen durch Enzyminduktion den Lokalanästhetikaabbau und erhöhen deren Krampfschwelle. Opiate steigern die Hirndurchblutung, damit die ZNS-Toxizität in Verbindung mit Phenothiazinen in nicht abschätzbarer Weise (2).

2.6.9 Diazepam erhöht wie Barbiturate und auch Allgemeinanästhetika die Krampfschwelle für Lokalanästhetika bei geringeren Nebenwirkungen.

Um Komplikationen nach einer Lokalanästhesie in der direkten postoperativen Phase erkennen und behandeln zu können, ist - ebenso wie nach Allgemeinanästhesie - eine Überwachung im Aufwachraum geboten. Das Überwachungsspektrum sollte sich auf die in Tabelle 4 zusammengefaßten Punkte erstrecken.

3 Komplikationen nach Lokalanästhesien (Tabelle 5)

3.1 Nach Spinal(SPA)- bzw. Periduralanästhesie (PDA)

3.1.1 Rückenschmerzen in 2 - 20 %, verursacht durch traumatische Mehrfachpunktion, Injektion in den Bandapparat, Blutungen in den Stichkanal sowie mechanische Überdehnung des Wirbelsäulenhalteapparats infolge Relaxierung des M. erector trunci, sind nicht ernsthafter Natur (4).

3.1.2 Blasenentleerungsstörungen können eher auf den operativen Eingriff selbst (Blase, Prostata, Beckenboden) als auf das Anästhesieverfahren (Blockade von S_2 - S_4, Ephedrinzusatz, Hypotension) zurückgeführt werden (16). Vorkommen: 1 - 3 %, bei kontinuierlicher PDA über 90 % (14).

3.1.3 Kardiovaskuläre und respiratorische Störungen:
Hypotension während rückenmarksnaher Blockaden stellt stets eine ernstzunehmende Komplikation dar. Ursachen: ausgedehnte Sympathikusblockade mit Blutversacken, Ausschaltung der Nn. accelerantes cordis (Th_1 - Th_4), Hypovolämie, plötzlicher Lagewechsel oder eine Kombination der Faktoren (5).

Die Untersuchungen von COVINO (8) zeigen recht eindrucksvoll, daß mit zunehmender Ausbreitung der Blockaden nach kranial vor allem die Spinalanästhesie stark kardiovaskulär depressiv wirkt (Abfall von mittlerem arteriellem Druck, Herzzeitvolumen, Herzfrequenz). Ursache mag die intensive Sympathikusblockade sein.

Tabelle 4. Überwachungsspektrum im Aufwachraum

Hämodynamische Überwachung nach rückenmarksnahen Blockaden

Diagnostik von anästhesiebedingten Komplikationen

Erfassen von nicht anästhesiebedingten Komplikationen wie:
Perforation, Nachblutung, Ischämie, traumatische Neuropathien
(Maskierung von Komplikationen durch Lokalanästhesie)

Ventilation und Lungenfunktion sind bei Spinalanästhesie und Periduralanästhesie kaum beeinflußt, wenn die sensorische Blockade Th_{10} nicht überschreitet (17).

Hohe Spinalanästhesie (oberhalb Th_5) - in geringerem Ausmaß wohl auch Periduralanästhesie - führen nach Untersuchungen von SIVARAJAN et al. (23) im Tierversuch zu Steigerungen der Lungenperfusion um bis zu 300 %! $\dot{V}_A/\dot{Q}$-Inhomogenitäten mit Zunahme des intrapulmonalen Shunts können bei systemischer Hypotension zu zerebraler Hypoxie, Bewußtseinsverlust und Apnoe führen. Eine Ausdehnung der Lokalanästhesie über Th_5 schränkt die Reservevolumina der Lunge ein, verhindert die Möglichkeit der aktiven Exspiration und propagiert Atelektasen sowie letzlich Hypoxie (24).

3.1.4 Nausea und Erbrechen erklären sich durch zerebrale Hypoxie (bei Hypotension), relative Parasympathikotonie, Opiate, Schmerz und Angst. Häufigkeit: 1 - 10 %.

3.1.5 Kältezittern tritt bei Abklingen der Blockade infolge einer postoperativen Hyperkatecholaminämie, bei Hypovolämie, Auskühlung oder Harnretention auf.

3.1.6 Ischämie von Rückenmark und Nerven ist eine seltene, aber ernste Komplikation. Hypotension, inadäquat hoher Vasokonstriktorenzusatz, aber auch venöse Stauung vermögen speziell beim Arteriosklerotiker ein A.-spinalis-anterior-Syndrom auszulösen. Sub- und Epiduralhämatome können direkt postoperativ Meningismus bzw. Paraplegie verursachen.

3.1.7 Trauma von Rückenmark und Nerven: Läsionen des Conus medullaris, der Cauda equina oder der Spinalnerven wurden beschrieben. Sensibilitätsstörungen im Bereich des Perineums, Sphinkterinsuffizienz, Paresen, Hyp- und Hyperästhesien an den unteren Extremitäten bilden das klinische Korrelat. Periphere Neuropathien mit bilateraler Ausbreitung sind stets suspekt auf ein Epiduralhämatom.

3.2 Komplikationen nach peripherer Nervenblockade

3.2.1 Pneumothoraces können nach Blockade des Plexus brachialis (supraklavikulär, interskalenär), des Plexus cervicalis, aber auch nach Paravertebral- und Interkostalblock auftreten. Hämatothoraces und akzidentelle Spinalanästhesie werden in der

Tabelle 5. Aufwachraum - mögliche Komplikationen nach Lokalanästhesie

Spinal- oder Periduralanästhesie	Periphere Blockaden
Rückenschmerzen	Pneumothorax, Hämatothorax
Blasenentleerungsstörungen	Parese des N. phrenicus, N. sympathicus, N. recurrens
Kardiovaskuläre und respiratorische Störungen	Nervenläsionen (Trauma, Ischämie, Tox.)
Nausea, Erbrechen. Kältezittern	Aspiration, Sekretretention
Ischämie von Rückenmark, Nerven (Gehirn)	Skelettmuskelschädigung
Trauma von Rückenmark und Nerven	Verletzung von Hohlorganen

Tabelle 6. Ein Vergleich der Hämodynamik nach Spinalanästhesie und Periduralanästhesie (Nach 8)

	Th_{10}		Th_1	
	SPA	PDA	SPA	PDA
Mittlerer arterieller Druck	-10,0 %	+1,5 %	-23,0 %	-14,5 %
Herzzeitvolumen	+ 5,0 %	+6,6 %	-22,0 %	+ 1,6 %
Herzfrequenz	+ 7,1 %	+3,7 %	-14,0 %	+ 3,9 %
Totaler peripherer Widerstand	-10,0 %	-5,0 %	-20,0 %	-20,8 %

Literatur (25) nach supraklavikulärer Plexus-brachialis- und nach Ganglion-stellatum-Blockade angegeben. Aus diesen Gründen empfiehlt NOLTE (18) nach diesen Blockaden eine stationäre Aufnahme für einen Tag mit abschließender Röntgenkontrolle des Thorax.

3.2.2 Paresen des N. phrenicus, N. sympathicus und N. recurrens sind möglich nach supraklavikulärer und interskalenärer Plexus-brachialis-Blockade (12) sowie nach Ausschaltung des Plexus cervicalis und des Ganglion stellatum. Die normalerweise nicht ernstzunehmende unilaterale Phrenikusblockade kann den Lungenvorgeschädigten gefährden. Die einseitige Rekurrensparese erzeugt Heiserkeit, eventuell auch Stridor.

3.2.3 Nervenläsionen durch Nadeltraumatisierung oder intraneurale Injektion sind bekannt (27), über ihre Häufigkeit und Bedeutung gehen die Meinungen jedoch auseinander. Eine Ischämie von Nervenfasern - durch Hämatomkompression oder intraneurale Injektion von Vasokonstriktor - kann isolierte, persistierende Neuropathien auslösen.

3.2.4 Aspiration und Sekretretention durch Ziliendepression sind bis zu ca. 60 min nach Oberflächenanästhesie von Kehlkopf und Tracheobronchialbaum zu befürchten.

3.2.5 Skelettmuskelschädigungen und lokale Irritationen durch Detergenzien, Zinkoxyd und Metallionen sind ebenso harmlos wie der vasokonstriktorbedingte Nachschmerz bei der Infiltrationsanästhesie.

3.2.6 Verletzungen von Hohlorganen, wie z. B. des Ösophagus nach Plexus-cervicalis-Blockade, sind sicher selten.

3.3 Nicht anästhesiebedingte Komplikationen

3.3.1 Nicht bekannte oder nicht genügend beachtete neurologische Grundkrankheiten (Tabelle 7). Sie sind nach Angaben der Literatur (25) oft die wahre Ursache für angeblich anästhesiebedingte Nervenläsionen.

3.3.2 Allergie und Anaphylaktoidie treten seltener als angenommen auf. Bekannt ist die sogenannte Paragruppenallergie bei den Estern. In der postoperativen Phase zu beobachtende Reaktionen haben meist andere Ursachen (Plasmaexpander?, Blut?).

3.3.3 Falsche Lagerung, straffe, nicht gepolsterte Verbände können zu Druckschädigungen von Nerven führen (z. B. N. peronaeus!).

3.3.4 Durch den operativen Eingriff selbst sind Nervendurchtrennungen und Kompressionsschäden (Instrumentar, Hämatome) denkbar.

3.3.5 Psychisches Fehlverhalten, insbesondere in Form von Angst, Depression, Hysterie oder Aggression, führt in der postoperativen Phase gehäuft zu inadäquat gesteigertem Schmerzerlebnis.

Tabelle 7. Nicht anästhesiebedingte Neuropathien

Idiopathische Neuralgie
Infektbedingte Neuropathie
Einklemmungsneuropathie
Postoperative und posttraumatische Neuropathie
Kontrastmittelneuropathie
Tumorbedingte Neuropathie
Polyneuropathie (Diabetes mellitus, Alkohol, Urämie etc.)
Phantomschmerzen

Tabelle 8. Entlassungskriterien nach Regionalanästhesie

Normale Bewußtseinslage
Stabile Kreislaufverhältnisse
Minimum 2-Segment-Regression nach Spinalanästhesie, Periduralanästhesie
Fehlen von Ischämie und Hämatomen nach peripheren Blockaden
Ende der Wirkzeit nach Schleimhautanästhesie
Wiedererlangen der normalen Körpertemperatur

4 Abschließend seien noch in Tabelle 8 die wichtigsten Kriterien für die Entlassung der Patienten nach Lokalanästhesie aus dem Aufwachraum genannt.

Literatur

1. ABOULEISH, E.: Pain control in obstetrics, p. 73. Philadelphia, Toronto: Lippincott 1977

2. BENOWITZ, N.: Clinical applications of the pharmacokinetics of lidocaine. In: Cardiovascular drug therapy (ed. K. L. MELMON). Philadelphia: Davis 1975

3. BENOWITZ, N., FORSYTH, R. P., MELMON, K. L., ROWLAND, M.: Lidocaine disposition kinetics in monkey and man. II: Effects of hemorrhage and sympathomimetic drug administration. Clin. Pharmacol. Ther. 16, 99 (1976)

4. BERGMANN, H.: Die Spinalanästhesie. In: Lokalanästhesie. Klinische Anästhesiologie und Intensivtherapie (eds. F. W. AHNEFELD, H. BERGMANN, C. BURRI, W. DICK, M. HALMAGYI, G. HOSSLI, E. RÜGHEIMER), Bd. 18, p. 118. Berlin, Heidelberg New York: Springer 1978

5. BRIDENBAUGH, Ph. O., KENNEDY, W. F.: Spinal, subarachnoid neural blockade. In: Neural blockade (eds. M. J. COUSINS, Ph. O. BRIDENBAUGH), p. 146. Philadelphia, Toronto: Lippincott 1980

6. BROMAGE, P. R., GERTEL, M.: Brachial plexus anesthesia in chronic renal failure. Anesthesiology 36, 488 (1972)

7. BROWN, W. U., et al.: Newborn blood levels of lidocaine and mepivacaine in the first postnatal day following maternal epidural anesthesia. Anesthesiology 42, 689 (1975)

8. COVINO, B. G.: Cardiovascular effects of spinal and epidural anesthesia. Regional-Anaesthesie 1, 23 (1978)

9. DESMONTS, J. M., et al.: Anesthesia in patients with liver disease. In: Liver, anesthesia and critical care (eds. P. CONSEILLER, J. M. DESMONTS, P. GLASER et al.), p. 215. Excerpta Medica 1980

10. EISELE, J. H., REITAN, J. H.: Scleroderma, Raynauds phenomen and local anesthetics. Anesthesiology 34, 386 (1971)

11. ERIKSON, E., GRANBERG, P. O., ORTENGREN, B.: Über die Nierenausscheidung einiger Lokalanästhetika. Z. prakt. Anästh. 2, 386 (1967)

12. HARLEY, N., GJESSING, J. A.: A critical assessment of supraclavicular brachial plexus block. Anaesthesia 24, 564 (1969)

13. HEINONEN, J., TAKKI, S., JARHO, L.: Plasma lidocaine levels in patients treated with potential inducers of microsomal enzymes. Acta anaesth. scand. 14, 89 (1970)

14. HOLMDAHL, M. H., SJÖGREN, S., STRÖM, G., WRIGHT, B.: Clinical aspects of continuous epidural blockade for postoperative pain relief. Upsala J. med. Sci. 77, 47 (1972)

15. JAFFE, J. E.: Drug addiction and drug abuse. In: The pharmacological basis of therapeutics (eds. L. S. GOODMAN, A. GILMAN), p. 552. New York: Macmillan 1980

16. LUND, P. C.: Principles and practice of spinal anesthesia. Springfield/Ill.: Thomas 1971

17. NOLTE, H.: Physiologie und Pathophysiologie der subarachnoidalen und epiduralen Blockade. Regional-Anaesthesie 1, 3 (1978)

18. NOLTE, H.: Persönliche Mitteilung 1980

19. QUIMBY, C. W.: Influence of blood loss on duration of regional anesthesia. Anesth. Analg. 44, 387 (1965)

20. REIDENBERG, M. M., JAMES, M., DRING, L. G.: The rate of procaine hydrolysis in serum of normal subjects and diseased patients. Clin. Pharmacol. Ther. 13, 279 (1972)

21. ROTH, R. A., RUBIN, R. J.: Role of blood flow in carbon monoxide and hypoxic hypoxia-induced alterations in hexobarbital metabolism in rats. Drug Metab. Dispos. 5, 460 (1976)

22. ROWLAND, M.: Local anesthetic absorption, distribution and elimination. In: Anesthetic uptake and action (ed. E. I. EGER II), p. 349. Baltimore: Williams & Wilkins 1974

23. SIVARAJAN, M., AMORY, D. W., LINDBLOOM, L. E., SCHWETTMANN, R. S.: Systemic and regional blood flow changes during spinal anesthesia in the rhesus monkey. Anesthesiology 43, 78 (1975)

24. SNOW, J. C.: Manual of anesthesia, p. 185. Boston: Little, Brown & Co. 1977

25. SWERDLOW, M.: Complications of local anesthetic neural blockade. In: Neural blockade (eds. M. J. COUSINS, Ph. O. BRIDENBAUGH), p. 526. Philadelphia, Toronto: Lippincott 1980

26. THOMPSON, P., et al.: Lidocaine pharmacokinetics in advanced heart failure, liver disease and renal failure in human. Ann. intern. Med. 78, 499 (1973)

27. WOOLEY, E. J., VANDAM, L. D.: Neurological sequelae of brachial plexus block. Ann. Surg. 149, 53 (1959)

28. ZEPPERNICK, R., MORTON, R., ADRIANI, J.: Factors altering tolerance to the systemic effects of local anesthetics. J. Amer. med. Ass. 196, 582 (1966)

Indikation für zentrale Analeptika und Physostigmin
Von B. Grote

Analeptika sind Substanzen, mit denen wir eine Depression zerebraler Funktionen, besonders von Atmung und Bewußtsein, aufzuheben versuchen. Wahrscheinlich keine andere Stoffgruppe hat in der Medizin so heftige Kontroversen hervorgerufen: Von einigen als wichtige Entdeckung zur Behandlung akuter komatöser Zustände begrüßt, werden sie von den meisten als wertlos und gefährlich, ja toxisch für die gleiche Indikation betrachtet.

Die Geschichte der Analeptika beginnt in den 20er Jahren. Als Folge einer aufblühenden pharmakologischen Industrie kam es zu kritikloser Anwendung und Suizidversuchen mit häufig leicht zugänglichen Präparaten, besonders mit Barbituraten. In dieser Situation war das Interesse an rasch wirkenden, einfachen und möglichst sicheren Antidots groß. Erst durch die Entwicklung intensivmedizinischer Maßnahmen und Einrichtungen haben die Analeptika ihre zentrale Bedeutung in der Behandlung von Intoxikationen durch Überdosierung zentral wirkender Substanzen wieder verloren. Dafür sind mehrere Gründe verantwortlich:

1. Analeptika sind in der Regel unspezifische Stimulanzien des ZNS - die therapeutische, atemstimulierende Dosis liegt für die meisten Substanzen gefährlich nahe bei der konvulsiven Dosis.

2. Die Depression des ZNS durch oder verbunden mit Hypoxie wird durch eine allgemeine Stimulierung mit gesteigertem O_2-Verbrauch unter <u>nicht</u> kontrollierten Bedingungen verstärkt.

3. Bei tiefem Koma sind Analeptika häufig nicht effektiv.

Die Analeptika sind in der Reihenfolge ihrer Synthese in Tabelle 1 zusammengefaßt. Die Substanzen sind oder waren auch in den meisten europäischen und englischsprachigen Ländern einschließlich der USA erhältlich. In der Bundesrepublik Deutschland ist die Hälfte der Analeptika in den letzten Jahren vom Markt verschwunden. Die anderen haben - gemessen an den Verkaufszahlen für 1980 - nur geringe Bedeutung (Zum Vergleich Naloxon (Narcanti): 400.000 Ampullen à 0,4 mg). Bis zur Entdeckung von Nicethamid haben die klassischen ZNS-Stimulanzien Strychnin und Picrotoxin eine gewisse Beachtung gefunden. Da beide Substanzen das ZNS durch eine definierte Wirkung auf hemmende Synapsen erregen, waren und sind sie wichtige Testsubstanzen zur Erforschung von Physiologie (Assoziationsbahnen und inhibitorische Systeme) und Pharmakologie des ZNS. Pentylenetetrazol dient ebenfalls als klassische Testsubstanz bei der Entwicklung von Sedativa und Antikonvulsiva. Lobelin ist ein natürliches Alkaloid aus Tabakblättern und hat ähnliche Wirkungen wie Nikotin, ist aber weniger potent. Alle vier Substanzen haben

Tabelle 1. Intravenös applizierbare Analeptika in der Bundesrepublik Deutschland (Stand 1980). Die Verkaufszahlen beziehen sich auf Angaben der Hersteller. Die Produktion der mit * gekennzeichneten Substanzen (i.v. Form) ist eingestellt

INN	Synthese	Handelsname	Verkauf 1980 BRD (Ampullen)
Bemegrid	1901	Eukraton	30.000 (50 mg) 2.000 (500 mg)
Lobelin *	1915	Lobelin	August 1980 Ø
Pentylenetetrazol *	1924	Cardiazol	Juli 1980 Ø
Nicethamid *	1925	Coramin Cormed	Juli 1980 Ø Läuft aus
Amphetamin	1933	Pervitin	13.200
Amiphenazol	1950	Daptazile	170.000
Prethcamid *	1951	Micoren	119.000 Läuft aus
Ethamivan *	1952	Vandid	Januar 1977 Ø
Doxapram	1964	Dopram	50.000
Fominoben	1973	Noleptan	120.000

keine pharmakologischen Eigenschaften, die therapeutisch auszunutzen sind.

Die Hoffnung, mit Nicethamid und seinen Nachfolgern spezifischere Antagonisten mit größerer therapeutischer Breite zu gewinnen, hat sich für die meisten Analeptika nicht erfüllt. Es ist pharmakologisch interessant, daß zwei Gruppen von Barbituraten gefunden wurden, die starke stimulierende Wirkungen auf das ZNS haben (11, 46). Diese Substanzen können durch die klassischen Barbiturate Phenobarbital und Hexobarbital antagonisiert werden, nicht aber umgekehrt. Fominoben (Noleptan) ist das einzige Analeptikum mit antitussiver Wirkung. HEYMANS und HEYMANS entdeckten 1927 (21) die Bedeutung der peripheren Chemorezeptoren für die Steuerung des medullären Atemzentrums. Einige Jahre später konnten sie zeigen, daß Lobelin diese Chemorezeptoren stimuliert. Der sich daraus ergebende Enthusiasmus für Lobelin wurde durch die starken Nebenwirkungen gedämpft.

Stimulierung der peripheren Chemorezeptoren bei klinischer Dosierung ist nur für Almitrin - eine in Frankreich in den letzten zehn Jahren gut untersuchte Substanz - und Doxapram gesichert. Im Tierversuch ist die Doxapramdosis für die Erregung nichtrespiratorischer Neurone zehnmal höher als die Schwellendosis für die Atemstimulierung (22, 40).

Vergleichende Untersuchungen an Tier und Mensch haben gezeigt, daß Doxapram von allen Analeptika die beste Wirkung auf die

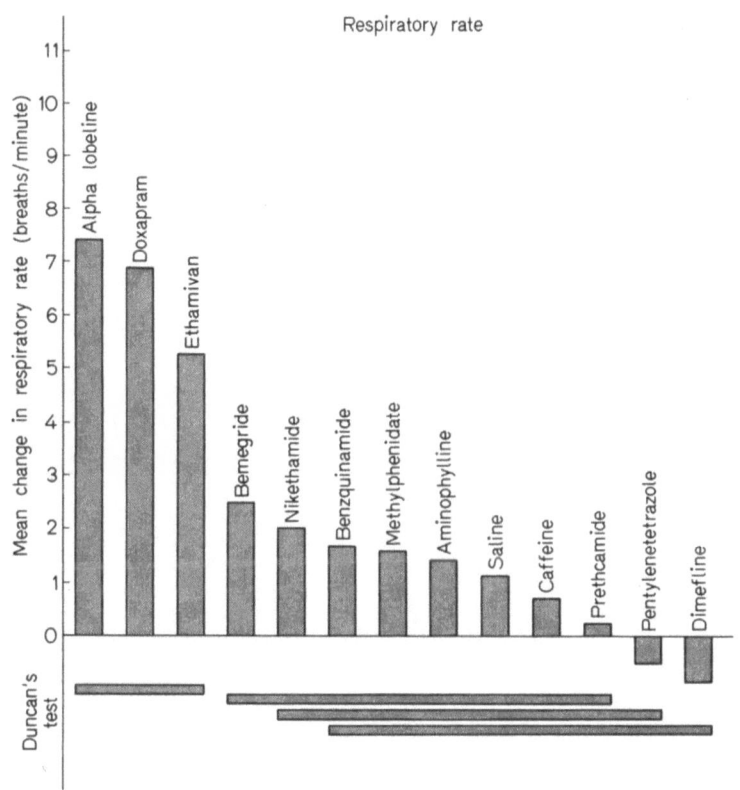

Abb. 1. Atemfrequenz nach verschiedenen Analeptika (<u>48</u>)

Atmung hat und gleichzeitig am wenigsten toxisch ist. Das Verhältnis von therapeutischer zu konvulsiver Dosis beträgt 1 : 70 (<u>14</u>, <u>28</u>, <u>29</u>, <u>48</u>) (Abb. 1 - 4).

Die Analeptika gehören pharmakologisch verschiedenen chemischen Gruppen an. Struktur-Aktivitäts-Beziehungen, die für den Wirkungsmechanismus und die Suche nach möglichst spezifischen Substanzen wichtig sind, sind darum unmöglich aufzustellen. Das Interesse der pharmakologischen Industrie für spezifische und sichere Atemstimulanzien scheint nach der Entwicklung des relativ reinen Morphinantagonisten Naloxon ohnehin gering. Gewisse Aussagen lassen sich trotzdem machen. NEBELTHAU entdeckte 1895, daß durch Alkylierung von Amiden aromatischer oder heterozyklischer Säuren deutliche respiratorische Wirkungen hervorgerufen werden (<u>33</u>). Diese Struktur findet sich bei Ethamivan, Nicethamid und Doxapram (Abb. 5). Der erste Abbauschritt von Doxapram besteht vermutlich im Aufbrechen des Morpholinrings. Dabei entsteht ein Diäthylderivat. Ein Diäthylamidrest ist auch Bestandteil des Propanididmoleküls. Bei diesem Hypnotikum wird die narkotische Wirkung mit einer Hyperventilation eingeleitet.

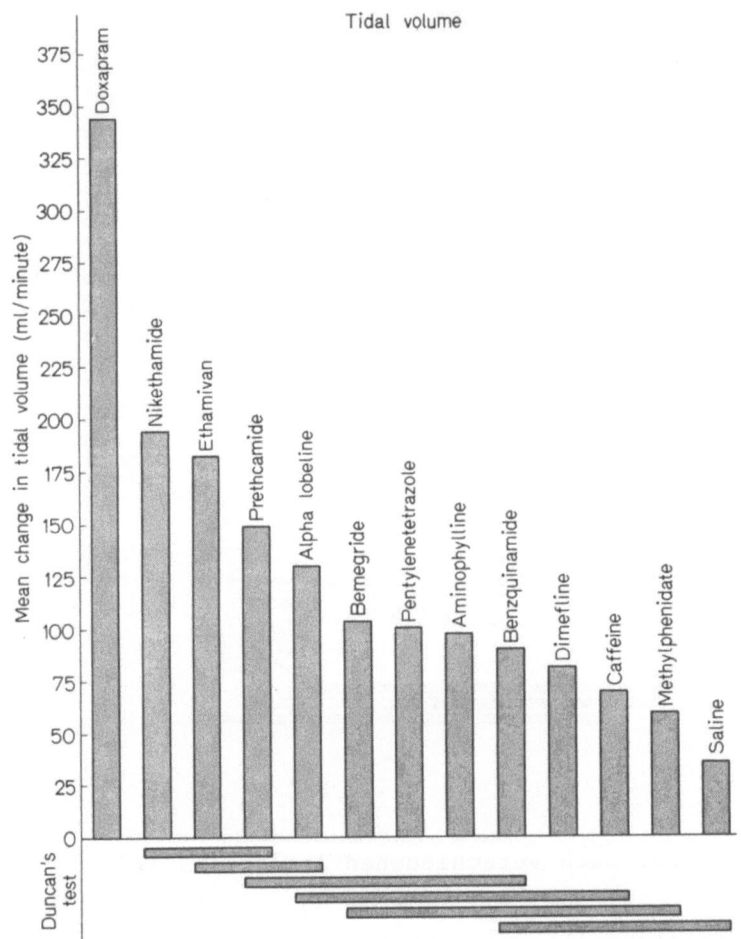

Abb. 2. Atemzugvolumen nach verschiedenen Analeptika (48)

Vielleicht besteht auch ein Zusammenhang mit Diäthyläther, der von allen Inhalationsanästhetika die Atmung am wenigsten beeinträchtigt. Doxapram verursacht - im wesentlichen über eine Zunahme des Atemzugvolumens - eine Steigerung der alveolären Ventilation. Die Atemdepression durch postoperative Morphingabe wird durch Doxapram 1,5 mg/kg und Naloxon 0,4 mg in ungefähr gleichem Ausmaß positiv beeinflußt - gemessen am AMV (19). Nach eigenen Untersuchungen werden die Blutgaswerte nach 0,15 mg/ 70 kg Fentanyl durch 1,0 mg/kg Doxapram nur für 5 - 7 min verbessert (Abb. 6, 7, 8) (18). Nimmt man als Parameter CO_2-Antwortkurven, soll die antagonistische Wirkung auf eine Atemdepression durch Buprenorphin, Pentazocin und Pethidin länger anhalten (15, 34).

Doxapram wird im Körper schnell abgebaut (6). Um die Wirkung zu verlängern, wird Doxapram darum besser als Dauerinfusion angewendet mit einer Infusionsrate von 1,5 - 3 mg/min (8, 13, 20,

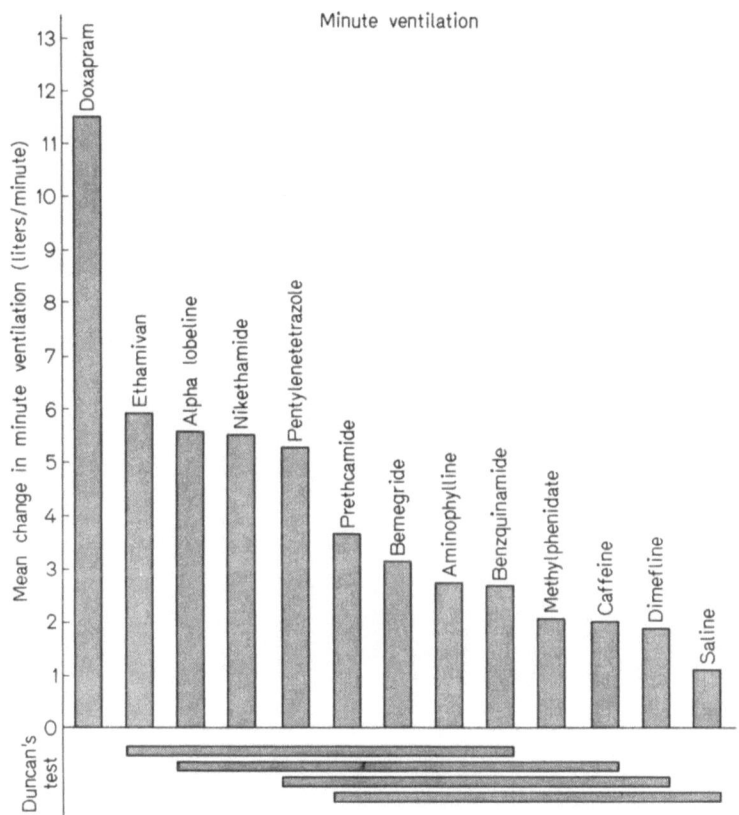

Abb. 3. Atemminutenvolumen nach verschiedenen Analeptika (48)

31). Um konstante Plasmaspiegel zu erhalten, wird ein bestimmtes Infusionsregime mit über die Zeit abnehmenden Dosen empfohlen (8).

Die Schwellendosis für die Erregung respiratorischer Neurone liegt bei 0,05 mg/kg, die effektive respiratorische Wirkung beginnt bei 0,25 mg/kg. Oberhalb von 0,5 mg/kg ist auch eine Aktivierung nichtrespiratorischer Neurone nachweisbar (30). In unseren Versuchen konnten wir nach 1,0 mg/kg Doxapram eine Verzögerung der sedierenden Wirkung von Fentanyl beobachten (Abb. 9). Einige Versuchspersonen erlebten ein Wärmegefühl, das sich vom Kopf über den ganzen Körper ausbreitete, exzessives Schwitzen und allgemeine Unruhe durch zwanghaftes Atmen.

Die Injektion von 1,0 mg/kg führte zu einem signifikanten Anstieg der Herzfrequenz mit mäßiger Zunahme des Blutdruckes (Abb. 10). Diese Kreislaufwirkungen von Doxapram verursachen bei hoher Dosierung (2 mg/kg) einen starken Anstieg des myokardialen O_2-Verbrauchs und des Pulmonalisdruckes (7, 25). Bei Dosen bis 0,5 mg/kg oder Dauerinfusion sind die Effekte nur gering ausgeprägt (30, 31).

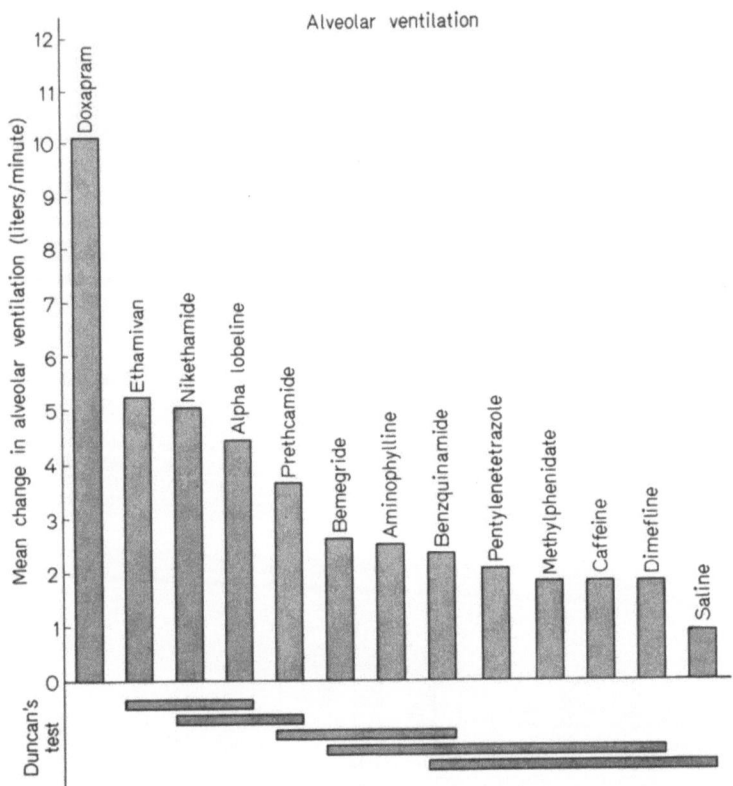

Abb. 4. Alveoläre Ventilation nach verschiedenen Analeptika (<u>48</u>)

Analeptika wurden für die verschiedensten Indikationen vorgeschlagen: Behandlung von Vergiftungserscheinungen durch zentral depressive Substanzen, Reanimation von Neugeborenen, Erzeugen einer pharmakologischen Seufzeratmung zur Vermeidung postoperativer Lungenkomplikationen, Differentialdiagnose einer relaxans- bzw. anästhetikabedingten postnarkotischen Atemdepression, Behandlung einer opiatbedingten Atemdepression, Verkürzung der Aufwachphase, Therapie chronisch ateminsuffizienter Patienten.

Die Mehrzahl der genannten Indikationen erweckt den Eindruck, Anwendungsgebiete für den Einsatz dieser Substanzgruppe retten zu wollen. Sie können durch andere Maßnahmen gleichwertig oder besser ersetzt werden.

Der Stellenwert von Doxapram zur Antagonisierung opiatbedingter Atemdepression läßt sich nicht bestimmen, ohne einen Vergleich mit Naloxon zu ziehen. Untersuchungen der letzten Jahre haben gezeigt, daß die Atemdepression durch Fentanyl mehrere Stunden anhalten kann, die Wirkung von Naloxon also überdauert (Siehe Beiträge LEHMANN/DAUB und KAMP). Naloxon muß nach dem sogenannten Titrationsverfahren gegeben werden, um die Analgesie zu erhalten. Schließlich wurden nach Dosen von 0,2 - 0,4 mg als Einzeldosis erhebliche kardiozirkulatorische Nebenwirkungen

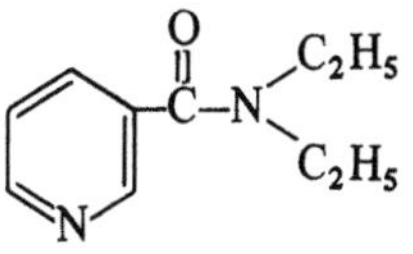

Nicethamid

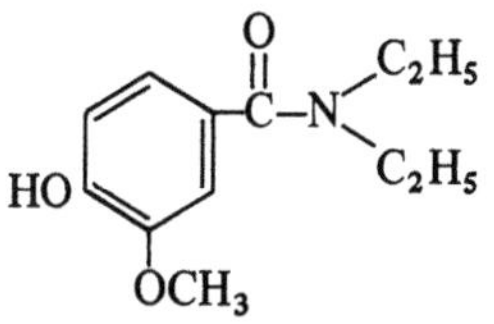

Ethamivan

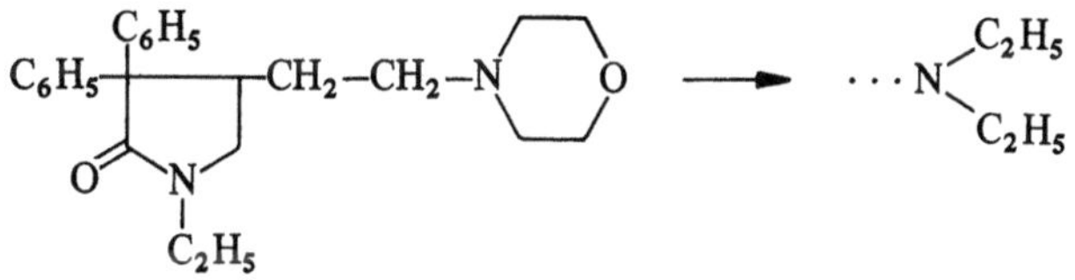

Doxapram

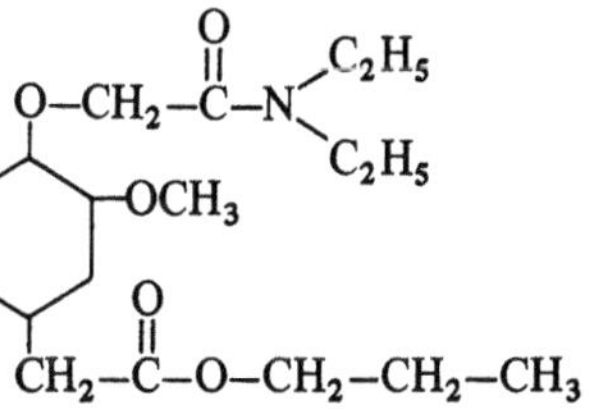

Propanidid

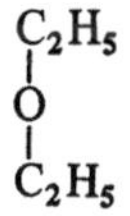

Diäthyläther

Abb. 5. Strukturformel verschiedener Analeptika und Anästhetika

beobachtet (1, 10, 24, 35, 44). Quantitativ gleiche Veränderungen treten auch nach dem Titrationsverfahren auf (36). In einer zur Hälfte retro- und prospektiven Studie gaben PURSCHKE et al. (37) bis zu dreimal 0,1 mg Naloxon im Abstand von 3 min, bis die Atemfrequenz über 10/min anstieg. Obwohl die Analgesie erhalten blieb, traten bei 79 Patienten Blutdrucksteigerungen über 200 mm Hg auf (zwei Drittel aller Patienten mit hypertoner Ausgangslage und 4 % derer mit unauffälliger Anamnese).

Diese Befunde verbieten eine routinemäßige Anwendung von Naloxon ebenso wie sie eine sorgfältige postnarkotische Überwachung gerade nach Gabe von Naloxon fordern. Vom Standpunkt des Aufwandes erscheint es daher genauso praktikabel, opiatbedingte

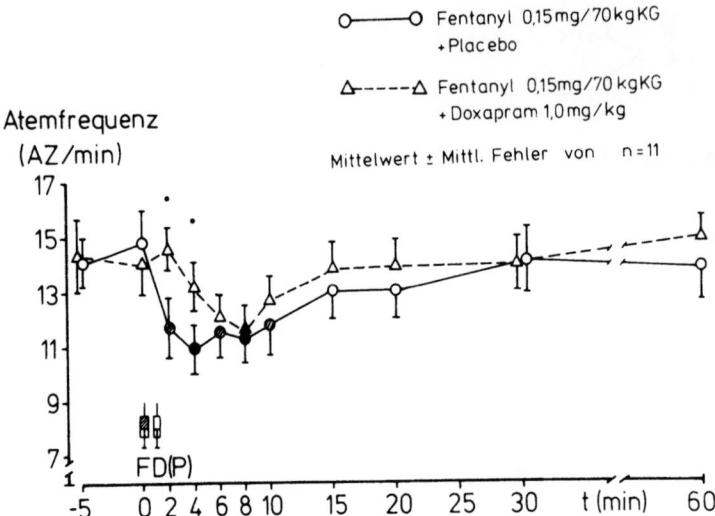

Abb. 6. Atemfrequenz nach Fentanyl und Plazebo bzw. Fentanyl und Doxapram bei 11 Versuchspersonen:
Signifikanz gegenüber Ausgangswert: schraffierte Symbole ($p < 0,05$), schwarze Symbole ($p < 0,01$);
Signifikanz gegenüber Vergleichsgruppe * ($p < 0,05$), ** ($p < 0,01$), *** ($p < 0,001$) (18)

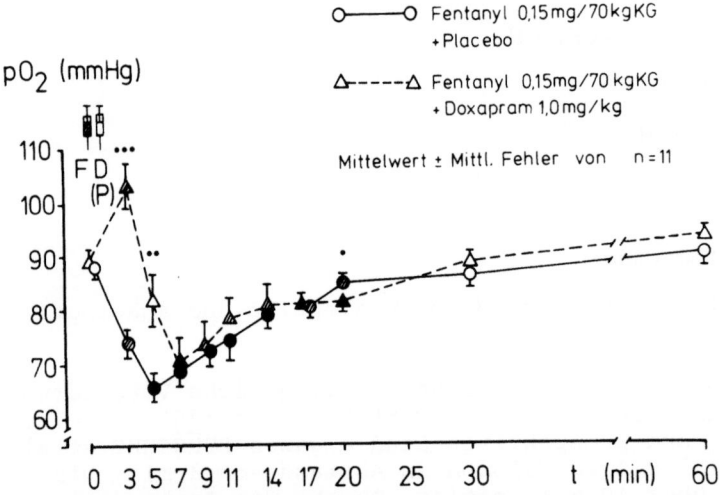

Abb. 7. PaO2 nach Fentanyl und Doxapram (Erklärung der Symbole siehe Legende zu Abb. 6)

Atemdepression mit einer Dauerinfusion von Doxapram - möglichst über einen Infusomaten - zu antagonisieren. Im übrigen hat Doxapram den Vorteil, daß die Analgesie sicher erhalten bleibt (2, 16, 19).

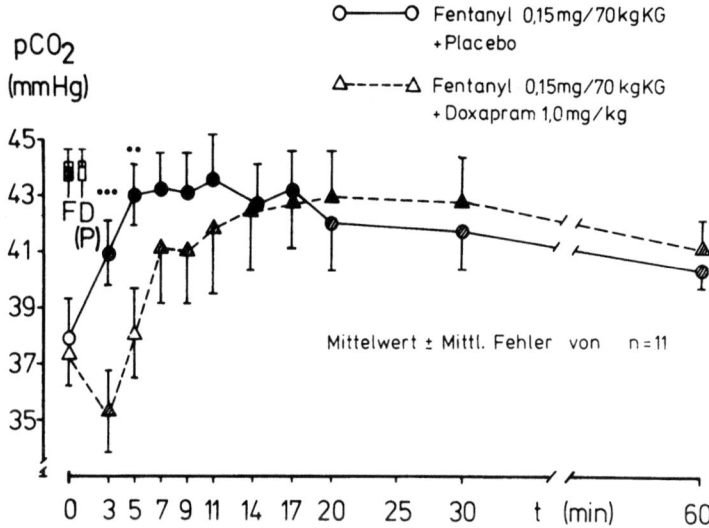

Abb. 8. PaCO$_2$ nach Fentanyl und Doxapram (Erklärung der Symbole siehe Legende zu Abb. 6)

Die größte Zustimmung haben die Analeptika bei der Behandlung der chronischen respiratorischen Insuffizienz gefunden (47). Bei diesen Patienten führt O$_2$-Zufuhr in akuten Situationen zu massivem CO$_2$-Anstieg. In kontrollierten Studien konnte gezeigt werden, daß Doxapram diese Hyperkapnie verhindert und die meist folgenreiche Entscheidung zur Intubation und Beatmung hinausschiebt (32, 38).

Physostigmin

Physostigmin oder Eserin ist ein Alkaloid aus Samen einer Bohnenart in Westafrika. Die Substanz wurde ursprünglich als Zaubergift verwendet und 1840 durch den Sanitätsoffizier Daniell nach England eingeführt. Pharmakologisch handelt es sich um eine tertiäre Anticholinesterase. Die Strukturformel (Abb. 11) wurde 1925 aufgeklärt, die Synthese gelang 1935. Das Stickstoffatom trägt keine positive Ladung - wie Neostigmin und Pyridostigmin - und kann damit die Blut-Hirn-Schranke leicht durchdringen. Unter den Anticholinesterasen hat nur Physostigmin zentrale und periphere cholinomimetische Wirkung.

Die Substanz wurde bereits Mitte des letzten Jahrhunderts zur Behandlung deliranter Zustände benutzt. Sie ist aber kein Antidot für alle akuten Hirnsyndrome. Die beste Wirkung wurde bei der Behandlung des sogenannten anticholinergen Syndroms beobachtet. Der Begriff wurde 1966 durch LONGO geprägt und beschreibt die zentralen und peripheren Intoxikationszeichen durch Belladonnaalkaloide und verwandte Substanzen. Die peripheren Effekte sind Tachykardie, Mydriasis, Gesichtsrötung, herabgesetzte

Mittelwertkurven aus 11 VP

(Fentanyl 0,15 mg/70 kgKG + Doxapram 1 mg/kgKG
bzw. Placebo)

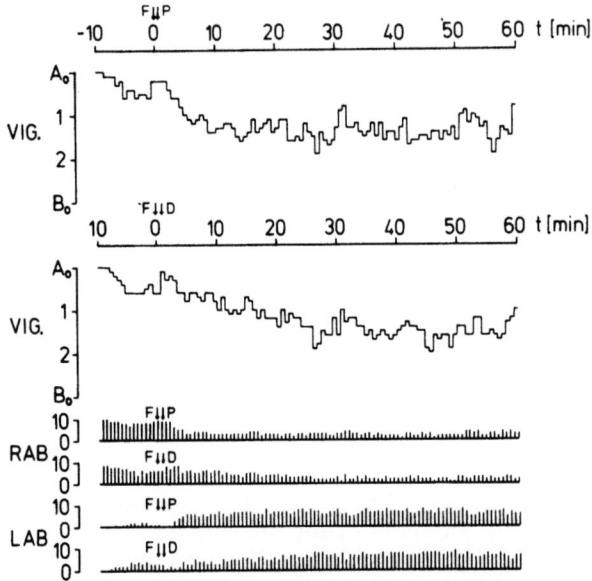

Abb. 9. Mittlerer Vigilanzverlauf (EEG) nach Fentanyl und Plazebo (oben) und Fentanyl und Doxapram (Mitte). Rasche (RAB) und langsame (LAB) Augenbewegungen im unteren Teil der Abbildung. Die geringe Sedierung durch Fentanyl wird durch Doxapram nur unwesentlich verzögert (Keine Signifikanz)

Schleim- und Schweißsekretion, Urinretention und reduzierte Darmmotorik. Die zentralen Symptome umfassen Angst, Hyperaktivität, Desorientierung, Halluzination, Somnolenz bis Delir und Koma. Das Syndrom wird durch eine Reihe von Substanzen mit anticholinergen Eigenschaften hervorgerufen. Dazu gehören Phenothiazine, Antihistaminika, trizyklische Antidepressiva, Antiparkinsonmittel und aus dem engeren Bereich der Anästhesie Atropin und Scopolamin. Der neurogene Transmitter Acetylcholin kann anscheinend nicht nur bei Vergiftungen mit diesen Pharmaka blockiert werden. Bereits nach klinischer Dosierung sind komatöse Zustände möglich. Das Phänomen ist besonders nach Scopolamin bekannt, kann aber auch nach Atropin und Phenothiazinen auftreten. Fallberichte und klinische Studien belegen die schnelle Antagonisierung der zentralen Wirkung durch Physostigmin (9, 12, 17, 23, 27, 42, 43). Atropin in hoher Dosierung verursacht im Tierversuch ein schlafähnliches Muster, das durch Physostigmin aufgehoben wird (5). Außerdem wurde über die Antagonisierung von Thalamonal, Ketamin und Benzodiazepinen berichtet (3, 45). Der Wirkungsmechanismus von Physostigmin bei diesen Substanzen ist nicht klar. Eine unspezifische "analeptische" Wirkung ist in jedem Fall anzunehmen (39). Auf einen interessanten

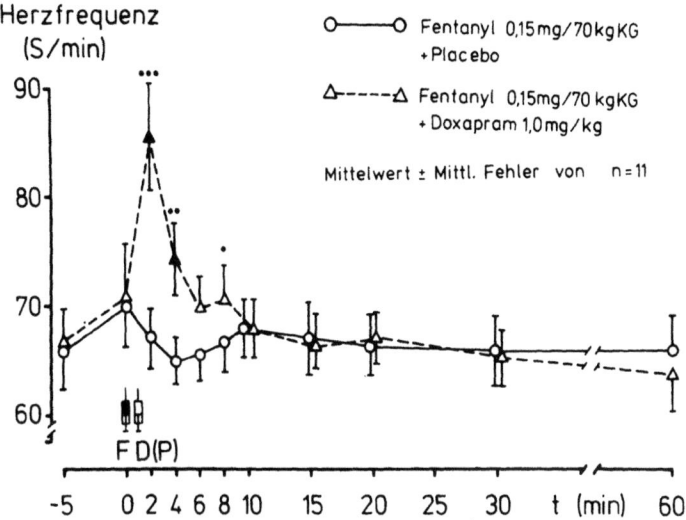

Abb. 10. Herzfrequenz nach Fentanyl und Doxapram (Erklärung der Symbole siehe Legende zu Abb. 6)

PHYSOSTIGMIN

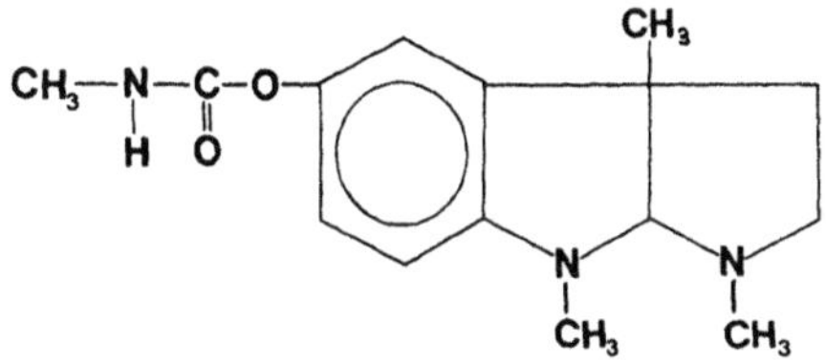

Abb. 11. Strukturformel von Physostigmin

Aspekt haben SCREMIN und SCREMIN (41) hingewiesen: Unter hypoxischen Bedingungen verlängert Physostigmin die Überlebenszeit von Mäusen durch Erhöhung der zerebralen Durchblutung bei gleichzeitiger Abnahme des O_2-Verbrauchs.

Nach Benzodiazepinen kommt es gelegentlich zu protrahierter Somnolenz, die durch Physostigmin rasch aufgehoben wird (4, 26). Wir haben an 12 Versuchspersonen geprüft, ob Physostigmin eine lormetazepambedingte Sedierung aufheben kann. Zum Zeitpunkt der maximalen Sedierung wurden 2 mg Physostigmin injiziert. Die Probanden wachten wenige Minuten später relativ abrupt auf, zum Teil aus tiefen Schlafstadien (Abb. 12). Zum Vergleich ist die Wirkung von 2 mg Lormetazepam (ohne Physostigmin) in Abb. 13 dargestellt. Bei protrahierter tiefer Sedierung durch Benzodiazepine nach klinischer Dosierung (nicht bei Vergiftungen) er-

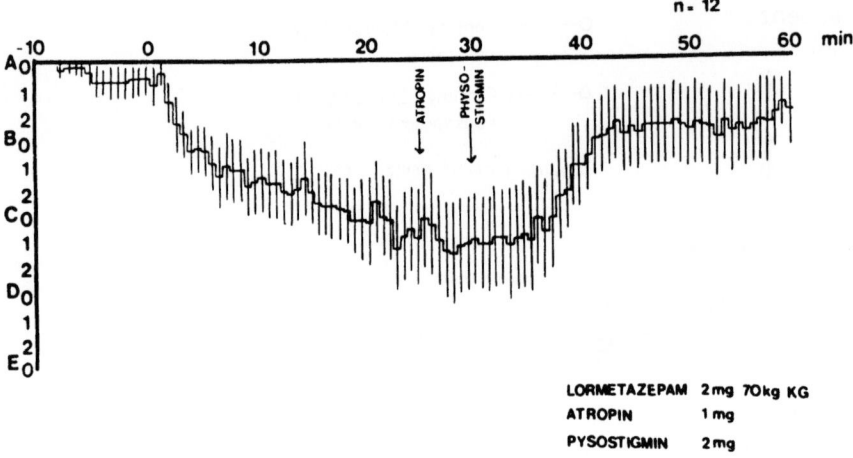

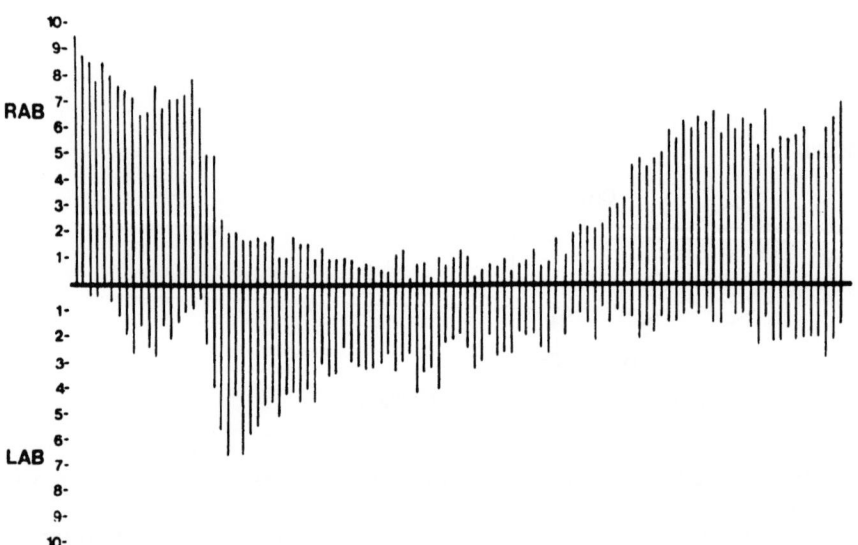

Abb. 12. Mittlere Schlaftiefe mit Standardabweichung (n = 12) nach Lormetazepam 2 mg/70 kg, nach 25 min Atropin 1 mg, nach 30 min Physostigmin 2 mg i.v. (Injektionszeit 60 bzw. 120 s). Die Versuchspersonen werden zwischen der 36. und 42. min wach. Entsprechend Zunahme der raschen Augenbewegungen (RAB) als Ausdruck der erhöhten Vigilanz (Unterer Teil der Abbildung)

scheint daher ein Therapieversuch mit Physostigmin sinnvoll. Wegen der peripheren parasympathischen Nebenwirkung ist die gleichzeitige Gabe von Atropin oder Glykopyrrolat (Robinul) unumgänglich. Glykopyrrolat hat den Vorteil, die Blut-Liquor-Schranke nicht zu durchdringen.

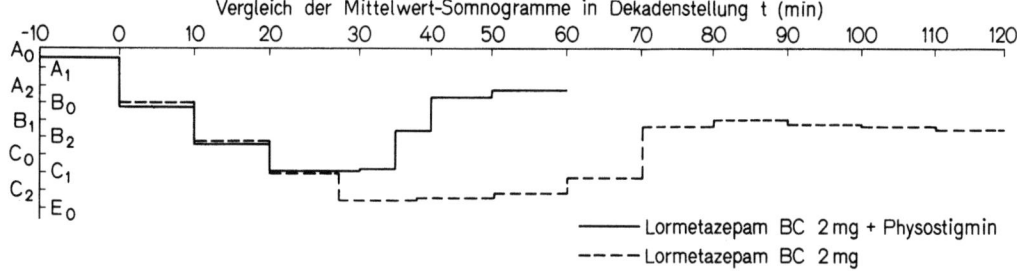

Abb. 13. Vergleich der Mittelwert-Vigilosomnogramme nach Lormetazepam 2 mg/70 kg bzw. Lormetazepam (2 mg) und Physostigmin 2 mg. Jeweils n = 12. Die Schlafstadien aller Versuchspersonen wurden über 10 min zusammengefaßt, abweichend davon in der Lormetazepam-Physostigmin-Gruppe 20. - 32., 32. - 37., 37. - 42., 42. - 50. min

Zusammenfassung

1. Analeptika sind ein typisches Beispiel für den Irrglauben, daß pharmakologisch alles machbar ist, ohne dabei massive Nebenwirkungen zu riskieren.

2. In der Gruppe der Analeptika ist Doxapram die Substanz mit den geringsten Nebenwirkungen. Die praktische Erfahrung zeigt allerdings, daß die Grenzen doch enger gezogen werden müssen, als der therapeutische Index von 1 : 70 vermuten läßt.

3. Klinische Fallberichte und kontrollierte Studien haben ergeben, daß effektive Antagonisierung mit Naloxon erhebliche kardiozirkulatorische Veränderungen hervorrufen kann. Diese bewegen sich meistens im Rahmen der üblichen Effekte nach Narkoseende und Extubation. Da sie aber abrupt auftreten können, kann die mangelnde Adaptationszeit des Körpers zu dramatischen Entgleisungen des Kreislaufs führen.

4. Postoperative Somnolenz und Atemdepression werden für den Patienten schonender durch intensive postnarkotische Überwachung angegangen.

5. Antagonisierung einer opiatbedingten Atemdepression erleichtert das postoperative Monitoring. Sie entbindet nicht von einer qualifizierten Überwachung des Patienten.

6. In bezug auf Aufwand und Nebenwirkungen erscheinen Dauerinfusion mit Doxapram bzw. das Titrationsschema mit Naloxon gleichwertig.

7. In seltenen Fällen tiefer postnarkotischer Somnolenz im Sinne eines anticholinergen Syndroms bzw. überproportionaler

Benzodiazepinwirkung ist ein Therapieversuch mit 2 mg Physostigmin sinnvoll. Wegen der peripheren parasympathischen Nebenwirkung ist die gleichzeitige Gabe von Atropin oder Glykopyrrolat (Robinul) unumgänglich.

Literatur

1. ANDREE, R. A.: Sudden death following naloxone administration. Anesth. Analg. 59, 782 (1980)

2. ARNOLD, F. S., WOOD, W. B., MORROW, D. H., HALEY, J. V.: Clinical effects of respiratory stimulation with doxapram hydrochloride during neuroleptanalgesia for bronchoscopy. Anesth. Analg. 52, 643 (1973)

3. BIDWAI, A. V., CORNELIUS, L. R., STANLEY, T. H.: Reversal of innovar-induced postanesthetic somnolence and disorientation with physostigmine. Anesthesiology 44, 249 (1976)

4. BLITT, C. D., PETTY, W. C.: Reversal of lorazepam delirium by physostigmine. Anesth. Analg. 54, 607 (1975)

5. BRADLEY, P. B., KEY, B. J.: Arousal system of the brain. Brit. J. Pharmacol. Chemother. 14, 340 (1959)

6. BRUCE, R. B., PITTS, J. E., PINCHBECK, F., NEWMAN, J.: Excretion, distribution and metabolism of doxapram hydrochloride. J. med. Chem. 8, 157 (1965)

7. BRÜCKNER, J. B., HESS, W., SCHNEIDER, E., SCHWEICHEL, E.: Kreislaufstimulation durch Doxapram. Anaesthesist 26, 156 (1977)

8. CLEMENTS, J. A., ROBSON, R. H., PRESCOTT, L. F.: The disposition of intravenous doxapram in man. Europ. J. clin. Pharmacol. 16, 411 (1979)

9. CROWELL, E. B., KETCHUM, J. S.: The treatment of scopolamine-induced delirium with physostigmine. Clin. Pharmacol. Ther. 8, 409 (1966)

10. DESMONTS, J. M., BOHM, G., COUDERC, E.: Hemodynamic responses to low doses of naloxone after narcotic-nitrous oxide anesthesia. Anesthesiology 49, 12 (1978)

11. DOMINO, E. F., FOX, K. E., BRODY, T. M.: Pharmacological actions of a convulsant barbiturate (sodium 5-ethyl-5-(1,3-dimethylbutyl) barbiturate). I. Stimulant and depressant effects. J. Pharmacol. exp. Ther. 114, 473 (1955)

12. ECKSTEIN, K. L., VICENTE-ECKSTEIN, A.: Fallbericht zur zentralen Wirkung von Physostigmin. Anaesthesist 29, 376 (1980)

13. FUJITA, T., OGAWA, R., UJIIYE, A., TAKEDA, T.: Metabolism of doxapram HCl in volunteers. Jap. J. Anesth. 23, 424 (1974)

14. FUNDERBIRK, W. H., ALPHIN, R. S.: Electrical changes in the CNS produced by a new respiratory stimulant, AHR 619. Fed. Proc. 21, 324 (1962)

15. GASSER, J. C., WELDON-BELLVILLE, J.: The respiratory effect of doxapram and pentazocine and their interaction. Anaesthesist 24, 526 (1975)

16. GIRWAN, C. B., DUNDEE, J. W.: Alterations in response to somatic pain associated with anaesthesia. XXIII. Further study of naloxone. Brit. J. Anaesth. 48, 463 (1976)

17. GREENE, L. T.: Physostigmine treatment of anticholinergic-drug depression in postoperative patients. Anesth. Analg. 50, 222 (1971)

18. GROTE, B., KUGLER, J., GUTZEIT, M., DOENICKE, A.: Einfluß von Doxapram auf eine fentanylinduzierte Atemdepression beim Menschen. Anaesthesist 27, 287 (1978)

19. GUPTA, P. K., DUNDEE, J. W.: Morphine combined with doxapram or naloxone. Anaesthesia 29, 33 (1974)

20. GUPTA, P. K., DUNDEE, J. W.: The effect of an infusion of doxapram on morphine analgesia. Anaesthesia 29, 40 (1974)

21. HEYMANS, J. F., HEYMANS, C.: Sur les modifications directes et sur la regulation reflexe de l'activité du centre respiratoire du chien. Arch. int. Pharmacodyn. 33, 273 (1927)

22. HIRSCH, K., WANG, S. C.: Selective respiratory stimulating action of doxapram compared to pentylenetetrazol. J. Pharmacol. exp. Ther. 189, 1 (1974)

23. HOLZGRAFE, R. E., VONDRELL, J. J., MINTZ, S. M.: Reversal of postoperative reactions to scopolamine with physostigmine. Anesth. Analg. 52, 921 (1973)

24. HUSE, K., HARTUNG, E., NADJABABI, M. H.: Wirkungen von Naloxone (Narcanti) auf Kreislauf und Atmung nach Neurolept-Anaesthesie für neurochirurgische Operationen. Anaesthesist 23, 493 (1974)

25. KIM, S. I., WINNIE, A. P., CAREY, S., SHOEMAKER, W. C.: Use of doxapram in the critically ill patient: does increased oxygen consumption reflect an oxygen dividend or an debt? Crit. Care Med. 1, 252 (1973)

26. LARSON, G. F., HURLBERT, B. J., WINGARD, D. W.: Physostigmine reversal of diazepam-induced depression. Anesth. Analg. 56, 348 (1977)

27. LEE, J.-H., TURNDORF, H., POPPERS, P. J.: Physostigmine reversal of antihistamine-induced excitement and depression. Anesthesiology 43, 683 (1975)

28. LESZCZYNSKI, S. O., EDWARDS, G.: The toxicity of five respiratory stimulants. A comparative study. Clinical trials Journal (London) 2, 320 (1970)

29. LUSCOMBE, D. K., NICHOLLS, P. J.: Relationship between respiratory stimulant and convulsant activity of doxapram hydrochloride in conscious animals. Pharmacol. Res. Commun. 3, 369 (1971)

30. MILLER, M. J., FIEDLER, H. T.: Pharmacologic effects of doxapram in the awake human. J. Amer. Geriat. Soc. 13, 160 (1965)

31. MIYAZAKI, M., OGLI, K., NIOKA, S., TANAKA, Y., YOKONO, S., YODA, K., TSUKAWAKI, Y.: Studies on the use of chemical respirogenetic doxapram in clinical anesthesia. Med. J. Osaka Univ. 28, 111 (1977)

32. MOSER, K. M., LUCHSINGER, P. C., ADAMSON, J. S., McMAHON, S. M., SCHLUETER, D. P., SPIRACK, M., WEG, J. G.: Respiratory stimulation with intravenous doxapram in respiratory failure. New Engl. J. Med. 288, 427 (1973)

33. NEBELTHAU, E.: Über die Wirkungsweise einiger aromatischer Amide und ihre Beeinflussung durch Einführung der Methyl- oder Aethylgruppe. Naunyn-Schmiedeberg's Arch. exp. path. Pharmacol. 36, 451 (1895)

34. ORWIN, J. M.: The effect of doxapram on buprenorphine induced respiratory depression. Acta anaesth. belg. 28, 93 (1977)

35. PATSCHKE, D., EBERLEIN, H. J., HESS, W., TARNOW, G., ZIMMERMANN, G.: Antagonism of morphine with naloxone in dogs: cardiovascular effects with special reference to the coronary circulation. Brit. J. Anaesth. 49, 525 (1977)

36. PIEPENBROCK, S., HEMPELMANN, G., PETERS, H.: Veränderungen der Hämodynamik, der Herzinotropie und des myokardialen Sauerstoffverbrauchs nach Antagonisierung von hohen Dosen Fentanyl mit Naloxone. Prakt. Anästh. 12, 275 (1977)

37. PURSCHKE, R., MANGOS, A., DIMAKOS, I., SCHEMMAN, D.: Komplikationen nach Naloxon. Vortrag Zentraleuropäischer Anaesthesiekongreß. Innsbruck 1979

38. RIORDAN, J. F., SILLETT, R. W., McNICOL, M. W.: A controlled trial of doxapram in acute respiratory failure. Brit. J. Dis. Chest 69, 57 (1975)

39. ROY, R. C., STULLKEN, E. H.: EEG arousal by doxapram, naloxone and physostigmine. Anesthesiology 51, 47 (1979)

40. SCOTT, R. M., WHITWAM, J. G., CHAKRABARTI, M. K.: Evidence of a role for the peripheral chemoreceptors in the ventilatory response to doxapram in man. Brit. J. Anaesth. 49, 227 (1977)

41. SCREMIN, A. M. E., SCREMIN, O. U.: Physostigmine-induced cerebral protection against hypoxia. Stroke 10, 142 (1979)

42. SMILER, B. G., BARTHOLOMEW, E. G., SIVAK, B. J., ALEXANDER, G. D., BROWN, E. M.: Physostigmine reversal of scopolamine delirium in obstetric patients. Amer. J. Obstet. Gynec. 116, 326 (1973)

43. SMITH, D. S., ORKIN, F. K., GARDNER, S. M., ZAKEOSIAN, G.: Prolonged sedation in the elderly after intraoperative atropine administration. Anesthesiology 51, 348 (1979)

44. STEIB, A., POTTECHER, T., SCHOEFFLER, P.: Réversion de l'anesthésie analgésique par la naloxone. Répercussions hémodynamiques, gazométriques et cliniques. Cahiers d'Anesthésiologie 28, 955 (1980)

45. TORO-MATOS, A., RENDON-PLATAS, A., AVILA-VALDEZ, E., VILLARREAL-GUZMAN, R.: Physostigmine antagonizes ketamine. Anesth. Analg. 59, 764 (1980)

46. VELLUZ, L., JEQUIER, R., TEODORN, C., PLOTKA, C., MATTHIEU, J.: Analeptiques repiratoires en série barbiturique. IV. Activité particulière de l'acide 5-(γ,γ-cyclopentaméthylène-allyl) 5-éthyl barbiturique. Ann. pharm. franç. 9, 292 (1951)

47. WANG, S. C., WARD, J. W.: Analeptics. Pharmac. Ther. B. 3, 123 (1977)

48. WINNIE, A. P.: Chemical respirogenesis: a comparative study. Acta anaesth. scand., Suppl. 51, (1973)

Medikamentöse Interaktionen in der Aufwachphase

Von R. Dennhardt

Während der Aufwachphase kommt es zum Zusammentreffen verschiedenster pathophysiologischer und pharmakologischer Einflüsse. Veränderungen der Kreislaufreaktion, Zunahme oder Abnahme der Durchblutung einzelner Organe und Veränderungen der Größe der Flüssigkeitskompartimente beeinflussen das pharmakokinetische Verhalten der im Umfeld der Narkose applizierten Pharmaka. Unterschiedliche Medikamente treffen an Rezeptoren zusammen und vermögen additive, synergistische, potenzierende oder antagonistische Wirkungen hervorzurufen.

Die Letalität durch pharmakologische Interaktionen im Bereich der gesamten Medizin wird mit 1 % bis 1 o/oo angegeben; sie soll bei Frauen häufiger auftreten (16).

Die Zahl der in der prä-, intra- und postoperativen Phase eingesetzten Pharmaka nimmt stetig zu; zur Durchführung einer Narkose wird viel, vielleicht allzuviel, kombiniert. Werden diese Medikamente dann unkritisch ohne Berücksichtigung pharmakokinetischer bzw. pharmakodynamischer Daten gegeben, so sind medikamentös bedingte Komplikationen voraussehbar. Die Gefahr von Interaktionen ist besonders bei denjenigen Pharmaka gegeben, die eine geringe therapeutische Breite und zudem eine steile Dosis-Wirkungs-Kurve aufweisen.

Der präoperative Besuch bei den Patienten zeigt uns allzuhäufig, daß verschiedene Pharmaka unterschiedlichster Potenz eingenommen werden. Diese Medikamente modulieren die Reaktion des Patienten auf die Anästhesie wie auch die Wirkung derjenigen Pharmaka, die intra- oder postoperativ gegeben werden.

Medikamentenwechselwirkungen werden von uns häufig genug für die Führung der Narkose ausgenutzt: Es ergeben sich voraussehbare Reaktionen bzw. Interaktionen. Im Idealfall wirkt die applizierte Substanz nur am gewünschten Ort und führt zu gewünschten Wirkungen.

Die experimentellen und klinischen Ergebnisse medikamentöser Interaktionen für den Bereich der Anästhesie und Intensivmedizin sind noch dünn gesät. Es werden jedoch zunehmend die Möglichkeiten von Wechselbeziehungen im Umfeld der Narkose diskutiert. Wirkungen und Nebenwirkungen von Medikamenten sind abhängig von der biologischen Verfügbarkeit; darunter sind das Ausmaß und die Geschwindigkeit zu verstehen, mit der der Wirkstoff aus der pharmazeutischen Form im Organismus verfügbar wird. Als nächste Phase schließt sich die Verteilung des Medikaments in den verschiedenen Flüssigkeitskompartimenten des Organismus an, und schließlich beeinflussen Elimination und Metabolismus die Wirkung des Pharmakons. Die freie Substratkonzentration im

Tabelle 1. Pharmakawechselwirkungen

- Chemische bzw. physikalische Interaktionen
- Beeinflussung der Zellrezeptorenbindung
- Beeinflussung der Aktivität der mikrosomalen Leberenzyme
- Beeinflussung der Bioverfügbarkeit
- Beeinflussung der interkompartimentellen Verteilung
- Beeinflussung und Konkurrenz an der Plasmaeiweißbindung

Plasma steht mit dem Wirkort in einer ganz bestimmten quantitativen Medikament-Rezeptor-Interaktion. Die Pharmaka werden spezifisch an Zellmembranen oder Zellrezeptoren gebunden. Die dadurch induzierten Konformationsänderungen der Proteinstrukturen bedingen die Wirkungen und/oder Nebenwirkungen. Für den anästhesiologischen Bereich müssen folgende Interaktionsmöglichkeiten berücksichtigt werden (Tabelle 1): Die Inkompatibilität von Medikamenten in Infusionslösungen weist darauf hin, daß direkte chemische oder physikalische Interaktionen zu berücksichtigen sind; die Aufhebung der Heparinwirkung durch Protamin ist beispielsweise eine direkte chemische Wirkung.

Plasmaeiweißbindung

Der Stofftransport an den Wirkort wird durch Bindung an Plasmaeiweiße bestimmt. Die in der Regel an Albumin gebundenen Pharmaka stehen in einem dynamischen Gleichgewicht mit dem freien Anteil im Plasma, wobei nur letzterer für die pharmakologische wie auch therapeutische Wirkung verantwortlich ist. Die Bindung ist abhängig von
a) der Albuminkonzentration im Blut,
b) der Affinitätskonstanten des betreffenden Medikaments an die Eiweiße,
c) von der Gesamtkonzentration des Medikaments.

Beispielhaft seien einige Medikamente erwähnt, die eine Plasmaeiweißbindung von > 90 % haben: Dicumarol, Furosemid, Propranolol, Digitoxin, Diazepam, Bupivacain usw.

Die Proteinbindung hat ihre wesentliche Bedeutung bei der ersten Passage, z. B. bezüglich auftretender Nebenwirkungen. Wird eine geringe Albuminkonzentration im Blut nicht berücksichtigt, so kann beispielhaft die Gabe von Diphenylhydantoin zu Intoxikationserscheinungen führen. Alle Pharmaka mit einer hohen Plasmaeiweißbindung treten an diesen Albuminen in Konkurrenz und können sich entsprechend untereinander verdrängen. Es kommt zu einem Anstieg in der Aktivität einer freigesetzten Droge. Durch Erhöhung der Konzentration kann sich die Ausscheidung in der Folgezeit erhöhen und damit die Halbwertszeit vermindern. Diese Verdrängungsreaktionen können vernachlässigt werden, wenn sich das Medikament auch an Gewebeproteine bindet; diese Pharmaka haben typischerweise ein großes Verteilungsvolumen (> 1 l/kg).

Von besonderer Bedeutung sind die Interaktionen an Zellmembranen und Zellrezeptoren, vor allem in verschiedenen Regionen des Nervensystems.

Antibiotika und Muskelendplatte

Von zahlreichen Antibiotika ist bekannt, daß sie die Erregungsübertragung im Bereich der Muskelendplatte beeinflussen. Diese Wirkung ist zunächst als "kurareartig" bezeichnet worden, doch läßt alleine die Tatsache, daß keine einheitliche antagonistische Wirkung festzustellen ist, unterschiedliche Wirkmechanismen vermuten. Das Streptomycin war die erste Substanz, bei der eine Beeinflussung der neuromuskulären Übertragung beobachtet wurde. Diese Beobachtungen konnten in der Zwischenzeit auf die verschiedensten Antibiotika ausgedehnt werden, die in Tabelle 2 aufgelistet sind. Die aufgeführten Antibiotika zeigen eine muskelrelaxierende Wirkung, die 100- bis 10.000fach schwächer als diejenige von Kurare ist. Während Polymyxin und Neomycin die neuromuskuläre Aktivität sehr deutlich beeinflussen (13), ist diese bei Penicillin und Cephalosporin nicht zu beobachten. Allerdings verstärken die Antibiotika die durch nichtdepolarisierende Relaxanzien ausgelöste Blockade. Besonders die Antibiotika der Aminoglykosidgruppe vermögen die Relaxierung erheblich zu verstärken (18); ihre Wirkung wird ähnlich der der kompetitiven Muskelrelaxanzien beschrieben. Die Beobachtung, daß sich der durch Antibiotika hervorgerufene neuromuskuläre Block schlecht oder gar nicht durch Cholinesterasehemmer aufheben läßt, andererseits jedoch die Gabe von Kalzium antagonistisch wirkt, führte zur Annahme, daß die Kalziumionen von den Antibiotika als Komplexe abgefangen werden und somit für die Auslösung der Erregungsübertragung nicht mehr zur Verfügung stehen. Diese Annahme muß jedoch als unbewiesen angesehen werden, da die Messung des ionisierten Kalziums keine Veränderungen ergab. Vielmehr scheinen die Aminoglykoside einen magnesiumartigen Effekt auf die präsynaptische Region auszuüben; die Freisetzung von Acetylcholin aus den präsynaptischen Vesikeln wird vermindert. Nach den Untersuchungen von BRAZIL und Mitarbeitern (3) vermindern die Aminoglykosidantibiotika außerdem die Empfindlichkeit der motorischen Endplatte für Acetylcholin. So ist es verständlich, daß schon geringe Mengen eines kompetitiven Blockers unter diesen Umständen zu einer erheblichen Verstärkung der muskelrelaxierenden Wirkung führen.

Tabelle 2. Antibiotika mit nachgewiesener neuromuskulärer Wirkung

---

Polymyxin B
Streptomycin
Neomycin
Gentamycin
Amikacin
Tobramycin
Lincomycin
Tetracyclin

Für Tetracycline scheint bewiesen zu sein, daß die neuromuskuläre Übertragung durch Abfangen der Kalziumionen in Form von Chelaten behindert wird.

Die Gruppe der Polypeptidantibiotika vermindert die neuromuskuläre Übertragung einmal durch eine nicht genauer zu definierende Blockade der postsynaptischen Membran, zum anderen durch eine den Lokalanästhetika ähnliche Wirkung auf die neuronale Impulsleitung (22).

Die prä- und intraoperative Gabe von Antibiotika führt in der Regel zu einer Verlängerung der Muskelrelaxation des Patienten. Wie gefährlich diese kombinierte Wirkung von Antibiotika und nichtdepolarisierenden Muskelrelaxanzien in der unmittelbaren postoperativen Phase sein kann, zeigt ein Bericht von WATERMAN und SMITH (20) nach Applikation von Tobramycin.

Bei der Beurteilung der additiven Wirkung von Antibiotika sollte der Anästhesist daran denken, daß eine ausreichende Spontanatmung dann bereits zu verzeichnen ist, wenn noch 75 - 80 % der Rezeptoren besetzt sind. Dies bedeutet, daß die sonst vorhandene außerordentliche Sicherheitsbreite der neuromuskulären Übertragung nicht mehr gegeben ist, das Antibiotikum den Anteil der blockierten Rezeptoren erhöht und damit Insuffizienzerscheinungen offenkundig werden.

Die unzureichende Kenntnis über Interaktionen von Muskelrelaxanzien und Antibiotika bei der neuromuskulären Übertragung bedingt, daß auch kein zuverlässiges therapeutisches Konzept vorgelegt werden kann. Die durch Aminoglykoside hervorgerufene muskuläre Blockierung kann nicht durch Anticholinesterase aufgehoben werden, allenfalls durch Kalziumgaben. Bei Polymyxin führen Cholinesterasehemmer sogar zu einer verstärkten Wirkung. Eine interessante und wirkungsvolle Substanz scheint in dieser Hinsicht das 4-Aminopyridin zu sein, das von einigen Autoren (1, 14) erfolgreich angewendet werden konnte. Diese Substanz scheint über eine Erhöhung des Kalziuminflux an der präsynaptischen Membran zu wirken; 4-Aminopyridin zeigt außerdem eine synergistische Wirkung mit den Anticholinesterasen.

Das kinetische Verhalten der Relaxanzien weist auf ein viertes Kompartiment (saure Mucopolysaccharide, Leberlysosomen) (19) hin, aus dem es in unterschiedlichem Maße zu Rückverteilungen kommen kann: Bei niereninsuffizienten Patienten wurde von MILLER und Mitarbeitern berichtet, daß unter Furosemidgabe eine verstärkte Wirkung der Relaxanzien eintritt (14).

Eine Reihe weiterer Pharmaka vermag die Empfindlichkeit der neuromuskulären Endplatte zu verändern. Neben den bereits besprochenen Antibiotika gehören hierzu die Inhalationsanästhetika. Sie vermindern ebenfalls die Acetylcholinfreisetzung, eventuell auch die Empfindlichkeit der postsynaptischen Membran. Hierbei zeigt Enfluran die deutlichste Wirkung (21). In Tabelle 3 sind weitere Medikamente bzw. Pharmakagruppen aufgeführt, die zu Interaktionen mit der Wirkung von Muskelrelaxanzien führen können. Es werden an den ACh-Rezeptoren weitere Bindungsstellen

Tabelle 3. Pharmaka, die die Wirkung nichtdepolarisierender
Muskelrelaxanzien verstärken bzw. vermindern

Halothan
Enfluran
Methoxyfluran
Propranolol
MAO-Hemmer   ⇧
Furosemid
Nitroglycerin
Lokalanästhetika
Barbiturate

Kortikosteroide
4-Aminopyridin
Neostigmin   ⇩
Pyridostigmin
Edrophonium

---

für möglich gehalten, an denen die aufgeführten Pharmaka eine
allosterische Hemmung hervorrufen (12) und zu einer Blockierung
der Ionenkanäle führen.

Aus tierexperimentellen Untersuchungen kann abgeleitet werden,
daß einige Pharmaka (z. B. Furosemid) außerdem die Acetylcholinfreisetzung durch Hemmung des zyklischen AMP reduzieren.

Die Erregungsleitung und -bildung ist abhängig von den ionalen
Konzentrationen im intra- und extrazellulären Milieu. So ist
es verständlich, daß eine verminderte extrazelluläre Kaliumkonzentration zu einer Verstärkung der Wirkung der Muskelrelaxanzien führt. Die Bedeutung des Kalziums für die präsynaptische Transmitterfreisetzung ist im Vorangegangenen geschildert
worden. Seine Bedeutung für den Kontraktionsvorgang der Muskel-
zelle darf als bekannt vorausgesetzt werden. Inwieweit eine von
der Kalziumaktivität abhängige graduelle Veränderung der neuromuskulären Übertragung abzuleiten ist, ist unbekannt. Magnesium
in hohen Konzentrationen vermag dem Kalzium entgegengesetzte
Wirkungen hervorzurufen.

Depolarisierende Relaxanzien können durch die Gabe von Pharmaka, die als Cholinesterasehemmer wirken, in ihrer Wirkung beeinflußt werden. Ecothiopatjodid - zur Glaukombehandlung angewendet - wird bei lokaler Applikation in den Konjunktivalsack
in ausreichender Menge absorbiert und führt zu einem erheblichen Abfall der Cholinesteraseaktivität. Weitere Pharmaka, die
eine Anticholinesterasewirkung entfalten, sind: Chlorpromazin,
Kontrazeptiva, Propanidid, MAO-Hemmer, Zytostatika etc. Interessanterweise führt auch Pancuronium zu einer deutlichen Hemmung der Pseudocholinesterase (17).

Durch Änderungen im Säuren-Basen-Haushalt wird der Ionisationsgrad beeinflußt und damit auch das Ausmaß der Proteinbindung
verschiedener Pharmaka. Außerdem kann z. B. eine Azidose zu

strukturellen Veränderungen einzelner Medikamente führen (d-Tubocurarin).

Da die meisten Pharmaka als schwache Säuren oder Basen vorliegen, wird ihr dissoziierter bzw. undissoziierter Anteil durch die aktuellen Verhältnisse des Säuren-Basen-Haushalts beeinflußt. Damit ändert sich zwangsläufig der lipoidlösliche Anteil, der die Zellmembranen passieren kann.

Eine Azidose in der Aufwachphase kann bei schwachen Basen (z. B. Fentanyl) zu Rückverteilungen und gegebenenfalls Rebound-Phänomenen führen. Durch azidotische oder alkalotische Stoffwechsellagen werden die Aktivitäten der Elektrolyte und ihre interkompartimentelle Umverteilung beeinflußt. Auf die Bedeutung für Pharmakawirkungen sei an dieser Stelle nochmals hingewiesen.

Leberspezifische Interaktionen

Die Leber stellt einen Ort wesentlicher Wechselwirkungen zwischen verschiedensten Pharmaka dar. So kann nicht nur das für die Induktion verantwortliche Medikament beschleunigt abgebaut werden, sondern führt auch zu einer rascheren Biotransformation anderer Pharmaka. Inhalationsanästhetika belasten die Kapazität hepatischer Enzymsysteme, so daß der Abbau verschiedenster Pharmaka, die intra- oder postoperativ gegeben werden, deutlich beeinflußt wird. Je nach betrachtetem Substrat ergeben sich daraus unterschiedliche Verhaltensweisen.

Der Einfluß auf den Fremdstoffabbau beim Menschen ist schwierig zu beurteilen, weil neben der Beeinflussung spezifischer Enzymsysteme auch Änderungen von Verteilungsvolumen, Plasmaeiweißbindungen und Leberdurchblutungsänderungen unter der Narkose auftreten. Wird einerseits die N-Demethylierung von Aminopyrin unter dem Einfluß von Halothan deutlich gehemmt, so wird der Stoffwechsel eines anderen Substrats, nämlich des Anilins, in Gegenwart von Inhalationsanästhetika sogar beschleunigt (4). Als Beispiel ist das Verhalten der Bupivacainelimination in Abb. 1 dargestellt (8).

Inhalationsnarkotika beeinflussen den Abbau von Ketamin, so daß ein verzögertes Erwachen zu beobachten ist.

Neben der enzymorientierten Beeinflussung der Arzneimittelelimination über die Leber können für einige Medikamente Störungen der Elimination durch Veränderung der Durchblutung hervorgerufen werden. Beispiele hierfür sind Lidocain, Propranolol und Meperidin (2). Die Elimination kann weiterhin durch die Kapazität der Leberzellen begrenzt werden. Dies alles weist darauf hin, daß die Biotransformation - auch der in der Anästhesie gebräuchlichen Pharmaka - auf sehr differentem Weg erfolgen kann.

Folgende Medikamentengruppen führen zu einer Enzyminduktion: Hypnotika, Antikonvulsiva, chronischer Alkoholkonsum, Analge-

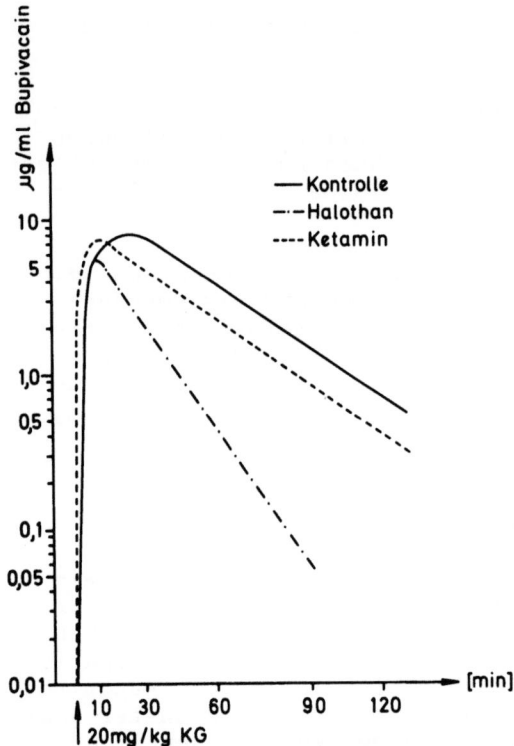

Abb. 1. Konzentrationsverlauf von Bupivacain in der Aorta nach enteraler Gabe von 20 mg/kg KG (tierexperimentelle Untersuchungen). Halblogarithmische Darstellung. Eliminationskonstante K_2: Kontrollen 1,50; Halothan 3,59; Ketamin 1,73

tika, Antibiotika, Diuretika. Im Gegensatz zu chronischem Alkoholverbrauch führt ein akuter Alkoholexzeß zu verminderter hepatischer Elimination; außerdem besteht ein Synergismus mit Sedativa und Hypnotika.

Interaktionen am Rezeptor

Zu den pharmakodynamischen Wechselwirkungen gehört die Substratkonkurrenz am Zellmembranrezeptor. Beispielhaft sei hier die spezifische Aktion am Herzmuskel-Glykosid-Rezeptor zwischen Digitalis und Kalium genannt. Die Affinität der Digitalisbindungsstellen wird durch Kalium erniedrigt. Durch Konformationsänderung des Rezeptorproteins führt Kalium zu einer Abdissoziation des gebundenen Herzglykosids, d. h. mit steigender extrazellulärer Kaliumkonzentration nimmt die Glykosidbindung ab. Toxische Digitaliswirkungen können ebenfalls durch einen erhöhten Kalziumspiegel hervorgerufen werden. Eine Hyperkalziämie kann gelegentlich nach massiven Bluttransfusionen vorkommen, wenn Kalzium zur Kompensation der zitratbedingten Hypokalziämie intravenös gegeben wird: Zitrat wird bei normaler Leberfunktion sehr rasch verstoffwechselt, wodurch die freie Kalziumkonzentration wieder ansteigt.

Tabelle 4. Pharmakagruppen mit anticholinergen Wirkungen

Antihistaminika
Benzodiazepine
Neuroleptika
Phenothiazine
Trizyklische Antidepressiva

Das zusätzlich gegebene Kalzium vermag dann bei digitalisierten Patienten zu gefährlichen Arrhythmien zu führen.

Die Rezeptoren des sympathikoadrenergen Nervensystems stellen einen wesentlichen Ort für Pharmakainteraktionen dar. An diesen Nervenendigungen setzt die Wirkung antihypertensiver Mittel (Guanethidin, Rauwolfiaalkaloide) wie auch die der trizyklischen Antidepressiva ein.

Der Wirkmechanismus der trizyklischen Antidepressiva besteht in einer Hemmung derjenigen aktiven Transportmechanismen, über die auch endogenes Noradrenalin inaktiviert wird. So ist es verständlich, daß diese Pharmaka die Wirkung von Katecholaminen verstärken, was besonders in der Aufwachphase zu berücksichtigen ist.

Verschiedene Wirkstoffgruppen können durch Interaktionen an peripheren und zentralen Rezeptorstellen zu einem anticholinergen Summationseffekt führen. Sie blockieren kompetitiv die Wirkung von Acetylcholin an den Synapsen durch Bindung an den postsynaptischen Rezeptor (5). Die Vielzahl der in Tabelle 4 aufgeführten Stoffgruppen, die auch vor und während einer Narkose dem Organismus zugeführt werden, weist auf die Bedeutung der Interferenz an zentralen Rezeptoren hin.

In der Peripherie ist das "anticholinerge Syndrom" durch folgende Symptome gekennzeichnet: Mydriasis, kardiale Rhythmusstörungen, Mundtrockenheit, gerötete, trockene Haut, Hyperthermie, Blasenlähmung.

Folgende zentrale Symptome können auftreten: Atemdepression, unkoordinierte Bewegungen, optische, akustische Halluzinationen, Furcht und Agitation.

Die Kenntnisse über das "anticholinerge Syndrom" sind durch die in den letzten Jahren häufiger auftretenden Intoxikationen bekannt geworden (7). Die zentralen Symptome können durch die Gabe von Physostigmin therapiert werden. Physostigmin erhöht die Acetylcholinkonzentration durch Hemmung der Cholinesterasen; es vermag im Gegensatz zu Neostigmin oder Pyridostigmin die Blut-Hirn-Schranke zu passieren. Die anticholinerge Wirkung wird nach 2 - 20 min aufgehoben, die Dosierung beträgt 0,03 mg/kg KG.

Benzodiazepine führen per se zu einem atemdepressiven Effekt; dies gilt für Diazepam wie auch für Midazolam (10). Die zentrale, über Rezeptoren (15) vermittelte Wirkung der Benzodiazepine kann bei gleichzeitiger Gabe von Analgetika zu Atemdepressionen bis zu Apnoen führen.

Zusammenfassung

Es wird ein Überblick über die Problematik der vielgestaltigen pharmakologischen Wechselwirkungen in der unmittelbaren postoperativen Phase gegeben. Die Bedeutung pharmakokinetischer und pharmakodynamischer Interaktionen nimmt zu, nicht zuletzt durch die Vielzahl an Medikamenten, die im Umfeld der Narkose appliziert werden. Die Wechselwirkungen können chemischer oder physikalischer Art sein; sie betreffen die Proteinbindung vor allem bei denjenigen Medikamenten, die zu mehr als 90 % an Plasmaeiweiße gebunden werden. Neben der enzymorientierten Beeinflussung des Medikamentenabbaues in der Leber können Veränderungen der Durchblutung für einige Pharmaka zu Störungen der Elimination führen. Von großer Bedeutung ist die Substratkonkurrenz an Zellmembranrezeptoren, besonders im zentralen Nervensystem.

Literatur

1. BOOIJ, L. H. D. J., MILLER, R. D., CRUL, J. F.: Neostigmine and 4-aminopyridine antagonism of lincomycin-pancuronium neuromuscular blockade in man. Anesth. Analg. Curr. Res. 57, 316 (1978)

2. BRANCH, R. A., SHAND, D. G., WILKINSON, G. R., NIES, A. S.: Increased clearance of antipyrine and d-propranolol after phenobarbital treatment in the monkey. Relative contributions of enzyme induction and increased hepatic bloodflow. J. clin. Invest. 53, 1101 (1974)

3. BRAZIL, O. V., PRADO-FRANCESCHI, O.: The nature of neuromuscular block produced by neomycin and gentamycin. Arch. int. Pharmacodyn. Ther. 179, 78 (1969)

4. BROWN, R. B.: The diphasic action of halothane on the oxidative metabolism of drugs by the liver. Anesthesiology 35, 241 (1971)

5. BYCK, R.: Drugs and the treatment of psychiatric disorders. In: The pharmacological basis of therapeutics (eds. L. S. GOODMAN, A. GILMAN), 5. Auflage. New York: Macmillan 1975

6. CHINYANGA, H. M., STOYKA, W. W.: The effect of colimycin M, gentamycin and kanamycin on depression of neuromuscular transmission induced by pancuronium bromide. Canad. Anaesth. Soc. J. 21, 569 (1974)

7. DAUNDERER, M.: Physostigmine salicylate as an antidote. Int. J. Clin. Pharmacol. Ther. Toxicol. 18, 523 (1980)

8. DENNHARDT, R., KONDER, H.: Wechselwirkungen zwischen Diazepam, Ketamine, Inhalationsanästhetika und Bupivacain. Vortrag Symposium: Neue Aspekte in der Regionalanästhesie. Düsseldorf 1979

9. DUNDEE, J. W., HASLETT, H. K., KEILTY, S. R., PANDIT, S. K.: Studies of drugs given before anaesthesia. XX. Diazepam-containing mixtures. Brit. J. Anaesth. 42, 143 (1970)

10. FORSTER, A., GARDAZ, J. P., SUTER, P. M., GEMPERLE, M.: Respiratory depression by midazolam and diazepam. Anesthesiology 52, 494 (1980)

11. LAFLIN, M. J.: Interaction of pancuronium and corticosteroids. Anesthesiology 47, 471 (1977)

12. LANDAU, E. M.: Function and structure of the ACh-receptor at the muscle end-plate. Progr. Neurobiol. 10, 253 (1979)

13. LEE, C., CHEN, D., NAGEL, E. L.: Neuromuscular block by antibiotics: Polymyxin B. Anesth. Analg. Curr. Res. 56, 373 (1977)

14. MILLER, R. D., BOOIJ, L. H. D. J., AGOSTON, S., CRUL, J. F.: 4-Aminopyridine potentiates neostigmine and pyridostigmine in man. Anesthesiology 50, 416 (1979)

15. MOHLER, H., OKADA, T.: Benzodiazepine receptor: demonstration in the central nervous system. Science 198, 849 (1977)

16. RIECKER, G.: Interactions of drugs used in intensive medicine. Vortrag 7th World Congress of Anaesthesiologists. Hamburg 1980

17. SCHUH, F. T.: Zur Cholinesterase-Hemmung durch Pancuronium. Anaesthesist 26, 125 (1977)

18. SINGH, Y. N., MARSHALL, I. G., HARREY, A. L.: Some effects of the aminoglycoside antibiotic amikacin on neuromuscular and autonomic transmission. Brit. J. Anaesth. 50, 109 (1978)

19. WASER, P. G., LÜTHI, U.: Verteilung, Metabolismus und Elimination von ^{3}H-Diallyl-nor-toxiferin (Alloferin) bei Katzen. Helv. physiol. Acta 24, 259 (1966)

20. WATERMAN, P. M., SMITH, R. B.: Tobramycin-curare interaction. Anesth. Analg. Curr. Res. 56, 587 (1977)

21. WAND, B. E.: Decrease in dose requirement of d-tubocurarine by volatile anesthetics. Anesthesiology 51, 298 (1979)

22. WRIGHT, J. M., COLLIER, B.: The site of the neuromuscular block produced by polymyxin B and rolitetracycline. Canad. J. Physiol. Pharmacol. 54, 926 (1976)

Zusammenfassung der Diskussion zum Thema: „Pharmakologische Grundlagen"

FRAGE:
Welche Besonderheiten der Pharmakokinetik ergeben sich, wenn man die verschiedenen Altersstufen unserer Patienten, mögliche Vorerkrankungen, Veränderungen im Wasser-Elektrolyt-Haushalt sowie im Herz-Kreislauf-System, und hier insbesondere verschiedene Grade des Volumenmangels, berücksichtigt?

ANTWORT:
Diese Frage ist letztlich nicht beantwortbar. Die Pharmakokinetik der wichtigsten hier in Frage kommenden Substanzen ist selbst für den Normalfall (gesunder Proband, gesundes Versuchstier) nicht bis ins letzte geklärt. Das bedeutet, daß für einen bestimmten Patienten alle möglichen, durch eine besondere Pharmakokinetik bedingten Risiken nicht vorhersehbar sind. Sinn der pharmakokinetischen Betrachtungsweise ist, dem praktizierenden Anästhesisten klar zu machen, welche Gesetzmäßigkeiten den Wirkungsverlauf einer verabreichten Substanz bestimmen. Dann kann er sich in den Fall hineinversetzen und ad hoc sinnvolle Lösungen treffen. Diese Problematik kann auch nicht durch die vermehrte Anwendung angeblich spezifischer Antagonisten umgangen werden, die scheinbar jederzeit eine Wirkung beenden können. Denn mit jeder Substanz, die der Patient zusätzlich erhält, wird die Situation für denjenigen, der den Patienten zu überwachen hat, unübersichtlicher. Bei aller Komplexität und der daraus resultierenden Verunsicherung im Einzelfall hat die Pharmakokinetik ihre Berechtigung darin, daß sie einige grundsätzliche Dinge erklären kann. Daher sollte die pharmakokinetische Betrachtungsweise auch bei der Ausbildung des Nachwuchses stärkeren Eingang finden; denn aus vertieften Grundlagenkenntnissen resultiert zwangsläufig eine bessere Kritikfähigkeit und insgesamt eine bessere Praxis der Narkose.

FRAGE:
Wie lange sollte die postnarkotische Überwachung dauern? Ist es überhaupt möglich, angesichts der Vielzahl gebräuchlicher Narkoseverfahren und der Vielzahl unbekannter Faktoren von seiten des Patienten einfache Regeln zur Kalkulierbarkeit der Dauer der postnarkotischen Überwachung aufzustellen?

ANTWORT:
Die Pharmakokinetik liefert die wissenschaftliche Begründung dafür, daß es pharmakodynamische Spätwirkungen bestimmter Medikamente geben kann, die mit klinischen Überwachungsmethoden erkannt werden müssen. Aus der Pharmakokinetik einzelner Substanzen läßt sich ableiten, nach welchem Zeitraum mit welchen Wir-

kungen noch gerechnet werden muß. Hieraus läßt sich dann begründen, daß eben ein bestimmter Patient 12 oder gar 24 h lang überwacht werden muß. Außerdem muß der Begriff "wach" ausreichend definiert werden.

FRAGE:
Es gibt ein ganzes Spektrum von Risiken in der postoperativen Phase, das durch die "Polypragmasie" unseres Vorgehens verstärkt wird. Soll man deswegen ins andere Extrem verfallen und zur Mononarkose zurückkehren?

ANTWORT:
Dies sollte man nicht tun. Man verringert zwar die Risiken, die sich aus der Vielzahl der eingesetzten Medikamente ergeben, muß dafür jedoch andere Nachteile der Mononarkose in Kauf nehmen. Allerdings ist kritisch zu überprüfen, ob alle im Umfeld der Narkose eingesetzten Pharmaka tatsächlich notwendig sind. Weiterhin sollte man beachten, wie äußere Einflüsse das Verhalten der freien Konzentrationen der Pharmaka im Organismus beeinflussen, z. B. eine Hyperventilation. Auf solche Dinge wird viel zu wenig geachtet, es wird gedankenlos nachinjiziert und der Organismus hat dann höhere Substratkonzentrationen zu verarbeiten.

Die Kombinationsnarkose ist sicher nicht schlecht, wenn sie optimal gestaltet wird; d. h. sie muß möglicherweise besser durchdacht werden nach dem Prinzip: so viel wie nötig, so wenig wie möglich. Es sollte auch angestrebt werden, Medikamente mit möglichst kurzer Halbwertszeit zu verwenden. Hier könnte auch die Industrie helfen, indem sie Substanzen mit übersichtlicher Eliminationskinetik schafft. In Zukunft wird es vielleicht möglich sein, Sollbruchstellen in ein Molekül einzubauen, wodurch bestimmte Abbauwege und Abbauzeiten vorprogrammiert werden können.

FRAGE:
Könnte nicht ein ganz wesentlicher Grund für die Abweichung vom normalen pharmakokinetischen Verhalten der zur Narkose verabreichten Substanzen durch das chirurgische Trauma und seine Folgen bedingt sein?

ANTWORT:
Mit der Entwicklung und Weiterentwicklung pharmakokinetischer Modellvorstellungen kam man zu immer mehr Kompartimenten, die zu berücksichtigen waren. Es hat sich jedoch gezeigt, daß für die Überlegungen in der Praxis drei Kompartimente genügen. Unter dem praktischen Aspekt des Aufwachraumes erscheint eine spezielle Erforschung der traumatisch bedingten Kompartimentveränderungen unnötig; denn dieses Problem läßt sich auch durch eine Abschätzung der maximal bzw. minimal möglichen Veränderungen näherungsweise in den Griff bekommen. Inwieweit andere durch das chirurgische Trauma ausgelöste metabolische Störungen Einfluß nehmen, ist noch weitgehend unbekannt.

FRAGE:
Ist die experimentell gefundene Abhängigkeit zwischen Medikamentenwirkung und Wasserstoffionenkonzentration im Organismus auch klinisch relevant?

ANTWORT:
Die pH-Abhängigkeit von Medikamentenwirkungen ist gut untersucht und klar definierbar. Es ist nur so, daß die am besten untersuchten Beispiele nicht unbedingt diejenigen sind, die in der anästhesiologischen Praxis am häufigsten vorkommen. So kann man beispielsweise bei der Salicylatvergiftung zeigen, daß der Patient aus dem Koma aufwacht, wenn der pH-Wert von 7,2 auf 7,4 ansteigt. Für die in der Anästhesie verwendeten Substanzen ist diese pH-Abhängigkeit der Wirkung möglicherweise gering. Da der Anästhesist jedoch immer eine Kombination von Substanzen benutzt, könnte sich ein für die Einzelsubstanz geringer pH-Effekt insgesamt durchaus auswirken, wenn sie für alle oder für die meisten Substanzen in eine für den Patienten ungünstige Richtung geht. Kommen noch weitere Faktoren von seiten des Patienten hinzu, sei es eine besondere Enzymkonstellation, die zu einer verlängerten Medikamentenwirkung führt, sei es eine extrem große oder kleine Fettmasse usw., so kann dies alles zu einer für den Patienten tödlichen Kumulation von Effekten führen. Dies sind dann vielleicht die seltenen, oft rätselhaften Todesfälle. Liegt der pKa-Wert einer Substanz in der Gegend von 7, dann liegt sie unter physiologischen Verhältnissen etwa zur Hälfte ionisiert und zur Hälfte nicht ionisiert vor. Auch pathologische pH-Verschiebungen ändern dann praktisch nichts an der Wirksamkeit solcher Substanzen. Ein Beispiel dafür sind die Barbiturate. Liegt jedoch der pKa-Wert einer Substanz um mindestens zwei Einheiten über oder unter dem Neutralpunkt, dann verändert sich die diffusible Fraktion der Substanz schon bei geringen pH-Änderungen unter Umständen beträchtlich, und es können beträchtliche Unterschiede in Verteilung bzw. Verteilungsgeschwindigkeit der Substanz gegenüber dem Normalfall auftreten. Als Beispiele, die für die Anästhesie relevant sind, sind hier das Morphin (pKa 7,8), Pethidin (pKa 8,9), Fentanyl, Chlorpromazin und Haloperidol zu nennen.

FRAGE:
Sollte man im Zuge der Forderung nach möglichst kurzwirkenden Medikamenten für die Anästhesie nur mehr solche Substanzen verwenden bzw. erst entwickeln, deren Wirkung allein durch die Elimination begrenzt ist und somit die Verteilung nicht mehr berücksichtigt werden muß?

ANTWORT:
Die Wirkung eines Medikaments wird - und zwar auf verschiedene Weise - sowohl über die Elimination als auch über die Verteilung terminiert, wobei sich die beiden Prozesse meist überschneiden. Gerade dies ist kennzeichnend für die Aufwachphase, d. h. man weiß in dieser Phase nie genau, ob momentan noch die Kinetik der Umverteilung im Vordergrund steht oder bereits die

der Elimination eingesetzt hat. Und gerade das macht die Aufwachphase so heikel und kritisch bezüglich ihrer Beurteilbarkeit. Es wäre zweifellos ideal, Substanzen zu entwickeln, deren Eliminationszeit so kurz ist, daß sie vernachlässigbar ist und daß dementsprechend für die Wirkungsdauer nur noch die Verteilungskinetik von Belang ist, wie wir das vom Propanidid kennen.

FRAGE:
Inwieweit ist die Kombination von Diazepam und Fentanyl noch zu empfehlen? Bekanntlich wird Diazepam sowohl zur Prämedikation als auch zur Einleitung der Neuroleptanalgesie empfohlen. Kann es nicht durch seine lange Halbwertszeit zu unerwünschten respiratorischen Komplikationen in der postnarkotischen Phase kommen?

ANTWORT:
Die Kombination Diazepam und Fentanyl hat sich in der klinischen Praxis durchaus bewährt. Entscheidend für mögliche Nachwirkungen sind Dosierung, Zustand des Patienten und Ausmaß des Eingriffes. Jeder, der diese Kombination anwendet, sollte sich der potentiellen Gefahren, die sich für den Patienten ergeben können, bewußt sein und für eine entsprechend lange und sorgfältige postnarkotische Überwachung sorgen. Man muß sich klar darüber sein, daß eine Wirkung des Diazepams noch nach 50 - 100 h nachweisbar ist. In der Kombination mit Fentanyl kann die Situation für den Patienten in der Aufwachphase dadurch kritisch werden, daß er zwar leicht erweckbar und ansprechbar ist, jedoch spontan wieder einschläft, wenn er in Ruhe gelassen wird; es kann dann gelegentlich einmal passieren, daß eine zusätzliche Analgetikagabe oder ein Fentanyl-Rebound zu einer massiven Atemdepression bis zum Atemstillstand führt. Hier kommt zum Tragen, daß die atemdepressive Wirkung von Fentanyl wie aller Opioide länger als seine analgetische Wirkung anhält. Diese atemdepressorische Wirkung wird durch das Diazepam noch verstärkt. Nach heutigen Erkenntnissen sollte man daher die Kombination von Diazepam und Fentanyl vermeiden, vielleicht bietet die Entwicklung kurzwirkender Diazepine eine Lösung.

FRAGE:
Kann man aus der Pharmakokinetik der zur Narkose verwendeten Stoffe oder Stoffgruppen Empfehlungen über die Dauer der postnarkotischen Überwachung herleiten, ähnlich wie man das für die Verkehrstüchtigkeit der Patienten nach ambulanten Narkosen getan hat?

ANTWORT:
Die Pharmakokinetik ist hierfür nicht allein relevant. Es werden in der postnarkotischen Phase auch noch andere Medikamente verabreicht. Betrachtet man einzelne Substanzen, sind verbindliche Aussagen schon möglich. So entsteht beispielsweise beim Abbau des kurzwirkenden Thiopentals das langwirkende Pentobarbital. Ein Patient, der Thiopental erhalten hat, ist dadurch mit Sicherheit für 12 h nicht voll verkehrstüchtig. Das gleiche gilt für das Diazepam. In eine zweite Gruppe wären Substanzen

wie Midazolam und Ketanest einzuordnen. Nach Gabe dieser Substanzen sind Patienten nach 12 h wieder voll konzentrationsfähig. Man kann zwar von hier aus grobe Schlüsse auf die Dauer der notwendigen postnarkotischen Überwachung ziehen. Für die Praxis ergeben sich jedoch immer wieder Schwierigkeiten dadurch, daß zur Narkose mehrere Pharmaka verabreicht und auch noch während der Aufwachphase Medikamente verabfolgt wurden. Der zeitliche Rahmen für eine postnarkotische Überwachung kann von der Pharmakokinetik her also nur sehr grob abgesteckt werden. Als praktische Konsequenz kann man demnach nur die Forderung wiederholen: Im Zweifelsfalle eher etwas länger zu überwachen, als das bisher getan wird.

FRAGE:
Welche Rolle spielen Gewöhnung und Toleranz in der Aufwachphase?

ANTWORT:
Bei Einnahme eines Medikaments über eine längere Zeit kommt es häufig zu einer metabolischen Gewöhnung; der Patient verträgt also etwas höhere Dosen als einer, der das Medikament nie bekommen hat. Auf der anderen Seite gibt es eine individuelle Toleranz, die bei einem Patienten auch bei Überdosierung nicht zu toxischen Symptomen führt, während bei anderen bereits bei einer normalen Einzeldosis eine Atemdepression auftreten kann.

FRAGE:
Wie ist die Kombination Thiobarbiturat zur Einleitung und Fentanyl mit Diazepam zur Unterhaltung der Narkose zu beurteilen?

ANTWORT:
Auch diese Kombination ist problematisch, da die Wirkungsdauer nicht abgrenzbar ist. Die Halbwertszeiten sind sehr lang (Thiopental z. B. ca. 11 h), außerdem wirken die Metaboliten des Thiopentals und des Diazepams noch sedierend und werden nur langsam abgebaut bzw. ausgeschieden.

FRAGE:
Kann man den Wirkungs-Rebound beim Fentanyl mit Hilfe der Pharmakokinetik erklären?

ANTWORT:
Im Fentanyl haben wir eine Substanz, deren Wirkungsdauer primär durch Umverteilung charakterisiert ist, danach kommt die langsamere Eliminationsphase. Bei einer Nachinjektion kommt es wieder zu einer Wirkkonzentration; wenn die neue Verteilungsphase abgeschlossen ist, fällt die Konzentration wieder ab, die langsamere Eliminationsphase schließt sich an. Nimmt man nun an, daß es nach einiger Zeit zu einer Speicherentleerung oder zu einer Rückresorption des Fentanyls kommt, so entsteht ein neuer kleiner Peak. Befindet man sich nun während der Eliminations-

phase gerade unterhalb der Wirkkonzentration, kann dieser zweite Peak, auch wenn er klein ist, zu einer neuen narkotischen (oder atemdepressorischen) Konzentration führen. Dies ist eine rein theoretische Erklärung, die aus dem pharmakokinetischen Verhalten des Fentanyls hergeleitet ist und die möglicherweise etwas zum Verständnis von späten Atemdepressionen oder Atemstillständen nach Neuroleptanalgesie beitragen kann. Sie impliziert im übrigen, daß Konzentrationsanstiege im Blut direkt mit der zentralnervösen Wirkung korrelieren - eine Auffassung, die nicht unumstritten ist.

In eine ähnliche Richtung geht es, wenn viel und in hoher Dosierung nachinjiziert wird. Dann gibt man mehr, als für die Rezeptorbesetzung (was immer das auch sei) notwendig ist, hält aber den Blutspiegel hoch, weil man periphere Speicher immer wieder auffüllt. Für die Praxis heißt das, daß man nur kleine Einzeldosen (etwa 0,1 mg) nachinjizieren sollte. Das gleiche Problem ergibt sich dann, wenn man hohe "analgetische" Spiegel durch eine Dauerinfusion von Fentanyl aufrechterhält. Auch hier kommt es zu einer hohen Depotfüllung und nachfolgend lang anhaltender Wirkung.

FRAGE:
Ist ein Wirkungs-Rebound des Fentanyls anhand von CO_2-Antwortkurven nachweisbar?

ANTWORT:
Ein solches Phänomen ließ sich nicht bei allen Patienten und auch dann nicht immer in einer relevanten Stärke nachweisen. Jedoch wurden Nachschwankungen nach etwa 1 1/2 h beobachtet; diese Befunde deuten sicherlich an, daß sich hier etwas tut.

FRAGE:
Welchen Stellenwert besitzt die Antagonisierung mit Naloxon, wenn man Vor- und Nachteile gegeneinander abwägt?

ANTWORT:
Als Nachteile der Naloxongabe werden genannt, daß es bei den Patienten mitunter zu akuten Blutdruckanstiegen und damit einer entsprechenden Linksherzbelastung kommt. Es kann jedoch nicht eindeutig gesagt werden, ob hier nicht auch noch andere Faktoren im Spiel waren. Das größere Problem ist sicher die Aufhebung der Analgesie. So wurde beispielsweise in jüngster Zeit nachgewiesen, daß körpereigene Enkephaline durch Naloxon von ihrem Rezeptor verdrängt werden. Um eine bestehende Atemdepression aufzuheben oder den Patienten vor einer drohenden Atemdepression zu bewahren, kann man auf das Naloxon sicher nicht verzichten. Die Nebenwirkungen sind dann das kleinere Übel.

FRAGE:
Stellen Analeptika (z. B. Doxapram) eine Alternative zum Naloxon dar? Wann und wie können sie in der postnarkotischen Phase eingesetzt werden?

ANTWORT:
Über die Nebenwirkungen von Naloxon wurde schon gesprochen. Es soll hier noch angefügt werden, daß durch umfangreiche kardiovaskuläre Messungen mit invasiven Methoden unter anderem erhebliche Anstiege des Pulmonalarteriendruckes festgestellt worden sind. Es muß aber generell gesagt werden, daß diese Nebenwirkungen durch vorsichtige Dosierung, am besten unter Benutzung des Titrationsverfahrens, wie es von PIEPENBROCK angegeben worden ist, vermindert werden können. Durch die Einführung von Naloxon sind die Analeptika weitgehend verdrängt worden.

Doxapram stellt insofern eine Alternative dar, als man hier nicht mit der Aufhebung der Analgesie zu rechnen hat. Ein Nachteil des Doxaprams ist jedoch seine kurze Wirksamkeit. Es wirkt nur 3 - 4 min, muß also in Form einer Dauerinfusion verabreicht werden, wenn eine ausreichend lange Wirkung erhalten bleiben soll. Die Dauerinfusion bringt neue Probleme ins Spiel. Es kann zu einer Überdosierung mit einer exzessiven Hyperventilation des Patienten oder zur Atemdepression bis hin zum Atemstillstand kommen. Ein endgültiger wertender Vergleich ist zur Zeit noch nicht möglich.

FRAGE:
Durch welche Faktoren wird die Aufwachzeit nach Inhalationsanästhesie verändert?

ANTWORT:
Im Schock ist sie verkürzt, weil durch die Zentralisation das Fettgewebe als bedeutender zu entleerender Speicher von Inhalationsanästhetika wegfällt; die Menge an Anästhetikum, die aus den noch durchbluteten Kompartimenten freigesetzt werden muß, ist wesentlich geringer als unter Normalbedingungen. Unter normalen Kreislaufverhältnissen hängt die Zeit bis zum Aufwachen wesentlich von der Größe und der Durchblutung des Fettkompartiments ab, das wegen der höheren Fettlöslichkeit der Inhalationsanästhetika entsprechend größere Mengen der Wirkstoffe aufnehmen kann, die dann in der Eliminationsphase über längere Zeiträume abgegeben werden, so daß der Blutspiegel länger hochgehalten wird.

FRAGE:
Was läßt sich zur Rekurarisierung sagen? Ist dieser Begriff bei unserem gegenwärtigen Kenntnisstand noch richtig oder sollte man besser von einer Restwirkung der Muskelrelaxanzien sprechen?

ANTWORT:
Der Begriff Rekurarisierung tauchte vor etwa 15 bis 20 Jahren im anglo-amerikanischen Schrifttum auf. Bei näherer Analyse dieser Publikationen ergab sich, daß es sich bei den untersuchten Patienten nahezu ausnahmslos um solche mit Störungen der Nierenfunktion handelte, die als Muskelrelaxans Gallamin bekommen hatten. Bei Niereninsuffizienz kommt es zu einer verzögerten Elimination dieses Muskelrelaxans. Wird bei diesen Patienten ein Cholinesterasehemmstoff gegeben, so kann es sein, daß aufgrund der stark verlangsamten Elimination des Muskelrelaxans die Wirkung des Cholinesterasehemmstoffes bereits wieder abgeklungen ist, wenn immer noch wirksame Konzentrationen des Muskelrelaxans im Organismus vorhanden sind. Andererseits gibt es ein sogenanntes tiefes Kompartiment von Muskelrelaxanzien, die sauren Mukopolysaccharide. Eine klinisch relevante Reaktivierung des Relaxans aus diesen Speichern scheint nach allem, was man weiß, nicht in Betracht zu kommen; eine Rekurarisierung im Sinne des Wortes gibt es also nicht.

FRAGE:
Soll man die Kurarewirkung spontan ausklingen lassen oder antagonisieren und wenn ja, wann und in welcher Dosierung?

ANTWORT:
Auch hier gibt es wieder eine Reihe von Unsicherheitsfaktoren, die, abgesehen von Art und Menge des verabreichten Relaxans, von der individuellen Toleranz des Patienten und der möglichen Interaktion mit anderen Substanzen wie Inhalationsanästhetika oder Analgetika abhängen. Die Schwierigkeit liegt immer und vor allem in der Quantifizierung der noch bestehenden Relaxierung. Die Messung des Atemzugvolumens oder der Einsatz des Nervenstimulators liefern nur bedingt brauchbare Ergebnisse, vor allen Dingen im Hinblick auf den weiteren Verlauf. Da im Zweifelsfalle immer mit einer Restkurarisierung gerechnet werden muß, die beim Hinzutreten weiterer Faktoren in eine schwere Atemdepression oder einen Atemstillstand münden kann, sollte man aus Sicherheitsgründen grundsätzlich und in genügend hoher Dosierung antagonisieren (Mestinon 0,1 mg/kg oder Prostigmin 0,01 mg/kg). Wenn es um die Frage geht: Was steht im Vordergrund, die Restrelaxierung oder die Restopiatwirkung, kann auch die Diagnose ex juvantibus im Zusammenhang mit einfachen Testen, wie Kontrolle der Atemfrequenz, Fähigkeit, den Kopf 5 s lang zu erheben, von großem Wert sein. Man sollte bei der Atemdepression das Augenmerk nicht nur auf die zentrale Komponente legen, sondern sollte daran denken, daß es mechanische Einschränkungen des Atemapparates nicht nur durch die Relaxanzien gibt, sondern beispielsweise die Compliance der Thoraxwand unter dem Einfluß von Opiaten verringert wird, und daß der Atemwegswiderstand bei den Patienten, die während des postnarkotischen Nachschlafes schnarchen, hoch ist. Des weiteren gibt es eine Atemdepression durch Halothan, die durch periphere, in der Lunge gelegene Rezeptoren ausgelöst wird.

Nutzen und Notwendigkeit einer Aufwachstation - Ergebnisse einer klinischen Studie

Von F. W. Ahnefeld, H. Erdle, S. Döring, P. Lotz und E. D. Spilker

Nach SCHREIBER ist die grundsätzliche Aufgabenstellung der operativen Fächer trotz diagnostischer und therapeutischer Fortschritte gleich geblieben: Pathologische Organfunktionen sind durch einen operativen Eingriff zu normalisieren oder zumindest in einen mit dem Leben zu vereinbarenden Funktionszustand zu bringen. Für die Anästhesie ergeben sich dagegen völlig neue Gesichtspunkte und Aufgaben. Die Ergebnisse einer besseren präoperativen Funktionsanalyse und die erweiterte intraoperative Überwachung haben die Voraussetzungen geschaffen für eine differenzierte individuelle Anästhesie mit korrigierenden therapeutischen Maßnahmen, angefangen von der Trans- und Infusionstherapie bis zur gezielten Anwendung hochwirksamer Medikamente. Die Auswirkungen der Narkose und der operativen Intervention auf den Gesamtorganismus sollen dadurch so gering wie möglich gehalten werden.

Die verbesserten Möglichkeiten der eigentlichen Narkose, der technischen Sicherheit, der Überwachung, der Diagnostik und Korrekturtherapie haben die Sicherheit des Patienten in der operativen Phase wesentlich erhöht. Je mehr wir in die körpereigenen Regulationen eingreifen, sie korrigieren, unterstützen oder übernehmen, um so aufwendiger wird jedoch das benötigte Monitoring, um so größer aber auch die Gefahr von postoperativen Komplikationen, falls Überwachung und Therapie nicht den Erfordernissen entsprechen. Neben der Schmerzausschaltung sind uns zusätzliche Aufgaben entstanden, die bis heute nicht im notwendigen Umfange erfüllt werden, weil die Voraussetzungen fehlen.

Eigene Untersuchungen kennzeichnen die präoperative Situation: Der zeitliche Aufwand für die Diagnostik des Grundleidens beträgt in Relation zur Diagnostik des Allgemeinzustandes 10 : 1, in Kosten 200 : 1 (1). Diese Erhebungen beweisen, daß trotz geänderter Voraussetzungen die Indikation zur Operation vorwiegend unter pathogenetischen Aspekten gestellt wird, daß dagegen die Fragen der Operabilität, die die prä-, intra- und postoperative Phase, also die Analyse des Risikos, die Art der Anästhesie im weitesten Sinne und die unmittelbare postoperative Überwachung und Therapie betreffen, nicht genügend beachtet werden.

Die intraoperativ entstandenen Aufgaben lassen sich nur dann erfüllen, wenn eine Kettenfunktion mit gleich starken Gliedern vom prä- bis zum postoperativen Bereich hergestellt werden kann. Es ist ein grober Widerspruch, die Sicherung der vitalen Funktionen durch den Anästhesisten während der intraoperativen Phase vorauszusetzen, im prä- und postoperativen Bereich dagegen in Frage zu stellen. Für die gleiche Aufgabe kann es keine Teilung der Verantwortung geben. Auch postoperativ zumindest so

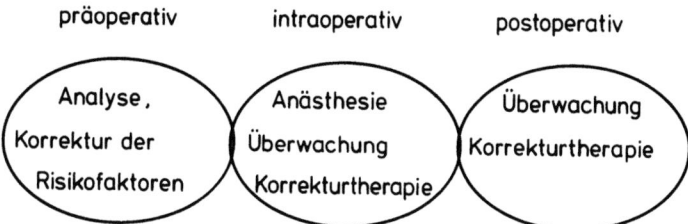

Abb. 1. Aufgabenstellung für die Anästhesie: Sicherung der vitalen Funktionen

Tabelle 1. Aufwachraumstudie 20.10.1980 - 16.11.1980

Patienten insgesamt		565
In der Auswertung <u>nicht</u> berücksichtigt:		
Kinderanästhesien	69	
Lokalanästhesien	52	
	121	= 444
Ausgewertet		433
Davon:		
Inhalationsnarkosen	142	
Neuroleptanalgesien	270	
Rückenmarksnahe Lokalanästhesien	21	
Wahleingriffe		89 %
Noteingriffe		11 %

lange nicht, wie die <u>unmittelbaren</u> Einwirkungen von Operation und Narkose die vitalen Funktionen bedrohen.

Wir müssen diese Voraussetzungen und die sich daraus ergebenden Folgerungen vor dem Hintergrund der Tatsache sehen, daß die Anzahl der Risikopatienten, vor allem wegen des größeren Anteils alter Menschen mit einer Multimorbidität, die Indikationsstellung zur Operation und auch das Ausmaß der operativen Intervention ständig zunehmen. Anders ausgedrückt: Die Operabilität wird immer stärker von der Ausgangslage des Patienten, den korrigierbaren und nicht korrigierbaren Risikofaktoren, damit auch der prä-, intra- und postoperativ notwendigen und möglichen Korrekturtherapie, bestimmt.

Im Bereich der chirurgischen Klinik betreiben wir eine 10-Betten-Aufwacheinheit rund um die Uhr. Um Grundvoraussetzungen zu definieren, wollen wir im folgenden Teilergebnisse einer Studie darstellen, die uns den Ist-Zustand vermitteln und Schlußfolgerungen über Nutzen und Notwendigkeit einer Aufwachstation erlauben sollen.

Über einen Zeitraum von vier Wochen haben wir im Aufwachraum eine Erhebung durchgeführt, bei der ca. 90 % aller operierten

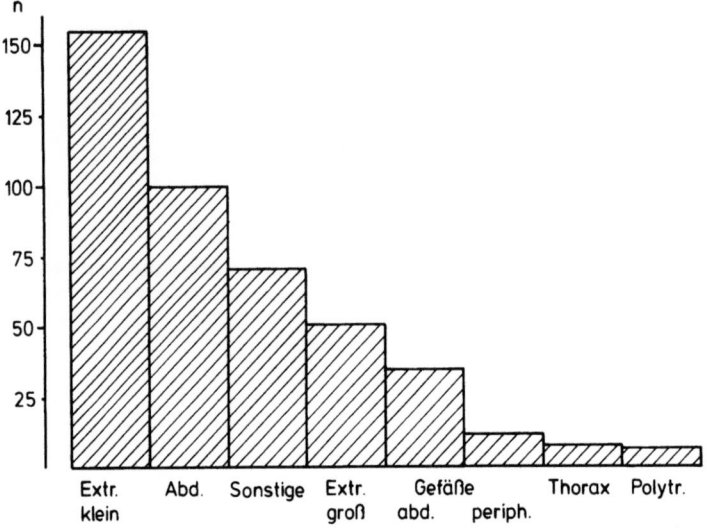

Abb. 2. Aufwachraumstudie - Art und Anzahl der Eingriffe (n = 433)

Patienten der allgemeinen Chirurgie, der Thorax- und Gefäßchirurgie sowie der Traumatologie mit jeweils 64 Einzelwerten erfaßt werden konnten. Nicht berücksichtigt wurden Kinder unter 14 Jahren und Patienten mit peripheren Leitungsanästhesien. Für die Auswertung standen 433 Patienten zur Verfügung. Die Verteilung auf Inhalationsnarkosen, Neuroleptanalgesien und rückenmarksnahe Leitungsanästhesien ergibt sich aus der Tabelle 1.

Die Abb. 2 zeigt die Verteilung der ausgewerteten Fälle auf unterschiedliche Eingriffe, es dürfte sich um einen üblichen Querschnitt einer Klinik der Maximalversorgung handeln.

Von besonderem Interesse für die Beurteilung der ermittelten Werte ist die Altersschichtung der Patienten. Auch in dieser Studie zeigt sich, daß 20 - 30 % der Patienten das 60. Lebensjahr überschritten haben, wir damit in der Altersstruktur der Operierten einen etwa doppelt so hohen Anteil älterer Menschen wie im Querschnitt unserer Bevölkerung ansetzen müssen.

Betrachten wir unter diesen Gesichtspunkten die bei den Patienten in der eigenen Ambulanz ermittelten Vorerkrankungen, so sind nicht nur die Durchschnittswerte mit 19 % pulmonalen, 17 % kardialen und 6 % metabolischen Risikofaktoren von Interesse. Bereits zwischen dem 50. und 60. Lebensjahr konnten bei jedem vierten Patienten pulmonale, bei jedem siebten kardiale und bei jedem 15. Patienten metabolische Risiken nachgewiesen werden. Bei den über 60jährigen Patienten fanden sich in einem hohen Anteil deutliche Hinweise auf eine Multimorbidität. In der Auflistung wurden nur die für die geplante Operation und die Anästhesie relevanten Risiken aufgenommen. Interessant ist die Feststellung, daß in ca. 80 % korrigierbare Risikofak-

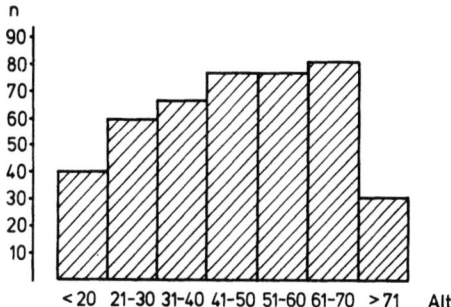

Abb. 3. Aufwachraumstudie - Altersschichtung (n = 433)

Tabelle 2. Vorerkrankungen (prozentual in Altersgruppen)

	21 - 30 Jahre	31 - 40 Jahre	41 - 50 Jahre	51 - 60 Jahre	61 - 70 Jahre	$\geq$ 71 Jahre
Pulmonal 19 %	5,5 %	4,5 %	9,1 %	23,4 %	42,0 %	48,4 %
Kardial 17 %	3,3 %	-	1,3 %	14,3 %	48,1 %	67,7 %
Metabolisch 6 %	-	-	5,2 %	6,5 %	13,6 %	22,6 %

toren nachweisbar waren. Damit läßt sich der Beweis führen, daß durch eine sorgfältige präoperative Analyse und Vorbehandlung die Ausgangssituation des weit überwiegenden Anteiles der Risikopatienten verbessert werden kann. Eine Tatsache, die ebenfalls bisher nicht ausreichend beachtet wird, die aber maßgebliche Auswirkungen auf die postoperative Aufgabenstellung hat.

Wegen der Bedeutung respiratorischer und kardiozirkulatorischer Komplikationen in der postoperativen Phase wollen wir uns im folgenden auf erhobene Befunde der Lungenfunktion und der Hämodynamik beschränken.

16 % der Patienten kamen anästhesiert und relaxiert in den Aufwachraum. Bei ihnen war von vornherein wegen der Ausgangssituation oder der Art und des Verlaufs der Operation eine Indikation für eine postoperative Nachbeatmung gestellt worden. 62 % der Patienten waren wach, 22 % erweckbar.

Die Auswertung zeigt, daß 49 % aller spontan atmenden Patienten bei Inspiration von Raumluft arterielle PO_2-Werte von unter 70 mm Hg, 24 % sogar von unter 60 mm Hg aufwiesen. Der entsprechende Anteil unter beispielhafter Nennung verschiedener Eingriffsarten variiert nicht wesentlich. Dennoch fällt der relativ hohe Anteil von Patienten auf, der nach kleinen Eingriffen in ei-

Tabelle 3. Status bei Aufnahme im Aufwachraum

Gesamt	433	100 %
Allgemein		
1. Anästhesiert und relaxiert (Indikation zur Nachbeatmung wegen Vorerkrankung oder Eingriff)	69	16 %
2. Erweckbar	95	22 %
3. Wach	269	62 %

Tabelle 4. Arterielle PO_2-Werte bei Aufnahme im Aufwachraum n = 364 (Spontanatmung)

	PaO_2 (mm Hg)	
	$\leq$ 60	61 - 70
	24 %	25 %
Abdominelle Eingriffe	29 %	32 %
Gefäßchirurgische Eingriffe (extraabdominell)	30 %	37 %
Große Eingriffe am Bewegungsapparat	39 %	32 %
Kleine Eingriffe am Bewegungsapparat	14 %	18 %

Tabelle 5. Arterielle PCO_2-Werte bei Aufnahme im Aufwachraum n = 364 (Spontanatmung)

	$PaCO_2$ (mm Hg)	
	41 - 45	$\geq$ 46
	33 %	17 %
Abdominelle Eingriffe	34 %	20 %
Gefäßchirurgische Eingriffe (extraabdominell)	19 %	30 %
Große Eingriffe am Bewegungsapparat	32 %	22 %
Kleine Eingriffe am Bewegungsapparat	32 %	11 %

nem hypoxämischen Bereich liegt. Die Erklärung ist einfach. Ein ständig überfülltes Operationsprogramm erfordert den "schnellen Wechsel". Wegen einer liegenden Blutsperre während einer Extremitätenoperation muß eine ausreichende Schmerzausschaltung bis zum Ende der Operation sichergestellt werden, andererseits soll dieser Patient nicht nur so schnell wie möglich den Operationssaal verlassen, sondern der gleiche Anästhesist bei dem nächsten Patienten die Narkose eingeleitet haben. Unter diesen Be-

Tabelle 6. Verhalten des Produkts aus Herzfrequenz und systolischem Druck in der unmittelbar postnarkotischen Phase (n = 433)

HRPP	Bei Aufnahme im AWR n %	Bei Entlassung aus dem AWR n %
≤ 10.000	58 = 13 %	226 = 52 %
- 15.000	181 = 42 %	124 = 29 %
- 20.000	134 = 31 %	76 = 17 %
≥ 20.000	60 = 14 %	7 = 2 %

dingungen besitzt ein Ausleitungsraum nur noch eine symbolische Bedeutung.

50 % aller spontan atmenden Patienten zeigen bei Aufnahme in den Aufwachraum eine Hypoventilation. Bei 13 Patienten lag der arterielle PCO_2 über 50 mm Hg, obwohl die Spontanatmung klinisch ausreichend erschien. Bei der Auswertung fiel auf, daß eine Hypoxämie und Hyperkapnie weitgehend unabhängig vom Alter vorwiegend im Anschluß an eine Neuroleptanalgesie auftraten.

Im Hinblick auf kardiale Komplikationen wird der Ausleitungsphase einer Narkose und der frühen postoperativen Phase in der klinischen Routine zu wenig Aufmerksamkeit geschenkt. Insbesondere Blutdruckanstieg und Tachykardien sind in diesem Zeitraum häufig und werden wegen der oft lückenhaften Überwachung nicht erkannt. Das Produkt aus Herzfrequenz und systolischem Blutdruck (HRPP = Heart rate pressure product) ist ein klinisches Maß für den myokardialen Sauerstoffbedarf. Nach MOFFITT (4) werden Herzfrequenz- und Blutdruckanstiege dann bedrohlich, wenn das Frequenz-Druck-Produkt über 15.000 ansteigt. Bei Werten über 20.000 muß bei Patienten mit Stenosen der Koronararterien mit dem Auftreten einer manifesten Myokardischämie gerechnet werden. 45 % aller Patienten wiesen bei der Aufnahme im Aufwachraum ein Frequenz-Druck-Produkt von über 15.000, 14 % von über 20.000 auf.

Die Ableitung von Aussagen aus diesem Produkt mag auf Kritik stoßen. Wir müssen nur klären, ob es andere unter diesen Bedingungen verwertbare Kriterien für eine ausreichende Beurteilung der hämodynamischen Situation gibt. Interessant erscheint, daß in der Literatur ausschließlich auf gefährliche Auswirkungen in der Einleitungsphase hingewiesen wird. Sicher ist jedoch, daß diese Zustände in der postoperativen Phase länger anhalten und vor allem durch die gleichzeitig bestehende respiratorische Insuffizienz beeinflußt und in den Auswirkungen verstärkt werden. Die schnelle Narkoseausleitung, die Anwendung von hämodynamisch wirksamen Antagonisten (Narcanti), die aus unterschiedlichen Gründen labile Hämodynamik und die Hypoxämie führen, das läßt sich schlußfolgern, häufiger als vermutet zu einer schwerwiegenden hämodynamischen Insuffizienz.

Wenden wir uns im folgenden den therapeutischen Maßnahmen zu, die die bisherige Routine widerspiegeln.

Tabelle 7. Respiratorische Therapie (n = 433)

Beatmung	< 1 h	2,3 %
	1 - 3 h	5,3 %
	> 3 h	8,1 %
		15,7 %
CPAP		5,5 %
O$_2$-Sonde		18,9 %
Gesamt		40,1 %

Tabelle 8. Kardiozirkulatorische Therapie

1. Volumengabe
   < 500 ml   12 %
   500 - 1.500 ml   12 %
   > 1.500 ml   3 %

2. Antiarrhythmika
   Antihypertonika   } 5,1 %
   Positiv inotrop wirkende Substanzen

Tabelle 9. Weiterverlegung (n = 433)

Intensivstation	7 %
Wachstation	25 %
Allgemeinstation	68 %

16 % der Patienten wurden für unterschiedlich lange Zeit nachbeatmet. Bei weiteren 5 % kam CPAP zur Anwendung, bei 19 % der Patienten wurde Sauerstoff über eine Nasensonde verabreicht, so daß bei insgesamt 40 % der Patienten die Atemfunktion durch therapeutische Maßnahmen stabilisiert wurde.

Bei 27 % der Patienten mußte entweder wegen eines intraoperativ nicht vollständigen Ausgleichs, vorwiegend aber wegen anhaltender Blutverluste Volumen substituiert werden. Bei über 5 % war eine medikamentöse Herz-Kreislauf-Therapie notwendig.

Von den insgesamt 433 Patienten wurden 7 % auf die Intensivstation, 25 % auf die chirurgische Wachstation und 68 % auf Allgemeinstationen weiterverlegt.

Diese Zahlen sind jedoch zu relativieren und unter den Zwängen zu sehen, daß sowohl die Intensivstation als auch die Wachstation in der Kapazität nicht den Erfordernissen entsprechen, eine Tatsache, die sicher in den meisten Kliniken ähnlich sein dürfte. Nach unseren Erhebungen hätten wir bei ca. 9 % der Patienten eine absolute Indikation für eine anschließende Intensivtherapie gesehen und bei ca. 30 % eine Indikation für die Weiterführung der postoperativen Behandlung auf der Wachstation.

Die hier vermittelten Teilergebnisse der Studie sollen eine
Diskussionsgrundlage vermitteln. Wir glauben, daß es möglich
ist, daraus folgende Schlußfolgerungen zu ziehen:

1. Die reine klinische Überwachung und die Verwendung einfacher
   Meßgrößen reichen nicht aus, um verläßliche Angaben über die
   individuelle Situation eines Patienten zu erhalten. Für den
   Aufwachraum muß daher die Möglichkeit einer ausreichenden
   und kontinuierlichen Diagnostik der vitalen Funktionen gegeben sein (3).

2. Die alleinige Überwachung, wie sie früher für den Bereich
   des Aufwachraumes vorgesehen war, ist unter den bereits be-
   schriebenen Voraussetzungen als völlig unzureichend anzusehen. Daraus ergeben sich zwangsläufig Forderungen hinsichtlich der personellen und apparativen Ausstattung. GABEL (2)
   ist der Auffassung, daß dem ärztlichen und pflegerischen
   Personal im Aufwachraum mehr medizinisches Urteilsvermögen
   abverlangt wird als auf der Intensivstation.

3. Eine Reihe spezieller therapeutischer und prophylaktischer
   Maßnahmen ist notwendig, um die vitalen Funktionen im unmittelbaren postoperativen Bereich aufrechtzuerhalten und zu
   stabilisieren. Diese Stabilisierung ist nicht zu erreichen,
   wenn die intraoperativ vorgenommenen korrigierenden und sta-
   bilisierenden Maßnahmen abrupt abgebrochen werden.

Daraus ergibt sich, daß der Aufwachraum eine dreifache Aufgabe
wahrzunehmen hat:

1. Die Überwachung in der Aufwachphase, um die direkten Nachwirkungen der Narkose, wie Atemdepression, Übelkeit, Erbrechen usw., oder auch die Nachwirkungen des Eingriffes, wie
   etwa eine Nachblutung, unter Kontrolle zu haben.

2. Die Möglichkeit einer Analyse der vitalen Funktionen im Sinne eines Bedside-Monitorings, mit dem hämodynamische, respiratorische und metabolische Störungen erfaßt werden können.

3. Nach Feststellen therapiebedürftiger Funktionsstörungen müssen auch therapeutische Maßnahmen sofort und mit ausreichender Dauer einsetzen.

Das Ergebnis dieser korrigierenden Maßnahmen muß von einem kompetenten Anästhesisten beurteilt werden, nur dann läßt sich die
wichtige "Stellwerkfunktion", die der Aufwachraum wahrnehmen
muß, darstellen. Nur unter diesen Voraussetzungen kann beurteilt
werden, in welcher Einrichtung die weitere Behandlung erfolgen
sollte, vor allem, welche weiterführende Überwachung und Therapie notwendig erscheinen.

Voraussetzung für die Erfüllung der Funktionen einer Aufwachstation ist außerdem die enge Kooperation mit dem OP-Bereich.
Der Anästhesist, der die Narkose durchgeführt hat, muß dem Anästhesisten, der für die postoperative weitere Überwachung und
Therapie im Aufwachraum verantwortlich ist, eine ausreichende

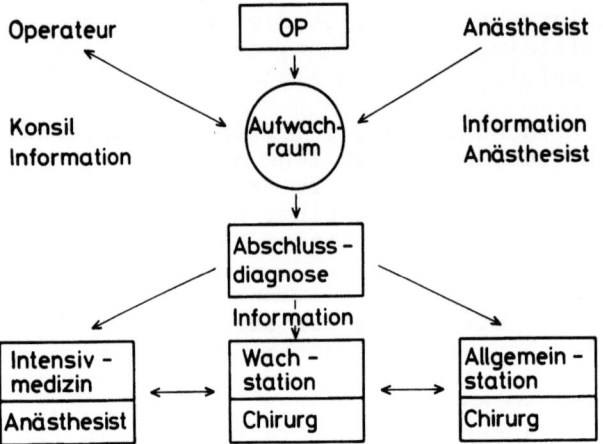

Abb. 4. Aufwachraum - "Stellwerkfunktion"

Information über den präoperativen Zustand des Patienten, über die durchgeführte Operation und den Narkoseverlauf vermitteln. Bei chirurgisch bedingten postoperativen Komplikationen muß eine entsprechende Information an den Operateur erfolgen, ein frühzeitiges Konsil ist in allen Zweifelsfällen anzustreben.

Werden Patienten postoperativ nicht oder nicht lange genug im Aufwachraum überwacht und werden klinische Meßgrößen zur Beurteilung herangezogen, so bleiben fraglos - das ist das vordergründige Ergebnis der Studie - zahlreiche therapiebedürftige Störungen unerkannt. Eine zeitgerechte korrigierende Therapie ist dann nicht sicherzustellen.

Der Aufwachraum muß die dargestellten Aufgaben in der Gesamtheit erfüllen und er darf insbesondere, wie dies noch an fast allen Kliniken der Fall ist, nicht nur in der Hauptdienstzeit einsatzbereit sein. Besonders außerhalb der regulären Dienstzeit kommen Notfälle zur Operation, die gerade der Überwachung und Therapie im Aufwachraum bedürfen.

Auch die notwendige Stellwerkfunktion einer Aufwachstation, die für die weitere postoperative Versorgung des Patienten von entscheidender Bedeutung ist, kann niemals direkt aus dem OP oder dem Ausleitungsraum sichergestellt werden.

Zusammenfassend läßt sich feststellen: Ein ständig steigender Anteil von Risikopatienten, größere und länger dauernde Eingriffe, differenzierte Anästhesieverfahren, eingreifende korrigierende therapeutische Maßnahmen erfordern bereits in der unmittelbaren postoperativen Phase eine verbesserte Überwachung, eine differenzierte Diagnostik und eine gezielte Korrekturtherapie als Voraussetzung für die Sicherung der vitalen Funktionen. Die Notwendigkeit einer Aufwachstation muß aufgrund der dargestellten Fakten als unabdingbar angesehen werden, anders läßt sich das erhöhte Risiko weder für die Anästhesie noch für die operativen Fächer tragen.

Literatur

1. AHNEFELD, F. W., WIEDECK, H.: Die nutritive Komponente als Teil der chirurgischen Behandlung. In: Parenterale Ernährung (ed. F. W. AHNEFELD). Klinische Ernährung, Bd. 1, p. 1. München: Zuckschwerdt 1980

2. GABEL, J.: Postoperative management of the patient with severe cardiovascular dysfunction. Annual Refresher Course Lectures 1979, p. 217. ASA Annual Meeting, 20. - 24.10.1979, San Francisco

3. KILIAN, J., AHNEFELD, F. W., FALK, H.: Der Aufwachraum - Funktion und Organisation. Anästh. Intensivther. Notfallmed. 16, 107 (1981)

4. MOFFITT, T. L.: Anesthesia in the cardiac risk patient. Vortrag Symposium Atlanta/USA 1980

5. SCHREIBER, H. W., KOCH, G.: Zur Operationsindikation und Operabilität aus der Sicht des Chirurgen. Prakt. Anästh. 14, 288 (1979)

Ursachen, Diagnostik und Therapie der postoperativen Ateminsuffizienz

Von M. Brandl

1 Stellenwert der postoperativen Ateminsuffizienz innerhalb des Spektrums letaler Komplikationen im Aufwachraum

Chirurgischer Eingriff und die hierfür erforderliche Narkose stellen eine engverknüpfte und nicht zu trennende Einheit dar, wenngleich sie jeweils mit spezifischen pathogenetischen Faktoren ihren Einfluß auf die Entwicklung der postoperativen Ateminsuffizienz nehmen. Mag der Verlauf der unmittelbaren postnarkotischen Phase im wesentlichen durch die Pharmakologie des ausgewählten Narkoseverfahrens bestimmt werden, so kommt bereits in der frühen postoperativen Phase den Auswirkungen der chirurgischen Intervention selbst steigende Bedeutung in der Beeinträchtigung der pulmonalen Leistungsfähigkeit zu.

Im Mittelpunkt des Spektrums postoperativer letaler Komplikationen, welche sich im Aufwachraum und im anschließenden Zeitabschnitt auf der Allgemeinstation ereignen und die in ihrer Häufigkeit die Anzahl der intraoperativen tödlichen Zwischenfälle bei weitem übersteigen (29), dürfte zweifelsfrei die Ateminsuffizienz stehen. Wie in Abb. 1 dargestellt, kam es im Zeitraum von 1976 bis einschließlich 1980 auf unserer Aufwachstation in insgesamt 70 Fällen - entsprechend ca. 3 o/oo aller Patienten, welche die Aufwachstation durchliefen - zu schwersten respiratorischen Störungen bis hin zum Atemstillstand. 24 Patienten mußten notfallmäßig reintubiert werden, bei zwei Patienten wurde sogar eine Reanimation erforderlich. Nicht aufgeführt sind in dieser Übersicht alle Zwischenfälle, welche sich später, also bereits auf den Allgemeinstationen, ereigneten und die sich somit unserer genauen Einschätzung entziehen.

2 Pathogenese und Pathophysiologie der postoperativen Ateminsuffizienz

Die Entstehung der postoperativen Ateminsuffizienz ist ein multifaktorielles Geschehen; welche der möglichen Ursachen im Einzelfalle den Hauptakzent gesetzt hat, läßt sich nur schwer differenzieren. Für die ersten Minuten im unmittelbaren Anschluß an das Anästhesieende - der eigentlichen postnarkotischen Phase - spielen sicherlich anästhesiebedingte Faktoren die ausschlaggebende Rolle, wenngleich jedoch einschränkend gesagt werden muß, daß rein narkosebedingte Komplikationen auch noch Stunden nach dem Narkoseende auftauchen können.

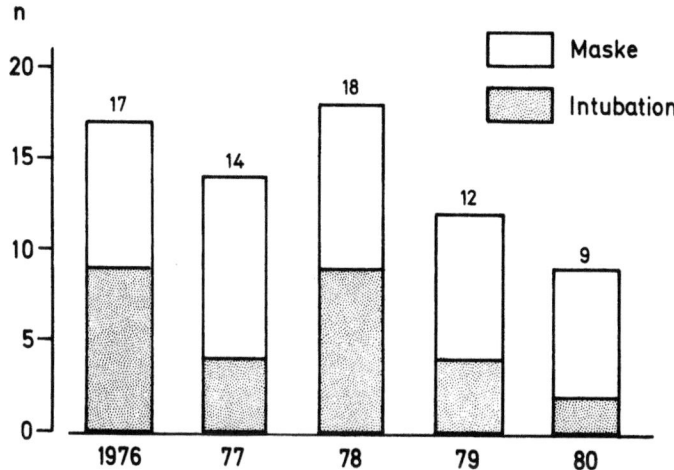

Abb. 1. Häufigkeit des Auftretens schwerster respiratorischer Störungen auf der Aufwachstation des Instituts für Anästhesiologie der Universität Erlangen-Nürnberg. (Retrospektive Analyse der Jahre 1976 bis 1980)

2.1 Ursachen (Retrospektive Studie des eigenen Krankengutes)

Im Zuge der eingangs erwähnten retrospektiven Studie wurde versucht, eine genauere Differenzierung der Ursachen vorzunehmen, welche mit Sicherheit oder doch zumindestens mit großer Wahrscheinlichkeit den Atemstillstand bei diesen 70 Patienten herbeigeführt hatten: In 18 % der Fälle ließ sich eindeutig der chirurgische Eingriff selbst mit dadurch induzierten Komplikationen als Verursacher entlarven, in weiteren 18 % sind unsachgemäß durchgeführte Barbiturat-Fentanyl-Narkosen, in 17 % die fehlende Antagonisierung relativ hoher Fentanyldosen und in 6 % ein Relaxansüberhang vermutlich als Grund für die respiratorische Insuffizienz anzusehen. In weiteren 8 % mögen prädisponierende Faktoren den Hauptausschlag gegeben haben, in den restlichen 43 % bleibt die Ursache eigentlich verborgen (Abb. 2).

2.2 Pathogenese, Pathophysiologie

Die pathophysiologischen Grundpfeiler der postoperativen Ateminsuffizienz sind Hypoventilation, Hypoxämie und mechanische Obstruktion der Atemwege (Übersichtstabelle 1).

2.2.1 Hypoventilation

In der Pathogenese der Hypoventilation rangieren die zentrale Atemdepression durch Narkotika und die periphere Muskellähmung durch Relaxanzien in vorderster Front, der Behinderung der Atemmechanik durch Krankheiten kommt lediglich sekundäre Bedeutung zu.

Im Zentrum der möglichen Ursachen postnarkotischer Atemstillstände dürfte bei der Beliebtheit der Neuroleptanalgesie im

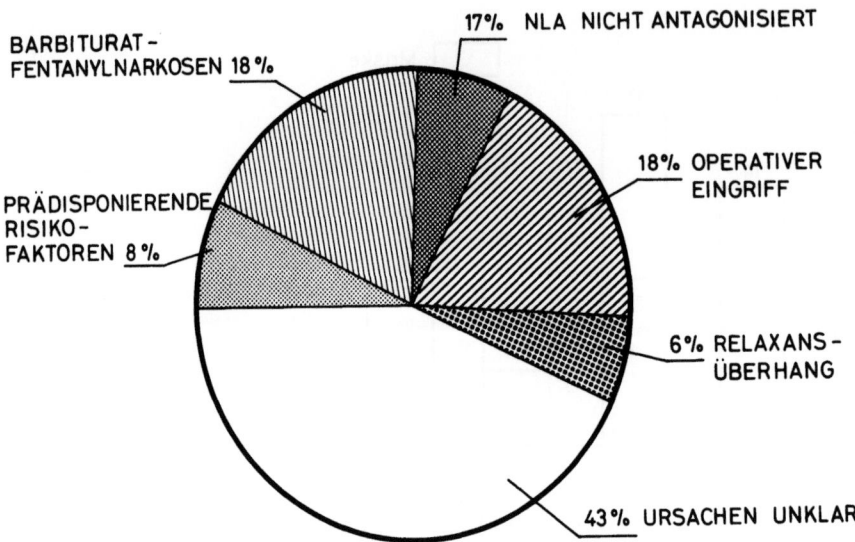

Abb. 2. Prozentuale Verteilung der gesicherten, vermuteten oder verborgenen Ursachen schwerer respiratorischer Störungen auf der Aufwachstation

deutschsprachigen Raum die zentrale Atemdepression durch Fentanyl stehen. Es soll an dieser Stelle nicht nochmals auf die pharmakologischen Eigenarten des Fentanyls und anderer Opiate bzw. Opioide und den sich daraus ergebenden Konsequenzen eingegangen werden. In vollem Konsensus mit der Ansicht, die in den Beiträgen von KAMP und LEHMANN/DAUB vertreten wurde, bleibt nochmals festzustellen, daß die meisten der nach einer Neuroleptanalgesie auftretenden schweren respiratorischen Zwischenfälle auf einen Fentanylüberhang und nicht auf eine "heimtückische" Atemdepression - von CASCORBI und GRAVENSTEIN (4) mit dem Terminus "Silent death" belegt - im Sinne eines Rebound-Phänomens zurückzuführen sind.

Im Vergleich zu den Opiaten dürften andere i.v. Narkotika nicht den gleichen gewichtigen Einfluß auf die Entwicklung einer postnarkotischen Ateminsuffizienz haben. Der These, daß Substanzen der Barbituratgruppe nur in seltenen Fällen einen nachteiligen Einfluß in der Aufwachphase ausüben (19), da sie vorwiegend als Einleitungshypnotika, dazu noch in niedriger Dosierung, verwendet werden, kann nur im Falle des Methohexitals zugestimmt werden. Gerade das Thiopental, welches sich in Dosierungen über 5 mg/kg KG durch eine dosisabhängige Depression des Atemzentrums auszeichnet, findet in Kombination mit Fentanyl nicht nur als Einleitungshypnotikum Verwendung und hat - unserer einleitend erwähnten Studie zufolge (Abb. 2) - einen nicht unmaßgeblichen Anteil am Auftreten postoperativer Ateminsuffizienzen.

Dagegen dürften die atemdepressorischen Effekte des Ultrakurzhypnotikums Etomidat, die bei der üblichen Dosierung von 0,15 - 0,30 mg/kg KG festzustellen sind (16, 28), für die Aufwachperiode tatsächlich irrelevant sein. Obwohl Ketamin nicht nur zur

Tabelle 1. Pathogenetische Funktionskreise der postoperativen Ateminsuffizienz

---

Hypoventilation

Zentrale Atemdepression:	Opiate, Opioide Barbiturate Inhalationsnarkotika Tranquilizer Barbituratfreie Hypnotika
Periphere Atemlähmung	Muskelrelaxanzien Inhalationsnarkotika Andere Pharmaka (Antibiotika, Antiarrhythmika usw.)
Muskelschwäche:	Krankheiten (Myasthenia gravis, Adipositas per magna usw.)

Hypoxämie

Hypoventilation	Siehe oben
Diffusionshypoxie	N_2O
Intrapulmonaler Rechts-links-Shunt	Aspiration Lungenödem (Mikro-)Atelektasen Pneumothorax, Lungenkollaps
$\dot{V}_A/\dot{Q}$-Verteilungsstörungen	Lagerung Beatmung
Schmerzreflektorisch	Oberbauch-Thorax-Eingriffe
Gesteigerter O_2-Verbrauch	Muskelzittern, hohes Herzminutenvolumen

Obstruktion

Operativer Eingriff	z. B. Strumektomien, Karotisendarteriektomien
Atemwegsverlegung	Zunge, Sekret
Laryngospasmus	Reflektorisch
Bronchospasmus	Allergien, obstruktive Atemwegserkrankungen

Einleitung, sondern auch für die Aufrechterhaltung der Narkose Verwendung findet, schützt es durch den bei üblicher Dosierung fehlenden atemdepressorischen Effekt sowie durch seine relaxie-

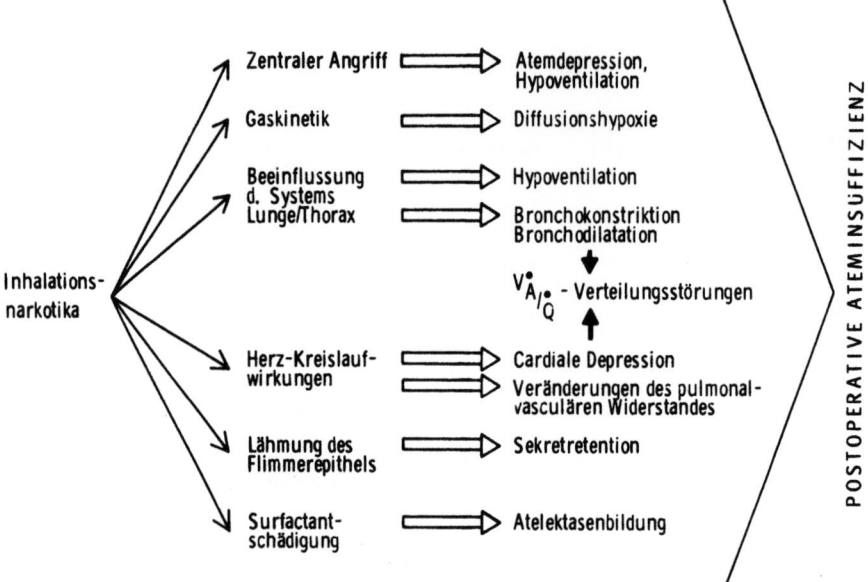

Abb. 3. Drei Möglichkeiten der Beeinflussung des pulmonalen Funktionsspektrums durch Inhalationsnarkotika

rende Wirkung auf die Bronchialmuskulatur sicher vor respiratorischen Komplikationen in der postnarkotischen Phase (20, 36).

Ganz anders gelagert sind die Verhältnisse bei der Gruppe der Benzodiazepine. Insbesondere das bei der modifizierten Neuroleptanalgesie beliebte und allseits bevorzugte Diazepam führt durch seine Eigenschaften - lange Halbwertszeit, Potenzierung der fentanylinduzierten Atemdepression sowie durch die Tatsache, daß es auch noch nach Stunden durch seine Hauptmetaboliten zu einem gefährlichen Aktivitäts-Rebound kommen kann - leicht zur Ateminsuffizienz. Es ist ernsthaft zu erwägen, ob seine Verwendung im Rahmen der Neuroleptanalgesie nicht grundsätzlich durch die Anwendung kurz wirkender Benzodiazepine, z. B. Midazolam, ersetzt werden sollte.

Auch die volatilen Narkotika führen durch zentralen Angriff und die dadurch induzierte Atemdepression zu einer Verminderung der alveolären Ventilation. Für eine zusätzliche Beeinflussung der Lungenfunktion ergeben sich zudem folgende Ansatzpunkte (Abb. 3): Als Verstärkereffekt für die Ausbildung einer Hypoventilation dient die relaxierende Wirkung auf die Skelettmuskulatur, besonders deutlich ausgeprägt durch synergistische Tendenzen bei der Verwendung von Muskelrelaxanzien. Inhalationsnarkotika können aus diesen Gründen ihrer raschen Elimination im Wege stehen. Potenziert werden diese Vorgänge dadurch, daß trotz des durch die Hypoventilation bedingten Anstieges des arteriellen CO_2-Partialdruckes das Atemzentrum nicht mit einer reaktiven Hyperventilation antwortet (9).

Während Diäthyläther die Eigenschaft hat, bis zu anästhetischen
Konzentrationen von 3 MAC bei Spontanatmung normale $PaCO_2$-Werte
zu garantieren (22), deprimieren alle modernen, halogenierten
Inhalationsnarkotika das Atemzentrum, wobei dem Ethrane eine
Spitzenstellung zugeschrieben wird, da es bei unstimulierten
Freiwilligen bei alveolären Konzentrationen von weniger als 2
MAC zur Apnoe (3) führte, während Isofluran, Halothan und Methoxyfluran bei alveolären Konzentrationen von 1 - 2 MAC lediglich zu einer Erhöhung des $PaCO_2$ auf einen Level von 45 - 65
mm Hg beitrugen (12). Lachgas allein hat keine atemdepressorische Potenz (37).

Durch ein unüberschaubares Puzzle von Wirkungen auf Skelett-
und Bronchialmuskulatur, myokardiale Beeinflussung sowie direkter und indirekter Effekte auf den Pulmonaliskreislauf tragen
alle Inhalationsnarkotika letztendlich zu Störungen des Ventilations-Perfusions-Quotienten bei.

Resümierend bleibt in Übereinstimmung mit LANDAUER (19, 20)
festzustellen, daß Ethrane trotz seiner ausgeprägten Atemdepression, die dank der günstigen Pharmakodynamik lediglich intraoperativ bzw. in der unmittelbaren postoperativen Phase relevant und daher leicht zu beherrschen ist, die geringsten Störungen der pulmonalen Gesamtsituation hervorruft, fehlen ihm
doch die schädigenden Einflüsse der besser fettlöslichen Substanzen Halothan und Methoxyfluran auf die Lipoproteidkomplexe
der oberflächenaktiven Substanz der Alveolen. Die gleichen Vorteile sind dem Isofluran zuzugestehen, welches in Deutschland
allerdings noch nicht registriert ist.

Die Hypoventilation durch prolongierte neuromuskuläre Blockade
zählt zu den weiteren wichtigen Ursachen einer Ateminsuffizienz
im Aufwachraum. Depolarisierende Relaxanzien haben - korrekte
Dosierung vorausgesetzt - nur bei quantitativen Veränderungen
der Pseudocholinesterase (z. B. bei schweren Lebererkrankungen)
sowie bei qualitativen Veränderungen (atypische Pseudocholinesterase) auf den postnarkotischen Verlauf einen nennenswerten
Einfluß.

Weit mehr ins Gewicht fällt die Verwendung von kompetitiven
Blockern, deren Gebrauch die Kenntnis folgender pharmakologischer Eigenheiten unabdingbar macht: Auch nach Antagonisierung
mit den heutzutage gebräuchlichsten Cholinesterasehemmern Pyridostigmin und Neostigmin ist eine sichere Dekurarisierung erst
nach Stunden zu erwarten (2), die Patienten sind infolgedessen
innerhalb dieses Zeitraumes durch eine periphere Atemlähmung gefährdet. Verstärkt wird die Wirkung der depolarisationshemmenden Relaxanzien durch alle volatilen Anästhetika mit Ausnahme
von Lachgas, so daß ihre Dosierung bei Inhalationsnarkosen weitaus zurückhaltender vorgenommen werden muß als bei reinen Neuroleptanalgesien (41) (Abb. 4). Hervorgerufen wird dieser Effekt einerseits durch die Beeinflussung der neuromuskulären
Übertragung selbst infolge Herabsetzung der Empfindlichkeit
der postsynaptischen Membran für die Erzeugung eines Aktionspotentials sowie andererseits durch direkte Steigerung der Muskelkontraktilität, bedingt durch Kalziumfreisetzung aus den

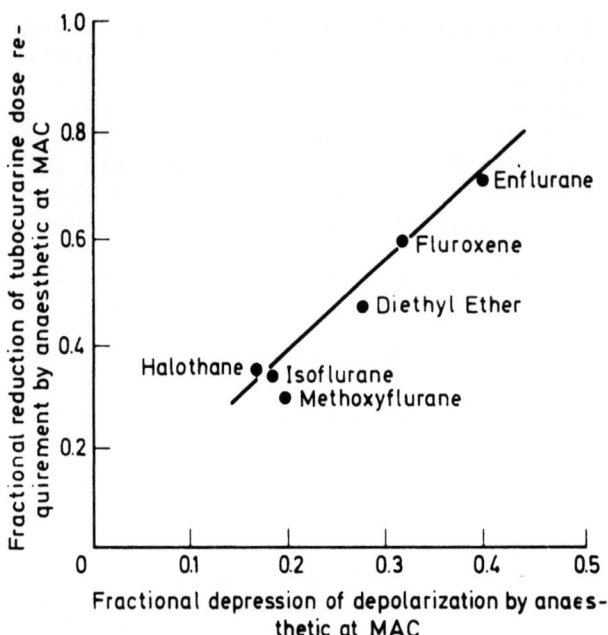

Abb. 4. Verstärkung der Wirkung depolarisationshemmender Relaxanzien durch Inhalationsnarkotika

Muskelzellspeichern (6). Auch andere Pharmaka wie Antibiotika, allen voran Polymyxin B und E sowie Aminoglykoside, oder Lokalanästhetika, Antiarrhythmika und Betasympathikolytika erhöhen die Wirkung kompetitiver Blocker, wobei die klinische Relevanz jedoch vielfach umstritten ist.

2.2.2 Hypoxämie

Als Hauptursache postoperativer Hypoxämien auf der Aufwachstation ist zweifelsohne ebenfalls die vorab besprochene Hypoventilation aufgrund zentraler Atemdepression oder peripherer Atemlähmung anzusehen. Die Möglichkeit der Gefährdung des Patienten durch das von FINK (10) erstmalig als "Diffusion anoxia" beschriebene Phänomen der Lachgasexpansion in den Alveolarraum unmittelbar nach Narkoseende hat für den Aufwachraum keinerlei Bedeutung mehr.

Wenngleich schwer faßbar und durch routinemäßige Sauerstoffapplikation auf der Aufwachstation zum Teil maskiert, treten Ventilations-Perfusions-Verteilungsstörungen als Folgeerscheinung der intraoperativen Lagerung und der künstlichen Beatmung, gesteigerter intrapulmonaler Rechts-links-Shunt durch die Entstehung von Atelektasen und erhöhter Sauerstoffverbrauch durch postoperatives Muskelzittern für die Ausbildung einer Hypoxämie in den Vordergrund (s. Übersichtstabelle 1).

Nimmt das Lungenvolumen während der Exspiration ab, so zeigen kleinere Bronchien in den abhängigen Partien bereits normalerweise die Tendenz, sich zu verschließen. Das kritische Lungenvolumen, bei dem der Kollaps der kleinen Luftwege beginnt, wird Closing volume genannt. Closing capacity bezeichnet die Summe aus Closing volume und Residualvolumen.

Fällt die funktionelle Residualkapazität unter die Verschlußkapazität ab, werden mehr oder minder große Anteile der Ventilation am Ende der Exspiration sequestriert (Air trapping), der intermittierende Verschluß führt funktionell zu einem Shunt (Shunt in time).

Bei jüngeren Menschen ist in aufrechter Stellung die funktionelle Residualkapazität größer als das Verschlußvolumen, mit zunehmendem Alter und in Rückenlage wird es jedoch bereits physiologischerweise in die Nähe der normalen Atembreite hin verschoben (5, 23, 31).

Unmittelbar nach Narkoseeinleitung nimmt die funktionelle Residualkapazität sowohl in Spontanatmung (7, 8) als auch nach Muskelrelaxation und künstlicher Beatmung (14, 17, 18) beträchtlich ab. Der daraus resultierende intermittierende bis kontinuierliche Verschluß kleiner Bronchien impliziert eine erhöhte venöse Beimischung.

Die Reduzierung der arteriellen Oxygenierung ist jedoch nicht nur Folge des gesteigerten Rechts-links-Shunts, sondern in gleichem Maße bedingt durch ausgeprägte Ventilations-Perfusions-Verteilungsstörungen, die insbesondere in Seitenlagen auftreten (21, 25, 32, 33, 35). Entscheidend hierbei ist, daß im Moment der Rückenlagerung am Operationsende zwar die Perfusionsverteilung offenbar ihren Ausgangsstatus wieder erreicht, daß jedoch aufgrund einer "fixierten" Mißverteilung der Ventilation die Gasaustauschstörungen bis in die postoperative Phase hinein erhalten bleiben (35); wie lange, ist unbekannt.

Überlappt wird die "narkosebedingte" und "lagebedingte" Komponente der postnarkotischen Ateminsuffizienz mit Nachlassen der Analgesie durch eine "schmerzbedingte" Komponente (Abb. 5). Flachatmung, Ausbleiben des spontanen Lagewechsels, fehlender Hustenstoß, Lungenkongestion in den abhängigen Körperpartien und die damit verbundene fortschreitende Positivierung transpulmonaler Drucke sowie schmerzbedingte, reflektorische Tonussteigerung der Exspirationsmuskulatur führen zu weiterer Abnahme der funktionellen Residualkapazität, zu Sekretretention, Surfactantschädigung und Ausbildung von Mikroatelektasen bereits in den ersten 24 h nach Operationsende. Darüber hinaus bewirkt der Schmerz im Sinne einer Streßreaktion infolge Ausschüttung von Katecholaminen und anderer Hormone (26) eine weitere Verschlechterung der pulmonalen Situation. Prädestiniert hierfür sind in erster Linie Oberbauchlaparotomien sowie thorakale Eingriffe. Besonders gefährdet sind durch die Kombination aller vorab geschilderten pathophysiologischen Zusammenhänge Patienten mit Obesitas (11), chronisch-obstruktiven Atemwegserkrankungen (13) sowie neurotischen Störungen (30).

2.2.3 Obstruktion
Eine Obstruktion der Atemwege mag nicht so häufig zur Ursache einer postoperativen Ateminsuffizienz werden, verläuft aber stets unter dem Bilde höchster Dramatik. Nahezu in allen Fällen, bei denen aufgrund unserer Nachuntersuchung der chirurgische Eingriff selbst ursächlich verantwortlich war für die post-

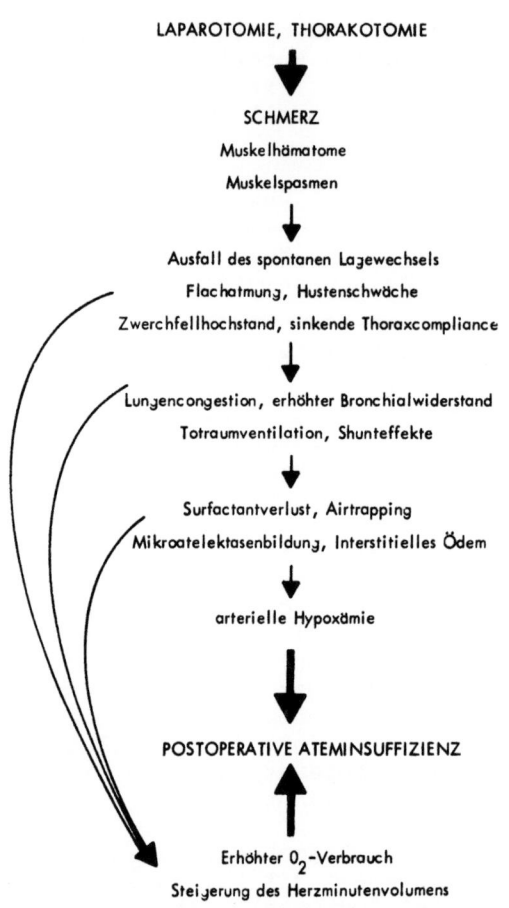

Abb. 5. Beeinträchtigung der pulmonalen Funktion durch das postoperative Schmerzgeschehen

operative respiratorische Insuffizienz, lag eine Obstruktion der Atemwege (z. B. mechanische Kompression des Kehlkopfs und der Trachea bei Nachblutungen nach Karotisendarteriektomien oder Rekurrensparesen nach radikalen Strumektomien bei Schilddrüsenkarzinom) vor (s. auch Abb. 2).

3 Diagnostik, Monitoring

Die klinischen Zeichen der postoperativen Ateminsuffizienz sind äußerst komplex und von Fall zu Fall verschieden. Verwirrtheit, Zyanose, Reduktion der Vigilanz, von Somnolenz bis hin zur Bewußtlosigkeit reichend, repräsentieren Anzeichen der höchsten Gefahr. Ihnen voraus gehen unspezifische Symptome, bedingt durch Hyperkapnie und Hypoxie: Unruhe, Kopfschmerzen, Kreislaufreaktionen, die sich bei Vorliegen einer Hyperkapnie in charakteristischer Weise über Stimulierung des Sympathikus durch eine

Tabelle 2. Unspezifische Symptome der akuten Ateminsuffizienz

Aufgrund vorwiegender Hypoxie	Aufgrund vorwiegender Hyperkapnie
1. Unruhe: gestörte Motorik, herabgesetzte Vigilanz	1. Kopfschmerzen, Miosis
2. Verwirrtheit, Delirium	2. Verwirrtheit
3. Hypotonie	3. Hypertonie
4. Tachykardie	4. Tachykardie
5. Kalte, feuchtschweißige Extremitäten	5. Warme Extremitäten Schwitzen
6. Zentrale Zyanose	6. Muskelzuckungen Flapping tremor
7. Bewußtlosigkeit	7. Bewußtlosigkeit

Tachykardie, Hypertonie und gesteigertes Herzzeitvolumen äußern (Tabelle 2).

Bei Vorliegen einer Atemwegsobstruktion können pathologische Atemgeräusche wie Schnarchen, Gurgeln, Rasseln usw. als spezifische Leitsymptome bereits frühzeitig Hinweise auf die genaue Ursache geben (Tabelle 3).

Tabelle 3. Spezifische Leitsymptome bei Atemwegsobstruktion

Schnarchen:	Zurückgefallene Zunge
Gurgeln:	Fremdkörper
Rasseln:	Sekretansammlung in Trachea und in großen Bronchien
Inspiratorischer Stridor:	Stenosen der oberen Luftwege
Pfeiffen, Brummen, Giemen, exspiratorischer Stridor:	Asthma bronchiale, spastische Bronchitis

Da die Beseitigung von respiratorischen Störungen keinen, wenn auch noch so geringen Aufschub duldet, sind entsprechende Anforderungen an ein vernünftiges Monitoring im Aufwachraum zu stellen (Tabelle 4): Die Überwachung der Herzaktion mit Hilfe eines EKG betrachten wir als obligate Voraussetzung dafür, die Sicherheit unserer Patienten zu gewährleisten. Zu bevorzugen sind Systeme, bei denen über die EKG-Elektroden mit Hilfe der Thoraximpedanzmessung eine gleichzeitige Registrierung der Atemfrequenz vorgenommen werden kann. Bei gefährdeten Patienten sollte von qualifiziertem Anästhesiepersonal jede Viertelstunde eine Kontrolle respiratorischer Indizes wie die Messung von Atemzugvolumen, Vitalkapazität und des inspiratorischen Sogs erfolgen.

Bei Verdacht auf eine Hypoxie bzw. eine klinisch relevante Hyperkapnie ist die Blutgasanalyse das geeignete Mittel zu ihrer

Tabelle 4. Monitoring zur Prophylaxe der postoperativen Ateminsuffizienz

---

1. EKG
2. Atemfrequenz: Atemfühler mit Thermoelementen
   Thoraximpedanz (EKG-Elektroden)
3. Vitalkapazität: > 10 ml/kg KG
4. Inspiratorischer Sog > minus 30 - 40 mm Hg
5. Blutgasanalytik: arteriell
   kapillär
   transkutan: PaO_2-Messung unzuverlässig
   $PaCO_2$-Messung akzeptabel
   zentralvenös
6. Kapnographie, Kapnometrie der Ausatemluft
7. Neuromuskuläre Blockade: Klinische Bedside-Tests
   Relaxometrie
   (bereits während Narkoseausleitung)

Objektivierung, wobei mit Ausnahme von schwersten Schockzuständen eine kapilläre die arteriell gewonnene Blutgasanalyse sicherlich ersetzen kann (40). Die fortlaufende transkutane Überwachung des Sauerstoffpartialdruckes ist bei Erwachsenen als zu störanfällig abzulehnen, die transkutane Überwachung des $PaCO_2$ ist jedoch sehr zuverlässig vorzunehmen. Die Kapnographie sowie Kapnometrie der Ausatemluft als Routineverfahren zur Überwachung operierter Patienten ist zur Zeit als zu kostenaufwendig abzulehnen, desgleichen muß sich die Relaxometrie auf klinische Bedside-Tests beschränken.

4 Therapie

Die Therapie der postoperativen Ateminsuffizienz kann in der Akutsituation nur in einer sofortigen Beatmung mit reinem Sauerstoff bestehen. Es lohnt sich, in diesem Zusammenhang wieder einmal darauf hinzuweisen, daß vor der notfallmäßig durchgeführten Intubation der Patient über eine mehrminütige Maskenbeatmung erst ausreichend aufoxygeniert werden muß. Ist das akute Ereignis überwunden, oder ist die Indikation zur überbrückenden Maskenbeatmung nicht so drängend, soll versucht werden, eine ursächliche Therapie einzuleiten: Tritt die respiratorische Störung sehr bald nach dem Eintreffen im Aufwachraum auf, ist ein Narkoseüberhang am wahrscheinlichsten und in Abhängigkeit vom durchgeführten Narkoseverfahren die Verabreichung spezifischer Antagonisten angezeigt. Bei Verdacht auf Fentanylüberhang ist dem Naloxon wegen seiner fehlenden "Intrinsic activity" der Vorzug zu geben (20), bei Überdosierung von Muskelrelaxanzien wegen seiner geringen parasympathischen Nebenwirkungen (27) und längerer Wirkungsdauer dem Pyridostigmin.

Ob bei zentraler Atemdepression durch Halothan oder Barbiturate zentrale Atemanaleptika indiziert sind, ist mehr als fragwürdig.

Kann durch spezifische Antagonisierung keine Verbesserung der pulmonalen Situation erreicht werden, sollte man eine überbrückende Respiratorbehandlung mit kontrollierter, assistierender oder SIMV-Beatmung einleiten.

Ist man sich am Operationsende nicht sicher, ob der Patient die für ihn lebensnotwendige ventilatorische Leistung erbringen kann, darf er selbstverständlich nicht extubiert werden, sondern eine prolongierte, prophylaktische Beatmung muß die insuffiziente Spontanatmung unterstützen.

Da nahezu alle Patienten infolge der oben aufgeführten pathophysiologischen Vorgänge - Hypoventilation, Ventilation-Perfusions-Verteilungsstörungen, gesteigerter Rechts-links-Shunt, erhöhter O_2-Verbrauch - eine Neigung zur Hypoxämie haben, ist das Atmen von Raumluft in keinem Fall ausreichend, sondern der Sauerstoffgehalt in der Inspirationsluft muß zumindest über einen Zeitraum von 24 h durch Sauerstoffapplikation über Sonde oder Maske erhöht werden (15).

Ob die - wohlgemerkt unmittelbar postnarkotisch - propagierte CPAP-Atmung, sei sie nun am intubierten oder am extubierten Patienten mit Hilfe einer Gesichtsmaske oder eines Mundstückes durchgeführt (1, 24), dazu geeignet ist, postoperative Störungen des Ventilations-Perfusions-Verhältnisses zu kupieren oder Mikroatelektasen zu eröffnen, bleibt umstritten.

SUTER et al. (38) fanden in einer postoperativen Studie an Herzpatienten, daß die Anwendung von CPAP durch parallele Überdehnung funktionierender Gasaustauscheinheiten zwar die FRC erhöht, jedoch keine Verbesserungen der Blutgasverhältnisse schuf, da offensichtlich atelektatische Bezirke nicht eröffnet werden konnten. Durch gesteigerte Atemarbeit - in Abhängigkeit von den verwendeten Systemen stark variierend - wird außerdem der O_2-Verbrauch erhöht (42).

Eine wirkungsvolle Möglichkeit, pulmonale Komplikationen nach Oberbauchlaparotomien zu reduzieren, ist in einer Kombination von Allgemeinanästhesie und Periduralanästhesie zu sehen; damit ist eine postoperative Schmerzbekämpfung über mehrere Tage hinweg sicherzustellen. Obwohl dies bereits vor 20 Jahren eindeutig erkannt worden war (39), hat erst die Entwicklung neuer Kathetermaterialien und Techniken für die Dauerperiduralanästhesie eine weitere Verbreitung dieses Behandlungsregimes bewirkt.

Ohne den Anspruch auf lexikalische Vollständigkeit zu erheben, sind in einer Übersicht (Tabelle 5) abschließend die möglichen klinischen Ursachen und das therapeutische Konzept der postoperativen Ateminsuffizienz zusammengestellt (Nach 35).

Tabelle 5. Die postoperative Ateminsuffizienz (Modifiziert nach E. RÜGHEIMER (35))

Ursachen	Prophylaxe/Therapie	
Narkose		
Zentrale Atemdepression	Antidot: Naloxon	Prolongierte Intubation, kontrollierte, assistierende oder SIMV-Beatmung
Morphin, Fentanyl, Pethidin	Kein Lorfan oder Nalorphin	
Barbiturate		
Halothan, Ethrane, Isoflurane	Zentrale Atemanaleptika?	
Periphere Atemlähmung	Cholinesterasehemmer	
Muskelrelaxanzien	Cholinesteraseserum - Behring	
(Schleichende) Aspiration	Bronchialtoilette	
Diffusionshypoxie	5 - 10 min Beatmung, $F_IO_2 = 1,0$	
Operation		
Sekretretention, Atelektasen	Endotracheales Absaugen, Bronchoskopie	
(Spannungs-)Pneumothorax Hämatothorax	Entlastungspunktion, Pleuradrainage	
Mediastinalemphysem	Kollare Mediastinotomie	
Erhöhter intraabdomineller Druck	Magenschlauch, Miller-Abott-Sonde	
Kristalloide, Volumenexpander, Eiweißlösungen, Blut	Kritischer Volumenersatz Mikrofiltration	
Wundschmerz Mikroatelektasenbildung	Systemische Analgesie, Interkostalblockade, Dauerperiduralanästhesie, CPAP-Atmung	
Antibiotika	Cephalosporine zur Prophylaxe	
Präoperative Erkrankungen		
Obstruktive Ventilationsstörungen	Atemgymnastik, IPPB-Inhalation	
Chronische Bronchitis	Antiphlogistika, Antibiotika, Sekretolytika	
Lungenemphysem	β_2-Sympathikomimetika, Phosphodiesterasehemmer, Antihistaminika, Kortikoide, Dinatrium cromoglicicum	
Asthma bronchiale		
Restriktive Erkrankungen	Cave: Operationen mit Lungenparenchymreduktion (kritisches Abwägen der Indikation)	
Lungenfibrosen, Skoliose		
Thoraxdeformitäten		
Pleuraschwarten		
Neuromuskuläre Erkrankungen		
Myasthenia gravis	Cholinesterasehemmer	
Pseudocholinesterasemangel Atypische Pseudocholinesterase	Cholinesteraseserum - Behring	
Herz-Kreislauf-Erkrankungen	Digitalisierung, Antiarrhythmika, Diuretika	
Fettsucht	Präoperative Reduktionsdiät	

Literatur

1. ANDERES, C., ANDERES, U., GASSER, D., DITTMANN, M., TURNER, J., BRENNWALD, J., KELLER, R., FERSTL, A., WOLFF, G.: Postoperative spontaneous breathing with CPAP to normalize late postoperative oxygenation. Intens. Care Med. 5, 15 (1979)

2. BARTH, L., DANNHORN, R.: Protrahierte neuromuskuläre Wirkungen depolarisationshemmender Muskelrelaxantien, nachgewiesen mit der Tetanusreizantwort. Anaesthesist 26, 116 (1977)

3. CALVERLY, R. K., SMITH, N. T., JONES, C. W., PRYS-ROBERTS, C., EGER, E. I.: Ventilatory and cardiovascular effects on enflurane anesthesia during spontaneous ventilation in man. Anesth. Analg. 57, 610 (1978)

4. CASCORBI, H. F., GRAVENSTEIN, J. S.: Silent death. Anesthesiology 40, 319 (1974)

5. CRAIG, D. B., WAHBA, W. M., DON, H. F., COUTURE, J. G., BECKLAKE, M. R.: "Closing volume" and its relationship to gas exchange in seated and supine positions. J. appl. Physiol. 31, 717 (1971)

6. DOENICKE, A., GROTE, B.: Möglichkeiten der Wirkungsbeeinflussung von Relaxanzien. In: Muskelrelaxanzien. Klinische Anästhesiologie und Intensivtherapie (eds. F. W. AHNEFELD, H. BERGMANN, C. BURRI, W. DICK, M. HALMAGYI, G. HOSSLI, E. RÜGHEIMER), Bd. 22, p. 130. Berlin, Heidelberg, New York: Springer 1980

7. DON, H. F., WAHBA, W. M., CUADRADO, L., KELKAR, K.: The effects of anesthesia and 100 per cent oxygen on the functional residual capacity of the lungs. Anesthesiology 32, 521 (1970)

8. DON, H. F., WAHBA, W. M., CRAIG, D. B.: Airway closure, gas trapping, and functional residual capacity during anesthesia. Anesthesiology 36, 533 (1972)

9. DUDZIAK, R.: Lehrbuch der Anästhesiologie, p. 173. Stuttgart, New York: Schattauer 1980

10. FINK, B. R.: Diffusion anoxia. Anesthesiology 16, 511 (1955).

11. FISHER, A., WATERHOUSE, T. D., ADAMS, A. P.: Obesity: its relation to anaesthesia. Anaesthesia 30, 633 (1975)

12. FOURCADE, H. E., STEVENS, W. C., LARSON, C. P., et al.: Ventilatory effects of Forane - a new inhaled anesthetic. Anesthesiology 35, 26 (1971)

13. HASSELBRING, H.: Präoperative Lungenfunktionsprüfungen und deren Aussagekraft zur Operationsindikation. Anästh. Intensivmed. 20, 285 (1979)

14. HEDENSTIERNA, G., SANTESSON, J.: Airway closure during anesthesia: a comparison between resident-gas and argon-bolus techniques. J. appl. Physiol. $\underline{47}$, 874 (1978)

15. HELMS, U., WEIHRAUCH, H., JACOBITZ, K., STEEN, L., CONRAD, I.: Die postoperativen Veränderungen der Blutgase nach unkomplizierten Oberbaucheingriffen bei hochbetagten Menschen. Prakt. Anästh. $\underline{13}$, 275 (1978)

16. HEMPELMANN, W., HEMPELMANN, G., PIEPENBROCK, S.: A comparative study of blood gases and haemodynamics using the new hypnotic etomidate, CT 1341, methohexitone, propanidid and thiopentone. In: Etomidate (ed. A. DOENICKE). Anaesthesiologie und Wiederbelebung, Bd. 106. Berlin, Heidelberg, New York: Springer 1977

17. HEWLETT, A. M., HULANDS, G. H., NUNN, J. F., MILLEDGE, J. S.: Functional residual capacity during anaesthesia. III: Artificial ventilation. Brit. J. Anaesth. $\underline{46}$, 495 (1974)

18. JUNO, Ph., MARSH, H. M., KNOPP, Th. J., REHDER, K.: Closing capacity in awake and anesthetized-paralyzed man. J. appl. Physiol. $\underline{44}$, 238 (1978)

19. LANDAUER, B.: Zur Problematik der unmittelbaren postnarkotischen Phase. Anästh. Intensivmed. $\underline{19}$, 547 (1978)

20. LANDAUER, B., RUST, M.: Lungenfunktion und Narkose. Intensivbehandlung $\underline{3}$, 68 (1978)

21. LANDMARK, S. J., KNOPP, Th. J., REHDER, K., SESSLER, A. D.: Regional pulmonary perfusion and $\dot{V}/\dot{Q}$ in awake and anesthetized-paralyzed man. J. appl. Physiol. $\underline{43}$, 993 (1977)

22. LARSON, C. P., EGER, E. I., MUALLEM, M., et al.: The effect of diethylether and methoxyflurane on ventilation. II. A comparative study in man. Anesthesiology $\underline{30}$, 174 (1969)

23. LEBLANC, P., RUFF, F., MILIC-EMILI, J.: Effects of age and body position on "airway closure" in man. J. appl. Physiol. $\underline{28}$, 448 (1970)

24. LOTZ, P., SPILKER, D., DÜRR, R., HOELZEL, R., AHNEFELD, F. W.: Practical aspects of the application of CPAP in the recovery room. Vortrag 7th World Congress of Anaesthesiologists. Hamburg, September 1980

25. MARSH, H. M., REHDER, K., SESSLER, A. D., FOWLER, W. S.: Effects of mechanical ventilation, muscle paralysis and posture on ventilation-perfusion relationships in anesthetized man. Anesthesiology $\underline{38}$, 59 (1973)

26. METZ, G.: Sympathico-adrenerge Stimulation und Lungenveränderungen. In: Anaesthesiologie und Intensivmedizin, Bd. 119. Berlin, Heidelberg, New York: Springer 1979

27. MILLER, R. D.: Antagonism of neuromuscular blockade. Anesthesiology 44, 318 (1976)

28. MORGAN, M., LUMLEY, J., WITHAM, J. G.: Respiratory effects of etomidate. Brit. J. Anaesth. 49, 233 (1977)

29. OPDERBECKE, H. W.: Risikofaktoren der Anästhesie. Anästh. Inform. 18, 561 (1977)

30. PARBROOK, G. D., STEEL, D. F., DALRYMPLE, D. G.: Factors predisposing to postoperative pain and pulmonary complications. Brit. J. Anaesth. 45, 21 (1973)

31. REHDER, K., MARSH, H. M., RODARTE, J. R., HYATT, R. E.: Airway closure. Anesthesiology 47, 40 (1977)

32. REHDER, K., SESSLER, A. D., RODARTE, J. R.: Regional intrapulmonary gas distribution in awake and anesthetized-paralyzed man. J. appl. Physiol. 42, 391 (1977)

33. REHDER, K., KNOPP, Th. J., SESSLER, A. D., DIDIER, E. P.: Ventilation-perfusion relationship in young healthy awake and anesthetized-paralyzed man. J. appl. Physiol. 47, 745 (1979)

34. ROMMELSHEIM, K., SCHÄFER, R., BIERSACK, H.-J., BASTIAN, L. H. P., THELEN, M., VENZKE, H.: Verteilung der Lungendurchblutung bei Operationen in Seitenlage. Prakt. Anästh. 13, 283 (1978)

35. RÜGHEIMER, E.: Die akute Ateminsuffizienz in der prä- und postoperativen Phase von Noteingriffen. Langenbecks Arch. Chir. 327, 896 (1970)

36. RUST, M., LANDAUER, B., KOLB, E.: Stellenwert von Ketamin in der Notfallsituation. Anaesthesist 27, 205 (1978)

37. SEVERINGHAUS, J. W., LARSON, C. P.: Respiration in anesthesia. In: Handbook of physiology, section 3, respiration (eds. W. O. FENN, H. RAHN), vol. II. Baltimore: Williams & Wilkins 1973

38. SUTER, P. M., DEMOTTAZ, V., HEMMER, M.: Postoperative Beatmungstechnik nach Herzoperationen. Herz 3, 198 (1978)

39. SIMPSON, B. R., PARKHOUSE, J., MARSHALL, R., LAMBRECHTS, W.: Extradural analgesia and the prevention of postoperative respiratory complications. Brit. J. Anaesth. 33, 628 (1961)

40. ULMER, W. T., BERTA, G., REICHEL, G.: Sauerstoff und Kohlensäurepartialdruckmessung im arteriellen und Ohrläppchen-Kapillarblut mit stabilisierten Mikroelektroden. Med. Thorac. 20, 235 (1963)

41. WAUD, B. E.: Decrease in dose requirement of d-tubocurarine by volatile anesthetics. Anesthesiology 51, 298 (1979)

42. WHEERY, P., SAUGONL, F., FOX, G. S., MacLEAN, L. D.: Oxygen consumption during spontaneous ventilation with continuous positive airway pressure: assessment in normal volunteers and patients with acute respiratory failure. Canad. Anaesth. Soc. J. 27, 89 (1980)

Ursachen, Erkennung und Behandlung von Störungen nach Anästhesie und Operation: Herz-Kreislauf

Von Th. Pasch

Störungen der Herz- oder Kreislauffunktion gehören zweifellos zu den häufigsten postoperativen Komplikationen, mit denen wir auf der Aufwachstation konfrontiert werden (26). Fast nie treten sie plötzlich und unvorhergesehen auf, sondern sie entwickeln sich nahezu ausnahmslos aus der prä- und intraoperativen Vorgeschichte des Patienten. Vorerkrankungen und ihre Therapie, Art und Ausmaß der Operation sowie die Führung der Narkose bestimmen den postoperativen Verlauf. Diese allgemeine Feststellung trifft in exemplarischer Weise für das Funktionssystem "Herz-Kreislauf" zu. Es kann deshalb nicht einfach die Aufgabe der Aufwachstation sein, den Patienten so lange zu behalten, bis er aus der Narkose mehr oder weniger "erwacht" ist, also spezifische Narkosenachwirkungen zu verhüten oder zu behandeln. Es ist auch nicht sinnvoll, ausnahmslos alle Patienten einem möglichst umfassenden Monitoring zu unterziehen. Entscheidend ist das Prinzip der Selektion: Durch das dem individuellen Fall angemessene Ausmaß an Diagnostik sind alle diejenigen Patienten rechtzeitig herauszufiltern, für die wegen drohender oder manifester Komplikationen die gesamte Palette der Diagnostik und Therapie benötigt wird (10).

1 Ursachen postoperativer Störungen (Pathophysiologie)

Die wesentliche Aufgabe des Herz-Kreislauf-Systems besteht darin, daß das Herz ein den metabolischen Bedürfnissen des Organismus angepaßtes Herzzeitvolumen (HZV) fördert und dieses durch den Kreislauf so bis in den Bereich der Mikrozirkulation verteilt wird, daß für jede Zelle eine ausreichende Blutversorgung resultiert. Die wesentlichen Determinanten des HZV sind Vor- und Nachbelastung der Ventrikel ("Pre- und Afterload"), Herzfrequenz und myokardiale Kontraktilität (Abb. 1). Alle diese Faktoren sind intra- und postoperativ Störfaktoren ausgesetzt, die in eine kritische Verminderung des HZV münden können. Eine solche manifestiert sich in der Regel unter dem klinischen Bild eines Blutdruckabfalles. Es können aber auch hyperdyname Zustände (z. B. hypertensive Reaktionen) auftreten.

Tabelle 1 zeigt die häufigsten Ursachen postoperativer Störungen der Herz-Kreislauf-Funktion. Diese wirken fast niemals isoliert, sondern beeinflussen sich gegenseitig im Sinne einer Wirkungsverstärkung. So steigert durch intraoperative Auskühlung verursachtes Kältezittern den O_2-Bedarf um ein Mehrfaches und kann so eine latente Hypoxie manifest werden lassen. Eine postoperative Hyperkapnie vermindert nicht nur die Kontraktilität des Herzens, sondern erhöht das HZV durch sympathische Aktivierung (9). Dadurch kann bei vorbestehender Koronar- oder Myokardinsuffizienz zusammen mit der Restwirkung von Narkotika

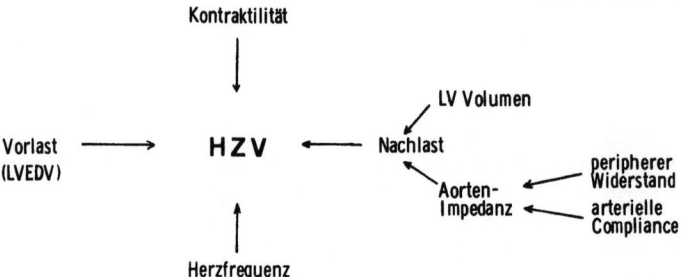

Abb. 1. Die wichtigsten Determinanten des Herzzeitvolumens (HZV).
LVEDV = linksventrikuläres enddiastolisches Volumen

Tabelle 1. Wichtige Ursachen postoperativer Herz-Kreislauf-Störungen

---

1. Hypovolämie (Blutverlust)
2. Auskühlung
3. Hypoxie
4. Hyperkapnie
5. Störungen des Säuren-Basen-Gleichgewichts
6. Störungen des Elektrolythaushalts
7. Schmerzen und Irritationen durch operatives Trauma, Drainagen und Sonden, Endotrachealtubus
8. Anästhetika (und Antagonisten)
9. Sonstige Pharmaka (Digitalis, Antiarrhythmika, Antihypertensiva, Sympathikomimetika und -lytika, Anticholinergika, Analeptika)
10. Vorbestehende Herz-Kreislauf-Erkrankungen
11. Sonstige Erkrankungen (Respirationssystem, metabolische und endokrine Störungen)

---

ein akutes Herzversagen ausgelöst werden. Aus solchen Beispielen geht hervor, daß der sicherste Weg zur Verhütung postoperativer kardiozirkulatorischer Komplikationen die intensive, kontinuierliche Überwachung des Patienten ist. Sie kann oft verhindern, daß erst nach Manifestwerden einer kritischen Situation eingegriffen wird (10).

Der Anteil, welchen Restwirkungen von Narkotika auf Myokard, Körper- und Lungenkreislauf an postoperativen Komplikationen haben, ist schwer zu beurteilen. Es spielen die zur Narkose verwendeten Mengen, die Dauer ihrer Einwirkung und die Elimination mit ihren Störmöglichkeiten eine Rolle. Generell lassen sich die Narkotika bezüglich ihrer Herz-Kreislauf-Effekte in Gruppen zusammenfassen, wie aus Tabelle 2 hervorgeht. Überwiegend handelt es sich dabei um inhibitorische Wirkungen (11), was aber nur unter definierten Kontrollbedingungen reproduzierbar ist. Ein erhöhter $PaCO_2$ dagegen steigert auch unter N_2O, Halothan und Enfluran das HZV (Abb. 2); postoperativ kann also trotz Halothan- oder Enflurannachwirkung das HZV ansteigen, wenn diese Substanzen durch Hypoventilation eine Hyperkapnie oder Hypoxie

Tabelle 2. Schematische Übersicht über Herz-Kreislauf-Wirkungen häufig verwendeter Anästhetika. Zusammenstellung nach Literaturangaben (12, 13, 14, 20, 25, 27)

	kardiodepressiv	vasodilatierend
Intravenöse Anästhetika		
Barbiturate	++	++
Propanidid	++	++
Alphathesin	++	++
Etomidat	(+)	+
Ketamin	(+)	(+) oder Konstriktion
Droperidol	(+)	++
Benzodiazepine	(+)	++
Opioide	(+)	+
Inhalationsanästhetika		
Halothan	++	+
Enfluran	++	++

erzeugen. Die hemmenden Wirkungen von CO_2-Retention und O_2-Mangel auf das Myokard werden dann durch eine sympathikoadrenerge Stimulierung so lange überspielt (9, 23), bis es zum totalen Zusammenbruch der Funktion kommt.

Besondere Beachtung verdienen postoperativ die Kreislaufwirkungen des Opiatantagonisten Naloxon (Narcanti) und von sogenannten Atemanaleptika wie Doxapram (Dopram). Diese verursachen dosisabhängig eine Stimulation des Kreislaufs mit Anstieg von Blutdruck, Herzfrequenz, HZV und ventrikulären Füllungsdrucken (5, 21, 22). Vom kreislaufgesunden Patienten wird das in der Regel problemlos toleriert. Bestehen Vorschäden, wie Herzinsuffizienz, koronare Herzkrankheit oder Hypertonie, muß jedoch mit akuten Komplikationen gerechnet werden. Es liegen Berichte über akutes Linksherzversagen mit Lungenödem, Rhythmusstörungen und hypertensive Reaktionen vor (2, 8). Andererseits kann die Symptomatik eines beginnenden Schocks maskiert werden. Bei gefährdeten Patienten dürfen deshalb Naloxon und Doxapram nur mit besonderer Vorsicht angewendet werden.

Auch nach rückenmarksnahen Regionalanästhesien muß dem Herz-Kreislauf-System erhöhte Aufmerksamkeit gewidmet werden (11). Die Sympathikusblockade senkt den peripheren Widerstand und erhöht die Kapazität des Niederdrucksystems, so daß es zu relativem Volumenmangel mit Blutdruckabfall kommen kann. Postoperativ spielt dabei die Dauer der Sympathikusblockade im Verhältnis zur Wirkdauer intraoperativ gegebenenfalls verabreichter Vasopressiva und zur Verweildauer des Flüssigkeitsersatzes (Kolloide, Kristalloide) eine Rolle.

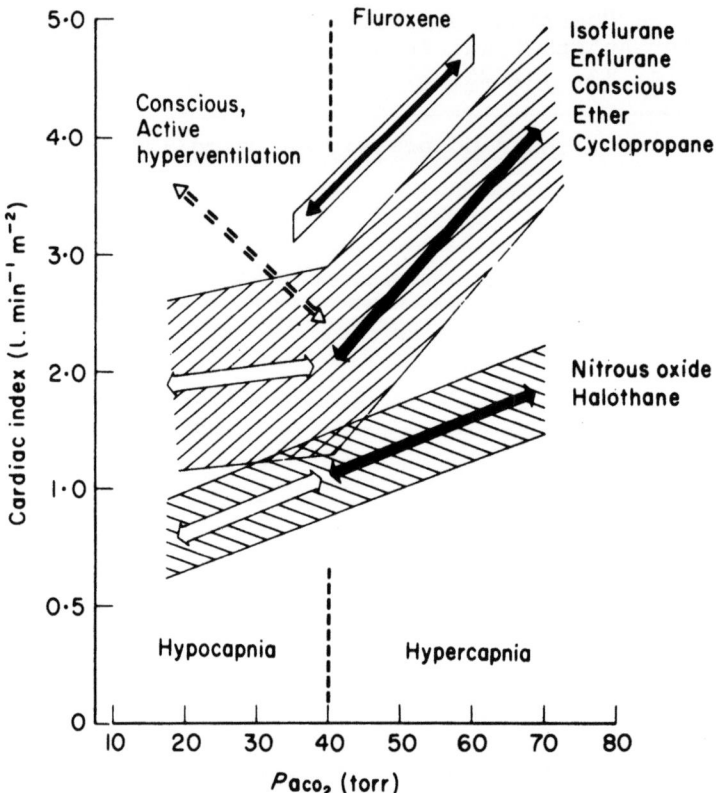

Abb. 2. Abhängigkeit des Herzindex (Cardiac index) vom arteriellen CO$_2$-Partialdruck (PaCO$_2$) bei verschiedenen Zuständen. Bei Hypokapnie fällt der Herzindex unter dem Einfluß von Inhalationsnarkotika ab, während er bei Hyperkapnie wegen der starken sympathikoadrenergen Aktivierung trotz dieses Einflusses ansteigt (9) (Mit Erlaubnis des Autors und der Blackwell Scient. Publ.)

Die Wirkungen von Anästhetika auf den Lungenkreislauf sind uneinheitlich und nicht so gut dokumentiert wie die auf den systemischen (17). Die meisten Substanzen, insbesondere Inhalationsanästhetika (Halothan, Enfluran), hemmen den Anpassungsvorgang der sogenannten hypoxischen pulmonalen Vasokonstriktion und können deshalb zur Ausbildung einer arteriellen Hypoxämie beitragen. Jedoch ist die Übertragbarkeit solcher im Experiment recht eindeutigen Befunde auf konkrete klinische Situationen nicht gesichert.

2 Erkennung von Störungen (Monitoring)

In welchem Ausmaß die Herz- und Kreislauffunktion postoperativ zu überwachen ist, hängt vom präoperativen Zustand, Art und Ausdehnung des operativen Eingriffs und dem intraoperativen Verlauf ab. Daraus erhellt die Bedeutung, die dem Informationstransfer von Anästhesist und Chirurg an das Personal der Aufwach-

Tabelle 3. Überwachung der Herz-Kreislauf-Funktion auf der Aufwachstation

1. Klinische Befunde:	Hautfarbe und -temperatur Bewußtseinszustand
2. Herzrhythmus und Hämodynamik:	EKG Blutdruck (indirekt) Auskultation Palpation des Pulses Füllungszustand der Halsvenen
3. Flüssigkeitshaushalt:	Verluste aus Wunden, Drainagen, Saugungen und Sonden Urinausscheidung
4. Laborbefunde:	Hämatokrit, Hämoglobin Elektrolyte Blutgasanalyse
5. Fakultativ:	zentraler Venendruck zentralvenöse Blutgasanalyse direkte Blutdruckregistrierung

station zukommt. Unumgänglich sind die genaue Beschreibung der Operation, des aktuellen Kreislaufzustandes, der Blut- und Flüssigkeitsbilanz, der verwendeten Pharmaka, der möglichen Komplikationen und ein Vorschlag für die weitere Behandlung (6, 10). Im Aufwachraum muß der Patient sofort an die notwendigen Überwachungsgeräte angeschlossen sowie die ersten Meßwerte bestimmt und protokolliert werden.

Von den in Tabelle 3 wiedergegebenen Punkten gehören die ersten drei zum Routineprogramm der Aufwachstation (10). Temperatur und Farbe der Haut des Gesichts und der Extremitäten und der sichtbaren Schleimhäute sind zu beurteilen. Auch die - auf der Aufwachstation selbstverständliche - Prüfung des Bewußtseinszustandes, der Motorik und der Pupillen liefert Hinweise auf den Kreislaufzustand. Bei Unruhe des Patienten muß eine Hypoxie ausgeschlossen werden, vor allem bei Vorliegen einer Herzinsuffizienz.

Das EKG wird mittels Brustwand-Klebeelektroden abgenommen und auf einem Sichtschirm kontinuierlich dargestellt. Ist eine koronare Herzkrankheit bekannt, wird möglichst die Ableitung V 5 gewählt, weil sie die sichersten Hinweise auf eine Ischämie im Gebiet der linken Koronararterie liefert (28). Bei Verdacht auf pathologische EKG-Muster ist ein vollständiges Ableitprogramm zu registrieren. Der EKG-Monitor dient auch zur Messung der Herzfrequenz, die aber durch periphere Pulspalpation (A. radialis) ergänzt werden muß. Die Auskultation von Lunge und Herz ist bei Verdacht auf kardiale und pulmonale Komplikationen notwendig. Blut- und Sekretverluste aus den Operationswunden, aus Saugungen, Drainagen und Sonden müssen engmaschig überprüft und protokolliert werden, damit eine Hypovolämie schon frühzeitig erkannt und behandelt werden kann. Liegt ein Blasenkatheter, ist die Urinausscheidung stündlich zu messen. Andernfalls ist bei Blutdruckabfall, beginnendem Schock oder Notwendigkeit einer diuretischen Medikation die Indikation zur Blasenkatheterisierung auf der Aufwachstation großzügig zu stellen.

Zusätzliche Laborbefunde (Tabelle 3) werden nicht in jedem Fall, sondern nur bei entsprechender Indikation erhoben. In unklaren Situationen (Höhe des Blutverlustes, Ursache von Rhythmusstörungen usw.) sind sie von unschätzbarem Nutzen. Ein zentraler Venenkatheter erweitert die diagnostischen Möglichkeiten erheblich. Die häufige Messung des zentralen Venendruckes und der zentralvenösen O_2-Sättigung ist zur Diagnostik und Verlaufskontrolle bei Volumenmangel oder Schock sehr wertvoll. Eine intraoperativ begonnene invasive Registrierung des arteriellen Druckes sollte postoperativ fortgesetzt werden. Wird der Druck, wie in der überwiegenden Zahl der Fälle selbstverständlich, unblutig gemessen, empfiehlt sich die Verwendung automatisch arbeitender Geräte (z. B. Dinamap, Sentry, Vitastat). Die Messung erfolgt dann auch bei großer Belastung des Personals in kurzen Abständen, wobei die Herzfrequenz mitbestimmt wird. Eine digitale Anzeige, die auch aus größerer Entfernung noch erkennbar ist, und ein Druckalarm erleichtern die Überwachung. Bedienbarkeit und Zuverlässigkeit der modernen Geräte sind gut.

Schwere Komplikationen von seiten des Herzens und des Kreislaufs zwingen selbstverständlich zu einer invasiven und umfassenden Diagnostik (10, 11). Hierzu rechnet vor allem das Einschwemmen eines Ballonkatheters nach Swan-Ganz in die Pulmonalarterie, mittels dessen HZV, Pulmonaliswiderstand und linksventrikulärer Füllungsdruck bestimmt werden können. Solche eingreifenden diagnostischen Maßnahmen gehören samt der sich daraus ergebenden Therapie nicht mehr zum Rüstzeug der Aufwachstation, sondern sind erst einzuleiten, nachdem der Patient ohne Verzug auf die Intensivstation verlegt worden ist.

3 Postoperative Herz-Kreislauf-Komplikationen und ihre Behandlung

3.1 Hypotension und Schock

Wird auf der Aufwachstation ein Blutdruckabfall festgestellt, muß zunächst nach der Ursache gefahndet werden. Postoperativ kommt am ehesten eine Hypovolämie oder ein Pumpversagen des Herzens in Frage. Die klinischen Zeichen der Hypovolämie sind blasse, kalte und schwitzige Haut, Pulsbeschleunigung, Blutdruckabfall mit Amplitudeneinengung, beschleunigte und flache Atmung und bisweilen Unruhe, Ängstlichkeit sowie Desorientiertheit; sie sind jedoch nicht obligat, da die Verminderung des zirkulierenden Blutvolumens durch die flache Lagerung der Patienten partiell kompensiert wird (6) und die Nachwirkung der Narkose die schockinduzierte Sympathikusaktivierung in nicht genau bekanntem Ausmaß blockieren kann. Letzteres ist besonders bei Analgetika vom Opiattyp, die im Aufwachraum zur postoperativen Analgesie appliziert werden, zu beachten. Weitere Hinweise ergeben sich aus der Urinproduktion und dem zentralen Venendruck, so daß sich bei Blutdruckabfall mit deutlichen Schockzeichen die Indikation für Kava- und Blasenkatheter stellt. Die Möglichkeiten zur weiteren Diagnostik sind auf der Aufwachstation begrenzt. Messungen des Blutvolumens, des linksventrikulären Füllungsdruckes, des HZV oder der Gewebeperfusion sind zu aufwendig und müssen, wenn erforderlich, der Intensivstation vorbehalten bleiben. Bei Verdacht auf eine (Nach-)Blutung muß nach der Blutungsquelle gefahndet werden, damit sie chirurgisch oder durch Therapie einer Gerinnungsstörung behandelt werden kann. Folgende Punkte sind für die Therapie des Volumenmangelschocks von Bedeutung (6, 11):

1. Volumengabe (Blut, Humanalbumin, Elektrolytlösungen);
2. Korrektur von Hypoxie und Hyperkapnie;
3. Aufhebung von Anästhetikarestwirkungen;
4. Therapie von Rhythmusstörungen;
5. Korrektur von Störungen im Säuren-Basen- oder Elektrolythaushalt;
6. Aufwärmen.
7. Nach Volumenkorrektur kann der Versuch gemacht werden, die Zentralisation pharmakologisch aufzuheben (mit Alphablockern oder Vasodilatatoren).

Die Art der Volumenzufuhr richtet sich nach der Ursache und dem Ausmaß des Volumenmangels. Einzelheiten der Therapie sind den Beiträgen von LUNDSGAARD-HANSEN und RUBLI sowie von HALMÁGYI zu entnehmen. Hier sei daran erinnert, daß bei Patienten mit Herzinsuffizienz oder drohender akuter respiratorischer Insuffizienz die Erfordernisse der Volumensubstitution mit der Gefahr einer akuten kardialen oder pulmonalen Dekompensation interferieren können. Es muß dann im Einzelfall sorgfältig zwischen beiden Notwendigkeiten abgewogen werden und die Volumentherapie nach Möglichkeit über den linksventrikulären Füllungsdruck gesteuert werden. Diese Patienten sind von der Aufwachstation auf die Intensivstation zu verlegen.

Ist die Ursache eines Blutdruckabfalls ein relativer Volumenmangel nach Peridural- oder Spinalanästhesie, liegt die Diagnose meistens auf der Hand. Die Therapie besteht in Volumenzufuhr und bei sehr starker Hypotension, die beispielsweise für den Zerebralsklerotiker oder den Koronarkranken deletär werden kann, in der vorsichtigen Gabe von Vasopressiva wie Octopamin (Norphen), Norfenefrin (Novadral), Metaraminol (Araminum) oder Noradrenalin (Arterenol). Auch Substanzen mit betastimulierender Komponente wie Cafedrin/Theodrenalin (Akrinor) oder Etilefrin (Effortil) können verwendet werden, und manchmal sind sogar Betasympathikomimetika wie Dopamin (Cardiosteril) oder Dobutamin (Dobutrex) erforderlich (11).

Die Differentialdiagnose zwischen hypovolämischem und kardiogenem Schock kann bei akut einsetzendem Blutdruckabfall sehr schwierig sein. Auch das akute Herzversagen, der kardiogene Schock (Low output syndrome), führt wie der Volumenmangelschock zur Stimulation des sympathikoadrenergen Systems, aus der erhöhte Herzfrequenz und die Zeichen der Zentralisation resultieren (24). In der Praxis wird bei unklaren Fällen folgendermaßen vorgegangen. Mit einem vollständigen EKG-Registrierprogramm wird nach Hinweisen für einen Myokardinfarkt und nach Rhythmusstörungen gefahndet. Können beide nicht ausgeschlossen werden, wird der Patient auf die Intensivstation verlegt und wie ein frischer Myokardinfarkt behandelt. Weiterhin muß nach klinischen Zeichen eines akuten Linksherzversagens (Dyspnoe bis zur Orthopnoe, Lungenstauung bis hin zum Lungenödem) gesucht werden. Bestätigt sich der Verdacht auf ein Herzversagen nicht, wird ein postoperativer Blutdruckabfall zunächst als hypovolämisch bedingt behandelt und sogleich mit der Volumenzufuhr begonnen. In manchen Fällen ergibt sich dann die Diagnose ex iuvantibus (3).

Jedes ausgeprägte Herzversagen (mit oder ohne Infarkt) erfordert intensivmedizinische Behandlung mit Messung des HZV und des pulmonal-kapillären Verschlußdruckes (PCWP). Die Therapie hat zum Ziel, durch Optimierung von Preload, Afterload und Kontraktilität den Schock zu beseitigen (16). Pharmakologisch werden hierzu inotrope Substanzen (bevorzugt Katecholamine wie Dopamin und Dobutamin), Vasodilatatoren (Nitroglyzerin, Natriumnitroprussid, Phentolamin) und Diuretika eingesetzt (15, 16, 18).

Perioperativ treten Myokardinfarkte bevorzugt in der frühen postoperativen Phase, also auch im Aufwachraum, auf. Die wichtigsten Risikofaktoren sind durch mehrere Studien statistisch herausgearbeitet worden (19). Die Gesamthäufigkeit schwankt demnach zwischen 0,13 und 0,66 %, wenn kein Infarkt vorausgegangen ist. Die postoperative Reinfarktrate dagegen beträgt 6,5 %. Je kürzer der vorausgegangene Infarkt zurückliegt, desto größer ist die Gefahr eines Rezidivs. Ist das letzte Infarktereignis länger als sechs Monate her, kommt es in 3 - 6 %, liegt es kürzer als drei Monate zurück, kommt es in über 25 % in der postoperativen Phase zum erneuten Infarkt. Die Mortalität des postoperativen Myokardinfarkts liegt bei 60 % und mehr. Ein zusätzliches Risiko stellen präoperative und intraoperative Hypertonie, intraoperative Hypotensionsphasen, starker Blutverlust mit konsekutiver Anämie und Operationsdauern von mehr als 3 h bei Thorax- und Baucheingriffen dar. Daraus geht hervor, daß dem koronarkranken Patienten in der postoperativen Phase besondere Aufmerksamkeit zu widmen ist. Wie auch intraoperativ müssen starke Blutdruckanstiege und -abfälle unbedingt vermieden werden (28). Das gilt im übrigen in gleicher Weise für Patienten mit Gefährdung der Hirndurchblutung, beispielsweise nach Karotisendarteriektomien.

Klinisch ist eine Lungenembolie nicht immer ohne weiteres von einem akuten Myokardinfarkt abzugrenzen. Auch sie manifestiert sich unter dem Bild des Schocks mit Tachykardie, Hypotonie und Zentralisation. Bei schweren Fällen stehen die Folgen der pulmonalen Dekompensation wie Tachypnoe, Zyanose und Hypoxie trotz $F_IO_2 = 1,0$ im Vordergrund, sind aber keineswegs als sichere Hinweise anzusehen. Bei entsprechendem Verdacht muß die Diagnose durch umfangreiche elektrokardiographische, röntgenologische, szintigraphische und angiographische Verfahren gesichert werden. Die Therapie ist der Intensivstation vorbehalten (24).

Auch der septische Schock wird in der Regel intensivmedizinisch
behandelt. Er entwickelt sich entweder nicht dramatisch schnell
in der unmittelbaren postoperativen Phase oder war bereits präoperativ vorhanden und der Anlaß zur Operation (11). Die Diagnose eines anaphylaktoiden Schocks als schwere Verlaufsform
(Grad III und IV) einer anaphylaktoiden Reaktion ergibt sich
meistens aus dem zeitlichen Zusammenhang zwischen Applikation
des auslösenden Agens und dem Auftreten der Symptome. Mittel
wie Antibiotika und kolloidale Volumenersatzstoffe, die auf
Aufwachstationen häufig verabreicht werden, zählen zu den bevorzugten Auslösern einer anaphylaktoiden Reaktion. In der Therapie nimmt Adrenalin (Einzeldosis 0,05 - 0,1 mg i.v.) den ersten
Platz ein, dann folgen Kortikosteroide und Volumenersatz.

3.2 Hypertone Reaktionen und Krisen

Ein über den präoperativen Ausgangswerten liegender arterieller Blutdruck ist ein häufiges postoperatives Ereignis (26).
Eine solche hypertone Reaktion ist beim Kreislaufgesunden in
der Regel ungefährlich, wenn sie keine Tendenz zur Zunahme aufweist. Beim kardial oder zerebral vorgeschädigten Patienten muß
dagegen mit Komplikationen gerechnet werden (24):

1. Durch erhöhte Nachbelastung kommt es zum Linksherzversagen
   mit Lungenödem.
2. Vermehrter O_2-Bedarf des Myokards löst eine akute Koronarinsuffizienz unter dem Bild der Angina pectoris oder gar des
   Myokardinfarkts aus.
3. Es entsteht eine hypertensive Enzephalopathie, gegebenenfalls
   mit Hirnödem.

Als Ursache ist in den meisten Fällen eine sympathische Aktivierung durch Hyperkapnie, Hypoxie, Auskühlung oder Schmerz anzuschuldigen. Diese Faktoren lassen sich kausal leicht behandeln (Tabelle 4). Führen einfache Maßnahmen nicht zum Erfolg,
müssen rasch wirkende Antihypertensiva eingesetzt werden. Bei
drohender oder bereits manifester Linksinsuffizienz (Lungenödem!) werden als Erstmaßnahme zwei Hübe Nitrolingual-Spray
(= 0,8 mg Nitroglyzerin) auf die Zunge gegeben und damit eine
prompte Entlastung des Ventrikels durch venöses Pooling erzielt.
Unter den in Tabelle 4 aufgeführten Substanzen ist der Betablocker Hydergin in fast allen Fällen nicht ausreichend wirksam
(13). Bei Droperidol und Chlorpromazin muß die neuroleptische
Wirkungskomponente berücksichtigt werden; gelegentlich kann sie
in der postoperativen Phase sogar erwünscht sein. Betablocker
sind vor allem bei Hypertonikern indiziert, die präoperativ
auf eine Dauertherapie mit Betablockern eingestellt waren. Für
sie und für Patienten mit koronarer Herzkrankheit gilt das Prinzip, daß eine präoperative Betablockertherapie in der gesamten
perioperativen Periode weitergeführt werden muß (4, 28). Andernfalls ist mit erhöhter Komplikationsrate (Blutdruckanstieg,
Arrhythmien, akute Koronarinsuffizienz) zu rechnen. Wird bei
Hypertonikern, die präoperativ auf Clonidin eingestellt waren,
dieses präoperativ abgesetzt, kommen ebenfalls hypertone Reaktionen gehäuft vor (4, 24). Wie bereits erwähnt, müssen die
postoperativ häufig verwendeten Opiatantagonisten (Naloxon)

Tabelle 4. Therapie der postoperativen Hypertonie

---

1. Ausschluß bzw. Korrektur von Hypoxie und Hyperkapnie
2. Aufwärmen
3. Analgesie
4. Bei Lungenödem zwei Hübe Nitrolingual-Spray auf die Zunge
5. Vasodilatation: i.v. Einzeldosis (mg)

Hydergin	0,6 - 0,9
Droperidol (Dehydrobenzperidol)	2,5 - 5
Chlorpromazin (Megaphen)	1 - 2
Clonidin (Catapresan)	0,15 - 0,3
Dihydralazin (Nepresol)	12,5 - 25
Diazoxid (Hypertonalum)	100 - 300
Nitroglyzerin (Nitrolingual, Perlinganit, Trinitrosan)	0,1 - 0,5 Infusion
Natriumnitroprussid (Nipride, Nipruss)	Infusion

6. Betarezeptorenblockade
7. Diuretika: Furosemid (Lasix)
             Etacrynsäure (Hydromedin)

---

oder Atemanaleptika (Doxapram) als auslösender Faktor einer postoperativen hypertonen Reaktion beachtet werden.

3.3 Rhythmusstörungen

Häufigste Ursache für Arrhythmien sind Hypoxie, Azidose, Hypo- oder (seltener) Hyperkaliämien, Digitalisüberdosierung und erhöhter Sympathikotonus. Diese auslösenden Faktoren sind teilweise leicht zu diagnostizieren und damit ursächlich behandelbar. Dieses kommt vorzugsweise für tachykarde Störungen und Extrasystolen in Betracht. Weiterhin ist festzustellen, daß durchaus nicht alle Arrhythmien, die im Aufwachraum festgestellt werden, therapiebedürftig sind. Häufig haben postoperative Arrhythmien bereits präoperativ seit längerer Zeit bestanden, und nicht immer führen sie zu einer mechanischen Kreislaufdepression, d. h. zu einer Verminderung von arteriellem Blutdruck und HZV. Reine Frequenzanomalien (Brady- oder Tachykardien) sind oft Folge von Narkose und Operation; erwähnt sei in diesem Zusammenhang die muskarinähnliche Wirkung von Cholinesterasehemmern wie Neostigmin und Pyridostigmin, die zur Antagonisierung nichtdepolarisierender Relaxanzien verwendet werden. Bei allen Rhythmusstörungen ist es für die Sofortdiagnose und -therapie zweckmäßig, nach den von FINLAYSON (7) angegebenen Schemata vorzugehen (Abb. 3 und 4). Diese erfassen die häufigsten Situationen und ihre Therapie. Für Einzelheiten muß auf

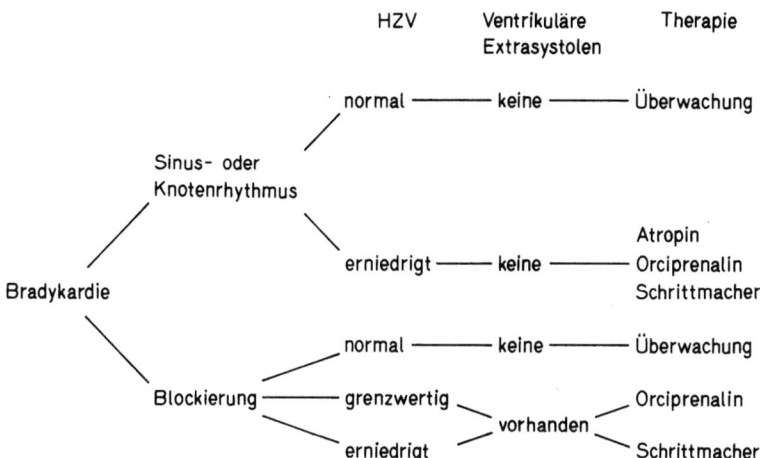

Abb. 3. Diagnose und Therapie bradykarder Rhythmusstörungen (Nach FINLAYSON (7))

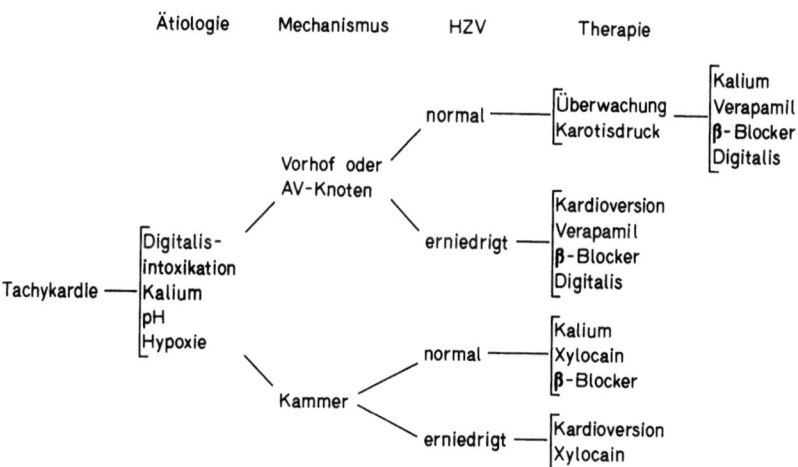

Abb. 4. Diagnose und Therapie tachykarder Rhythmusstörungen (Nach FINLAYSON (7))

die Literatur (1, 24) verwiesen werden. Sind Arrhythmien die Ursache für Hypotension oder Schock und können sie nicht mit "Bordmitteln" behoben werden, muß mit eingehender Diagnostik nach der zugrundeliegenden Störung (Myokardinfarkt!) gesucht und die Behandlung auf der Intensivstation fortgesetzt werden.

Literatur

1. ATLEE, J. L.: Diagnosis and therapy of perioperative arrhythmias. In: Anesthesia and the patient with heart disease (ed. B. R. BROWN), p. 137. Philadelphia: Davis 1980

2. AZAR, I., TURNDORF, H.: Severe hypertension and multiple atrial premature contractions following naloxone administration. Anesth. Analg. $\underline{58}$, 524 (1979)

3. BORDER, J. R., BONE, L.: Peripheres Kreislaufversagen. In: Chirurgische Intensivbehandlung (eds. J. M. KINNEY, H. H. BENDIXEN, S. R. POWERS), p. 252. Stuttgart, New York: Schattauer 1979

4. BROWN, B. R.: Anesthetic considerations in essential hypertension. In: Anesthesia and the patient with heart disease (ed. B. R. BROWN), p. 89. Philadelphia: Davis 1980

5. BRÜCKNER, J. B., HESS, W., SCHNEIDER, E., SCHWEICHEL, E.: Kreislaufstimulation durch Doxapram. Anaesthesist $\underline{26}$, 156 (1977)

6. CULLEN, D. J.: Recovery room care of the surgical patient. 30th Ann. Refresher Course Lect., no. 118. San Francisco: A. S. A. 1979

7. FINLAYSON, D. C.: Postoperative intensive care. In: Cardiac anesthesia (ed. J. A. KAPLAN), p. 473. New York: Grune & Stratton 1979

8. FLACKE, J. E., FLACKE, W. E., WILLIAMS, G. D.: Acute pulmonary edema following naloxone reversal of high-dose morphine anesthesia. Anesthesiology $\underline{47}$, 376 (1977)

9. FOËX, P.: Effects of carbon dioxide on the systemic circulation. In: The circulation in anaesthesia (ed. C. PRYS-ROBERTS), p. 295. Oxford: Blackwell 1980

10. GABEL, J. C., TONNESEN, A. S.: Postoperative care of the patient with heart disease. In: Anesthesia and the patient with heart disease (ed. B. R. BROWN), p. 173. Philadelphia: Davis 1980

11. GAINES, G. Y., GIESECKE, A. H.: Hypotension during noncardiac anesthesia in the cardiac patient. In: Anesthesia and the patient with heart disease (ed. B. R. BROWN), p. 101. Philadelphia: Davis 1980

12. HEMPELMANN, G., PIEPENBROCK, S.: Hämodynamik unter Morphinderivaten am Menschen. In: Refresher Course ZAK Genève 77, p. 186. Genève: Médecine et Hygiène 1979

13. HEMPELMANN, G., PIEPENBROCK, S., KARLICZEK, G., HELMS, U.: Über den Einsatz von Dehydrobenzperidol (DHB) und Hydergin in der postoperativen Phase zur Prophylaxe von Schockzu-

ständen. In: Droperidol und Fentanyl beim Schock (ed. W. F. HENSCHEL), p. 75. Erlangen: Perimed 1976

14. HICKEY, R. F., EGER, E. I.: Circulatory effects of inhaled anaesthesia. In: The circulation in anaesthesia (ed. C. PRYS-ROBERTS), p. 441. Oxford: Blackwell 1980

15. HUG, C. C., KAPLAN, J. A.: Pharmacology - Cardiac drugs. In: Cardiac anesthesia (ed. J. A. KAPLAN), p. 39. New York: Grune & Stratton 1979

16. LAPPAS, D. G., POWELL, W. M. J., DAGGETT, W. M.: Cardiac dysfunction in the perioperative period: Pathophysiology, diagnosis, and treatment. Anesthesiology $\underline{47}$, 117 (1977)

17. MARSHALL, B.: Anesthesia and the pulmonary circulation. 31st Ann. Refresher Course Lect., no. 207. St. Louis: A. S. A. 1980

18. MASON, D. T.: Afterload reduction and cardiac performance. Amer. J. Med. $\underline{65}$, 106 (1978)

19. MOFFITT, E. A.: Risk of anesthesia early after infarction. Present status of the problem. In: Anaesthesiology. Proc. 7th World Congr. Anaesthesiol. Hamburg, Sept. 14 - 21, 1980 (eds. E. RÜGHEIMER, M. ZINDLER), p. 377. Amsterdam: Excerpta Medica 1981

20. PATSCHKE, D.: Koronardurchblutung und myokardialer Sauerstoffverbrauch während der Narkoseeinleitung. In: Anaesthesiologie und Wiederbelebung, Bd. 96. Berlin, Heidelberg, New York: Springer 1976

21. PATSCHKE, D., EBERLEIN, H. J., HESS, W., TARNOW, J., ZIMMERMANN, G.: Antagonism of morphine with naloxone in dogs: Cardiovascular effects with special reference to the coronary circulation. Brit. J. Anaesth. $\underline{49}$, 525 (1977)

22. PURDELL-LEWIS, J. G.: Studies of fentanyl-supplemented anaesthesia: Effect of naloxone on the circulation and respiration. Canad. Anaesth. Soc. J. $\underline{27}$, 323 (1980)

23. ROBERTS, J. G., FOËX, P., CLARKE, T. N. S., PRYS-ROBERTS, C., BENNETT, M. J.: Hemodynamic interactions of high-dose propranolol treatment and anaesthesia in the dog. II. The effects of acute arterial hypoxaemia at increasing depths of halothane anaesthesia. Brit. J. Anaesth. $\underline{48}$, 403 (1976)

24. SCHÖLMERICH, P., SCHUSTER, H.-P., SCHÖNBORN, H., BAUM, P. P.: Interne Intensivmedizin, 2. Aufl. Stuttgart, New York: Thieme 1980

25. SONNTAG, H.: Coronardurchblutung und Energieumsatz des menschlichen Herzens unter verschiedenen Anaesthetica. In: Anaesthesiologie und Wiederbelebung, Bd. 79. Berlin, Heidelberg, New York: Springer 1973

26. STEPHEN, C. R.: Influence of hypertension on cardiovascular accidents associated with anesthesia in the elderly. In: Anaesthesiology. Proc. 7th World Congr. Anaesthesiol. Hamburg, Sept. 14 - 21, 1980 (eds. E. RÜGHEIMER, M. ZINDLER), p. 470. Amsterdam: Excerpta Medica 1981

27. TARNOW, J., HESS, W., SCHMIDT, D., EBERLEIN, H. J.: Narkoseeinleitung bei Patienten mit koronarer Herzkrankheit: Flunitrazepam, Diazepam, Ketamin, Fentanyl. Anaesthesist $\underline{28}$, 9 (1979)

28. TINKER, J. H.: Anesthesia for patients with ischemic heart disease. In: Anesthesia and the patient with heart disease (ed. B. R. BROWN), p. 65. Philadelphia: Davis 1980

Ursachen, Erkennung und Behandlung von Störungen des Stoffwechsels, Wasser-Elektrolyt- und Säuren-Basen-Haushaltes nach Anästhesie und Operation

Von W. Seeling, H. Falk und A. Grünert

1 Einleitung

Im Gegensatz zum Herz-Kreislauf-System oder der Atemfunktion wird die Regulation des Stoffwechsels, der Flüssigkeitsräume, des Elektrolyt- und des Säuren-Basen-Status bei Patienten, die bis auf das chirurgische Grundleiden gesund sind, in der Regel durch Operation und Narkose nicht schwerwiegend beeinflußt.

Die Auswirkungen der natürlich auch bei diesen Patienten nachweisbaren hormonellen Veränderungen, wie Hyperaldosteronismus oder erhöhte ADH-Sekretion, sind durch eine geeignete perioperative Infusionstherapie beherrschbar. Die postoperative Hyperglykämie, ausgelöst durch die ergotrope Stoffwechsellage des operierten Patienten (Glukagon, Katecholamine, basale Insulinspiegel), bedarf in der Regel keiner Therapie.

Wenn wir von Ursachen, Erkennung und Behandlung von Störungen im Stoffwechsel, Wasser-Elektrolyt- und Säuren-Basen-Haushalt bei Patienten im Aufwachraum sprechen, wollen wir folgende Gesichtspunkte in den Vordergrund stellen:

1. Es handelt sich um präoperativ bestehende Störungen (Diabetes mellitus, Hyperthyreose, Hyperparathyreoidismus, Nebennierenrindeninsuffizienz oder -überfunktion und andere), weswegen der Patient im Aufwachraum einer besonderen Überwachung und Therapie bedarf.

2. Durch oder während Narkose und Operation entstehen gravierende Störungen (thyreotoxische Krise, Coma diabeticum, Porphyriekrise, maligne Hyperthermie und andere), die das Leben eines Patienten bedrohen und die sofort erkannt und intensiv behandelt werden müssen.

Zu diesem Themenkreis gehören natürlich auch Störungen, die hier ausgeklammert wurden (Stoffwechsel-, Elektrolyt- und Säuren-Basen-Veränderungen im Rahmen von Massivtransfusion, Tourniquet-Syndrom, Ileus, Pankreatitis, Peritonitis usw.).

Absichtlich wurden neben Diabetes mellitus und Störungen der Nebennierenrindenfunktion einige spezielle Störungen ausgewählt, deren Auftreten zwar selten ist, die aber das Leben eines Patienten im Aufwachraum akut bedrohen können.

2 Bedside-Diagnostik

Der Aufwachraum oder die Aufwachstation ist eine Schaltstelle zwischen dem Operationssaal und anderen Funktionsbereichen. Der Aufwachraum ist keine Intensivstation, muß aber vorübergehend die Intensivüberwachung oder Intensivtherapie eines Patienten gewährleisten können.

OP-Bereich und Aufwachstation besitzen in der Regel kein eigenes Notfall-Labor. Wir müssen aber die Ergebnisse bestimmter, dringend benötigter klinisch-chemischer Untersuchungen schnell in den Händen haben. Ist das Notfall-Labor ohne Zeitaufwand erreichbar, 24 h am Tag dienstbereit und das Ergebnis einer Analyse innerhalb weniger Minuten übermittelt, so reduziert sich die Ausstattung des Aufwachraumes auf Geräte und Einrichtungen für die bettseitige Überwachung von Temperatur, Atem- und Herz-Kreislauf-Funktion.

Ist das Notfall-Labor vom Aufwachraum aus nicht jederzeit leicht erreichbar (Verlassen des Sterilbereiches, lange Wege) oder ist es in einer großen Klinik durch vielerlei Aufgaben so belastet, daß lebensnotwendige Untersuchungen nicht innerhalb von wenigen Minuten durchgeführt und übermittelt werden können, so sollten im OP-Bereich und Aufwachraum einige wenige, aber wichtige Messungen durchgeführt werden können. Es handelt sich um
- Hämatokritbestimmung (Hk-Zentrifuge),
- Blutzuckerbestimmung (Teststreifenauswertung mit Reflektionsphotometern),
- Blutgasanalyse (vollmechanisierte Meßgeräte),
- Kalium und Natrium im Plasma oder Serum (Geräte mit ionenselektiven Elektroden, die diese Konzentrationen aus dem Vollblut bestimmen).

Diese Meßmethoden liefern innerhalb weniger Minuten Informationen, aus denen sofort Rückschlüsse auf das weitere Vorgehen gezogen werden können. Es handelt sich um echte Bedside-Methoden.

3 Diabetes mellitus

3.1 Behandlung und Überwachung eines Diabetikers im Aufwachraum

Der Aufwand für Überwachung und Therapie eines operierten Diabetikers im Aufwachraum wird unterschiedlich sein, je nachdem, ob es sich um einen diätetisch, mit oralen Antidiabetika oder mit Insulin eingestellten Diabetiker handelt. Die meist stabilere Stoffwechsellage des insulinpflichtigen Altersdiabetikers mit oft erheblicher Insulinresistenz ist leichter in den Griff zu bekommen als eine labile Stoffwechsellage bei juvenilem Diabetiker mit größerer Insulinempfindlichkeit und starker Neigung zur Ketoazidose.

Die Überwachung und Behandlung des operierten Diabetikers im Aufwachraum hat folgende Ziele:

Tabelle 1. Vorgehen bei nichtinsulinpflichtigen Diabetikern

---

1. Kleinere oder mittlere Eingriffe, postoperativ ist eine orale Nahrungszufuhr bald möglich, gute präoperative Einstellung (Blutzuckerwerte im Tagesprofil unter 8 mmol/l (140 - 150 mg/dl), Urinzucker negativ):
   Keine Umstellung auf Altinsulin.
   Aufwachraum: ein- bis zweimalige Blutzuckerkontrolle, bei Blutzuckerspitzen 4 - 8 E Altinsulin i.m. oder i.v.

2. Größere Eingriffe, länger dauernde Infusionstherapie oder parenterale Ernährung, labile Stoffwechsellage:
   Die Umstellung auf Altinsulin kann empfehlenswert sein.
   Aufwachraum: ein- bis zweistündige Blutzuckerkontrolle.
   Regulation des Blutzuckerprofils durch i.m. oder i.v. Injektion von 4 - 8 E Altinsulin nach Bedarf

---

- Stabilisierung des Stoffwechsels, Vermeidung starker Blutzuckerschwankungen,
- Verhütung von Stoffwechselentgleisungen,
- Erkennung und Therapie drohender oder manifester Stoffwechselentgleisungen, wie ketoazidotisches, hyperosmolares oder laktazidotisches Coma diabeticum sowie des hypoglykämischen Syndroms.

Die Behandlung und Überwachung eines Diabetikers am Operationstag kann, je nach Schwere der Stoffwechselstörung, anhand einiger weniger, bewährter Schemata durchgeführt werden. Dem Aufwachraum obliegt es, die Effektivität eines solchen Behandlungsschemas zu überprüfen und gegebenenfalls zu korrigieren. Die Stabilität des Stoffwechsels in der gesamten postoperativen Phase hängt sehr davon ab, daß es gelingt, eine Stoffwechselentgleisung in der unmittelbaren postoperativen Phase zu vermeiden (2).

Das Vorgehen beim nicht insulinpflichtigen (auch mit oralen Antidiabetika eingestellten) Diabetiker in der perioperativen Phase zeigt Tabelle 1.

Als Basis kann die intravenöse Infusion von 1 E Altinsulin pro Stunde mit einem Perfusor empfehlenswert sein; dieses Vorgehen erfordert jedoch halbstündliche bis stündliche Blutzuckerkontrollen. Blutzuckerspitzen treten weniger häufig auf.

Bei einem insulinpflichtigen Diabetiker sollte bei Wahleingriffen eine exakte Stoffwechseleinstellung angestrebt werden. Bei ein bis zwei Tagesprofilen sollte der Blutzucker unter 10 mmol/l (180 mg/dl) liegen, es sollten nicht mehr als 50 mmol Glukose (9 g) täglich renal ausgeschieden werden (2).

Unser Vorgehen bei präoperativ stabiler Stoffwechsellage, kleineren bis mittleren Eingriffen, bei denen postoperativ bald eine orale Nahrungsaufnahme möglich ist, zeigt Tabelle 2.

Tabelle 2. Insulinpflichtiger Diabetiker, stabile Stoffwechsellage

1. Der Patient bekommt die halbe Insulindosis, die er sich sonst morgens injiziert, um 7.00 Uhr subkutan. Es sollte ein Intermediärinsulin (kein Kombinationsinsulin, kein Langzeitinsulin) verwendet werden.

2. Gleichzeitig Beginn einer Infusion mit Glukose- und Kaliumzusatz, z. B. Halbelektrolytlösung mit 5%iger Glukose, Zumischen von 20 mmol Kalium/l, Infusionsgeschwindigkeit: 100 - 150 ml/h.

3. Im Aufwachraum ein- bis zweimalige Blutzuckerkontrolle, eventuell Nachinjektion der zweiten Hälfte der morgendlichen Insulindosis (subkutan), als Misch- oder Intermediärinsulin oder kleinere Dosen (4 - 8 E) Altinsulin i.m. oder i.v.

4. Sobald wie möglich orale Nahrungszufuhr, gesüßten Tee, Zwieback usw.

Tabelle 3. Insulinpflichtiger Diabetiker, labile Stoffwechsellage, postoperativ längere Infusionstherapie notwendig

1. Der prämedizierte Patient wird um 8.00 Uhr in den Aufwachraum übernommen.

2. Kontinuierliche Infusion von Altinsulin über 24 h als Basis. Man orientiert sich an der üblichen präoperativen Tagesdosis, so daß 1 - 2 E Altinsulin/h, z. B. über Perfusor, gegeben werden.
Gleichzeitig Infusion einer Halbelektrolytlösung mit 5%iger Glukose und Zugabe von 20 mmol KCl/l, Infusionsgeschwindigkeit: 100 - 150 ml/h.

3. Bis zum OP-Beginn ein- bis zweimalige (bei Bedarf öfter) Kontrolle von Blutzucker und Serumkalium.

4. Intraoperativ Fortsetzung der angegebenen Infusionstherapie und Insulininfusion. Zusätzliche Volumen- und Flüssigkeitssubstitution nach Bedarf. Stündliche Überprüfung von Blutzucker, Serumkalium, Blutgasanalyse.

5. Postoperativ im Aufwachraum Fortsetzung des begonnenen Schemas. Stündliche Kontrollen von Blutzucker, Elektrolyten und Blutgasanalyse. Blutzuckerspitzen werden zusätzlich mit kleinen Dosen (4 - 8 E) Altinsulin abgefangen.

Bei präoperativ labiler Stoffwechsellage, großen Eingriffen mit lang dauernder Infusionstherapie oder parenteraler Ernährung geht man vorteilhaft so vor, wie es Tabelle 3 zeigt.

Die kontinuierliche Perfusion von Basismengen an Altinsulin in der unmittelbaren perioperativen Phase beim insulinpflichtigen Diabetiker hat unseres Erachtens Vorteile gegenüber der diskontinuierlichen Applikation:

- Die Blutzuckerkonzentration bleibt stabiler.
- Die Gesamtmenge an Insulin ist geringer.
- Hypoglykämien werden vermieden, da eine Gegenregulation möglich ist.

3.2 Der Einsatz des künstlichen endogenen Pankreas in der perioperativen Phase

In Kliniken, denen ein AEP (Artificial endogenous pancreas) zur Verfügung steht, ist dessen Einsatz in folgenden Situationen sinnvoll (17, 19):

- Insulinpflichtige Diabetiker, instabile Stoffwechsellage, lang dauernde Eingriffe, postoperative parenterale Ernährung.
- Duodenopankreatektomie beim Pankreaskarzinom.
- Nierentransplantation beim Diabetiker.
- Inselzelltransplantation beim Diabetiker als in Zukunft möglichem Eingriff.

Bei uns wird das von der Arbeitsgruppe PFEIFFER entwickelte Biostator GCIIS-System (Glucose controlled insulin infusion system) bei entsprechenden Operationen eingesetzt (32). Wie KERNER kürzlich berichtete, konnte der Blutzucker bei intra- und postoperativer Anwendung des Biostators in engen Grenzen einreguliert werden. Nach seinen Untersuchungen lagen die intraoperativen Blutzuckerwerte zwischen 4 und 9 mmol/l (70 und 160 mg/dl), mit zunehmendem Abstand zur Operation war eine Glättung des Blutzuckerprofils auf 5 - 6 mmol/l (90 - 110 mg/dl) zu beobachten.

Nach Duodenopankreatektomie mit postoperativer parenteraler Ernährung (12.000 kJ pro Tag, entsprechend 3.000 kcal/Tag) benötigten die Patienten am ersten Tag 70 - 80 E Altinsulin, am fünften Tag bei gleicher Substratzufuhr noch ca. 40 E. Glukose oder Ketonkörper im Urin waren bei diesen Patienten nicht nachweisbar (17).

Die Möglichkeit, ein künstliches endogenes Pankreas in der perioperativen Phase beim operierten Diabetiker einzusetzen, ist nur in wenigen Zentren gegeben. Aus der bisherigen Anwendung können wir für die Stoffwechselführung beim operierten, insulinpflichtigen Diabetiker ableiten, daß die kontinuierliche Insulininfusion der diskontinuierlichen Insulinapplikation in jedem Fall überlegen ist.

3.3 Coma diabeticum

Die Entstehung eines Coma diabeticum in der perioperativen Phase sollte bei Beachtung der hier empfohlenen Richtlinien zu vermeiden sein.

Dennoch ist es möglich, daß eine solche Komplikation bei Patienten im Aufwachraum auftritt, besonders dann, wenn Patienten mit unbekanntem oder schlecht eingestelltem Diabetes mellitus notfallmäßig operiert werden müssen (Trauma, rupturierendes Aortenaneurysma, gastrointestinale Blutungen u. a.). Hier obliegt dem Anästhesisten im Aufwachraum das Erkennen und die Erstbehandlung des Coma diabeticum, wobei es sinnvoll ist, einen Internisten als Berater hinzuzuziehen.

Pathogenese, Klinik und Therapie des Coma diabeticum wurden an anderer Stelle dieser Schriftenreihe ausführlich abgehandelt (1, 16), so daß wir uns hier auf tabellarische Darstellungen von Therapiemaßnahmen und Überwachung - zur schnellen Orientierung des Anästhesisten im Aufwachraum - beschränken können.

Rehydratation:
Das intra- und extrazelluläre Flüssigkeitsdefizit beträgt ungefähr ein Zehntel des Körpergewichtes.
Erstmaßnahme: In den ersten 30 min Infusion von 1.000 ml isotoner NaCl-Lösung.
Bis dahin sind die Serumelektrolyte bekannt.
Serumnatrium unter 155 mmol/l: Weitere Infusionstherapie mit isotoner NaCl-Lösung, 2.000 ml in den nächsten 3 h, 2.000 ml in den folgenden 8 h. Fortsetzung mit 100 - 150 ml/h.

Serumnatrium über 150 mmol/l:
Infusion einer 2/3 isotonen Kochsalzlösung in den oben angegebenen Mengen, bis das Serumnatrium zwischen 140 und 150 mmol/l liegt. Ein zu rascher Abfall des Natriums im Serum sowie eine Hyponatriämie sind unbedingt zu vermeiden.
Ein Kohlenhydratzusatz zur Rehydratation beim Coma diabeticum ist wenig sinnvoll.
Die Flüssigkeitstherapie ist jederzeit nach ZVD und Urinausscheidung zu korrigieren.

Insulintherapie:
Beim ketoazidotischen und hyperosmolaren Koma: Initial 10 - 12 E/h Altinsulin über Perfusor. Zusatz von Humanalbumin (ca. 0,5 %).
Beispiel: 40 E Altinsulin (1 ml) + 5 ml 5%iges Humanalbumin mit NaCl auf 50 ml in Perfusorspritze. Einstellung 15 ml/h (entspricht 12 E/h).
Wenn innerhalb von 1 h kein Blutzuckerabfall eintritt, Verdoppelung der Infusionsgeschwindigkeit (bei entsprechender Flüssigkeitssubstitution meist nicht notwendig). Keine heroischen Insulindosen i.v., i.m. oder s.c.
Ist der Blutzucker auf 15 - 17 mmol/l (ca. 300 mg/dl) gefallen, Reduktion der Insulinmenge auf 2 - 4 E/h. Gleichzeitig Infusion einer 5%igen Glukoselösung, 100 - 150 ml/h.

Kaliumsubstitution:
Wenn keine Hyperkaliämie vorliegt, erfolgt die Kaliumsubstitution zusammen mit dem Beginn der Insulintherapie. Bei Normokaliämie werden 10 - 15 mmol KCl/h gegeben, bei Hypokaliämie je nach Ausprägung 20 - 40 mmol KCl/h. In den ersten 24 h sind meist 200 - 300 mmol KCl notwendig.

Azidosekorrektur:
Eine frühe und forcierte Azidosekorrektur ist zu vermeiden. Niemals darf die nach der gängigen Formel (Bikarbonatbedarf = BE x 0,3 x KG) errechnete Menge, auch nicht die Hälfte davon, in kürzerer Zeit gegeben werden. Eine Blindpufferung wird nicht durchgeführt.

Die entsprechende Insulin-, Flüssigkeits- und Kaliumsubstitution ist gleichzeitig kausale Therapie der Azidose. Bei einem pH über 7,1 erfolgt zunächst keine Bikarbonatgabe, bei einem pH zwischen 7,1 und 7,0 geben wir 50 mmol $NaHCO_3$ innerhalb von 30 min, bei einem pH unter 7,0 werden 100 mmol $NaHCO_3$ in 45 min infundiert. Gleichzeitig muß eine Kaliumsubstitution erfolgen.

Überwachung des Patienten:
Vor Therapiebeginn: Blutzucker, Hk, BGA, Na^+, K^+ und Ca^{2+}, Harnstoff, Kreatinin, Osmolalität, Azeton im Urin.

Während der Therapie:
EKG-Monitoring, laufende Blutdruckkontrolle, ZVD und Urinausscheidung stündlich.
Halbstündlich bis stündlich: Hk, BGA, BZ, Elektrolyte.

Zusätzliche Maßnahmen:
Kolloidale Volumenersatzmittel bei Blutdruckwerten unter 80 mm Hg, bei nichtbeatmeten Patienten O_2-Insufflation wenn PO_2 unter 80 mm Hg, Magensonde, Thromboseprophylaxe mit niedrigen Heparindosen.

4 Nebennierenrindeninsuffizienz

4.1 Die perioperative Kortisonsubstitution

Patienten, die - aus welchen Gründen auch immer - mit Kortikoiden behandelt werden, laufen Gefahr, nach Trauma oder Operation eine akute Nebennierenrindeninsuffizienz zu entwickeln, wenn keine entsprechende Substitutionstherapie stattfindet (24, 25). Es ist nicht unwahrscheinlich, daß ein solches Ereignis im Aufwachraum auftritt, erkannt und behandelt werden muß.

Durch eine Kortisonsubstitution oder -therapie wird die ACTH-Ausschüttung unterdrückt und die NNR atrophiert. In Streßsituationen ist sie nicht mehr oder nicht ausreichend stimulierbar (23, 25).

Unter Normalbedingungen produzieren die Nebennierenrinden 25 - 30 mg Kortisol täglich, unter Streßbedingungen kann die tägliche Kortisolausschüttung auf das Zehnfache, auf 250 - 300 mg, gesteigert sein (24). Es ist das Ziel einer perioperativen Kortisonsubstitution beim kortisonsubstituierten oder kortikoidbehandelten Patienten, diesen streßgeforderten Bedarf zu decken, um postoperativ innerhalb von sechs bis zehn Tagen auf den vorherigen Erhaltungsbedarf auszuschleichen.

Eine perioperative Kortisonsubstitution ist erforderlich
- bei Patienten, die wegen M. Addison oder Hypopituitarismus mit Kortison substituiert werden;

- bei Patienten, die wegen unterschiedlichen Krankheitsbildern mit Kortikoiden behandelt werden,
    a) wenn zur Zeit der Operation das Präparat seit mehr als einer Woche eingenommen wird,
    b) wenn im letzten Halbjahr länger als einen Monat mit Kortikoiden behandelt wurde oder wenn die Gesamtdosis 1 g Kortison (oder die entsprechende Äquivalenzdosis) überschritt (24, 25);

- bei Adrenalektomie (M. Cushing, Nebennierenrindenadenom, Nebennierenrindenkarzinom) (33).

Patienten, die wegen eines septischen Krankheitsbildes oder während einer akuten Abstoßungskrise nach Organtransplantation operiert werden müssen, sind besonders gefährdet. Bestehen Zweifel daran, ob eine perioperative Kortisonsubstitution erforderlich ist, so gibt der ACTH-Stimulationstest Auskunft über die Funktion der NNR (23, 24, 25).

Die Durchführung einer perioperativen Kortisonsubstitution bei unterschiedlichen Voraussetzungen zeigt Tabelle 4. Die meisten synthetischen Kortisonderivate besitzen keine oder nur eine geringe Mineralokortikoidwirkung. Für die perioperative Substitution ist daher Hydrokortison am geeignetsten. Wird Prednisolon oder eines seiner Derivate verwendet, so muß höher dosiert werden, als es dem Äquivalenzprinzip entspricht, oder man verzichtet bei geeigneter Infusionstherapie auf eine Mineralokortikoidwirkung.

Überwachung und Infusionstherapie bei hochdosierter perioperativer Kortisontherapie: Solange die tägliche Hydrokortisonmenge 75 mg übersteigt, ist ein renaler Natriumverlust mit Dehydratation nicht zu befürchten (24). Es sollte im Gegenteil durch exakte Flüssigkeitsbilanzierung und ZVD-Kontrolle eine Hyperhydratation vermieden werden. Die täglich infundierte Flüssigkeitsmenge sollte 40 ml/kg KG nicht überschreiten. Eine Hypokalie kann durch tägliche Kaliumzufuhr von 100 - 200 mmol und regelmäßige Kaliumkontrollen vermieden werden. Da die Patienten zu diabetischer Stoffwechsellage neigen, muß perioperativ häufiger der Blutzucker kontrolliert werden.

Weitere Nebenwirkungen einer hochdosierten Kortisonanwendung sind:

- Blutung aus einem peptischen Ulkus,
- Infektion, Aufflackern einer ruhenden Tuberkulose,
- pathologische Frakturen bei brüsken Lagerungen (Osteoporose),
- Auftreten einer Kortisonpsychose.

Tabelle 4. Schema der Durchführung einer perioperativen Kortisonsubstitution

1. Kleinere bis mittlere Eingriffe:
   präoperativ   50 - 100 mg Prednisolon i.m.
   postoperativ (AWR)   25 - 50 mg Prednisolon i.m.
   Bei intramuskulärer Injektion Wirkdauer 10 - 12 h.
   Bei intravenöser Injektion von Kortisol oder Prednisolon
   Wirkdauer nur 1 - 2 h.

2. Lang dauernde Eingriffe, großer Blutverlust, ausgeprägter Streß: Die Kortisonsubstitution erfolgt am besten kontinuierlich mit einer Infusionspumpe.
   Bis zum OP-Beginn   50 - 100 mg Hydrokortison
   Während der Operation   50 - 100 mg Hydrokortison
   Im Aufwachraum, bis Ende
   der ersten 24 h   100 - 200 mg Hydrokortison

3. Septische Krankheitsbilder (z. B. Peritonitis), Abstoßungskrisen nach Organtransplantationen bei vorheriger hochdosierter Kortikoidtherapie, operative Eingriffe bei Addison-Patienten, Hypophysektomie. Kortisonsubstitution ebenfalls über Infusionspumpe:
   Bis OP-Beginn   100 mg Hydrokortison
   Während der Operation   100 mg Hydrokortison
   Im Aufwachraum, bis Ende
   der ersten 24 h   200 mg Hydrokortison

4. Adrenalektomie bei M. Cushing oder NNR-Adenom. Hier muß am OP-Tag höher dosiert werden. Wegen der hohen endogenen Kortisonproduktion ist präoperativ keine Substitution erforderlich (24):
   Mit der Narkoseeinleitung erfolgt die Infusion von Hydrokortison 200 mg/6 h. Am OP-Tag werden 800 mg infundiert, am ersten postoperativen Tag genügen meist 400 mg.

4.2 Die akute Nebennierenrindeninsuffizienz

Wenn bei einem Patienten im Aufwachraum eine schwere, nicht beherrschbare Kreislaufinsuffizienz auftritt, die durch andere Ursachen nicht erklärbar ist (Volumen-, Blutverluste, Herzinfarkt, septischer Schock u. a.), so sollte der Anästhesist an eine akut aufgetretene Nebennierenrindeninsuffizienz denken (23).

Diese kann eintreten
- bei vorbestehender, unerkannter, kompensierter NNR-Insuffizienz,
- bei Absetzen einer Kortikoidtherapie.

Die Symptomatik eines solchen Geschehens entspricht nicht in allen Einzelheiten derjenigen einer Addison-Krise, ist dieser aber ähnlich (Tabelle 5).

Tabelle 5. Symptome einer akuten postoperativen NNR-Insuffizienz

---

1. Nicht beherrschbare Kreislaufinsuffizienz.
   Hypotonie, Tachykardie bis zum Tod des Patienten.

2. Fieber oder Hypothermie.
   Tritt Fieber auf, wie in septischen Situationen oder nach Transplantatabstoßung, kann Differentialdiagnose septischer Schock schwierig sein.

3. Labor:
   Eosinophilie (kann fehlen), niedriger Serumkortisolspiegel, hypotone Dehydratation (Hyponatriämie), Hyperkaliämie (kann postoperativ fehlen), Hypoglykämie (unsicher)

Tabelle 6. Therapie einer postoperativen akuten NNR-Insuffizienz

---

1. Hydrokortison initial 50 - 100 mg/h
               später 10 - 20 mg/h.

2. Rehydratation mit isotoner NaCl-Lösung unter Zusatz von Glukose bei Hypoglykämie.

3. Bei fortbestehendem renalem Natriumverlust und Hyponatriämie Aldocorten zwei- bis dreimal 0,5 mg i.v.

4. Bei Fortbestand der Kreislaufinsuffizienz kann wegen eines relativen oder absoluten Katecholaminmangels eine Noradrenalininfusion angezeigt sein (1).

Die Durchführung einer entsprechenden Therapie (1) ist schon bei dem berechtigten Verdacht auf das Vorliegen einer akuten NNR-Insuffizienz einzuleiten (Tabelle 6), in Zweifelsfällen ist die Gabe von 200 mg Hydrokortison innerhalb von 2 h gerechtfertigt.

Es ist keine Schande, in einer solchen Situation einen kompetenten Internisten zu Rate zu ziehen.

5 Die thyreotoxische Krise

Die akute, lebensbedrohliche Stoffwechselentgleisung mit Dekompensation aller Vitalfunktionen bei latenter oder manifester Hyperthyreose nennt man thyreotoxische oder hyperthyreote Krise bzw. Basedow-Koma (5, 29, 31).

Die Letalität der thyreotoxischen Krise beträgt heute noch ca. 30 %, es ist deshalb wichtig, die Diagnose, wenn ein solches seltenes Ereignis im Aufwachraum auftritt, frühzeitig zu stel-

Tabelle 7. Ursachen einer thyreotoxischen Krise (5, 29, 31)

1. Operation einer hyperthyreoten Struma. Manipulation am Schilddrüsengewebe setzt Schilddrüsenhormone frei. Früher häufiger, heute bei konsequenter Vorbereitung selten.

2. Akute Belastungssituation (Streß) bei latenter oder manifester (nicht erkannter) Hyperthyreose:
Schilddrüsenferne Operationen,
Traumen, Infektionserkrankungen,
Coma diabeticum, Herzinfarkt u. a.

3. Jodexposition: Röntgenkontrastmittel, Darmantiseptika, jodhaltige Mukolytika.

4. Abruptes Absetzen einer Jodbehandlung bei Hyperthyreose.

Tabelle 8. Klinische Symptome der thyreotoxischen Krise (5, 29, 31)

1. Fieber: Temperaturen steigen rasch auf 40 - 42 °C an, Versagen der Thermoregulation kann zum Tode führen.

2. Tachykardie: Sinustachykardie oder Kammerflattern (-flimmern) mit absoluter Tachyarrhythmie; Frequenzen über 150/min führen bei vorgeschädigtem Herzen zur akuten Herzinsuffizienz mit Lungenödem.

3. Starke Schweißneigung, Erbrechen, Diarrhö: isotone, hypertone Dehydratation.

4. Zentralnervöse Symptome:
zunächst: Unruhe, Agitiertheit, Delirium;
später: Apathie, Stupor, Koma.

len, um die richtige Behandlung sofort einleiten zu können. Die Ursachen der thyreotoxischen Krise zeigt Tabelle 7.

Unter unserem speziellen Gesichtspunkt ist es am ehesten denkbar, daß ein traumatisierter oder operierter Patient, der zusätzlich vor oder während des operativen Eingriffes Röntgenkontrastmittel bekommen hat, an einer latenten oder bis dahin nicht erkannten Hyperthyreose litt und unter Streß und/oder Jodexposition in eine thyreotoxische Krise gleitet.

Die Pathogenese der thyreotoxischen Krise ist bis heute noch nicht klar. Verminderung der Hormonbindung an Trägerproteine, erhöhte Konversion von T_4 zu T_3 oder Überempfindlichkeit der peripheren Gewebe gegenüber Schilddrüsenhormonen führt zu einer massiven Stoffwechselsteigerung mit Anstieg des Sauerstoffverbrauchs, Verstärkung der Katecholaminwirkung an den Zielorganen und damit zur Steigerung von Lipolyse, Glykogenolyse und

Tabelle 9. Therapie der thyreotoxischen Krise (5, 29, 31)

---

1. Drei- bis fünfmal 40 mg Thiamazol (Favistan) i.v.
   Wenn orale Aufnahme möglich, wegen geringerer Nebenwirkungen:
   40 - 60 mg Carbimazol (Neo-Thyreostat, neo morphazole) per os.

2. Zwei bis vier Ampullen Proloniumjodid (Endojodin) i.v., verteilt auf zwei Tagesdosen.

3. Dreimal 0,5 mg Serpasil i.v.
   Viermal 2 mg Dociton i.v. (oder einen anderen Betarezeptorenblocker). Vorher sollte digitalisiert werden.

4. 200 mg Hydrokortison über 24 h per infusionem.

5. Flüssigkeits- und Elektrolytzufuhr nach laufender Bestimmung von ZVD, Urinausscheidung, Serumelektrolyte und Osmolalität. Hochkalorische parenterale Ernährung.

6. Sedierung bei Unruhe, Agitiertheit und Delirium mit Diazepam, Barbituraten oder schwach wirkenden Neuroleptika.

7. Physikalische Kühlung, lytischer Cocktail.

8. Thromboembolieprophylaxe: dreimal 5.000 E Liquemin.

9. Bei ungenügendem Therapieerfolg: Aktivkohle-Hämoperfusion.

Proteolyse, also insgesamt zum Bild eines hoch katabolen Stoffwechsels (29).

Unbehandelt ist der Verlauf einer thyreotoxischen Krise dramatisch und kann innerhalb von Stunden zum Tode führen (Tabelle 8).

Das Erkennen einer thyreotoxischen Krise ist eine klinische Diagnose. Die Überwachung von Temperatur, Herz und Kreislauf sowie die Bestimmung einiger Laborwerte können nur zusätzliches Hilfsmittel sein. Die Konzentration der Schilddrüsenhormone im Blut ist nicht höher als bei Hyperthyreose üblich.

Die Therapie der thyreotoxischen Krise (Tabelle 9) hat im einzelnen folgende Ziele (29):

- Hemmung der Hormonbildung (Thyreostatika).

- Hemmung der Hormonfreisetzung (Jod und Lithium in hohen Dosen hemmen die Kolloidproteolyse).

- Hemmung der Hormonwirkung:
  Betarezeptorenblocker vermindern sowohl die Konversion von T_4 zu T_3 als auch die Katecholaminwirkungen, Reserpin vermindert die Katecholaminspeicherung.

- Vermeiden einer relativen Nebennierenrindeninsuffizienz, bedingt durch einen erhöhten Metabolismus der Kortikoide.

- Substitution der Flüssigkeitsverluste und Deckung des erhöhten Kalorienbedarfs.

- Temperatursenkung und Sedierung.

Bei durch Jod ausgelösten thyreotoxischen Krisen oder bei Jodallergie kann statt Endojodin Lithium (Hypnorex, Lithium Duriles) bis 30 mmol/Tag oral gegeben werden.

Bei entsprechend durchgeführter Therapie bessern sich die Symptome innerhalb von ein bis zwei Tagen, wobei die völlige Erholung bis zur Euthyreose Wochen dauern kann.

6 Hyperkalziämiesyndrom und hyperkalziämische Krise

Eine Reihe onkologischer und nichtonkologischer Krankheitsbilder führt über gesteigerte Kalziumresorption und Kalziummobilisation zu einem charakteristischen Hyperkalziämiesyndrom (Tabelle 10, 11).

Tabelle 10. Ursachen eines Hyperkalziämiesyndroms (16, 18, 37)

1. Primärer Hyperparathyreoidismus:
   Adenome, diffuse Hyperplasie, Karzinom (sehr selten) der Epithelkörperchen

2. Onkologische Krankheitsbilder:
   Metastasierende Karzinome mit osteolytischen Knochenmetastasen (besonders Mamma-Ca, seltener Prostata-Ca), maligne Lymphome,
   myeloproliferative Krankheitsbilder

3. Boecksche Sarkoidose

4. Vitamin-D-Intoxikation

Der Übergang vom Hyperkalziämiesyndrom in eine hyperkalziämische (parathyreotoxische) Krise (Serumkalzium über 4 mmol/l, akutes Nierenversagen, Bradyarrhythmie mit drohender Asystolie, Steigerung der neurologischen Symptomatik zu Hyperpyrexie und Koma) ist jederzeit möglich (37).

Der Anästhesist kann mit einer solchen Störung im Aufwachraum in Berührung kommen
- nach Parathyreoidektomie,
- im Rahmen der Tumorchirurgie,
- bei nicht erkanntem Hyperkalziämiesyndrom (unfallchirurgische Versorgung einer pathologischen Fraktur, Nierensteinoperation).

Tabelle 11. Symptomatik des Hyperkalziämiesyndroms und der hyperkalziämischen Krise (16, 18, 37)

Allgemeinsymptome:
Anorexie, Gewichtsverlust, Polydipsie.

Niere und ableitende Harnwege:
Polyurie, Hyposthenurie, Hyperkalziurie, Nephrokalzinose, Kalziumablagerungen besonders an den Papillenspitzen, Oligurie, Azotämie.

Gastrointestinaltrakt:
Nausea, unstillbares Erbrechen, Obstipation, diffuse Bauchschmerzen, Ulcera duodeni, Begleitpankreatitis.

Skelett:
Osteoporose, Osteolyse, Osteopathia fibrosa cystica oder generalisata.

Wasser-Elektrolyt- und Säuren-Basen-Haushalt:
Leitsymptom ist die Hyperkalziämie.
Hypokalie und Hypokaliämie durch Polyurie und Hyperkaliurie, hypokaliämische Alkalose.

Herz:
AV-Blockierung, QT-Verkürzung, hohe, spitze T-Wellen, Bradyarrhythmie, Digitalisüberempfindlichkeit.

Zentralnervensystem:
Adynamie, Hyporeflexie, myopathisches Bild, Liquoreiweiß erhöht, Herdstörungen im EEG.
Endogenes Psychosyndrom (Durchgangssyndrom): Müdigkeit, Verstimmung, Gedächtnisstörung, Aggressivität
In der Krise: Somnolenz, Koma.

Sonstiges:
Diffuse Weichteilverkalkungen.

6.1 Der Patient nach Parathyreoidektomie im Aufwachraum

In diesem Fall wurde die Entfernung eines oder mehrerer Epithelkörperchenadenome nach symptomatischer Therapie des Hyperkalziämiesyndroms oder der hyperkalziämischen Krise (Tabelle 12) durchgeführt. Die Symptomatik klingt ab.

Anästhesieproblem:
Vermeidung halogenierter Inhalationsanästhetika, sie können im Rahmen des Hyperkalziämiesyndroms zur akuten Herzinsuffizienz führen (26), Vermeidung depolarisierender Muskelrelaxanzien (Kammerflimmern). Es ist mit einer verstärkten und verlängerten Wirksamkeit nichtdepolarisierender Muskelrelaxanzien zu rechnen, weswegen der Patient bis zum Erreichen einer suffizienten Spontanatmung nachbeatmet werden sollte. Die Nachwirkungen einer präoperativen forcierten Diurese (Dehydratation, Hypo-

Tabelle 12. Symptomatische Therapie bei Hyperkalziämiesyndrom und hyperkalziämischer Krise zur Operationsvorbereitung (16, 18, 37)

---

1. Versuch einer forcierten Diurese, wenn es die Nierenleistung zuläßt:
   3.000 - 5.000 ml isotone NaCl-Lösung in 24 h,
   zusätzlich Furosemid 100 - 120 mg/Tag.
   Exakte Überwachung von Wasser-Elektrolyt- und Säuren-Basen-Haushalt, Kaliumsubstitution.

2. Phosphatinfusion:
   100 mmol Phosphat (Goldsmithsche Lösung), 81 mmol Na_2HPO_4 + 19 mmol K_2HPO_4 in 1.000 ml Lösung innerhalb von 8 - 10 h i.v.
   Bei einmaliger Anwendung sind keine Weichteilverkalkungen zu erwarten.

3. Mithramycin 25 µg/kg KG als Zytostatikum zur Osteoklastenhemmung. Darf nur an fünf Tagen hintereinander angewandt werden, da sehr toxisch.

4. Calzitonin.

5. Hämodialyse als Ultima ratio.

---

kalie) oder die Auswirkungen einer durch lang dauernde Hyperkalziurie bedingten Niereninsuffizienz zwingen zu exakter Überwachung des Wasser-Elektrolyt-Haushaltes.

Die neurologische Symptomatik (Koma, Somnolenz, Apathie, Adynamie) bessert sich oft nur langsam. Dies ist neben der Notwendigkeit einer postoperativen Respiratortherapie der Grund, den Patienten auf die Intensivstation zu verlegen. In seltenen Fällen kann die Kalziumkonzentration im Serum so rasch abfallen, daß eine auftretende Tetanie zur Kalziumsubstitution zwingt.
Ob die im Rahmen des Krankheitsbildes oft vorhandene Hypophosphatämie zur Verminderung des 2,3-DPG in den Erythrozyten führt, ist der Literatur nicht zu entnehmen.

6.2 Das Hyperkalziämiesyndrom im Rahmen tumorchirurgischer Maßnahmen

Das Hyperkalziämiesyndrom kann den Anästhesisten im Aufwachraum überraschen (Überhang von Muskelrelaxanzien, Adynamie, Somnolenz, Polyurie, unstillbares Erbrechen). Falls an die Möglichkeit einer solchen Komplikation gedacht wird (Serumkalzium), sollte die symptomatische Therapie schon im Aufwachraum beginnen (Tabelle 12), wobei auf die Phosphatinfusion nach Möglichkeit verzichtet werden sollte, da diese bei wiederholter Anwendung zu Weichteilverkalkungen führen kann.

Tabelle 13. Akute hepatische Porphyrien (9)

Erkrankung	Enzymdefekt
Akute intermittierende Porphyrie	Uroporphyrinogensynthase
Hereditäre Koproporphyrie	Koproporphyrinogenoxidase
Porphyria variegata	Hämsynthase

7 Die akute Porphyriekrise

Bei Patienten mit nicht erkannten akuten hepatischen Porphyrien kann durch Anwendung ungeeigneter Medikamente zur Prämedikation, Analgesie und Anästhesie eine lebensbedrohliche, krisenhafte Entgleisung des Porphyrinstoffwechsels auftreten, die selbst dann, wenn die Symptome erkannt und richtig gedeutet werden, den Anästhesisten im Operationssaal und Aufwachraum vor unvorhergesehene Probleme stellt.

Allen Formen der akuten hepatischen Porphyrie (AHP) liegt ätiologisch ein Enzymdefekt der Hämsynthese zugrunde (Tabelle 13, Abb. 1).

Durch die gestörte Hämsynthese ist die negative Rückkoppelung zwischen dem Endprodukt Häm und dem Schlüsselenzym des Syntheseweges der δ-Aminolävulinsäure-Synthase (ALA-Synthase) unwirksam. Die Aktivität der ALA-Synthase in Leber, Leukozyten und Ganglienzellen ist erhöht und Hämpräkursoren wie ALA, Porphobilinogen, Uroporphyrinogen und Koproporphyrinogen reichern sich an (7, 9).

Jede weitere Induktion der ALA-Synthase durch enzyminduzierende Medikamente führt zu völliger Entgleisung des Porphyrinstoffwechsels mit massivem Anstieg zirkulierender Hämpräkursoren. ALA und Porphobilinogen hemmen die Na^+/K^+-abhängigen ATPasen im ZNS, spinale Reflexe und neuromuskuläre Übertragung, verursachen Polyneuropathien und psychische Symptome. Die Anreicherung von ALA im Hypothalamus führt zum Syndrom der inadäquaten ADH-Sekretion (Schwartz-Bartter-Syndrom) (7, 10). Ein akuter Porphyrieanfall kann durch innere und äußere Triggersubstanzen ausgelöst werden (9, 14, 22). Endogene Triggersubstanzen sind Metaboliten weiblicher Sexualhormone. Medikamente, die die ALA-Synthase stimulieren und porphyrinogen wirken, zeigt Tabelle 14. Durch Fasten oder Alkoholexzeß ist ebenfalls die Auslösung einer Krise möglich.

Die Symptomatik der akuten Porphyrien ist wechselnd und in vielen Fällen uncharakteristisch. WALDENSTRÖM sprach von "the little imitator". Oft wird eine multidisziplinäre ambulante und stationäre Diagnostik durchgeführt. Die abdominelle Symptomatik kann Anlaß zur Laparotomie sein (Tabelle 15) (11, 14, 22).

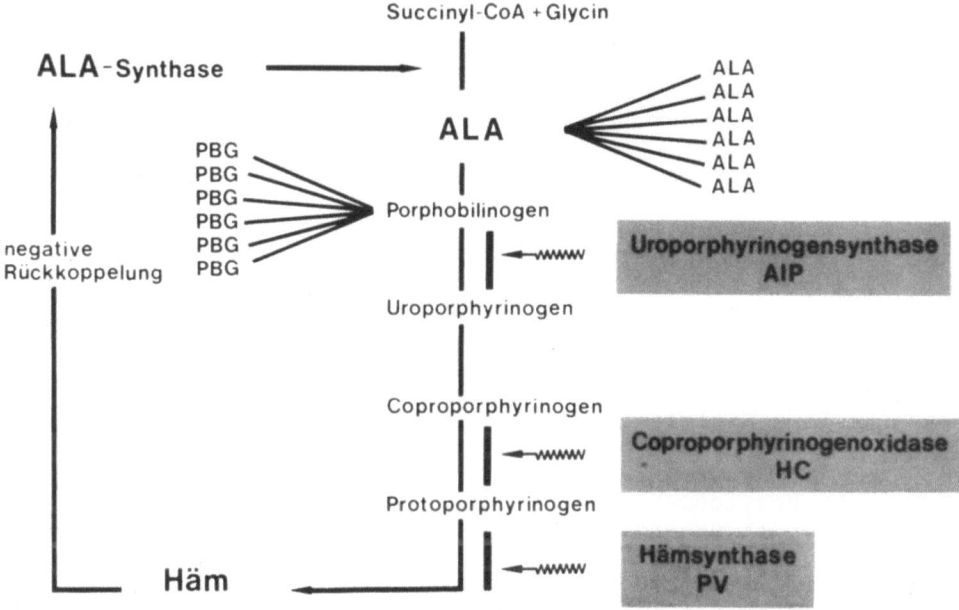

Abb. 1. Störungen der Hämsynthese bei den akuten hepatischen Porphyrien

Tabelle 14. Medikamente, die eine akute Porphyriekrise auslösen können (9, 14, 22)

Pyrazolanderivate, Phenylbutazon
Barbiturate, Halothan
Tetrazyklin, Chloramphenicol
Sulfonylharnstoffe, Antikoagulanzien
Hydantoinderivate
Östrogene, Gestagene
Alkohol

In der Literatur uneinheitlich beurteilt werden
Chlordiazepoxid, Diazepam, Pethidin und Procain.

Durch Anwendung von Barbituraten zur Narkoseeinleitung und Halothan zur Narkoseführung kann eine akute hepatische Porphyrie zu einer Porphyriekrise entgleisen. Diese ist vor allem durch eine schwere Tetraplegie charakterisiert, die zur Beatmung des Patienten zwingt, eine Therapie, die unter Umständen wochenlang durchgeführt werden muß (14, 22).

Die Auslösung einer Porphyriekrise oder die krisenhafte Verstärkung eines akuten Porphyriesyndroms durch eine Allgemeinanästhesie bei Verwendung von Barbituraten und Halothan ist sicher ein extrem seltenes Ereignis. Wegen der hohen Mortalität (9 - 30 %) kann das Denken an eine Porphyriekrise bei entsprechender Symptomatik lebensrettend sein (14).

Tabelle 15. Symptomatik einer akuten Porphyrie (12, 22)

Subjektive Symptome
Plötzlich auftretende ziehende Bauchschmerzen, Rückenschmerzen, Schmerzen in den Extremitäten.
Kribbeln, Ameisenlaufen, unruhige Beine, Muskelschwäche, Lähmungen, Schluckbeschwerden
Atemnot
Herzjagen, Schwitzen
Innere Unruhe, depressive Verstimmung

Objektive Symptome
Akutes Abdomen ohne Bauchdeckenspannung
Ileussymptomatik, Diarrhö oder Obstipation
Galliges Erbrechen
Parästhesien, Myalgien, zerebrale Krämpfe
Landrysche Paralyse oder Guillain-Barré-Syndrom
Tachykardie, Hypertonie
Fieber, Leukozytose
Hypotone Hyperhydratation beim Syndrom der inadäquaten ADH-Sekretion
Isotone oder hypertone Dehydratation bei gastrointestinalen Flüssigkeitsverlusten

Tabelle 16. Sofortmaßnahmen bei einer Porphyriekrise (7,11,12,22)

1. Absetzen porphyrinogener Medikamente.
2. Intensivmedizinische Überwachung.
3. Bei Atemlähmung bleibt der Patient intubiert und wird beatmet.
4. Bei zerebralen Krämpfen Valium.
5. Die Infusion hochprozentiger Glukose- oder Fruktoselösungen hemmt die ALA-Synthase (500 g/Tag).
6. Aminosäurensubstitution.
7. Bedarfsadaptierte Flüssigkeitssubstitution:
   Restriktion bei Schwartz-Bartter-Syndrom,
   Behebung einer durch intestinale Flüssigkeitsverluste entstandenen Dehydratation.
8. Schmerztherapie mit Morphin.
9. Propranolol (5 - 10 mg i.v./die) bei Tachykardie und Hypertension, eventuell unterstützt durch Reserpin (0,5 mg/Tag i.m. oder oral).

Bei nicht verfärbtem Urin kann die Ehrlichsche Aldehydprobe (frisch gelassener Urin verfärbt sich nach Zugabe von Ehrlich-Reagenz blaßrot, nach Zugabe von Chloroform bleibt der Farbstoff in der wäßrigen Phase) den Nachweis auf Exzeßporphobilinogen erbringen (7, 22).

Da eine kausale Therapie der Stoffwechselentgleisung unbekannt ist, steht die symptomatische Behandlung ganz im Vordergrund. Das Absetzen porphyrinogener Medikamente ist sicher die wich-

tigste Erstmaßnahme. Wenn keine Atemlähmung vorliegt, kann der
Patient bei ausreichender Spontanatmung extubiert werden. Da
die meisten Medikamente potentiell gefährlich sind, sollte sich
die medikamentöse Therapie im Aufwachraum auf fünf Medikamente
beschränken (11):

- Morphin zur Schmerztherapie,
- Propranolol gegen Tachykardie und Hypertension,
- Penicillin bei Infekten,
- Neostigmin bei Darmatonie,
- Chlorpromazin bei Halluzinationen und Unruhe.

Bei Atemlähmung bleibt der Patient intubiert und wird kontrolliert beatmet; treten zerebrale Krämpfe auf, darf von allen Antikonvulsiva nur Diazepam gegeben werden.

Die Infusion hochprozentiger Glukose- und Fruktoselösungen (sowie die Infusion in Deutschland nicht erhältlicher Hämatinpräparate) dienen der Unterdrückung der ALA-Synthaseaktivität, die dem akuten Krankheitsbild ursächlich zugrundeliegt. Hämatin, ein Isomer des Häms, bewirkt die dem Häm zukommende negative Rückkoppelung der ALA-Synthaseaktivität, der Mechanismus der hemmenden Wirkung der Kohlenhydrate auf das Enzym ist noch nicht geklärt (7, 11, 12).

Da starke Schmerzen ein Leitsymptom der Erkrankung sind, müssen Morphinderivate gegeben werden, wobei aus der Literatur nicht ersichtlich ist, ob Pethidin nicht auch zu den Triggern der Krise zu zählen ist.

Zur bedarfsadaptierten Flüssigkeitstherapie ist die Messung von Urinproduktion, ZVD, der Elektrolyte im Serum sowie die Blutgasanalyse unentbehrlich. Eine Glukosetherapie ist nur durch laufende Blutzuckerkontrollen steuerbar, bei Bedarf kann Insulin gegeben werden.

Ist bei einigen Patienten Glukose ohne Erfolg, so sollen hohe Dosen von Glukokortikoiden wirksam sein.

Ist bei einem Patienten mit bekannter akuter hepatischer Porphyrie eine Anästhesie unumgänglich, so kann der Ausbruch einer Krise durch folgende sichere Medikamente vermieden werden (12):

- Prämedikation mit Valium, Thalamonal, Morphin, Atosil, Atropin.
- Narkose mit Ketamin, DHB, Valium, Fentanyl, Morphin, Lachgas-Sauerstoff, Narkoseeinleitung mit Epontol oder Ketamin.
- Muskelrelaxierung mit Succinylcholin und Pancuronium.
- Antagonisierung mit Prostigmin.

8 Die maligne Hyperthermie oder das "Human-Streß-Syndrom"

Dieser von allen Anästhesisten gefürchteten akuten Entgleisung des Muskelstoffwechsels liegt eine genetische Fehlregulation des Ca^{2+}-regulierenden Systems der Skelett- und Herzmuskelzelle zugrunde (4, 6, 8, 15).

Ohne einen bestimmten Triggermechanismus bleibt die Störung unentdeckt, wirkt sich für ihren Träger also nicht schädigend aus.

Als auslösende Faktoren für eine Hyperthermiekrise gelten heute Sympathikusaktivierung nach körperlicher Anstrengung sowie eine Reihe von Medikamenten (Tabelle 17), wobei volatile Anästhetika (besonders halogenierte Kohlenwasserstoffe) und depolarisierende Muskelrelaxanzien an vorderster Stelle stehen (3, 6, 15, 21, 28, 30, 34).

Bis vor kurzem wurde für die foudroyant verlaufende maligne Hyperthermie eine Mortalität von 60 - 70 % angegeben (15, 27); ob diese durch die Einführung von Dantrolene entscheidend gesenkt werden kann, muß die Zukunft zeigen (13, 20).

Welche Rolle spielt die Aufwachstation im Rahmen der Erkennung und Behandlung einer malignen Hyperthermie? Die ersten intensiven Therapiemaßnahmen nach Diagnose einer malignen Hyperthermie werden noch im Operationssaal durchgeführt. Danach sollte der Patient im Aufwachraum überwacht und behandelt werden, wenn beim Transport auf die Intensivstation zu viel kostbare Zeit verlorengeht (Tabelle 18 und 19).

Bei akutem Eintreten einer malignen Hyperthermie mit schnellem Temperaturanstieg, massiver Muskelrigidität und schwerer respiratorischer und metabolischer Azidose ist es entscheidend, die Halothanexposition sofort zu beenden und eine entsprechende Therapie einzuleiten (Tabelle 18).

Als entscheidender Fortschritt bei der Behandlung der malignen Hyperthermie, ja quasi als Kausaltherapie, gilt die sofortige Schnellinfusion von 2,5 mg/kg KG Dantrolene. Diese Maßnahme sollte schon dann durchgeführt werden, wenn sich nur der berechtigte Verdacht auf die Entwicklung einer malignen Hyperthermie ergibt. Deshalb sollte in jedem Anästhesiebereich eine ausreichende Menge Dantrolene (36 Flaschen zu je 20 mg) bereitgehalten werden.

Daneben ist effektive Kühlung die wichtigste Therapie. Die gesamte zugängliche Körperoberfläche wird mit körnigem Eis bedeckt (Eiskiesautomat). Bei der inneren Kühlung erscheint uns eine Peritoneallavage mit großen Mengen eiskalter NaCl-Lösung aus dem Kühlschrank effektiver zu sein als die i.v. Infusion eiskalter Lösungen.

Während die Dantrolene-Therapie als Erstmaßnahme im Operationssaal durchgeführt werden kann, sind effektive Kühlmaßnahmen sicher erst im Aufwachraum möglich. Das Bett des Patienten wird

Tabelle 17. Medikamente und maligne Hyperthermie (15, 34)

Absolut verboten:	volatile Anästhetika depolarisierende Muskelrelaxanzien
Unsichere Substanzen:	Kurare Atropin Phenothiazine amidartige Lokalanästhetika
Sichere Substanzen:	Thiopental DHB Diazepam Fentanyl Pancuronium

Tabelle 18. Behandlungsmaßnahmen bei maligner Hyperthermie (8, 16, 35, 36). I. Während der Beendigung des operativen Eingriffes im Operationssaal

1. Absetzen aller Inhalationsnarkotika, keine Muskelrelaxanzien mehr geben.

2. Operateur informieren, Operation als kürzestmöglichen Eingriff beenden.

3. 2,5 mg/kg KG Dantrolene auflösen lassen (sechs bis acht Flaschen zu 20 mg) und schnell infundieren.

4. Auswechseln der Faltenschläuche und des CO_2-Absorbers am Kreisteil.

5. Hyperventilation mit reinem Sauerstoff bei halboffenem System. AMV und Frischgas-Flow 15 - 20 ml/min (entsprechend dem Zwei- bis Dreifachen des üblichen AMV).

6. Wenn die Operation nicht sofort beendet werden kann, Fortsetzung der Anästhesie mit Valium-Fentanyl.

7. Jede Möglichkeit der inneren und äußeren Kühlung schon auf dem Operationstisch ausnützen (Magenspülung, Peritoneallavage und Infusion mit eiskalter isotoner Kochsalzlösung, zugängliche Körperoberfläche mit Eiskies bedecken.

mit einer wasserdichten Unterlage versehen, der Patient in Eiskies gebettet und mit Eiskies bedeckt (Tabelle 19).

Zur Steuerung der hier schematisch angegebenen Therapie ist ein intensives lückenloses Bedside-Monitoring aller vitalen Funktionen erforderlich. EKG, arterielle Blutdruckmessung, ZVD, Urinausscheidung, kontinuierliche Verfolgung der Körperkerntemperatur, halbstündliche Messung der Serumelektrolyte und

Tabelle 19. Behandlungsmaßnahmen bei maligner Hyperthermie (8, 16, 35, 36).
II. Im Aufwachraum

1. Patient nach Beendigung des Eingriffes in den Aufwachraum bringen. Längeren Transport auf die Intensivstation nicht in Kauf nehmen.

2. Sofortige Labordiagnostik

unbedingt notwendig	wünschenswert
Blutgasanalyse	Serumosmolalität
Serumelektrolyte (Na^+, K^+, Ca^{++})	CPK, GOT
Blutzucker	Harnstoff, Kreatinin
	Gerinnungsstatus
	Laktat

3. Aggressive innere und äußere Kühlung bei kontinuierlicher Temperaturmessung, bis Körperkerntemperatur auf 38 - 39 °C gesunken. Patient darf nicht hypotherm werden.

   a) Oberflächenkühlung: Jeden erreichbaren Quadratzentimeter der Körperoberfläche mit Eiskies bedecken (Eiskiesautomat).

   b) Innere Kühlung: Magenspülung, Peritoneallavage, hoher Einlauf (stört Temperaturüberwachung) mit isotoner NaCl-Lösung. Infusionstherapie mit eisgekühlten Lösungen.

4. So lange Repetitionsdosen von Dantrolene (1 mg/kg KG), bis die Symptomatik beherrscht ist. Es können Gesamtmengen bis zu 10 mg/kg KG notwendig sein. Keine gravierenden Nebenwirkungen, außer Interferenz mit Muskelrelaxanzien (Pancuronium).

5. Azidosetherapie (Kombination von respiratorischer und metabolischer Azidose): Hyperventilation, THAM, $NaHCO_3$. Blindpufferung mit 2 mmol/kg KG $NaHCO_3$ erlaubt. Zur Therapie der respiratorischen Azidose erscheint THAM (Trometamol) günstiger.

6. Blasenkatheter legen und forcierte Diurese anwenden: Lasix, Mannit (daran denken, daß das Lösungsmittel für Dantrolene Mannit und NaOH enthält). Eine forcierte Diurese verhindert ein akutes Nierenversagen durch die Myoglobinämie und erlaubt die Anwendung großer Na^+- und Flüssigkeitsmengen bei Pufferung und Infusionstherapie.

7. Bei effektiver Azidosetherapie und forcierter Diurese meist keine ausgeprägte Hyperkaliämie. Bei nachgewiesener Hyperkaliämie Infusion von 50 g Glukose mit 10 E Altinsulin.
Nach renaler Ausscheidung des aus der Muskulatur freigesetzten Kaliums tritt schnell eine Hypokaliämie ein. Eine tagelange Kaliumsubstitution ist notwendig.

8. Bei Herzrhythmusstörungen Verapamil 5 - 10 mg und Procainamid 15 mg/kg KG als Infusion in ca. 15 min. EKG-Kontrolle am Monitor ist bei der Behandlung der malignen Hyperthermie obligat.

9. Kortikosteroide in hohen Dosen sollen stabilisierend auf die geschädigte Zellmembran wirken. Gleichzeitig Therapie oder Prophylaxe des immer entstehenden Hirnödems.

Durchführung der Blutgasanalyse ermöglichen erst die erfolgversprechende Therapie. Soll der Kaliumeinstrom in den intrazellulären Raum mit Glukose-Insulin erzwungen werden, sind ständige Blutzuckerkontrollen notwendig.

Der Transport des Patienten aus dem Aufwachraum auf die Intensivstation erfolgt erst nach Stabilisierung der Körperkerntemperatur und Behebung von myokardialer Insuffizienz und kardialen Rhythmusstörungen.

Das bisher Gesagte ist aber nur ein Aspekt über die Stellung des Aufwachraumes im Rahmen von Diagnostik und Behandlung einer malignen Hyperthermie. In manchen Fällen tritt die Krise nicht frühzeitig nach Narkoseeinleitung, sondern verzögert auf. Temperaturanstieg, respiratorische Azidose mit peripherer Zyanose sind dann oft nicht so ausgeprägt wie bei den akut auftretenden Formen. Es sind Fälle beschrieben, bei denen die Symptomatik erst nach Beendigung der Narkose auftrat. Hier fällt dem Aufwachraum eine entscheidende Rolle im Erkennen der Störung zu. Bei Kindern, Jugendlichen und jungen Erwachsenen sollte auch nach normalem Narkoseverlauf im Aufwachraum die Rektaltemperatur kontinuierlich gemessen werden. Hyperventilation und plötzlich auftretende Herzrhythmusstörungen in Verbindung mit einem Temperaturanstieg sollten an das Auftreten einer malignen Hyperthermie als postoperative Komplikation denken lassen.

Literatur

1. ALTHOFF, P.-H.: Endokrine Notfälle. In: Notfallmedizin. Klinische Anästhesiologie und Intensivtherapie (eds. F. W. AHNEFELD, H. BERGMANN, C. BURRI, W. DICK, M. HALMAGYI, E. RÜGHEIMER), Bd. 10, p. 191. Berlin, Heidelberg, New York: Springer 1976

2. BAUCH, K.: Diabetes mellitus und operative Medizin. In: Moderne Infusionstherapie und parenterale Ernährung (ed. W. HARTIG), p. 229. München, Wien, Baltimore: Urban & Schwarzenberg 1979

3. BERNHARDT, D., SCHILLER, H.: Maligne Hyperthermie in Allgemeinanästhesie. Anaesthesist 22, 367 (1973)

4. BLUME, H., SCHMIDT, E. W., CAYUELA, S., OSTHEIMER, U., PERGE, V., STANKOVIC, R., WELLSTEIN, A.: Klinik und Laborbefunde bei maligner Hyperthermie im Kindesalter unter besonderer Berücksichtigung der Creatinkinase-Isoenzyme. Anaesthesist 27, 108 (1978)

5. BREITHAUPT, H., LAUBE, H.: Behandlung von Schilddrüsenerkrankungen. Med. Welt 31, 159 und 197 (1980)

6. BRITT, B. A.: Zur Behandlung der malignen Hyperthermie. Anaesthesist 21, 201 (1972)

7. BRODIE, M., GOLDBERG, A.: Acute hepatic porphyrias. Clin. Haemat. 9, 253 (1980)

8. CSONGRADY, A., BAKE, I., PFÄNDER, Ch., TARMANN, H., SCHNEIDER, M., BUTTAZONI, E.: Ein weiterer Fall maligner Hyperpyrexie und seine Behandlung mit Lidocain, Methylprednisolon und Verapamil. Anaesthesist 25, 80 (1976)

9. DOSS, M.: Klinische Biochemie und Laboratoriumsmedizin der hepatischen Porphyrien. Diagnostik 7, 489 (1974)

10. DOSS, M.: Differentialdiagnose der akuten hepatischen Porphyrien. Dtsch. med. Wschr. 104, 1507 (1979)

11. DOSS, M.: Therapie und Prophylaxe akuter hepatischer Porphyrien. Dtsch. med. Wschr. 104, 1509 (1979)

12. DOSS, M., VERSPOHL, F.: Therapie akuter hepatischer Porphyrien. Med. Klinik 74, 1229 (1979)

13. EBERLEIN, H. J.: Dantrium (Dantrolene-Natrium) zur Therapie einer malignen Hyperthermie jetzt in Deutschland erhältlich. Anaesthesist 30, 209 (1981)

14. EEROLA, M., BAER, G.: Porphyrie und Anästhesie. Prakt. Anästh. 11, 160 (1976)

15. GROTE, B.: Maligne Hyperthermie. Anaesthesist 29, 53 (1980)

16. HEPP, K. D.: Entstehung und Korrektur von Störungen im Wasser-Elektrolyt- und Säuren-Basen-Haushalt bei endokrinologischen Erkrankungen. In: Wasser-Elektrolyt- und Säuren-Basen-Haushalt. Klinische Anästhesiologie und Intensivtherapie (eds. F. W. AHNEFELD, H. BERGMANN, C. BURRI, W. DICK, M. HALMAGYI, E. RÜGHEIMER), Bd. 15, p. 147. Berlin, Heidelberg, New York: Springer 1977

17. KERNER, W.: Die prä- und postoperative Behandlung von Diabetikern. Vortrag Tagung Intensivmedizinische Aspekte bei parenteraler Ernährung. München, den 13./14. März 1981, Klinikum rechts der Isar

18. KREMER, J. G., THÜMLER, R., FÖLDI, M.: Zum Krankheitsbild des primären Hyperparathyreoidismus. Therapiewoche 22, 739 (1972)

19. KRUSE-JARRES, J. D., BRESCH, M., LEHMANN, U., LETULE, U., VOGEL, W.: Dynamische Blutglukoseeinstellung von Diabetikern in einem geschlossenen Regelkreis. Infusionstherapie 7, 25 (1980)

20. LANDAUER, B.: Zur Behandlung der malignen Hyperthermie mit Dantrolen. Anaesthesist 29, 507 (1980)

21. LITARCZEK, G., BENTIA, L., GHIGA, R.: Maligne Hyperthermie. Bericht über einen mit Procaininfusion erfolgreich behandelten Fall. Anaesthesist 27, 566 (1978)

22. MÜHLER, E.: Akute intermittierende Porphyrie. Diagnostik 7, 493 (1974)

23. MUSHIN, W. W.: Anaesthesia in disorders of the pituitary and adrenal glands. In: General anaesthesia (eds. T. C. GRAY, J. F. NUNN), 3rd ed., vol. 2, p. 21. London: Butterworths 1971

24. OYAMA, T.: Anesthetic management of endocrine disease. Anaesthesiologie und Wiederbelebung, Bd. 75. Berlin, Heidelberg, New York: Springer 1973

25. OYAMA, T.: Anaesthetic management of steroid-treated patients. In: Endocrinology in anaesthesia and surgery (eds. H. STOECKEL, T. OYAMA), p. 146. Berlin, Heidelberg, New York: Springer 1980

26. PARAVICINI, D., GÖTZ, E., LOEW, H.: Anaesthesie beim hypercalzämischen Koma. Anaesthesist 29, 425 (1980)

27. PÜSCHEL, K., BRINKMANN, B.: Zum derzeitigen Stand der Bewertung des Narkosezwischenfalles "Maligne Hyperthermie" aus forensisch-medizinischer Sicht. Anaesthesist 29, 99 (1980)

28. PÜSCHEL, K., SCHUBERT-THIELE, I., HIRTH, L., BENKMANN, H.-G., BRINKMANN, B.: Maligne Hyperthermie in der 13. Vollnarkose. Anaesthesist 27, 488 (1978)

29. RAUE, F., ZIEGLER, R.: Die thyreotoxische Krise. Klin. Forum 1, 3 (1980)

30. RETTIG, B., WEITZ, H.: Maligne Hyperthermie. Ein Fallbericht. Anaesthesist 29, 103 (1980)

31. ROTHENBUCHNER, G., LOOS, U., BIRK, J., RAPTIS, S.: Klinik und Therapie der thyreotoxischen Krise. Therapiewoche 22, 4386 (1972)

32. SANDMANN, J.: Kontinuierliche Blutglucosemessung und kontrollierte Insulinzufuhr. Vortrag Tagung Intensivmedizinische Aspekte bei parenteraler Ernährung. München, den 13./14. März 1981, Klinikum rechts der Isar

33. SCOTT, H. W., LIDDLE, G. W., MULHERIN, J. L., McKENNA, T. J., STROUP, S. L., RHAMY, R. K.: Surgical experience with Cushing's disease. Ann. Surg. 185, 524 (1977)

34. SPORN, P., STEINBEREITHNER, K., SLUGA, E., LINSMAYER, H., SCHENK, E.: Tödliche maligne Hyperthermie-Krise in der Prämedikationsphase. "Humanes Streßsyndrom" oder Promethazin als Triggeragens? Anaesthesist 29, 85 (1980)

35. WAGNER, H., BARTEL, B.: Ein weiterer Fall von maligner Hyperthermie. Ein Beitrag zur Bestandsaufnahme der malignen Hyperthermie. Anaesthesist 27, 84 (1978)

36. WULFHORST, V., KESSLER, G.: Maligne Hyperthermie. Zwei weitere Fallberichte einer schweren anästhesieinduzierten Komplikation. Prakt. Anästh. 13, 224 (1978)

37. ZIEGLER, R., MINNE, H., BELLWINKEL, S.: Die hyperkalzämische Krise als internistische Notfallsituation. Therapiewoche 22, 4393 (1972)

Chirurgische Aspekte der frühen postoperativen Phase
Von E. Mühe

Die großartigen Erfolge der Anästhesie in der Verbesserung der Narkoseverfahren ermöglichen es uns Chirurgen, immer größere und immer längere Operationen an immer älteren und gefährdeteren Patienten vorzunehmen, die vor nur zehn Jahren als nicht operationsfähig abgewiesen worden wären.

Es ist selbstverständlich, daß diese Entwicklung eine wesentlich intensivere und länger andauernde postoperative Überwachung erforderlich macht. Die Intensivpflegeabteilungen können die Entwicklung zur Intensivbetreuung in der frühen postoperativen Phase jedoch nicht auffangen. Sie sind schon jetzt bis zum äußersten belastet. Die Frischoperierten bleiben somit für eine längere Zeitspanne als früher auf den Aufwachstationen. Das bringt ein neues Problem mit sich, nämlich, daß bereits auf den Aufwachstationen eine fachgerechte chirurgische Nachbehandlung einsetzen muß. Es ist deshalb unsere Aufgabe dafür Sorge zu tragen, daß der Arzt auf der Aufwachstation die chirurgische Nachbehandlung beherrschen lernt. Der Sinn meines Beitrags ist es, den Arzt auf der Aufwachstation über dessen chirurgische Probleme zu informieren.

1 Zur Lagerung des Patienten

Gleich bei der Aufnahme jedes Patienten auf die Aufwachstation stellt sich die Aufgabe der Lagerung des Patienten. Die individuell richtige Lage kann außerordentlich wirksam, ja lebensrettend sein. Da die Lagerung niemand verkaufen kann, werden wir auf die Lagerung wesentlich seltener angesprochen als auf immer teurere Medikamente, deren Einsatz uns tägliche Werbung längst zur Gewohnheit werden läßt. Unter allen Lagerungsempfehlungen erhalten die Vorschriften bei akuter Kreislauf- und Herzinsuffizienz oder zur Durchführung einer Reanimation (1) unter allen Umständen Vorrang.

Eine der großen Sorgen des Allgemeinchirurgen gilt der Aspiration von Magen- oder Dünndarminhalt. Die Aspirationsgefahr ist besonders groß bei all den Patienten, die nach totaler Gastrektomie, nach Magenfundus- oder Kardiaresektion ohne Kardiaverschlußmechanismus sind. Bei horizontaler Lagerung solcher Patienten läuft immer Flüssigkeit in den Rachen hoch. Kardialose Patienten müssen deshalb stets - und unter allen Umständen - in halbsitzender Position gelagert werden.

Im Katastrophenfall eines schweren Schocks oder zur Reanimation muß vor der Flachlagerung intubiert werden.

Zur Aspirationsprophylaxe wurden besondere Drainagesysteme entwickelt, die es ermöglichen, die Wegstrecke vom Darm zum Pharynx trockenzulegen. Im Prinzip handelt es sich um einen zweilumigen Katheter, über dem der Innendrain bei einem Sog von etwa 40 cm Wassersäule kontinuierlich abgesaugt wird. Der weitlumige Außendrain verhindert, daß die seitlichen Öffnungen des Saugkatheters die umgebende Schleimhaut ansaugen. Solange der Arzt auf der Aufwachstation das Strömungsgeräusch der Luft im Kathetersystem hört, weiß er, daß die Drainage nicht verstopft sein kann.

Jeder Patient erhält, auch vor der kleinsten Laparotomie, eine Nasen-Magen-Sonde. Der Arzt auf der Aufwachstation muß wissen, daß unter postoperativen Bedingungen der Magensaft nicht immer farblos-klar aussieht. Er ist häufig gallig-grün verfärbt oder braun-grün durch atonischen Dünndarminhalt. Es ist jedoch stets ein Alarmzeichen, wenn Blut aus der Sonde austritt.

Sollten mehr als 200 ml stark blutiger Magensaft innerhalb von 2 h ablaufen, muß er mit dem Chirurgen Rücksprache halten, da eine Relaparotomie erforderlich werden kann.

Patienten mit Frakturen der Extremitäten benötigen individuell angepaßte Extensionen der Gliedmaßen in speziellen Winkeln mit individuell dosiertem Zug. Die Lagerung muß deshalb vom Unfallchirurgen nicht nur angegeben, sondern selbst gemacht oder überwacht werden.

Bei standardisierten orthopädischen Routineoperationen, wie dem Hüftgelenkersatz, überwacht der Arzt auf der Aufwachstation jedoch selbst die Lagerung des Patienten. Um die in den ersten Stunden nach der Operation allfällige Luxation der Prothese zu verhüten, muß der Arzt dafür sorgen, daß ein Instruktionsschild gut sichtbar am Patientenbett hängt und daß es auch befolgt wird. Auf diesem Schild steht: "Keine Innenrotation, keine Überadduktion, nicht in der Hüfte über 90° beugen, nicht auf die operierte Seite legen".

Bei Patienten mit hochgradigen arteriosklerotischen Durchblutungsstörungen der Beine darf das Bein nicht hochgelagert werden! Eine Hochlagerung eines bedrohlich arteriell durchblutungsgestörten Beines, wie es auch nicht selten nach Motorradunfällen beobachtet wird, führt unter Umständen zum Verlust der Extremität mit Kunstfehlerprozeß. Bei hochgradiger arterieller Minderdurchblutung kann dagegen eine Lagerung mit dem Ziele einer Erhöhung des arteriellen Druckes mit Hilfe der Schwerkraft des Blutes, bei herabhängendem Bein, entscheidend dazu beitragen, die Extremität zu erhalten.

Selbstverständlich ist darauf zu achten, daß Patienten mit schweren arteriellen Durchblutungsstörungen keine Antithrombosestrümpfe erhalten!

2 Zu den Drainageproblemen

Alle Drainagen haben bestimmte Aufgaben zu erfüllen, die der Arzt auf der Aufwachstation genau kennen sollte, um aus der Farbe und der Menge der drainierten Flüssigkeiten die richtigen Schlüsse ziehen zu können.

Blutungsdrainagen

Von allen Drainagen können die Blutungsdrainagen das größte Unheil für den Patienten und für den Arzt auf der Aufwachstation stiften. Blutungsdrainagen haben die Aufgabe, Blut- und Sekretreste aus Brust- oder Bauchhöhle zu entfernen. Damit wird eventuell vorhandenen Bakterien Nährboden entzogen und außerdem durch Entfernen von Fibrin Verwachsungen vorgebeugt.

Abgeschnittene starre Rohre wirken wie ein Überlaufventil und drainieren deshalb primär nur unvollständig. Weiche Penrose-Drainagen sind sehr beliebt. Sie werden manchmal bündelweise eingesetzt, da sie nicht wie starre Rohre durch Druckischämie Perforationen am Darm verursachen. Man weiß jedoch nie auch nur einigermaßen sicher, ob Röhrendrains oder Zigarettendrainagen verstopft sind.

Die Aufgabe des Arztes auf der Aufwachstation besteht darin zu prüfen, ob die Drains mit einer Hautnaht und einer Sicherheitsnadel so an der Bauchhaut fixiert sind, daß sie nicht in die Bauchhöhle hinein verschwinden können.

Die Invasion von Bakterien über den Drain in die Bauchhöhle bekämpft er durch Ankleben eines sterilen Sekretauffangbeutels.

Wir verwenden zur Zeit nahezu ausschließlich schon vor dem Einlegen steril verschlossene Drainageableitungssysteme. Jedoch sind diese, wie auch Gummirohre oder Penrose-Drains, keinesfalls in der Lage, eine massive Nachblutung erkennen zu lassen. Bei intakter Blutgerinnung werden alle diese Systeme sehr rasch mit Blutkoageln verschlossen. Unerfahrene Mitarbeiter werden deshalb, in jeder neuen Assistentengeneration immer wieder, irregeleitet. Sie glauben fälschlicherweise im Falle einer postoperativen Kreislaufinsuffizienz eine Nachblutung immer dann ausschließen zu können, wenn aus der Drainage nur die sonst üblichen Mengen Blutes ausgelaufen sind.

Der Arzt auf der Aufwachstation muß unbedingt wissen, daß aus allen Abdominaldrains, die wir bis jetzt besprochen haben, nur Blut oder seröse Flüssigkeit austreten darf. Kommt jedoch Magensaft, Darminhalt, Luft oder Galle, muß ein Loch am Magen-Darm-Kanal oder an den Gallenwegen vorhanden sein. Der Chirurg wird sofort alarmiert. Dies gilt auch dann, wenn mehr als 100 ml Blut pro Stunde über einen Drain abgelaufen sind, da es sich um eine bereits operationsbedürftige Nachblutung handeln könnte.

Redon-Drainagen sind in der Extremitätenchirurgie unentbehrlich. In der Abdominalchirurgie ersetzen sie die Subkutannähte. Den zugehörigen Vakuumflaschen kann man ansehen, wie stark sich der Sog allmählich reduziert, wenn sich die Saugflasche füllt. Der

Arzt auf der Aufwachstation hat dafür zu sorgen, daß Gefäße mit zu geringem Unterdruck ausgewechselt werden.

Nach Revision der Gallenwege oder nach Eingriffen an der Papille und auch zur Behandlung der akuten Pankreatitis legt der Chirurg in den Ductus choledochus ein T-Drain nach Kehr ein. Diese Druckentlastung im Choledochus hat die Aufgabe, das Risiko einer postoperativen Pankreatitis zu verringern. Diese Galledrainagen erfüllen ihre Aufgabe der Verhütung des Gallerefluxes in den Ductus Wirsungianus nur, wenn sie über ein geschlossenes System abgesaugt werden.

Nach Sklerosierungstherapie von Ösophagusvarizen, die als Schutz vor Aspiration von Blut und Mageninhalt in Intubationsnarkose durchgeführt wird, ist eine Ballontamponade der Speiseröhre für die Dauer von 24 h erforderlich. Patienten mit prophylaktischer Verödungstherapie kommen auf die Aufwachstation. Deshalb muß auch der Arzt auf der Aufwachstation mit den Ballontamponaden vertraut sein.

Es gibt zwei Prinzipien. Die Ballontamponade nach Senkstaken-Blakemore: Ein tennisballgroßer Ballon liegt im Magenfundus, ein 25 cm langer, walzenförmiger Ballon in der unteren Speiseröhre. Alle Latexballons werden mit physiologischer Kochsalzlösung gefüllt, der wasserlösliches Röntgenkontrastmittel zugesetzt ist. Bei Luftfüllung könnte sonst im Falle der nicht seltenen Ruptur eines Ballons Luft in die blutenden Varizen gepreßt werden. Das Röntgenkontrastmittel soll die röntgenologische Lagekontrolle der Sonde ermöglichen, die durchgeführt werden muß, um zu prüfen, ob die Sonde richtig plaziert ist und nicht fälschlicherweise der fast fußballgroße Ballon der Linton-Nachlaß-Sonde im Ösophagus statt im Magen aufgeblasen wurde.

Die wurstförmige Senkstaken-Sonde ist zur Tamponade von Magenfundusvarizen unwirksam. Dazu ist die Linton-Nachlaß-Sonde in Gebrauch. Der 600 ml fassende, birnenförmige Ballon wird mit der Spitze in die Kardia gezogen. Dadurch ist einerseits der Zufluß zu den Speiseröhrenvenen gedrosselt, andererseits sind gleichzeitig blutende Fundusvarizen tamponiert. Die Linton-Nachlaß-Sonde funktioniert nur bei Zug mit einem Gewicht von etwa 1 kg, das der Aufwachstationsarzt über eine Rollenführung anbringen muß.

Beide Sonden, die nach Senkstaken-Blakemore und nach Linton-Nachlaß, können durch Herauswürgen oder durch Zug des Gewichtes den Rachen akut verschließen, so daß der Patient erstickt, wenn nicht eine Schere auf dem Nachttisch bereitliegt.

3 Das Nachblutungsrisiko

Mit Nachblutungen muß prinzipiell nach jeder Operation gerechnet werden. Sie sind bei rechtzeitiger Diagnostik fast stets erfolgreich zu therapieren. Bei dem Patientengut der Aufwachstation dürften schwere Gerinnungsstörungen kaum je eine Rolle spielen. Denn eine Blutung aufgrund einer Gerinnungsstörung gehört unter allen Umständen auf die Intensivtherapiestation.

Auf der Aufwachstation jedoch wird die rechtzeitige chirurgische Intervention dann einsetzen, wenn nach Transfusion von zweimal 500 ml Blut die Blutung nicht auf physiologische Weise zum Stillstand kommt. Mehr als zwei Konserven zu substituieren, ohne daß die Blutung dabei sistiert und ohne die Indikation zur operativen Blutstillung zu stellen, gilt an unserer Klinik als besonders grober Fehler!

Auf der Aufwachstation orientieren wir uns bei jeder Kreislaufdepression durch die wiederholte Bestimmung des Hb und des Hämatokrits, durch Blutdruckmessungen und Messungen der Pulsfrequenz alle 5 - 10 min und durch Messung der Urinstundenportionen.

Bei allen Unfallpatienten, besonders nach den heute so häufigen Verkehrsunfällen, muß man auch an ein stumpfes Bauchtrauma mit intraabdomineller Blutung denken. Nach Literaturangaben haben 13 % aller Patienten mit Schädel-Hirn-Verletzungen und 18 % aller Patienten mit stumpfem Thoraxtrauma zusätzlich intraabdominelle Blutungen (4).

Bei allen Unfallpatienten mit instabilem Kreislauf muß deshalb vom Arzt eine diagnostische Peritoneallavage durchgeführt werden. Dazu wird zwei Querfinger unterhalb des Nabels ein Katheter in die Bauchhöhle eingelegt. Die Harnblase muß vorher entleert werden. Steigt Blut aus dem Röhrchen hoch, ist die Diagnose einer intraabdominellen Blutung gesichert. In allen anderen Fällen läßt man 1.000 ml Ringer-Lösung einlaufen. Ist die Rücklaufflüssigkeit kräftig rosa, enthält sie Pflanzenzellen oder hohe Amylasetiter, besteht die Indikation zur Laparotomie.

4   Zu den endokrinen Risiken auf der Aufwachstation

Patienten mit schweren endokrinen Risikofaktoren wird man auf der Intensivstation überwachen. Auf der Aufwachstation bestimmen wir bei allen Diabetikern unmittelbar postoperativ den Blutglukosewert. Dazu genügt ein Teststreifen (3).

Als Sicherheitsgrenze zur Hypoglykämie ist postoperativ ein erhöhter Blutzuckerspiegel von etwa 200 mg% erwünscht. Das Grundkonzept des Arztes auf der Aufwachstation muß sein, daß postoperativ eine Hyperglykämie allemal besser ist als eine Hypoglykämie!

Der noch junge Arzt auf der Aufwachstation wird die Insulinsubstitution telefonisch mit dem Diabetologen des Hauses besprechen und ihn häufig zu Rate ziehen.

Wichtig erscheint mir der Hinweis, daß eine therapeutische Insulindosis den Blutzucker innerhalb von 1 h nur um 100, maximal 150 mg% senken kann. Man darf deshalb bei einer Blutzuckerkontrolle 1 h nach der Insulingabe nur dann nachinjizieren, wenn der Blutzuckerspiegel unverändert hoch geblieben ist oder sich um weniger als 100 mg% verringert hat.

Die hyperthyreote Krise sieht fast ausnahmslos nur der Internist. Der Chirurg operiert keine unvorbereiteten Patienten, bei denen sich eine Krise erwarten ließe. Wenn nach einer Schilddrüsenoperation eine hyperthyreote Krise auftritt, ist dies in der Regel unerwartet. Die Ursache ist ein exzessives intraoperatives Einschwemmen von Schilddrüsenhormonen in den Blutstrom bei erhöhter Katecholaminsensitivität besonders des Herzens.

Die frühen Anzeichen und Symptome einer drohenden hyperthyreoten Krise sind der schnelle Puls von 160 - 200 Schlägen/min. Der Patient wirkt ängstlich. Es kommt zum Temperaturanstieg bis zu einer Hyperthermie von 42 °C.

Im Anschluß an jede Kropfoperation können dem Arzt auf der Aufwachstation Rekurrensparesen, Tracheomalazie, Larynx- und Stimmbandschwellung zum akuten Notfallproblem werden, das in allen Fällen durch sofortige Reintubation gelöst werden muß.

Eine erneute Atemnot nach zwischenzeitlich freier Atmung kann aber genauso gut durch eine massive Nachblutung aus der A. thyreoidea superior verursacht sein. Es kommt vor, daß deren Ligaturen durch Hustenstöße abgleiten. Die Differentialdiagnose wird laryngoskopisch gestellt; es muß intubiert und sofort operativ revidiert und Blut gestillt werden.

Nach totaler Thyreoidektomie oder nach subtotaler Schilddrüsenresektion oder nach Exstirpation von Adenomen der Nebenschilddrüsen können bereits auf der Aufwachstation die bekannten Symptome der Tetanie auftreten. Gefährlich ist der seltene Laryngospasmus, der auch ohne Alarmsymptom auftritt, oder Spasmen der Bronchien mit sogenanntem tetanischem Bronchialasthma. Den Laborwert, der das erniedrigte Blutkalzium beweisen würde, wartet man nicht ab, sondern injiziert sofort 10 ml 10- bis 20%ige Kalziumglukonatlösung langsam i.v.

5 Kontrollen nach Operationen an den Gefäßen

Für den Arzt auf der Aufwachstation ist es eine wesentliche Erleichterung, wenn der Operateur noch im Operationssaal postoperativ getastete Pulse auf der Haut aufgezeichnet hat. Kann man die Fußpulse an den angezeichneten Stellen nicht mehr tasten, empfiehlt es sich, mit dem Operateur Rücksprache zu nehmen.

Waren die Fußpulse im Operationssaal nicht zu tasten, fehlen die Markierungen an der Haut deshalb, dann genügt es, die Temperatur zu erfühlen. Bei einem oder bei zwei kalten Füßen - aber gleichzeitig warmen Händen - wird man nach 1 h Beobachtungszeit gemeinsam mit dem Chirurgen beraten. Desgleichen, wenn die betreffende Extremität kalt und weiß bleibt, stark schmerzt, Gefühlsstörungen aufweist oder nicht mehr bewegt werden kann.

Wir müssen den Arzt auf der Aufwachstation darauf hinweisen, daß er eine minderdurchblutete, kalte Extremität nicht von außen anwärmen darf! Die Wärme führt zu erhöhtem Sauerstoffverbrauch des Gewebes, so daß die Situation durch Anwärmen akut verschlechtert wird.

6 Streßblutungsprophylaxe

Endoskopische Untersuchungen zeigen, daß streßbedingte blutende Erosionen am Magen und Duodenum schon einige Stunden nach Einsetzen des Stresses auftreten. Wir empfehlen deshalb, bei sehr ängstlichen Patienten, bei Patienten nach größeren Operationen und bei Patienten mit Ulkusanamnese bereits auf der Aufwachstation eine Streßblutungsprophylaxe durchzuführen.

Auf der Erlanger Intensivpflegeabteilung konnten wir ab Januar 1976 erstmals auf der Welt gegen Streßblutung Cimetidine zur Erprobung einsetzen. Bei der von uns empfohlenen Dosierung von 12 Ampullen/Tag, das sind 2,4 g, haben wir mit massiven Streßblutungen an unserer Klinik kein Problem mehr.

Durch Cimetidine wird nicht nur die Azidität des Magensaftes verringert, sondern auch seine Menge. Aus diesem Grunde könnte Cimetidine auch in der Aspirationsverhütung einen gewissen Stellenwert einnehmen.

Wir meinen nicht, daß man eine erfolgreiche Streßblutungsprophylaxe ausschließlich mit Hilfe von Cimetidine erzielen kann, denn in der Zwischenzeit sind ebenso gute Resultate mit Gastrozepin oder bei kontinuierlicher Spülung des Magens mit Antazida beobachtet worden.

7 Antibiose

Antibiotika sind wesentlich besser noch als zur Therapie chirurgischer Infektionen zu deren Verhütung geeignet. Mehrere Studien zeigen, daß man die niedrigste postoperative Infektionsrate dann erzielen kann, wenn man ein breit wirkendes Antibiotikum bereits 1 h vor der Operation appliziert (5). Die prophylaktische Form des Antibiotikaeinsatzes soll für nur 24 h, aber hochdosiert und exakt durchgeführt werden. Da man Antibiotika dreimal täglich systemisch appliziert, ist auf der Aufwachstation normalerweise eine Antibiotikumgabe zur Infektionsprophylaxe oder -therapie durchzuführen.

Dazu müssen der Name des Antibiotikums, die Dosierung und der Zeitpunkt der präoperativen oder der intraoperativen Injektion für den Aufwachstationsarzt auf einem Begleitzettel, bei uns das Anästhesieprotokoll, mitgeteilt werden.

8 Röntgendiagnostik auf der Aufwachstation

Nach jeder Eröffnung des Brustkorbes muß auf der Aufwachstation eine Thoraxaufnahme in zwei Ebenen angefertigt werden. Auch hier prüft der Arzt die exakte Lage von Thoraxdrainagen, den Ausdehnungsgrad und den Luftgehalt der Lunge sowie den Zwerchfellstand.

Vor der Punktion von Ergüssen oder Hämatomen sollte sich der Aufwachstationsarzt die günstigste Punktionsstelle, das ist der tiefste Punkt des Ergusses an der Stelle mit dem kürzesten Abstand zur Haut hin, vom Röntgenologen mit einem aufgeklebten Pfennigstück markieren lassen. Besonders bei gekammerten Ergüssen sind sonst Fehlpunktionen häufig. Es ist keine Schande, zu Pleurapunktionen einen erfahrenen Kollegen herbeizubitten. Die Pleurapunktion ist für den Anfänger ein komplikationsreicher Eingriff.

<u>Vena-cava-Katheter-Embolien</u> ereignen sich wesentlich seltener als in früheren Jahren, als man deren Entstehungsmechanismus nicht kannte. Embolisierte Katheter müssen vom Chirurgen entfernt werden.

Häufig dagegen liegt jedoch auch noch heute die Katheterspitze im rechten Vorhof. PRUITT berichtete kürzlich über einen Patienten, bei dem die Katheterspitze den rechten Vorhof perforierte. Der Tod des Patienten erfolgte durch Perikardtamponade mit infundierter Ringer-Lösung (6).

Eine Röntgendarstellung der Katheterlage muß daher nach jedem Einlegen eines Kavakatheters, nicht nur zum Ausschluß eines Pneumothorax, angefertigt werden.

9 Thromboseprophylaxe

In der Bundesrepublik Deutschland sterben jährlich etwa 20.000 Menschen an einer Lungenembolie. 4,5 Millionen leiden am postthrombotischen Syndrom.

Tiefe Beinvenenthrombosen und der Tod an postoperativer Lungenembolie sind jedoch prinzipiell vermeidbar. Durch Einsatz physikalischer und medikamentöser Maßnahmen haben wir an unserer Klinik die Letalität von vormals 2 % aller Operierten auf derzeit 0,1 % gesenkt. Es gibt jedoch keine absolut sichere Maßnahme zur Verhütung einer Thrombose.

Aus diesem Grunde ist es besonders wichtig, daß die mechanische und die medikamentöse Thromboseprophylaxe großzügig und kombiniert eingesetzt werden. Es dürfen weder intraoperativ noch in der frühen postoperativen Phase auf der Aufwachstation Lücken entstehen, in denen ein Thrombus Zeit zur Genese und zum Heranwachsen hat, um vielleicht später zu embolisieren. Es gibt mehrere Untersuchungen, aus denen hervorgeht, daß 40 - 50 % aller postoperativ nachweisbaren tiefen Bein- und Beckenvenenthrombosen während der immobilen Phase am Operationstag entstehen. Deshalb wird man die Zeit, die der Patient auf der Aufwachstation verbringen muß, auch zur Thromboseprophylaxe nützen.

An der Erlanger Chirurgischen Klinik erhält jeder Erwachsene bereits am Klinikaufnahmetag elastische Strümpfe. Diese elastischen Strümpfe erhöhen die venöse Strömungsgeschwindigkeit um das Doppelte des Ausgangswertes. Zu den Aufgaben des Arztes auf der Aufwachstation gehört es deshalb, daß er den exakten Sitz der eventuell abgerutschten Strümpfe im Anschluß an die Operation prüft.

Das früher weltweit erzwungene Sofortaufstehen noch am Operationstag hat sich als unwirksam erwiesen. Aus diesem Grunde haben wir 1972 das Treten eines Bettfahrrades als Pflichtübung für alle Patienten eingeführt. Es wird anstelle des Sofortaufstehens noch am Operationstag wenigstens einmal für 5 min kräftig auf der Aufwachstation getreten.

Beim Bettfahrradtreten wirken alle physikalischen Möglichkeiten der venösen Strömungsbeschleunigung gleichzeitig und gleichsinnig:
1. Das Blut fließt der Schwere nach dem Herzen zu.
2. Die Venen kollabieren oberhalb des Herzniveaus. Damit nimmt der Querschnitt aller parallel geschalteten Venen ab und dadurch die venöse Rückströmgeschwindigkeit zu.
3. Die Muskelpumpe wird wesentlich frequenter eingesetzt, als es beim umhergehenden Patienten möglich wäre, da die Beine das Körpergewicht nicht tragen und nicht balancieren müssen.
4. Die bei Tretarbeit vermehrte Durchblutung der Beine erhöht den Zufluß und damit die Rückflußgeschwindigkeit.
5. Die bei Arbeit vertiefte Atmung erhöht durch Sog die venöse Strömungsgeschwindigkeit.

Ein vorteilhafter Nebeneffekt des Tretens ist, daß der während der Operation ausgekühlte Patient sich durch diese Art der Muskelarbeit rasch erwärmt.

Eine prospektive Studie an der Erlanger Klinik zeigt, daß die postoperative Thrombosehäufigkeit bei dreimal 5 min Treten täglich 8 % beträgt, in der Kontrollgruppe mit lediglich Sofort- und Frühaufstehen dagegen 39 %.

Zur physikalischen Thromboseprophylaxe bei Patienten, die am Operationstag noch nicht treten können, empfehlen wir die intraoperative und postoperative intermittierende pneumatische Beinkompression.

In einer noch nicht veröffentlichten Studie hatte eine Versuchsgruppe mit maximaler pneumatischer Kompression bis zu 100 cm Wassersäule nur 4,3 % Thrombosen. Die Kontrollgruppe mit Low-dose-Heparin jedoch 15 % Thrombosen und eine tödliche Lungenembolie. Den hervorragenden Wert des sehr hohen Kompressionsdruckes führen wir weniger auf die Erhöhung der venösen Strömungsgeschwindigkeit zurück, als vielmehr auf die melkende, thrombenausmassierende Wirkung.

Bei allen Patienten, die mit einem erhöhten Thromboserisiko belastet sind, soll man nach übereinstimmenden Literaturberichten bereits vor der Operation mit 5.000 E Heparin subkutan beginnen und mit einer Dosis von dreimal 5.000 E täglich fortfahren. Aus diesem Grunde wird bei allen Patienten, die länger als 4 h auf der Aufwachstation liegen, die erste postoperative subkutane Heparininjektion erforderlich.

Gaben von Dextran zur Thromboseprophylaxe lehnen wir wegen der gefährlichen und unerwünschten Nebenwirkungen ab. Acetylsalicylsäure ist zur Thromboseprophylaxe im venösen Stromgebiet zu gering wirksam.

Anästhesist und Chirurg bilden auch auf der Aufwachstation ein eng miteinander verbundenes Ärzteteam, in dem keiner seine Aufgabe ohne die Kunst des anderen gut verrichten könnte. Jedes Mitglied des Teams muß seine eigene Verantwortlichkeit erkennen und auch die Schwierigkeiten, die er selbst und der andere zu meistern hat. Der Chirurg muß dem Anästhesisten auf der Aufwachstation über jeden unüblichen Aspekt der Krankheit des Patienten oder des operativen Eingriffes berichten. Der Aufwachstationsarzt wird den Chirurgen informieren über alle Veränderungen, die sich während der unmittelbar postoperativen Periode ereignen, zu einer Zeit, in der die Aufmerksamkeit des Chirurgen erneut im OP beansprucht ist.

Literatur

1. ARZT, C. P., HARDY, J. D.: Management in surgical complications, 3. ed. London, Toronto: Saunders 1975

3. HARDY, J. D.: Endocrine crisis. In: Critical surgical care (eds. J. S. NAJARIAN, J. P. DELANEY). Stuttgart: Thieme 1977

3. HEBERER, G., KÖHLE, W., TSCHERNE, H.: Chirurgie, 3. Auflage. Berlin, Heidelberg, New York: Springer 1980

4. NAJARIAN, J. S., DELANEY, J. P.: Critical surgical care. Stuttgart: Thieme 1977

5. PICHLMAYR, R., GROTELÜSCHEN, B.: Chirurgische Therapie. Berlin, Heidelberg, New York: Springer 1978

6. PRUITT, B. A. jr., STEIN, J. M., FOLEY, F. D.: Intravenous therapy in burn patients. Arch. Surg. $\underline{100}$, 399 (1977)

7. WALTERS, W., GRAY, H. K., PRIESTLEY, J. T., WAUGH, J.: Advances in surgical treatment of cancer of the stomach. Proc. Staff. Meet Mayo Clinic $\underline{27}$, 39 (1952)

Blutersatz und Gerinnungsstörungen in der frühen postoperativen Phase

Von P. Lundsgaard-Hansen und E. Rubli

Vom Thema dieses Beitrags aus benötigt der Patient auf der Aufwachstation einen adäquaten Hämoglobingehalt oder Hämatokrit seines Blutes, eine ausreichende allgemeine und regionale Durchblutung sowie ein intaktes hämostatisches System. Diese drei Faktoren beeinflussen sich gegenseitig. Zu diskutieren haben wir jene Störungen, die in der Aufwachphase bedeutsam sind, die differentialdiagnostischen Erwägungen sowie die therapeutischen Maßnahmen, welche uns zweckmäßig erscheinen.

1 Hämoglobingehalt oder Hämatokrit

Physiologische und pathophysiologische Befunde stimmen mit der Klinik darin überein, daß Werte unterhalb des Normbereichs, d. h. weniger als 12 g/dl oder 35 %, mit einer Anämie gleichbedeutend sind (10, 11). Ob, wann und in welchem Ausmaß dieser Zustand auf der Aufwachstation akzeptabel ist, muß der jeweils Verantwortliche entscheiden. Er ist aber verpflichtet, die Situation zu erkennen: Die lebenswichtige Sauerstoffversorgung der Zellen ist das Produkt von Extraktion und Blutfluß. Eine gleiche O_2-Extraktion senkt bei der Anämie zunächst den endkapillären PO_2. Der Körper reagiert mit einer gesteigerten Durchblutung. Diese wird zwar durch eine Abnahme der Viskosität des anämischen Blutes erleichtert, sie ist aber in erster Linie eine erzwungene Kompensation. Wird die Kompensationsbreite schon von der Anämie her beansprucht, so nehmen zwangsläufig die Reserven zum Ausgleich zusätzlicher Belastungen oder von Schmälerungen der O_2-Versorgung durch Temperaturanstieg oder postoperative Hypoventilation ab. Die klinische Erfahrung zeigt, daß bei einem Hämoglobin bzw. Hämatokrit von 10 g/dl bzw. 30 % die "Pufferkapazität" vieler Patienten bereits annähernd erschöpft ist (10, 11). Vor allem belastet die Anämie das Myokard und den Koronarkreislauf, und sie kann latente Einschränkungen der Koronarreserve demaskieren. Aus diesen Gründen halten wir es nicht für richtig, Hämoglobingehalt bzw. Hämatokrit als bewußte, generelle therapeutische Maßnahme auf weniger als 12 g/dl oder 35 % zu senken. Die Abb. 1 illustriert, daß das Herzzeitvolumen unter Grundumsatzbedingungen bis zu einem Hämoglobin von 10 g/dl hinunter zwar noch gerade im Normbereich bleibt; bereits bei geringgradig erhöhtem O_2-Bedarf entsteht aber viel früher ein "hyperdynames Syndrom".

2 Allgemeine und regionale Durchblutung

Eine zentrale Größe ist ein adäquates Blutvolumen. In gewissen Situationen, vor allem beim Polytrauma und bei der Sepsis, liegt dies beträchtlich höher als das normale Blutvolumen des Kranken.

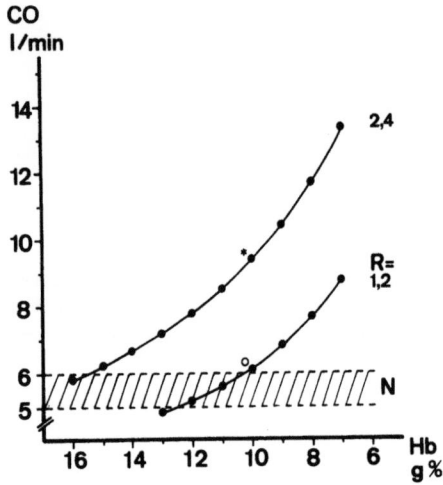

Abb. 1. Beziehung zwischen Hämoglobin (Hb) in g/dl und Herzminutenvolumen (CO) in l/min, in Ruhe (R) mit einem Energieumsatz von 1,2 kcal/min und bei der bescheidenen Steigerung auf 2,4 kcal/min (Nach (10), Einzelheiten zum Berechnungsmodus siehe dort)

Dies erklärt, warum auch auf der Aufwachstation eine relative Hypovolämie nicht selten ist (9, 14, 19); es erfordert die Überwachung des Patienten nach den Kriterien einer adäquaten Hämodynamik. Die bekannten Leitgrößen sind Puls, Blutdruck, Zustand der Peripherie, Nierenfunktion sowie - auch zur Vorbeugung einer Übertransfusion - der zentralvenöse oder pulmonalarterielle Druck.

Wie bereits angedeutet, besteht die Wechselwirkung zwischen Hämoglobingehalt und Hämodynamik darin, daß eine Anämie von vornherein Reserven für eine sonst benötigte Durchblutungssteigerung beschlagnahmt. Nach der Hämostaseseite hin determiniert eine ausreichende Durchblutung der Leber und des Knochenmarks weitgehend die "Eigenreparatur" einer Entgleisung.

3 Hämostasesystem

Es umfaßt nebst den Thrombozyten ein komplexes System von Aktivatoren und Hemmern der plasmatischen Gerinnung, dessen erschöpfende Berücksichtigung einen getrennten Beitrag von einem Experten erforderte. Für die Aufwachphase ist wichtig, daß 0,5 - 4,0 % aller chirurgischen Kranken eine abnorme Blutungstendenz aufweisen (5). Prinzipiell vorhersehbar, definierbar und deshalb auch juristisch von Belang sind die - an sich seltenen - primären Störungen der Plättchen (Thrombopenien und Thrombopathien) sowie die meist monofaktoriellen, erblichen plasmatischen Gerinnungsdefekte (4), an erster Stelle die Hämophilie A mit einer Frequenz von etwa 1 : 4.000 Männern. Beim heutigen Medikamentenkonsum nicht zu unterschätzen sind jene Pharmaka - insbesondere Antirheumatika und gewisse Antidepressiva (4) -,

Tabelle 1. Minimalprogramm der Gerinnungsanalysen vor jedem elektiven Eingriff (Nach DEUTSCH und NIESSNER (4))

---

1. Thrombozytenzählung mit Zählkammer und Plasmakontrastmikroskop (Cave Zählautomaten, v. a. bei Thrombozytenzahlen < 50.000/mm³!)
2. Blutungszeit nach Duke
3. Thromboplastinzeit nach Quick
   (exogenes System/Endstrecke)
4. Aktivierte partielle Thromboplastinzeit
   (endogenes System)
5. Thrombinzeit
   (2. Gerinnungsphase)
6. Reptilasezeit
   (2. Phase in Gegenwart von Heparin)
7. Fibrinogen nach Clauss

---

welche die Thrombozytenfunktion hemmen. Latente Gerinnungsstörungen sind häufig bei Leber- und Niereninsuffizienz. Wie von DEUTSCH hervorgehoben, ist eine leichte, aber nicht erfaßte primäre Hämostasestörung wegen des Überraschungsmomentes gefährlicher als eine schwerere, aber diagnostizierte Anomalie. Da bei dieser Tagung auch haftpflichtrechtliche Fragen anstehen, möchten wir vor allem deshalb auf das von diesem anerkannten Experten geforderte Minimalprogramm an Laboruntersuchungen (4) hinweisen; es dürfte die Kapazität vor allem kleinerer Häuser wohl meist überschreiten. Die geforderten Größen sind in der Tabelle 1 zusammengefaßt und dürften eine Diskussion erheischen. An unserem Universitätsspital werden beispielsweise bei blander Anamnese vor einem elektiven Eingriff in der Regel nur Thrombozyten und Thromboplastinzeit nach Quick bestimmt.

Prinzipiell nicht vorhersehbar und oft auch nicht exakt differenzierbar sind dagegen jene komplizierenden, meist multifaktoriellen Hämostasestörungen, welche sich typischerweise erst im Verlaufe einer Intervention oder auf der Aufwachstation vor allem als abnorme Blutung aus Wunden, Drains und Einstichstellen manifestieren.

Zum "Verdünnungssyndrom" bei Massivtransfusion mit gelagertem Blut: Es mehren sich die Hinweise darauf, daß Dauer und Schweregrad des hypovolämischen Schocks wichtiger sind als das Transfusionsvolumen an sich (6, 18). Es gibt dafür zwei plausible Gründe. Erstens wird ein erniedrigtes Füllvolumen des Patientenkreislaufes durch ein gegebenes Transfusionsvolumen weit stärker verdünnt als ein normales (2, 3). Dieses Phänomen zeigt die Abb. 2, einschließlich der resultierenden Vorverschiebung der "Interventionspunkte" mit Gerinnungsfaktoren und Thrombozyten, wenn deren kritische Schwellen zu 35 % bzw. 25 % der Norm angenommen werden.

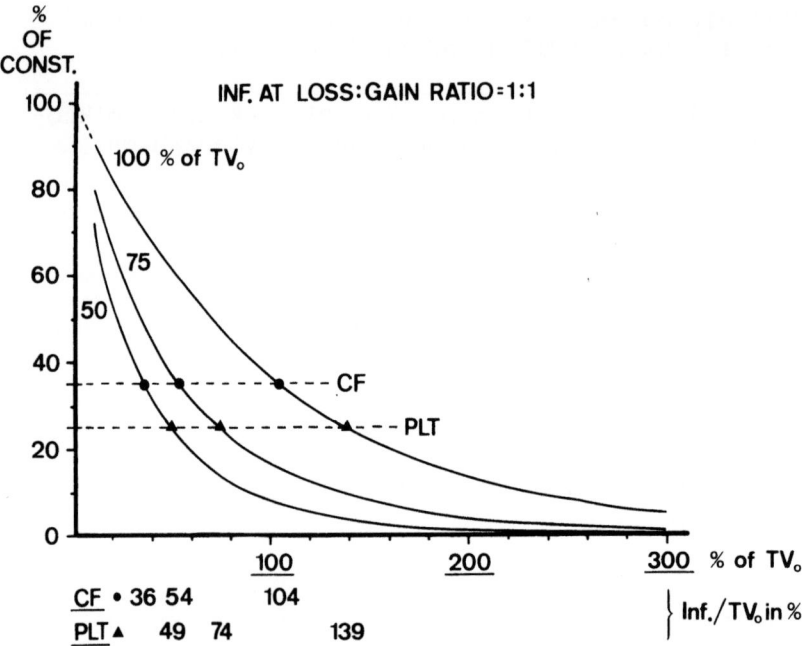

Abb. 2. Die Abbildung zeigt die im Kreislauf verbleibenden Bestandteile des Patientenblutes in Prozent der Ausgangswerte (= 100 %) auf der Ordinate, als Funktion des "Auswaschens" durch Verlust. Gewinn im Verhältnis 1 : 1, ausgedrückt in Prozent des normalen Patientenblutvolumens TV_0. In der oberen Kurve bleibt das Patientenvolumen bei 100 %, in der mittleren "läuft" der Patient während des Vorganges bei einem Blutvolumen von 75 %, in der unteren Kurve bei 50 % seines Sollvolumens. Unterhalb der Abbildung sind die "Interventionspunkte" in Prozent des Sollvolumens aufgeführt, für die plasmatischen Gerinnungsfaktoren CF und die Blutplättchen PLT, bei Annahme kritischer Schwellen von 35 % bzw. 25 % der - als normal vorausgesetzten - Ausgangswerte. Eigene Simulationsergebnisse in Anlehnung an Daten von COLLINS (3)

Der zweite Grund liegt in der Förderung der hämostatischen "Eigenreparatur" durch eine adäquate Hämodynamik. Die Syntheseraten der plasmatischen Gerinnungsfaktoren sind normalerweise mit 50 - 500 % des intravasalen Pools pro 24 h um ein Vielfaches höher als jene von Albumin und IgG, und sie können für diese "Akutphasenproteine" noch gesteigert werden. Nach eigenen Daten werden während eines eineinhalbstündigen therapeutischen Plasmaaustausches beispielsweise etwa 20 % mehr Faktor V und Fibrinogen entfernt, als mit einem bloßen "Auswascheffekt" zu erklären wäre. Die Differenz ist offenbar mit einer raschen Mobilisation zu erklären. Voraussetzung hierfür ist aber eine ausreichende Durchblutung der Leber, welche im Schock dahinfällt. Dasselbe Phänomen gilt prinzipiell für die allerdings bescheidenere Mobilisation der Thrombozyten aus Knochenmark und Milz (2, 3, 7). Um dem "Verdünnungssyndrom" vorzubeugen, ist es demnach wichtig, während und nach der Operation für eine adäquate Hämodynamik zu sorgen.

Die disseminierte intravasale Gerinnung mit Verbrauchskoagulopathie und aktivierter Fibrinolyse - im folgenden mit DIC bezeichnet - ist eine typische Begleiterscheinung der ABO-inkompatiblen Transfusion, des septischen und oft auch des traumatischen Schocks. Die häufige Koinzidenz mit einem Verdünnungsgeschehen bei Massivtransfusion einschließlich differentialdiagnostischer Schwierigkeiten verwundert deshalb nicht. Die Wechselwirkung zwischen DIC, Hämodynamik und Hämoglobingehalt hat nach DEUTSCH (4) zwei Gründe: Bei rascher Durchmischung werden lokal-intravasal entstehende Gerinnungsprodukte besser durch natürliche Antagonisten wie das Antithrombin III neutralisiert, und die Fibrinolyse wird in hypoxischen Gewebsbezirken aktiviert. Umgekehrt gefährdet eine schwere Hämostasestörung - gleich welcher Genese - Hämoglobingehalt und Hämodynamik.

Besondere Beachtung verdient nach unserer Erfahrung der "septische Frühschock", welcher schon auf dem Operationstisch oder auf der Aufwachstation auftreten kann. Er geht recht häufig mit einer akuten, massiven und generalisierten Erhöhung der Kapillarpermeabilität einher, die innerhalb weniger Stunden die Zufuhr von etlichen Litern Volumenersatzmitteln erfordert. Nach STRAUB (20) ist in solchen Fällen die Koagulopathie eventuell eher durch Verlust als durch Verbrauch zu erklären.

Tabelle 2. Differentialdiagnose bei ungenügender Hämodynamik

- Myokardinfarkt?
- Akute NNR-Insuffizienz?
- Hypotone Arzneimittelreaktion? (Haut?!)
- Hypovolämie bei Eintritt?
- Abgerutschte Gefäßligatur?
- Sickerverluste in Traumagebiete?
- Septischer Frühschock?
- (Streßulkus?)

---

4 Differentialdiagnose

Außer der routinemäßigen Bestimmung des Hämoglobins oder des Hämatokrits lassen sich die differentialdiagnostischen Erwägungen zur Frage "Blutersatz und Gerinnungsstörung auf der Aufwachstation" wie in den Tabellen 2 und 3 zusammenfassen.

Als Laborsuchtest verwenden wir bei Verdacht auf intravasale Gerinnung den Äthanolgelierungstest. Zu beachten ist, daß er bei Fibrinogenwerten über 5 g/l (500 mg%) falsch positive Resultate liefern kann (4).

Tabelle 3. Differentialdiagnose bei Hämostasestörung

Überschießende Thromboseprophylaxe (Heparin/Dextran)?

Potenzierung von Kumarinderivaten durch Acetylsalicylsäure oder Phenylbutazon?

Verdünnungssyndrom nach Massivtransfusion/Schock?

DIC/Verbrauch/Verlust?

- Fruchtwasserembolie/vorzeitige Plazentalösung?
- ABO-Inkompatibilität?
- Einschwemmung von gerinnungsaktivem oder proteolytischem Material nach Operation an Lunge, Pankreas, Prostata?
- Septischer Frühschock?

---

5 Behandlung auf der Aufwachstation

5.1 Blutersatz bei ungenügender Hämodynamik
(absolute oder relative Hypovolämie ohne Hämostasestörungen)

Am Inselspital in Bern verteilt sich das Total transfundierter Erythrozyteneinheiten auf 85 % Erythrozytenkonzentrate (EKZ) mit 70 % Hämatokrit und 15 % Frischblut (maximal 24 h, in der Regel höchstens 12 h alt). Ohne spezifische Indikation (s. unter 5.2) verwenden wir intra- und postoperativ die EKZ (12). Leitgröße für ihren Einsatz ist der Hämoglobingehalt oder der Hämatokrit mit der "kritischen Schwelle" von 12 g/dl bzw. 35 %.

Das Plasmadefizit der EKZ kompensieren wir in der elektiven Situation intraoperativ bis zu einer Gesamtmenge von rund 50 % des Empfängervolumens mit 4%iger Gelatine, von der wir im Notfall - als Teil einer Massivtransfusion - auch ohne Bedenken 10 - 15 l infundieren. Die große therapeutische Breite der Gelatine ergibt sich aus ihrer hämostatischen Indifferenz. Für den Standardersatz bis zu 50 % kann man aber nach unserem Therapieschema ebensogut 3%iges Dextran 70 oder 6%ige Hydroxyäthylstärke 450 verwenden.

Im Rahmen dieses Konzeptes liegt für den postoperativen Ersatz eines Plasmadefizits das Schwergewicht bei der 4- bis 5%igen Albuminlösung (bei uns 4%iges "PPL"). Vor allem bei wahrscheinlich passagerer Kreislauflabilität geben wir zunächst aber auch ohne weiteres eine 500-ml-Einheit Gelatine. Am anderen Ende des Spektrums liegen jene Patienten mit einem septischen Frühschock und schwerster Kapillarschädigung, die innerhalb 24 h mitunter bis 10 l PPL benötigen. Wie bei der schweren Verbrennung strömt das Albumin beim überlebenden Kranken später in den Kreislauf zurück und wird als übernormales Gesamteiweiß im Serum meßbar.

Entgegen einer derzeit verbreiteten, wegen des Hepatitisrisikos unseres Erachtens aber unzweckmäßigen Tendenz reservieren wir das frischgefrorene Plasma (FFP) für die spezifische Indikation der Hämostasestörung.

5.2 Hämostasestörungen (meist mit absoluter oder relativer Hypovolämie einhergehend)

Vorzügliche Übersichten haben kürzlich BLAUHUT (1) und RASCHE (15) gegeben. In der Regel steht die plasmatische Gerinnungsentgleisung gegenüber der Thrombopenie klinisch im Vordergrund, zum Teil wohl deshalb, weil die kritische Schwelle der Gerinnungsfaktoren höher liegt als jene der Thrombozyten (35 % gegenüber 20 - 25 %). Aus diesem Grund, der raschen Verfügbarkeit wegen und infolge seiner Polyvalenz - Gehalt an Aktivatoren und Inhibitoren - ist hier frischgefrorenes Plasma das Mittel der ersten Wahl. Zur simultanen Korrektur des Gerinnungsstatus und der Hypovolämie ("Eigenreparatur"!) sollten drei bis vier Einheiten FFP zu je etwa 200 ml relativ rasch, d. h. innerhalb rund 1 h, infundiert werden. Der Patient ist deshalb bezüglich einer Kreislaufüberlastung zu überwachen (21). Für einen ausreichenden Effekt muß die Gerinnungsaktivität des Präparates mindestens 70 %, besser 80 % der Norm betragen; daher ist die Qualitätskontrolle wichtig.

Grundsätzlich ist ABO-gruppengleich zu infundieren; im Notfall ist AB-Plasma universell verwendbar. Bei schwerer Hämostasestörung hat deren Behebung Vorrang vor einer Normalisierung des Hämatokrits, für den Erythrozytennachschub bieten sich die Konzentrate an.

Unsere neuesten Befunde bei über 100 Intensivpflegepatienten (16) bestätigen jene von SABA et al. (8, 17) sowie den Kurzbericht von POTT (13), nach denen hochgefährdete Kranke mit ARDS, DIC, Pankreatitis, Peritonitis oder Sepsis abnorm tiefe Spiegel von Plasma-Fibronectin oder "Opsonic glycoprotein" aufweisen. Dieses Protein ist nach SABA (17) ein essentieller Mediator für die Clearance-Funktion des RES und damit für die Abwehrlage des Körpers. Bei etlichen Patienten finden wir bereits auf der Stufe Aufwachstation pathologische Fibronectinwerte. Sollte sich der von SABA (17) postulierte therapeutische Effekt einer Fibronectinzufuhr bestätigen, könnte sie demnach schon beim Verlassen des Operationssaales aktuell werden.

Im Gegensatz zu einigen Autoren, die eine "totale Komponententherapie" befürworten, sehen wir nach wie vor einen Platz für die Frischbluttransfusion, vor allem dann, wenn eine Reintervention bei persistierender oder knapp behobener Hämostasestörung unumgänglich wird. Sie kann dabei insbesondere einer nachfolgenden, klinisch relevanten Thrombopenie vorbeugen. Sieht man von Patienten mit vorbestehender Thrombopenie, z. B. unter aggressiver Chemotherapie, ab, so sind Plättchenkonzentrate auf der Aufwachstation nur ausnahmsweise erforderlich. Bei vorliegender Indikation sollten vier bis fünf Konzentrate gegeben werden; der zu erwartende Anstieg der Plättchenzahl liegt um 10.000/mm³ pro Konzentrat (15).

Das früher oft diskutierte Defibrinierungssyndrom (Fibrinogen < 100 mg%) mit einer Indikation zur isolierten Fibrinogenzufuhr ist nach neuerer Ansicht vorwiegend Teil einer generellen DIC und wird daher besser mit FFP angegangen. Als spezifische Fibrinogenquelle sind heute die - sonst für die Hämophiliebehandlung eingesetzten - Kryopräzipitate gegenüber dem hochgepoolten und daher besonders hepatitisgefährlichen Fibrinogen (Cohn-Fraktion I) vorzuziehen. Das bei uns verfügbare "8-Spender-Kryo" enthält im Durchschnitt etwa 600 mg Fibrinogen, das Standardlösungsvolumen von 150 ml läßt sich auf die Hälfte reduzieren. Als passende Anfangsdosis können etwa fünf Einheiten (3 g Fibrinogen) gelten. Bei einer eventuellen Indikation zur Fibronectinzufuhr empfiehlt SABA (17) eine Gesamtdosis von 1 g, als Kryopräzipitat verabreicht. Das von uns untersuchte Präparat enthält davon im Mittel 200 mg pro Einheit. Die benötigte Dosis ließe sich zwar mit einem tragbaren Volumen applizieren, die damit verbundene Zufuhr von Fibrinogen scheint uns aber bei Patienten mit wahrscheinlich aktiver DIC nicht optimal zu sein. Wir beabsichtigen daher die therapeutische Wirkung von Fibronectin mit einem gereinigten Präparat zu untersuchen.

Vor allem im kleineren Krankenhaus ohne eigene Blutbank und subtilere Gerinnungsdiagnostik ist eine Hämostasestörung auf der Aufwachstation eine schwerwiegende Komplikation. Die frühzeitige Kontaktaufnahme mit einem vollausgerüsteten Zentrum in Hinblick auf Beratung, Nachschub benötigter Spezialpräparate und allfällige Verlegung des transportfähig gemachten Patienten ist dringend zu empfehlen.

Literatur

1. BLAUHUT, B.: Die Therapie mit Blutkomponenten im Bereich der Intensivmedizin. In: Therapie mit Blutkomponenten. Klinische Anästhesiologie und Intensivtherapie (eds. F. W. AHNEFELD, H. BERGMANN, C. BURRI, W. DICK, M. HALMAGYI, G. HOSSLI, E. RÜGHEIMER), Bd. 21, p. 152. Berlin, Heidelberg, New York: Springer 1980

2. COLLINS, J. A.: Problems associated with the massive transfusion of stored blood. Surgery 75, 274 (1974)

3. COLLINS, J. A.: Massive blood transfusion. Clin. Haemat. 5, 201 (1976)

4. DEUTSCH, E., NIESSNER, H.: Störungen der Blutgerinnung. In: Intra- und postoperative Zwischenfälle (eds. K. KREMER, F. KÜMMERLE, H. KUNZ, R. NISSEN, H. W. SCHREIBER), 2. Auflage, Bd. I, p. 89. Stuttgart: Thieme 1981

5. GOLLUB, S., ULIN, A. W.: Bleeding in the surgical patient. Ann. N. Y. Acad. Sci. 115, 1 (1964)

6. HARKE, H., RAHMAN, S.: Hemostatic disorders in massive transfusion. In: Surgical hemotherapy (eds. J. A. COLLINS, P. LUNDSGAARD-HANSEN). Bibl. haemat. (Basel) 46, 179 (1980)

7. KATZ, A. J., REISS, R. F., HOUX, J. A.: Redistribution of platelets during discontinuous flow platelet pheresis. Vox Sang. 35, 345 (1978)

8. LANSER, M. E., SABA, T. M., SCOVILL, W. A.: Opsonic glycoprotein (plasma fibronectin) levels after burn injury. Relationship to extent of burn and development of sepsis. Ann. Surg. 192, 776 (1980)

9. LUNDSGAARD-HANSEN, P.: Neues in der Pathophysiologie des klinischen Schocks. Chirurg 41, 498 (1970)

10. LUNDSGAARD-HANSEN, P.: Hemodilution - new clothes for an anemic emperor. Vox Sang. 36, 321 (1979)

11. LUNDSGAARD-HANSEN, P.: Bluttransfusion. In: Intra- und postoperative Zwischenfälle (eds. K. KREMER, F. KÜMMERLE, H. KUNZ, R. NISSEN, H. W. SCHREIBER), 2. Auflage, Bd. I, p. 63. Stuttgart: Thieme 1981

12. LUNDSGAARD-HANSEN, P., TSCHIRREN, B.: Die Verwendung von Plasmaersatzmitteln und Albumin im Rahmen der Komponententherapie. In: Therapie mit Blutkomponenten. Klinische Anästhesiologie und Intensivtherapie (eds. F. W. AHNEFELD, H. BERGMANN, C. BURRI, W. DICK, M. HALMAGYI, G. HOSSLI, E. RÜGHEIMER), Bd. 21, p. 120. Berlin, Heidelberg, New York: Springer 1980

13. POTT, G., LOHMANN, J., ZÜNDORF, P., GERLACH, U.: Vermindertes Fibronectin im Plasma bei Patienten mit Sepsis und Schock. Dtsch. med. Wschr. 106, 532 (1981)

14. PRENTICE, T. C., OLNEY, J. M., ARTZ, C. P., HOWARD, J. M.: Studies of blood volume and transfusion therapy in the Korean battle casualty. Surg. Gynec. Obstet. 99, 542 (1954)

15. RASCHE, H.: Richtlinien zur Blutkomponententherapie bei Blutstillungsstörungen. In: Therapie mit Blutkomponenten. Klinische Anästhesiologie und Intensivtherapie (eds. F. W. AHNEFELD, H. BERGMANN, C. BURRI, W. DICK, M. HALMAGYI, G. HOSSLI, E. RÜGHEIMER), Bd. 21, p. 136. Berlin, Heidelberg, New York: Springer 1980

16. RUBLI, E., PAPPOVA, E., BÜSSARD, S., FREI, E., LUNDSGAARD-HANSEN, P.: A screening study of plasma fibronectin levels and clinical course in intensive care patients (In Vorbereitung)

17. SABA, T. M., JAFFE, E.: Plasma fibronectin (opsonic glycoprotein): its synthesis by vascular endothelial cells and role in cardiopulmonary integrity after trauma as related to reticuloendothelial function. Amer. J. Med. 68, 577 (1980)

18. SEFRIN, P., BRUNSWIG, D., HAUPTVOGEL, S.: Der Einfluß von Bluttransfusionen auf die Veränderungen der Hämostase bei polytraumatisierten Verletzten. Anaesthesist 26, 288 (1977)

19. SIMMONS, R. L., HEISTERKAMP, C. A., MOSELEY, R. V., DOTY, D. B.: Postresuscitative blood volumes in combat casualties. Surg. Gynec. Obstet. 128, 1193 (1969)

20. STRAUB, P. W.: Intravasale Gerinnung: Symptome oder Krankheit? Schweiz. med. Wschr. 109, 1351 (1979)

21. WOLFF, G.: Fresh frozen plasma: effects and side effects. In: Surgical hemotherapy (eds. J. A. COLLINS, P. LUNDSGAARD-HANSEN). Bibl. haemat. (Basel) 46, 189 (1980)

Infusionstherapie in der frühen postoperativen Phase
Von M. Halmágyi

Um Überschneidungen zu vermeiden, sollen im Rahmen dieser Abhandlung die Probleme der Volumenersatztherapie, der Infusionstherapie mit Blut und Blutderivaten und die Behandlung spezieller Stoffwechselstörungen nicht erörtert werden.

Wenn man sich mit den Problemen der Infusionstherapie in der frühen postoperativen Phase isoliert befaßt, muß man zwangsläufig annehmen, daß in der prä- und intraoperativen Phase eventuelle Störungen der Homoiostase vollständig behoben und Verluste an körpereigenen Substanzen adäquat ersetzt worden sind (3). Die wichtigsten Aufgaben der Infusionstherapie in der prä- und intraoperativen Phase sind - als Erinnerungsstütze - in der Tabelle 1 zusammengefaßt.

Tabelle 1. Aufgaben der Infusionstherapie vor und während der Operation

Vor der Operation:
Normalisierung des zirkulierenden intravasalen Volumens,
Sicherstellung einer minimalen Hämoglobinkonzentration,
Auffüllung des Volumens des interstitiellen Raumes,
Normalisierung der Albuminkonzentration im Serum,
Behebung metabolischer Störungen des Säuren-Basen-Haushaltes,
Behebung einer Hypokaliämie.

Während der Operation:
Ersatz erhöhter insensibler Wasserverluste durch trockene Narkosegase und Eröffnung von Körperhöhlen,
Ersatz sequestrierter extrazellulärer Flüssigkeit.

Störungen des Wasser- und Natriumhaushaltes in der postoperativen Phase

Die Infusionstherapie in der frühen postoperativen Phase, d. h. in den ersten 24 h nach dem operativen Eingriff, muß erstrangig den Störungen der Homoiostase, die durch Streß und Trauma regelmäßig ausgelöst werden, Rechnung tragen.

Die Auswirkungen des Operationsstresses auf den Wasser- und Natriumhaushalt sind in der Tabelle 2 aufgeführt.

In der unmittelbaren postoperativen bzw. posttraumatischen Phase beobachtet man eine Einschränkung der Urinausscheidung und der Konzentrationsfähigkeit der Niere. Nach einer kurzfristig hohen Natriumausscheidung kommt es zu einer Natriumretention

Tabelle 2. Auswirkungen von Streß auf den Wasser- und Natriumhaushalt

---

Primäre Steigerung der Natriumausscheidung
Sekundäre Natriumretention
Hyponatriämie
Primäre Wasserretention
Sekundäre Wasserretention

---

mit subnormalen Natriumwerten im Serum und zu einer Erhöhung des extrazellulären Wasserbestandes.

Diese Änderungen der Flüssigkeitsregulation und des Stoffwechsels werden durch die Aktivierung des Hypophysenvorderlappen-Nebennierenrinden-Systems mit vermehrter Freisetzung von ACTH und des endokrinen renoadrenokortikalen Systems mit gesteigerter Renin-Angiotensin-Aktivität und vermehrter Produktion von Aldosteron sowie durch die Aktivierung des sympathikoadrenalen Systems mit vermehrter Ausschüttung von Katecholaminen verursacht (2).

Die primäre Wasserretention, die regelmäßig zu beobachten ist, ist auf eine erhöhte Inkretion des antidiuretischen Hormons zurückzuführen.

Tabelle 3. Entstehung der intravasalen Hypovolämie durch Störungen des Wasser- und Natriumhaushaltes nach Operation

---

Gesteigerte insensible Wasserverluste
Sequestrierung extrazellulärer Flüssigkeit
Einschränkung des funktionellen extrazellulären Volumens
Hypalbuminämie
↓
Einschränkung des zirkulierenden Plasmavolumens

Die durch den operativen Eingriff oder ein Trauma ausgelöste Ödembildung setzt sich auch in der unmittelbaren postoperativen Phase fort und führt zur weiteren Sequestrierung der extrazellulären Flüssigkeit. Sowohl nach thoraxchirurgischen Eingriffen als auch nach bauchchirurgischen Eingriffen, aber auch nach größeren Extremitätenoperationen hat man wiederholt eine Einschränkung des zirkulierenden Plasmavolumens um 200 - 300 ml gemessen, was einer Sequestrierung von 800 - 1.200 ml extrazellulärer Flüssigkeit entspricht.

Die Einschränkung des funktionellen extrazellulären Volumens ist in der Regel mit einer Hypalbuminämie vergesellschaftet (Tabelle 3). Die Hypalbuminämie ist insbesondere bei den Patienten zu beobachten, die in Anbetracht relativ kleiner Blutverluste Bluttransfusionen nicht erhalten haben.

Tabelle 4. Entstehung der extrazellulären Hypoosmolarität nach Operation

---

Natriumarme intrazelluläre Flüssigkeit
Erhöhte Kaliumausscheidung
Gesteigerte Wasserproduktion
Wasserretention
↓
Extrazelluläre Hypoosmolarität

Für die Auswahl geeigneter Infusionslösungen ist es ferner entscheidend, daß nach operativen Eingriffen im extrazellulären Raum eine Hypotonie herrscht (Tabelle 4). Sie entsteht durch

- die Transmineralisation infolge Energiemangels mit Verlust von extrazellulärem Natrium in den intrazellulären Raum,
- die vermehrte Fettverbrennung mit hoher Wasserproduktion,
- die Zellzerstörung mit Freiwerden von natriumarmem Wasser und
- die vermehrte Eiweißverbrennung, die ebenfalls mit einer hohen Wasserproduktion verbunden ist.

Die Folgen sind sekundärer Hyperaldosteronismus und Oligurie.

Eine unsachgemäße Infusionstherapie mit elektrolytfreien Lösungen verstärkt in dieser Situation die osmotische Hypotonie des extrazellulären Raumes und damit die Oligurie. Solche elektrolytfreien bzw. elektrolytarmen Lösungen haben in der postoperativen Infusionstherapie keinen Platz.

Störungen des Kaliumhaushaltes in der frühen postoperativen Phase

Die Auswirkungen von Streß und Operationstrauma auf den Kaliumhaushalt sind ebenfalls komplexer Natur.

In der frühen postoperativen Phase beobachtet man ein Freiwerden von Kalium, begleitet von hoher Kaliumausscheidung bei normalen oder leicht ansteigenden Kaliumwerten im Serum. Die Erythrozyten-Kaliumkonzentration fällt ab. Bei ungenügender Wasser- und Natriumsubstitution, begleitet von einer Oligurie - wie dies früher in der operativen Medizin die Regel war -, beobachtet man immer eine extrazelluläre Hyperkaliämie (2).

Die Freisetzung von Kalium erfolgt primär durch Zellzerstörung und vermehrte Eiweißverbrennung. Der posttraumatische Kaliumverlust ist jedoch größer, als es dem Eiweißzerfall entspricht. Die Ursache hierfür ist in dem ungünstigen energetischen Zustand des Organismus zu suchen. Es kommt zur Verringerung des Membranpotentials, Kalium tritt aus der Zelle heraus, Natrium in die Zelle hinein (Tabelle 5).

Tabelle 5. Entstehung der extrazellulären Hyperkaliämie nach Operation

---

Freiwerden extrazellulärer Flüssigkeit
Gesteigerte Glykogenolyse
Gestörte Glukoseverwertung
Insuffiziente "Natriumpumpe"
Gesteigerte Eiweißkatabolie
Oligurie
↓
Extrazelluläre Hyperkaliämie

Die alleinige Gabe von Glukose als Kalorienträger vermag diese Störungen des Kaliumhaushaltes in der unmittelbaren postoperativen Phase nicht zu beheben. Bekanntlich besteht postoperativ eine Glukoseverwertungsstörung, die sich insbesondere in einer Hyperglykämie manifestiert. Viel eher sind die Glukosepräkursoren wie Fruktose, Sorbit und Xylit in der Lage - durch eine bessere und schnellere Glykogenbildung -, den postoperativen Störungen des Kaliumhaushaltes entgegenzuwirken. Auch die Eiweißsynthese wird durch die Infusion von Glukosepräkursoren günstiger beeinflußt als durch Glukose allein.

Bei der Substitution von Fruktose, Sorbit, Xylit und Aminosäuren muß man aber daran denken, daß dabei die Kaliumbindungskapazität des Organismus wesentlich erhöht wird. Substituiert man verhältnismäßig zu wenig Kalium, so kann eine gefährliche Hypokaliämie in der unmittelbaren postoperativen Phase entstehen (Tabelle 6). Die Infusionslösungen mit Aminosäuren und Fruktose bzw. Sorbit und Xylit müssen daher eine höhere Konzentration an Kalium aufweisen als diejenigen Lösungen, die lediglich der Substitution von Wasser und Elektrolyten dienen.

Tabelle 6. Entstehung der extrazellulären Hypokaliämie nach Operation

---

Gesteigerte Glykogensynthese
Gesteigerte Eiweißsynthese
Leistungsfähige "Natriumpumpe"
Gesteigerte Harnausscheidung
Gesteigerte Kaliumausscheidung

Extrazelluläre Hypokaliämie

Besonders ausgeprägte Hypokaliämien beobachtet man in der unmittelbaren postoperativen Phase dann, wenn Sorbit in hoher Konzentration als Osmotherapeutikum während der Operation verwendet wurde. In diesem Falle reicht es nicht mehr aus, die Korrektur der Störungen des Kaliumhaushaltes der Routineinfusionstherapie zu überlassen. Hier muß nach Bestimmung der Kaliumkonzentration eine gezielte Kaliumsubstitution vorgenommen werden (2).

Stufenplan für die Infusionstherapie in der frühen postoperativen Phase

Die durch Streß und Trauma ausgelösten komplexen pathophysiologischen Vorgänge weisen eindeutig darauf hin, daß die Störungen der Homoiostase in der frühen postoperativen Phase grundsätzlich nur durch eine komplette intravenöse Ernährung behoben werden können. Nur durch die Infusion von Glukosepräkursoren gelingt es, die Glykogensynthese im erforderlichen Ausmaße zu ermöglichen und damit gleichzeitig die Glukoneogenese aus Aminosäuren weitgehend zu unterbinden. Die gleichzeitige Infusion balancierter Aminosäurengemische ist für die Unterstützung der Eiweißsynthese erforderlich. Diese therapeutischen Maßnahmen ermöglichen es erst, den Wasser-Elektrolyt-Haushalt, insbesondere den Kaliumhaushalt durch adäquate Zufuhr von Wasser und Elektrolyten zu normalisieren (Tabelle 7).

Tabelle 7. Ziele der Infusionstherapie in der frühen postoperativen Phase

---
Ersatz gesteigerter insensibler Wasserverluste
Normalisierung der Gewebeperfusion
Beschleunigung der Drainage des Operationsödems
Unterstützung der Glykogensynthese
Steigerung der Eiweißsynthese
Unterbindung der Glukoneogenese
Adäquate Zufuhr von Kalium, Chlorid, Phosphat, Zink etc.

Mit dieser grundsätzlichen Forderung stehen diejenigen Kompromißempfehlungen nicht in Widerspruch, die unter Berücksichtigung der Realisierungsmöglichkeiten im Rahmen der klinischen Routinetherapie in Abhängigkeit vom Zustand des Patienten, der Schwere des operativen Eingriffes und der voraussichtlichen Dauer enteraler Nahrungskarenz eine stufenweise Verwirklichung der Ziele der Infusionstherapie in der frühen postoperativen Phase befürworten (1).

Betrachtet man die - in Anbetracht der postoperativen Störungen des Wasser- und Elektrolythaushaltes - notwendigen therapeutischen Maßnahmen unter dem Gesichtspunkt der Reihenfolge der Dringlichkeit, so stellt man fest, daß die vornehmliche Aufgabe der Infusionstherapie in der frühen postoperativen Phase darin besteht, das funktionelle extrazelluläre Volumen und damit das zirkulierende Plasmavolumen sowie den onkotischen Druck im Plasmaraum zu normalisieren. Nur hierdurch wird es gelingen, eine übermäßige Ödembildung im Operationsbereich zu verhindern, die insbesondere nach chirurgischen Eingriffen am Magen-Darm-Trakt die Ursache einer Nahtinsuffizienz werden kann.

Unter diesem Gesichtspunkt können für die Infusionstherapie in der frühen postoperativen Phase folgende Empfehlungen gegeben werden:

Tabelle 8. Infusionslösungen für die Infusionstherapie in der frühen postoperativen Phase: "Korrekturbedarf"

Ersatz sequestrierter extrazellulärer Flüssigkeit:	normotone Elektrolytlösung Dosierung ca. 1 l/24 h
Ersatz von Serumprotein:	20%ige Albuminlösung Dosierung ca. 200 ml/24 h

- Zur Korrektur des funktionellen extrazellulären Volumens soll in der Regel 1 l einer Vollelektrolytlösung zusätzlich infundiert werden;
- insbesondere bei Alterspatienten sollen mindestens 200 ml einer 20%igen Albuminlösung die Substitutionstherapie mit Vollelektrolytlösungen ergänzen (Tabelle 8);
- für die Behandlung sonst gesunder Patienten mit kleinen operativen Eingriffen eignet sich eine Infusionslösung, die etwa 100 mval/l Natrium enthält und in Anbetracht der niedrigen Sorbitkonzentration von 50 g/l nur etwa 18 mval/l Kalium aufweist (Tabelle 9).

Tabelle 9. Infusionslösung für die Infusionstherapie in der frühen postoperativen Phase: "Nulldiät"

Pro Liter:	Na^+	100 mval
	K^+	18 mval
	Mg^{++}	6 mval
	Ca^{++}	4 mval
	Cl^-	90 mval
	Restliche Anionen	38 mval
	Sorbit	50 g
Dosierung:	40 ml/kg KG/Tag	

Die Dosierung für die Deckung des Tagesbedarfes an Wasser und Elektrolyten beträgt 40 ml/kg KG/Tag. Zusätzliche Verluste durch Temperaturerhöhung, durch Sonden und Drainagen müssen gesondert ersetzt werden.

Nach mittelschweren oder schweren operativen Eingriffen oder Traumen kann die drohende postoperative Krankheit nur durch eine komplette Infusionstherapie mit Nährstoffen abgewendet werden. Für die routinemäßig durchgeführte Infusionstherapie kann eine "Minimaldiät" als Kompromiß empfohlen werden. Hierfür sollen Infusionslösungen, die neben einer adäquaten Elektrolytzusammensetzung etwa 20 g Aminosäuren und 100 g Kohlenhydrate pro Liter enthalten, infundiert werden (Tabelle 10). Der Tagesbedarf entspricht 40 ml/kg KG/Tag dieser Lösung, wobei Sonderverluste ebenfalls zusätzlich ersetzt werden müssen.

Tabelle 10. Infusionslösung für die Infusionstherapie in der frühen postoperativen Phase: "Minimaldiät"

Pro Liter:		
	Na^+	90 mval
	K^+	25 mval
	Mg^{++}	6 mval
	Ca^{++}	4 mval
	Cl^-	66 mval
	$Acetat^-$	30 mval
	P	10 mmol
	Aminosäuren	20 g
	Kohlenhydrate (Sorbit, Xylit)	100 g
Dosierung:	40 ml/kg KG/Tag	

Tabelle 11. Infusionslösungen für die Infusionstherapie in der frühen postoperativen Phase: "Bilanzierte Diät"

Inhalt:	Aminosäuren
	Elektrolyte
	Kohlenhydrate
	Spurenelemente
	Vitamine
Dosierung:	Nach Bilanzierung und Bedarf

Wenn bereits nach dem operativen Eingriff feststeht, daß der Patient über mehrere Tage oder gar über Wochen peroral oder per Sonde überhaupt nicht oder nicht ausreichend ernährt werden kann, so muß mit einer vollständigen parenteralen Ernährung noch am Operationstag begonnen werden. Für den Bedarf der kompletten parenteralen Ernährung in der postoperativen Phase können keine festen Angaben gemacht werden. Die Tabelle 11 faßt die wichtigsten Bauelemente einer hierfür geeigneten Infusionslösung zusammen.

Spezielle Aufgaben der Infusionstherapie in der frühen postoperativen Phase

Einige spezielle Probleme der Infusionstherapie, die unmittelbar nach dem operativen Eingriff gelöst werden müssen, sollen noch an dieser Stelle besprochen werden (Tabelle 12):

Die Therapie metabolischer Azidosen soll in der frühen postoperativen Phase eher durch Anwendung der Puffersubstanz THAM als durch die Infusion einer Bikarbonatlösung erfolgen. Insbesondere die Schnellinfusion einer Bikarbonatlösung ist mit einer vorübergehenden Erhöhung der CO_2-Konzentration im Blut verbunden. Sie kann die respiratorische Azidose, die im Aufwachraum als Folge einer Wirkung von Narkotika oft zu beobachten ist, verstärken; darüber hinaus besteht nach neurochirurgischen Ein-

Tabelle 12. Infusionslösungen für die Infusionstherapie in der frühen postoperativen Phase: "Spezielle Therapie"

Operative Medizin:	
Metabolische Azidose	THAM-Lösung
Metabolische Alkalose	0,1 n HCl, Arginin-HCl
Abdominalchirurgie:	
Magensaftverlust	Elektrolytlösung mit Ammoniumchlorid und Arginin-HCl
Leberzirrhose	
(Portokavale Shunt-OP)	Lösungen mit L-Arginin, L-Ornithin, L-Aspartat, L-Apfelsäure, L-Glutaminsäure, Thioktsäure, Pyridoxinhydrochlorid
Urologie:	
Einschwemmung	Hypertone NaCl-Lösung
Neurochirurgie:	
Hirnödem	40%ige Sorbitlösung und Ersatztherapie
Offene Herzchirurgie:	
Hämolyse	10%ige Mannitlösung

griffen am Gehirn oder bei Patienten mit Schädel-Hirn-Trauma die Gefahr der Erhöhung des intrakraniellen Druckes. Die Atmung des Patienten muß dabei überwacht werden.

Für die Therapie metabolischer Alkalosen eignet sich in kleinen Mengen die verdünnte Salzsäurelösung oder Arginin-HCl, eventuell kombiniert mit Ammoniumchlorid. Lysin-HCl-haltige Lösungen sollten nicht infundiert werden, da die zusätzliche Lysinzufuhr eine Aminosäureimbalance auslöst und hierdurch die Stickstoffbilanzen in der posttraumatischen Phase wesentlich verschlechtert.

Keinen Aufschub duldet die Ersatztherapie bei kontinuierlichem Absaugen des Magensaftes, das in der Regel nach Oberbauchoperationen vorgenommen wird. Die durch das Absaugen von Magensaft herbeigeführte metabolische Alkalose führt häufig zu postoperativen pulmonalen Komplikationen - Atelektasen und Bronchopneumonie - infolge kompensatorischer Hypoventilation.

Insbesondere nach portokavalen Shuntoperationen sollte unmittelbar nach der Operation eine Leberparenchymschutztherapie mit einer hierfür geeigneten Infusionslösung eingeleitet werden, um die Auswirkungen einer eventuell vorhandenen Ammoniakintoxikation zu mildern.

Die schwerwiegende Komplikation einer Einschwemmung von Spülflüssigkeit bei transurethralen intravesikulären Eingriffen in der Urologie verlangt nach einer Soforttherapie mit hypertoner Natriumchloridlösung, die oft auch in der postoperativen Phase noch fortgesetzt werden muß. In Abhängigkeit von der klinischen Symptomatik werden in der Regel 200 - 400 mval Natrium für die Vorbeugung bzw. Beseitigung einer extrazellulären Hyponatriämie benötigt. In diesem Fall soll - auch nach ausgedehnten operativen Eingriffen - die empfohlene routinemäßige postoperative Ersatztherapie mit Vollelektrolytlösungen unterbleiben.

Nicht selten muß die Infusionstherapie mit Osmotherapeutika in der unmittelbaren postoperativen Phase nach neurochirurgischen Eingriffen oder Schädel-Hirn-Traumen kombiniert mit anderen therapeutischen Maßnahmen zur Senkung des intrakraniellen Druckes noch im Aufwachraum fortgesetzt bzw. eingeleitet werden. Es ist dringend zu empfehlen, daß diese therapeutische Maßnahme bei gleichzeitiger Überwachung des intrakraniellen Druckes vorgenommen und durch Kontrolle der Verluste an Wasser und Elektrolyten im Urin mit einer adäquaten Ersatztherapie ergänzt wird.

Nach offenen herzchirurgischen Eingriffen verwendet man eher Mannit als Sorbit zur Prophylaxe der postoperativen Oligurie. Mannit soll im Gegensatz zu Sorbit eine wesentliche Steigerung der Nierendurchblutung bewirken. Bei gegebener Indikation muß diese Lösung auch unmittelbar im Anschluß an den operativen Eingriff infundiert werden.

Zusammenfassung

Die Aufgabe der Infusionstherapie in der frühen postoperativen Phase besteht darin,

- nach Normalisierung des funktionellen extrazellulären Volumens und des Plasmavolumens die drohende postnarkotische und postoperative Krankheit, die bei inadäquater Zufuhr entsteht, abzuwenden,

- gegebenenfalls vorhandene Sonderverluste an Flüssigkeit und Elektrolyten zu ersetzen sowie

- Störungen der Homoiostase, die sich - infolge spezieller therapeutischer Maßnahmen - während des operativen Eingriffes anbahnen, zu beheben.

Literatur

1. AHNEFELD, F. W., DÖLP, R.: Dosierungs- und Anwendungsrichtlinien für die intravenöse Zufuhr von Nährstoffen in der intra- und postoperativen Phase. In: Klinische Anästhesiologie und Intensivtherapie (eds. F. W. AHNEFELD, C. BURRI, W. DICK, M. HALMAGYI), Bd. 7, p. 154. Berlin, Heidelberg, New York: Springer 1975

2. HALMAGYI, M.: Allgemeine Praxis der Intensivtherapie - Infusionstherapie. In: Lehrbuch der Anaesthesiologie, Reanimation und Intensivtherapie (eds. H. BENZER, R. FREY, W. HÜGIN, O. MAYRHOFER), 4. Aufl., p. 618. Berlin, Heidelberg, New York: Springer 1977

3. HALMAGYI, M., LANGE, R.: Dosierungs- und Anwendungsrichtlinien der intravenösen Zufuhr von Nährstoffen in der präoperativen Phase. In: Klinische Anästhesiologie und Intensivtherapie (eds. F. W. AHNEFELD, C. BURRI, W. DICK, M. HALMAGYI), Bd. 7, p. 148. Berlin, Heidelberg, New York: Springer 1975

Postoperative systemische Analgesie
Von W. Dick und E. Knoche

Im Idealfall sollte der operierte Patient völlig schmerzfrei mit stabilen Vitalfunktionen aus der Narkose erwachen. Dazu wäre jedoch eine anhaltende Wirkung der während der Anästhesie verwendeten analgetischen Substanzen erforderlich oder die intravenöse Injektion eines Analgetikums etwa 15 - 20 min vor Ende des operativen Eingriffes.

Zweifellos ließen sich dadurch die Fälle vermeiden, bei denen der Patient im Zustand extremer Erregung aus der Narkose erwacht, desorientiert ist, über starke Schmerzen klagt und unruhig ist. ALDRETE (1) hat jedoch darauf hingewiesen, daß eine derartige prophylaktische Applikation von Analgetika bzw. Analgetika-Sedativa-Kombinationen, wie sie z. B. von SHEFFER et al. (14) untersucht wurden, nicht als Routineverfahren gerechtfertigt sein kann, da immerhin nur etwa 15 % aller Patienten im Zustand der Erregung aus der Narkose aufwachen.

Gegen eine routinemäßige Fortsetzung bzw. Erneuerung der Analgesie noch vor Beendigung des operativen Eingriffes spricht - zumindest bei Patienten, die postoperativ ohne Endotrachealtubus spontan atmen sollen -, daß nur ein Drittel der Patienten postoperativ eindeutig Schmerzen äußert und daß bis zu 90 % der Patienten in der postoperativen Phase zumindest zeitweise auch auf ein Plazebo ansprechen (8). Dagegen könnte auch ins Feld geführt werden, daß schon 0,1 MAC Halothan oder Ethrane oder 7,5 mg Morphin die Reaktion auf Hypoxämie und Hyperkapnie herabsetzen können (3, 11, 12, 17).

Der Umfang postoperativer Schmerzzustände hängt nach DUNDEE (5) wesentlich von Art und Ausmaß sowie Lokalisation des operativen Eingriffes ab. Nach Thorakotomien verlangten 74 % seiner Patienten nach Analgesie, nach Oberbaucheingriffen 63 %, nach Unterbaucheingriffen 51 % und nach Extremitäteneingriffen gar nur 27 %. Allgemeinchirurgische oder urologische Operationen, oberflächliche Operationen etc. erforderten bei 36 % bzw. 49 % der Patienten überhaupt keine postoperative Analgesie (6) (Abb. 1).

Die verwendeten Anästhesieverfahren spielen für den postoperativen Bedarf an Analgesie ebenfalls eine mitbestimmende Rolle. So haben FERRARI und Mitarbeiter (6) nachgewiesen, daß nach Methoxyflurannarkosen alle Patienten, nach Cyclopropannarkosen 90 %, nach Halothannarkosen 85 %, nach Äthernarkosen 80 % und nach Droperidol-Fentanyl-Narkosen nur 50 % der Patienten in den ersten 8 h der postoperativen Phase Schmerzmittel verlangten.

Auch der Abstand zum operativen Eingriff beeinflußt den Analgetikabedarf. Patienten mit Oberbaucheingriffen benötigten nach

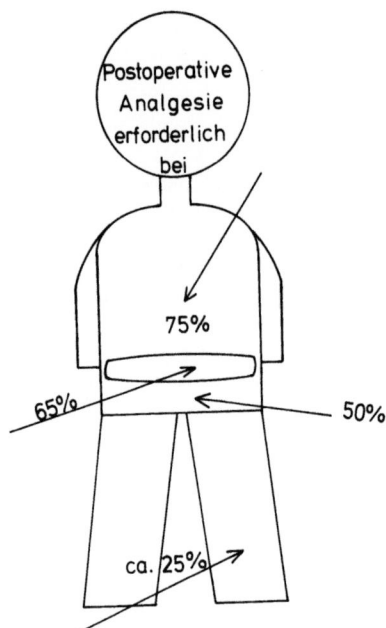

Abb. 1. Analgesieerfordernisse nach verschiedenen operativen Eingriffen

SPENCE und SMITH (15) am ersten postoperativen Tag noch 26 mg Morphin/24 h, am zweiten Tag nur noch 18 mg.

Angesichts der Vielfalt von analgesiemitbestimmenden Faktoren scheint es nicht verwunderlich, daß in einer Population von operierten Patienten 40 % über mangelhafte Analgesie in der postoperativen Phase klagten und dies trotz der vielfältigen Bemühungen, durch standardisierte Analgesiemethoden die postoperative Phase operierter Patienten weitgehend schmerzfrei zu gestalten.

Ein Grund für diese wenig befriedigende Erkenntnis ist die Tatsache, daß - wie TAMSEN et al. (16) zutreffend bemerkten - nur der Patient mit Schmerzen weiß, wann und wieviel Schmerzen er hat. Diese Feststellung charakterisiert zugleich die Problematik der Beurteilung einer effektiven Analgesie durch andere als den Patienten selbst.

Derzeit werden die in Tabelle 1 und 2 zusammengestellten Schemata zur Beurteilung einer postoperativen Analgesie herangezogen.

Für mehr spezifizierte Fragestellungen hat die sogenannte visuelle analoge Schmerzskala VAS (Tabelle 3) Bedeutung erlangt. Bei dieser Methode der Analgesiebeurteilung wird auf einer Skala dem Patienten präoperativ erklärt, daß er postoperativ seine Schmerzen jeweils auf einen bestimmten Punkt dieser Skala zwischen 0, d. h. schmerzfrei, und 10 oder 15 (unerträgliche Schmerzen) fixieren müsse, damit man ein entsprechendes Mittel in einer entsprechenden Konzentration für eine bestimmte Zeit verabreichen könne (2, 10).

Tabelle 1. Analgesiebeurteilung 1

0	Schmerzfrei
+	Schmerzen auf Befragen
++	Spontane Schmerzäußerung
+++	Klagen über Schmerzen
++++	Offensichtlich starke Schmerzen

Tabelle 2. Analgesiebeurteilung 2

0	=	Schmerzfrei
1	=	Geringe Schmerzen
2	=	Mittelgradige Schmerzen
3	=	Starke Schmerzen

Tabelle 3. Analgesiebeurteilung 3

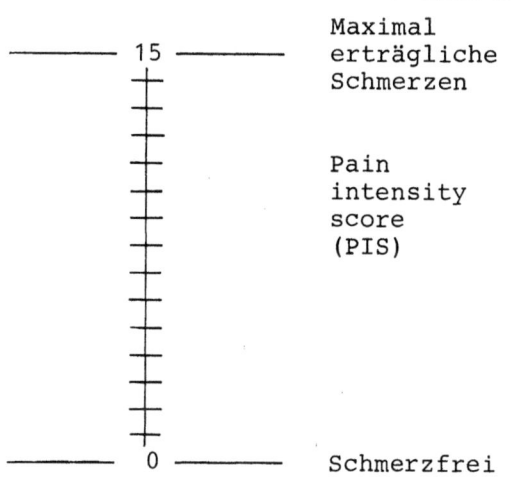

Unter diesen Prämissen stehen nun zur postoperativen systemischen Analgesie prinzipiell folgende Methoden zur Verfügung (4):

1. Die bis heute übliche klinische Praxis, bei Bedarf Schmerzmittel zu applizieren. Dieses Verfahren hat offensichtlich eine Versagerquote in der Größenordnung von 40 %, deren Ursachen unter anderem darin liegen mögen, daß jemand gerufen werden muß, daß eine Latenz zwischen Bedarf an Analgesie und Applikation des Analgetikums besteht, daß geschätzte oder Normdosen appliziert werden, ganz abgesehen von der Versagerquote jedes Analgetikums.

2. Die Applikation des Analgetikums wiederum wieder im Bedarfsfalle, aber durch den Patienten selbst ausgelöst und gesteuert. Nebenwirkungen, die über das Ausmaß der bisherigen Nebenwir-

kungen nach systemischer Applikation hinausgingen, wurden nicht beobachtet. Derartige Erfahrungen liegen für Pethidin, Morphin, Pentazocin, Oximorphon, Piritramid etc. vor.

3. Die langsame, gut überwachte intravenöse Injektion mit kleinen Dosen, die raschere Analgesie und raschere Schmerzbefreiung als intramuskuläre oder subkutane Applikation vermittelt und in bestimmten Zeitabständen - unabhängig von Schmerzäußerungen des Patienten - erfolgt.

4. Die kontinuierliche intravenöse Infusion von Schmerzmitteln in Trägerlösungen nach Abschätzung der initialen Schmerzquantität in der unmittelbar postoperativen Phase.

5. Die intramuskuläre Applikation von Analgetika in regelmäßigen Zeitabständen, die sich nur nach der Wirkungsdauer der Analgetika und insbesondere dem Maximum mehrerer Nebenwirkungen richten.

Von diesen prinzipiellen Möglichkeiten scheinen mir für die postoperative systemische Analgesie im Aufwachraum, d. h. unter optimaler Überwachung der Vitalfunktionen, die intravenöse Injektion von Analgetika in kleinen Dosen sowie die intravenöse Infusion die geeignetsten Methoden zu sein. Warum?

1. Bei vielen Patienten ist in der postoperativen Phase ein plötzlicher starker Bedarf an Analgesie dann vorhanden, wenn die Wirkung der Anästhetika und insbesondere der Analgetika abklingt.

2. Der Bedarf an Analgesie ist zeitlich so dringend, daß eine intramuskuläre Injektion mit ihren Latenzen von 30 - 45 min oder gar mehr keinesfalls den Erfordernissen der unmittelbar postoperativen Analgesie im Aufwachraum entspricht. Das betrifft sowohl die intramuskuläre Applikation auf Verlangen als auch die in bestimmten Zeitabständen.

Unter Zugrundelegung des 15teiligen Pain intensity score haben wir z. B. Pentazocin in einer Infusionskonzentration von 150 mg/500 ml Lösungsmittel appliziert. Von anfänglich starken Schmerzen wird mit Beginn der Infusion bald ein erheblich niedriger Pain score erreicht, der über die nächsten 24 h praktisch bei etwa der Hälfte der Initialwerte liegt. Auffällig ist, daß eine erneute Schmerzspitze am Ende des ersten postoperativen Tages auftritt, dann jedoch die Beschwerden abklingen. Der Pentazocinverbrauch ist erwartungsgemäß umgerechnet auf kg KG/h am Operationstag am höchsten, beträgt auch am ersten und zweiten postoperativen Tag noch 0,1 mg/kg/h (Abb. 2).

Kürzlich haben AUSTIN und Mitarbeiter (2) erste Studien veröffentlicht, die bei intramuskulärer Applikation von Pethidin in festen Zeitabständen eine Korrelation von Blutspiegeln und Analgesie nachweisen konnten. Die Spiegel waren jedoch völlig uneinheitlich. So wurden auch kontinuierliche Infusionen vorgenommen. Dabei kam zum Ausdruck, daß die jetzt

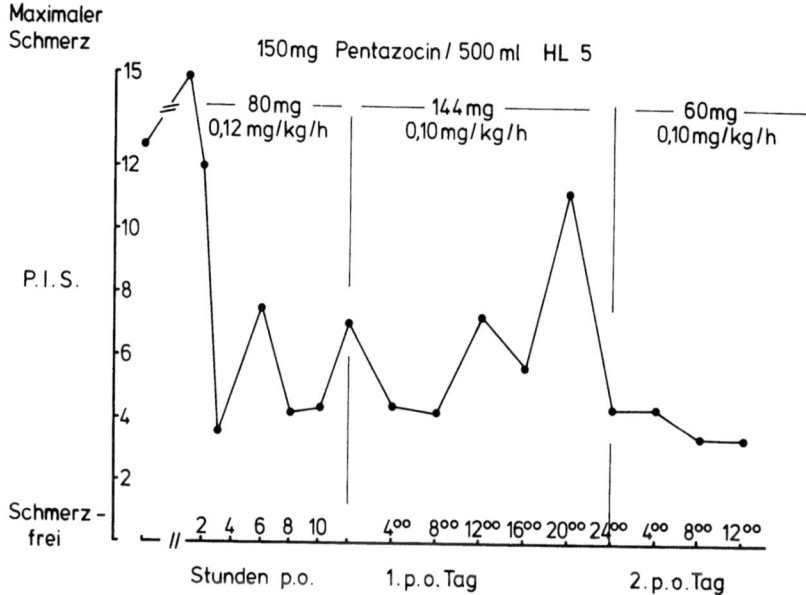

Abb. 2. Beispiel einer postoperativen Infusionsanalgesie. Die jeweilige Schmerzintensität wird vom Patienten auf einer visuellen Analogskala angegeben

erreichten Spiegel ebenfalls eng mit der Analgesie korrelierten, dabei aber auch noch vorausberechenbar waren, weil einfachen physikalischen Gesetzmäßigkeiten folgend. HUG hat diese Ergebnisse in einem Editorial als neue Denkanstöße zur Verbesserung der postoperativen Analgesie herausgestellt (7).

3. Die intermittierende Selbstapplikation von Analgetika in der unmittelbar postoperativen Phase ist nach unseren Erfahrungen problematisch; die Patienten sind - trotz intensiver Information in der präoperativen Phase - als Folge des Überhangs an Anästhetika, gegebenenfalls Muskelrelaxanzien etc. nicht in der Lage, die dafür erforderlichen Handgriffe selbst zu verrichten; allenfalls kommt die Wahrnehmung dieser Aufgaben durch das Pflegepersonal auf Wunsch des Patienten zumindest am Operationstag als Alternativmethode in Betracht.

Welche Analgetika sind für die postoperative systemische Analgesie im Aufwachraum zu bevorzugen?

Die analgetische Potenz im Vergleich zu einer Bezugssubstanz, begleitende sedative bzw. hypnotische Effekte, respiratorisch und kardiozirkulatorisch unerwünschte Nebenwirkungen einschließlich solcher in Form von Histaminliberation, Nausea, Erbrechen, Katecholaminfreisetzung sowie Nebenwirkungen in Form von Spasmolyse oder Spasmokinese entscheiden letztlich über Eignung oder Nichteignung einer Substanz nach bestimmten operativen Interventionen. Daneben ist insbesondere auch der Wirkungseintritt der in Frage kommenden Substanzen bei intravenöser Injektion von Wichtigkeit. Während nach intramuskulärer Injektion die

Tabelle 4. Wirkungseintritt, Wirkungsmaximun und Wirkungsdauer verschiedener Analgetika für die postoperative Phase

	Wirkungseintritt i.v.	Wirkungseintritt i.m.	Wirkungsmaximum i.v.	Wirkungsmaximum i.m.	Wirkungsdauer
A. A. S.		5 min			3 h
Buprenorphin	2 – 5 min	15 – 30 min	10 – 20 min	60 – 90 min	6 – 8 h
Fentanyl	2 – 3 min	15 – 30 min	5 – 10 min		15 – 70 – 150 min
Ketamin	1 – 2 min	5 – 10 min	5 – 10 min		10 – 45 min
Pethidin	1 – 2 min	20 – 40 min	10 min	60 – 75 min	1 – 4 h
Methadon	5 min	15 – 30 min	20 min	45 min	4 – 5 h
Morphin	5 min	30 min	20 min	90 min	1 – 6 h
Pentazocin	2 – 6 min	15 – 20 min	15 min	30 – 45 min	1 – 3 h
Piritramid	2 – 5 min	10 – 15 min	10 min	30 min	3 – 6 h
Tilidin	5 – 10 min			60 – 75 min	1 – 4 h

Resorptionszeiten zwischen 20 und 30 min liegen - Ketamin und Piritramid machen hiervon eine Ausnahme -, beginnt die Wirkung nach intravenöser Injektion innerhalb von 60 - 120 s bei Buprenorphin, Fentanyl, Ketamin, Pethidin, Pentazocin und Piritramid, benötigt 5 - 10 min nach Aspisol, Morphin, Tilidin.

Der Vergleich der Wirkungsmaxima nach intravenöser Injektion macht die Differenzierung nach dem Wirkungseintritt noch plausibler. Danach hat Fentanyl in kürzester Zeit das Wirkungsmaximum erreicht, die Analgesie dauert jedoch bei nur einmaliger Injektion zwischen 15 und 70 min, kumuliert bei dreimaliger Applikation bis zu 150 min (9).

Ähnlich liegen die Verhältnisse für Ketamin. Für Pethidin, Pentazocin und Piritramid sind Latenzzeiten um 15 min anzunehmen, für Morphin und Buprenorphin gar um 20 min. Die Wirkungsdauer der stark wirkenden Analgetika beträgt dabei zwischen 1 und 8 h (Tabelle 4).

Ein Ceiling-Effekt ist bei einigen narkotischen Analgetika hinsichtlich der Analgesierate zu beobachten. Von einer bestimmten Dosierung ab haben weitere Steigerungen der Dosis keinen Zuwachs an Analgesie mehr zur Folge, wohl aber nehmen die Nebenwirkungen zu.

Die Beurteilung der unerwünschten Wirkungen muß bezogen werden auf die Dosis, den Wirkungseintritt nach der Injektion sowie die Wirkungsdauer. So hat DUNDEE (5) zu Recht darauf hingewiesen, daß nach Pethidin die Nebenwirkungen - Nausea und Erbrechen - früher auftreten müssen als nach Morphin, diejenigen von Morphin aber länger anhalten, weil Pethidin bei gleicher Applikation und äquipotenter Dosierung früher wirkt und früher abklingt.

Veränderungen der Atemfrequenz und des Atemminutenvolumens sind bei allen narkotischen Analgetika in äquipotenter Dosierung gleich. Ausnahmen machen lediglich Pentazocin und Nefopam. Pentazocin läßt bei einer Dosierung, die 0,4 mg/kg Morphin entspricht, einen Ceiling-Effekt erkennen, so daß mit weiter steigender Dosis keine zusätzliche Atemdepression mehr auftritt. Auch die Erholung von der Atemdepression scheint klinisch unter Pentazocin rascher zu verlaufen.

Der Grad der Sedierung ist bei äquipotenter Dosis unterschiedlich ausgeprägt, fehlend bei Nefopam, gering bei Pentazocin, Tilidin, Fentanyl, Methadon und Pethidin, stärker ausgeprägt bei Morphin, Butorphanol und Buprenorphin und am stärksten bei Piritramid (Tabelle 5).

Die hämodynamischen Nebenwirkungen halten sich bei adäquater Dosierung und Fehlen einer Hypovolämie in Grenzen. Blutdruckabfälle treten in der Regel dann auf, wenn hohe Dosen zu schnell injiziert werden. Für koronare Risikopatienten sind solche Substanzen wenig geeignet, die Frequenzsteigerung, Blutdruckanstieg und Anstieg des Pulmonalarteriendruckes hervorrufen, z. B. Pentazocin und Nefopam. Stabile Pulsfrequenzverhältnisse garan-

Tabelle 5. Ausgewählte Empfehlungen zur postoperativen Analgesie auf der Allgemeinstation

---

Z. B. Tilidin   (50) - 100 - 200 mg i.m.

Pentazocin   (15) - 30 mg i.m.

Piritramid   (7,5) - 15 mg i.m.

- Die dem ärztlichen und Pflegepersonal der Station am besten bekannte Substanz!

---

tieren am ehesten Piritramid und Buprenorphin. Die stärksten hämodynamischen Nebenwirkungen entfaltet wohl Pethidin. Andererseits beseitigt Pethidin in niedriger Dosierung am zuverlässigsten den postoperativen Schüttelfrost nach Halothananästhesien, nach Elektroresektion der Prostata mit Wasserintoxikation etc.

Bezogen auf 10 mg Morphin lösen Pethidin, Butorphanol, Buprenorphin und Nefopam etwa gleich häufig Nausea und Erbrechen aus, weniger Methadon, Fentanyl, Tilidin und Pentazocin, am geringsten wohl Piritramid. Für praktisch klinische Belange ist bei allen stark wirksamen Analgetika wohl mit der Möglichkeit postoperativer Nausea und Erbrechen in gleichem Ausmaß zu rechnen, die absolute Inzidenz ist jedoch bei bettlägrigen Patienten wesentlich geringer als bei ambulanten Patienten.

Nahezu alle Hypnoanalgetika verursachen eine Steigerung des intrabiliären Druckes mit Ausnahme von Pentazocin und Butorphanol. Sofern keine sonstigen Gegenanzeigen bestehen, sollte nach Eingriffen am Gallenwegssystem zur postoperativen Analgesie wohl am ehesten Pentazocin herangezogen werden (13).

Nach allen Eingriffen, die mit Spasmen von Hohlorganen einhergehen können, also insbesondere am Gallenwegssystem und den Harnwegen, sollten solche Substanzen vermieden werden, die den Tonus dieser Hohlorgane erhöhen. Die Notwendigkeit der Ruhigstellung durch Opiate steht dem Bestreben gegenüber, den Harnfluß auf mindestens 60 - 70 ml/h zur Infektionsprophylaxe zu garantieren. Entgegen den bisher gültigen Untersuchungen scheinen methodisch verbesserte Befunde der Auffassung zu widersprechen, daß Opiate und ihre Verwandte generell Steigerungen der intraurethralen Drucke verursachen. Mit vielen Substanzen konnte eine Ruhigstellung der Uretheren bei Uretherkoliken erzielt werden.

Für eine rationale effektive und verhältnismäßige postoperative Analgesie muß zumindest das Ist an Schmerz kalkuliert werden, bevor Analgetika einsetzbar sind. Patienten nach kleinen allgemeinchirurgischen Eingriffen oder oberflächlichen Interventionen benötigen vielfach kaum Analgesie oder kommen mit sogenannten reinen Analgetika wie Acetylsalicylsäure, Novaminsulfon etc. in Dosen zwischen 1 und 6 g/Tag intravenös aus. Der Mangel dieser Substanzen an sedativen Nebeneffekten macht gegebenenfalls die Kombination etwa mit z. B. Trifluorpromazin nötig, z. B. bei Eingriffen in der HNO, nach Herniotomien, Appendektomien etc.

Nach urologischen oder gynäkologischen Eingriffen besitzt eine mäßiggradige oder starke Spasmolyse vielfach Priorität vor nur zentraler Analgesie. Papaverinabkömmlinge wie Avacan (jedoch mit arrhythmogenen und vasodilatatorischen Eigenschaften), Atropinabkömmlinge wie Buscopan comp. (Tachykardie, Mundtrockenheit) oder schließlich Kombinationen mit Metamizol (Avafortan) schaffen hier vielfach sofort Abhilfe.

Benötigt der Patient stark wirkende Analgetika, so kommen an Substanzen mit langer Wirkungsdauer Morphin, Piritramid, Methadon, Buprenorphin mit geringen hämodynamischen Nebeneffekten bei niedriger Dosierung in Betracht. Tilidin und Pethidin sind äquieffektiv, Pethidin ruft aber die stärksten Blutdruckabfälle hervor. Pentazocin ist da günstig, wo intrabiliäre Drucke unverändert bleiben sollen, nicht jedoch bei koronaren Risikopatienten mit Tachykardie, erhöhtem Pulmonalarteriendruck etc. Sie sollten zumindest dann stark verdünnt injiziert werden.

Wird der Patient aus dem Aufwachraum oder der Intensivüberwachung auf eine allgemeine operative Station verlegt, so muß dafür Sorge getragen werden, daß die einmal begonnene, effektive Analgesie fortgeführt wird. Dabei sollte nicht unterstellt werden, daß auf diesen operativen Allgemeinstationen die intravenöse Injektion die Methode der Wahl ist. Zudem muß einkalkuliert werden, daß hinsichtlich der Überwachung der Vitalfunktionen gelegentlich Lücken auftreten können. Am ehesten scheint uns daher die intramuskuläre oder subkutane Applikationsweise für die Fortführung der Analgesie geeignet zu sein, wobei die regelmäßige Injektion in bestimmten Zeitabständen der sogenannten Bedarfsinjektion vorzuziehen bleibt.

Prinzipiell können die gleichen Substanzen zur Anwendung kommen, wie sie bereits im Aufwachraum benutzt wurden. Aus Gründen der Sicherheit sollten jedoch in erster Linie solche Analgetika verwendet werden, die dem ärztlichen und dem Pflegepersonal der Stationen gleichermaßen vertraut sind. Nur dadurch kann sichergestellt werden, daß der analgetische Effekt der Substanzen beurteilt werden kann, ihre Wirkungslatenz und Wirkungsdauer bekannt sind und Zwischenfälle vermieden werden, die durch Überdosierung und Unkenntnis der entsprechenden Substanzen bedingt sind.

Dabei ist letztlich unerheblich, welches der im einzelnen vorgestellten Analgetika herangezogen wird; bei normalgewichtigen jungen und mittelalten Patienten kann die zur intravenösen Injektion verabreichte Dosierung für den intramuskulären Gebrauch verdoppelt werden. Bei älteren und insbesondere geschwächten Patienten sollte jedoch von der sonst üblichen intravenösen Dosierung für die intramuskuläre Applikationsweise ausgegangen werden.

Nicht selten kann - hat der Patient etwa 12 - 24 h im Aufwachraum zugebracht - auch auf die orale Applikation von Analgetika übergegangen werden oder die Analgetikaapplikation beendet werden. Dies hängt jedoch entscheidend von der Art und Topographie des operativen Eingriffes ab.

Literatur

1. ALDRETE, J. A.: Guest discussion. Recovery room analgesia: A comparative study of drug effects. Anesth. Analg. Curr. Res. 52, 860 (1973)

2. AUSTIN, K. L., STAPLETON, J. V., MATHER, L. E.: Relationship between blood meperidine concentrations and analgesic response: A preliminary report. Anesthesiology 53, 460 (1980)

3. CRAIG, D. B.: Postoperative recovery of pulmonary function. Anesth. Analg. 60, 46 (1981)

4. DICK, W.: Schmerzlinderung - postoperative Phase, Polytrauma. Vortrag Symposium über Hypnomidate^R und Analgetika. Linz, 18.10.1980

5. DUNDEE, J. W.: Problems associated with strong analgesics. In: Pain. New perspectives in measurement and management (eds. A. W. HARCUS, R. SMITH, B. WHITTLE), p. 57. Edinburgh, London, New York: Churchill Livingstone 1977

6. FERRARI, H. A., FUSON, R. L., DENT, S. J.: The relationship of the anesthetic agent to postoperative analgesic requirements. South Med. Journ. 62, 1201 (1970)

7. HUG, C. C.: Improving analgesic therapy. Anesthesiology 53, 411 (1980)

8. JEFFRIES, M.: Postoperative analgesia. Amer. Surg. 36, 296 (1970)

9. KAY, B., ROLLY, G.: Duration of action of analgesic supplements to anesthesia. Acta anaesth. belg. 1, 25 (1977)

10. KEERI-SZANTO, M., HEAMAN, S.: Postoperative demand analgesia. Surg. Gynec. Obstet. 134, 647 (1972)

11. KNILL, R. L., MANNINEN, P. H., CLEMENT, J. L.: Ventilation and chemoreflexes during enflurane sedation and anaesthesia in man. Canad. Anaesth. Soc. J. 26, 353 (1979)

12. KNILL, R. L., GELB, A. W.: Ventilatory responses to hypoxia and hypercapnia during halothane sedation and anesthesia in man. Anesthesiology 49, 244 (1978)

13. ROMO-SALAS, F., ALDRETE, J. A., FRANATOVIC, Y.: Effects of butorphanol, fentanyl and morphine on the intrabiliary pressure of guinea pigs. Surg. Gynec. Obstet. 150, 551 (1980)

14. SHEFFER, L. A., DEAN, H. N., STEFFENSON, J. L.: Recovery room analgesia: A comparative study of drug effects. Anesth. Analg. Curr. Res. 52, 853 (1973)

15. SPENCE, A. A., SMITH, G.: Postoperative analgesia and lung function: A comparison of morphine with extradural block. Brit. J. Anaesth. 43, 144 (1971)

16. TAMSEN, A., HARTVIG, P., DAHLSTRÖM, B., LINDSTRÖM, B., HOLM-DAHL, M. H.: Patient controlled analgesic therapy in the early postoperative period. Acta anaesth. scand. 23, 462 (1979)

17. WEIL, J. V., Mc CULLOUGH, R. E., KLINE, J. S., et al.: Diminished ventilatory response to hypoxia and hypercapnia after morphine in normal man. New Engl. J. Med. 292, 1103 (1975)

Postoperative lokale Schmerztherapie

Von B. Koßmann

Nach HOLMDAHL (11) hängt das Ausmaß der Schmerzen nach Operationen von zwei verschiedenen Faktoren ab:

1. Der Intensität der Schmerzsignale, die durch die Gewebszerstörung verursacht wird und die über spezielle Schmerzrezeptoren und Nervenfasern geleitet wird und

2. der Art und Weise, wie diese Schmerzsignale im ZNS verarbeitet werden, d. h. wie der einzelne Patient diese Schmerzen wahrnimmt.

Demzufolge stehen zwei Methoden zur Verfügung, um diesen Schmerz zu verhindern bzw. zu verringern, nämlich durch Modifikation der Schmerzverarbeitung im ZNS, der systemischen Analgesie, und durch Unterbrechung bzw. Beeinflussung der Nervenleitung, der lokalen Analgesie.

Neben Stimulationsmethoden, wie der Akupunkturanalgesie und der transkutanen Nervenstimulation, sind die Methoden der Lokalanästhesie, wie Infiltrationen, Nervenblockaden und rückenmarksnahe Leitungsanästhesien, dem Anästhesisten für die operative Schmerzausschaltung geläufig. Eine relativ neue Methode ist hingegen die lokale Anwendung von Opiaten im Spinal- bzw. Periduralraum.

Von all diesen Methoden wird behauptet, daß sie eine bessere Schmerzbehandlung mit geringeren Nebenwirkungen ermöglichen als die üblichen Analgetika. Im Gegensatz dazu werden sie im Vergleich zu der Analgetikagabe nur in geringem Umfang eingesetzt. Gründe dafür sind in der unkomplizierten, zeitsparenden Methode der systemischen Injektion zu suchen. Durch Verwendung lang wirkender Lokalanästhetika und bessere Überwachung in der postoperativen Phase nimmt die Bedeutung der lokalen Analgesie in den letzten Jahren jedoch immer mehr zu.

Die Elektrostimulationsanästhesie oder Elektroakupunkturanalgesie wird zwar zur operativen Schmerzausschaltung in Kombination mit Allgemeinnarkose angewandt. Dabei wurde auch über in die postoperative Phase hineinwirkende Analgesie bei etwa 50 % der Patienten berichtet (1). Zur postoperativen Schmerzausschaltung selbst liegen jedoch bisher keine Erfahrungen vor. Anders bei der transkutanen Nervenstimulation, bei der sensible, nicht schmerzleitende Fasern über Elektroden nahe dem Wundgebiet oder den Nervenwurzeleintritten stimuliert werden. Einige Autoren berichten dabei über eine ausreichende Analgesie bei 77 % der Patienten (21) oder über eine Reduzierung der Analgetikagabe um über 50 % bei durchschnittlich nur einem Viertel der Schmerzintensität der reinen Analgetikagruppe (21). Im Ge-

Tabelle 1. Indikationen, Vor- und Nachteile der Stimulationsmethoden zur postoperativen Schmerzbekämpfung

	Vorteil	Nachteil
Methode	einfach	
Analgesie		unzuverlässig
Herz-Kreislauf-Wirkungen	?	?
Pulmonale Wirkungen	?	?
Stoffwechselwirkungen	?	?

Indikation: Postoperative Behandlung kleinerer, nicht sehr schmerzhafter Eingriffe bei gesunden Patienten

gensatz dazu wurde bei thorakotomierten Patienten weder eine statistisch relevante Verringerung der Schmerzmedikamente noch eine Verbesserung von einfachen pulmonalen Parametern gefunden (18). Auswirkungen auf das Herz-Kreislauf-System und auf den postoperativen Stoffwechsel wurden bisher nicht untersucht. Indikationen für diese Methode können deshalb zum jetzigen Zeitpunkt eigentlich nur kleinere, wenig schmerzhafte Eingriffe bei gesunden Patienten darstellen (Tabelle 1).

Die Methoden der Lokalanästhesie gehören zu den erprobten Methoden der lokalen postoperativen Analgesie. Als einfachste Methode wurde die Infiltration von Wundgebieten durchgeführt. Durch Belassen von Nadeln oder Einführen von Kathetern in die Wunde wurde versucht, die Analgesie über längere Zeit auszudehnen. Durchsetzen konnten sich diese Methoden jedoch nicht, wohl deshalb, weil zwar der Wundschmerz analgesiert werden konnte, nicht aber die viszeralen Schmerzen. Andere periphere Nervenblockaden, wie Blockaden des Plexus brachialis, des N. femoralis oder des N. ischiadicus, haben sich zwar zur operativen Anästhesie bewährt, mit einer Wirkdauer der postoperativen Analgesie bis zu 10 h (4). Untersuchungen zur weiteren postoperativen Behandlung liegen jedoch nicht vor. Nach Abklingen der zur Operation durchgeführten Injektion lassen sich diese Blockaden im Aufwachraum jedoch wiederholen, der Patient wird dadurch über 24 h schmerzfrei gehalten. Entsprechend lang anhaltende Analgesien haben wir bei Wiederholungen von 3-in-1-Blockaden nach orthopädischen Knieeingriffen oder bei Plexus-brachialis-Blockaden nach oberen Extremitäteneingriffen beobachtet (Tabelle 2).

Im Gegensatz zu diesen peripheren Nervenblockaden an den Extremitäten haben sich die Interkostalblockaden, als Blockade der peripheren Nerven am Stamm, sehr bewährt und weite Verbreitung gefunden. Durch die gute anatomische Lokalisation der Interkostalnerven am Unterrand der Rippe zwischen den Musculi intercostales interni und externi und Ausnützung des knöchernen Kontaktes als Leitschiene lassen sich die Interkostalnerven in kurzer Zeit blockieren. Diese Methode ist sehr komplikationsarm. In größeren Statistiken wird die Komplikation des Pneumo-

Tabelle 2. Indikationen, Vor- und Nachteile der peripheren Nervenblockaden zur postoperativen Schmerzbekämpfung

	Vorteil	Nachteil
Methode		Zeitaufwendig
		Keine Kathetertechnik wegen möglicher Nervenläsionen
		Begrenzung durch Häufigkeit der Nachinjektionen
Analgesie	Langdauernd (~10 h)	
Herz-Kreislauf-Wirkungen	Gering	
Pulmonale Wirkungen	Keine	
Stoffwechselwirkungen	?	?

Indikation: Behandlung von Extremitäteneingriffen bis 24 h postoperativ

thorax mit 0,07 % angegeben (26). Doppelseitige Blockaden sollten entgegen den Empfehlungen von MOORE (19) aber trotzdem wegen der möglichen Gefahr des Pneumothorax nur von Geübten und nur in Ausnahmesituationen mit Nachbeobachtung über wenigstens 24 h und anschließender Röntgenkontrolle des Thorax durchgeführt werden. Außer durch systemische Wirkung der Lokalanästhetika werden keine nachteiligen Auswirkungen auf das Herz-Kreislauf-System beobachtet (4). Im Vergleich zu den systemischen Analgetika wurde eine Verbesserung der pulmonalen Parameter gefunden (4). Neben dem raschen Wirkungseintritt überzeugt die Interkostalblockade durch ihre lang anhaltende Analgesie, die Nachinjektionen nur alle 9 - 18 h notwendig macht (4) (Tabelle 3).

Als Alternative zu der Interkostalblockade wurde im letzten Jahr über die Paravertebralanästhesie berichtet (8). Vorteile dieser Methode sind die Möglichkeit, durch Einlegen eines Katheters in den Paravertebralraum wenigstens vier Segmente zu analgesieren und die Analgesie durch Nachinjektion weiterzuführen. Die Methode ist auch im Bereich der Scapula durchführbar, also in einem Bereich, in dem Interkostalblockaden schwierig oder überhaupt nicht angewandt werden können. Die Möglichkeit eines Pneumothorax besteht hier aber ebenfalls und wurde von den Autoren in 1 % beobachtet. Somit ergeben sich für diese Methoden die gleichen Indikationen wie für die Interkostalblockade. Die Herz-Kreislauf-Wirkungen sind etwas stärker ausgeprägt durch die einseitige Sympathikusblockade. Eine theoretisch denkbare Nervenläsion mit der Tuohy-Nadel wurde nicht beobachtet.

Bei den rückenmarksnahen Blockaden wurde die kontinuierliche Spinalanästhesie mit Kathetertechnik, obwohl sie von MOORE (13) für länger dauernde Operationen beschrieben wurde, zur postope-

Tabelle 3. Indikationen, Vor- und Nachteile der Interkostalblockade zur postoperativen Schmerztherapie

	Vorteil	Nachteil
Methode	Einfach, komplikationsarm,	Keine Kathetertechnik
	Rascher Wirkungseintritt	Begrenzung durch Häufigkeit der Nachinjektionen
		Keine doppelseitigen Injektionen möglich
Analgesie	Langdauernd (bis 10 h)	
Herz-Kreislauf-Wirkungen	Gering	
Pulmonale Wirkungen	PEF ↑ FVC ↑ PaO_2 ↑	
Stoffwechselwirkungen	?	?

Indikation: Thorakotomie, einseitige Oberbauchlaparotomie, Niereneingriff, einseitige Rippenserienfrakturen

rativen Behandlung nur in geringem Umfang angewandt und konnte sich nie durchsetzen (13).

Die Periduralanästhesie hat im Gegensatz dazu - neben der Interkostalblockade - die größte Bedeutung in der postoperativen und posttraumatischen Schmerzbehandlung. Über einen eingelegten Periduralkatheter lassen sich rasch intermittierende Injektionen durchführen oder über eine Pumpe kontinuierlich Infusionen von Lokalanästhetika einbringen. Eine völlige Schmerzfreiheit wird dabei in 75 - 95 % der Patienten erreicht (20). Am Herz-Kreislauf-System können bedrohliche Situationen durch Blockade der N. accelerantes bei hohen Periduralanästhesien oder die Sympathikusblockade bei Volumenmangel entstehen (4). Die allgemein zu beobachtende Senkung des peripheren Widerstandes im großen und kleinen Kreislauf und die damit verbundene Abnahme der Rechts- und Linksherzbelastung wirken sich bei kardiovaskulären Risikopatienten positiv aus (9). In der Lungenfunktion findet man zwar nach Anlegen einer PDA einen geringen Abfall der dynamischen Parameter. Bei Patienten mit Schmerzen steigen diese jedoch nach erhaltener Analgesie im Vergleich zur systemischen Analgesie signifikant an (3). Ähnliche Veränderungen konnten bei Postthorakotomiepatienten (3) und bei Patienten nach Rippenserienfrakturen gefunden werden (7). Die günstigsten Auswirkungen auf den Postaggressionsstoffwechsel konnten zumindest bei gynäkologischen Operationen nach hoher

Tabelle 4. Indikationen, Vor- und Nachteile der Periduralanästhesie zur postoperativen Schmerztherapie

Methode	Vorteil	Nachteil
Analgesie	Kathetertechnik möglich	Tachyphylaxie der Lokalanästhetika
	75 - 95 %	
Herz-Kreislauf-Wirkungen	Sympathikusblockade	
	Senkung des peripheren Widerstandes, Abnahme der linksventrikulären Belastung	Hypotonie bei Volumenmangel
Pulmonale Wirkungen	Nur geringer Abfall der dynamischen Lungenfunktionsparameter (FVC, FEV$_1$, PEF) und des PaO$_2$	
Stoffwechselwirkungen	Modifikation des postoperativen Aggressionsstoffwechsels	
Darm	Ileusprophylaxe (Sympathikusblockade)	
Motorik		Mögliche motorische Blockade, Verhinderung der Frühmobilisation
Blase		Harnverhaltung

Indikationen: Postoperative Analgesie bei Unter- und Oberbaucheingriffen und Operationen an den unteren Extremitäten

Periduralanästhesie bis Th$_4$ anhand von Stoffwechselparametern und Streßhormonen nachgewiesen werden (12). Die Nachteile der motorischen Blockade der Beine und der Harnverhaltung können nach Oberbaucheingriffen, Thorakotomien und Rippenserienfrakturen durch die thorakale segmentale PDA umgangen werden. Diese Methode, obwohl sehr überzeugende Berichte und eigene gute Erfahrungen vorliegen, sollte wegen der Möglichkeit der direkten Traumatisierung des Rückenmarks nur von Geübten angewandt werden (Tabelle 4).

Völlig neue Perspektiven der lokalen Analgesie hat die Entdeckung von Opiatrezeptoren im Rückenmark und die zuerst tierexperimentelle (23), später bei Karzinompatienten (22) entdeckte segmentale Analgesierung mittels Opiaten im Spinal- und Periduralraum gebracht. Inzwischen liegen bereits zahlreiche Erfahrungsberichte vor. Untersuchungen unserer Abteilungen fanden bei intraspinaler Applikation von nur 1 mg Morphin eine Analgesie von durchschnittlich 36 h nach großen urologischen Eingriffen (mit einer Variationsbreite von 2 - 72 h). Häufig waren deshalb in der postoperativen Phase keine weiteren Analgetika notwendig. Bei periduraler Applikation von 5 mg Morphin in 4,5 ml 0,9%iger NaCl-Lösung fanden wir nur eine geringfügig kürzere Wirkdauer von durchschnittlich 29 h mit einer Streubreite von 18 - 48 h. Dabei gemessene Serumspiegel von Morphium lagen bereits 4 h nach Injektion deutlich unter der von BERKOWITZ gefundenen analgetischen Serumkonzentration von 0,05 µg/ml. Blutdruck und Puls blieben während der Beobachtungsphase stabil. Es fanden sich in der Blutgasanalyse in beiden Patientenkollektiven keine Veränderungen des PCO_2. Der PO_2 fiel am ersten postoperativen Tag durch Wegnahme der Sauerstoffnasensonde leicht ab (14, 17).

Über eine ähnlich gute, zum Teil kürzer anhaltende Analgesie wurde inzwischen nach Oberbauch-, Unterbauch- und Extremitäteneingriffen und bei posttraumatischen Schmerzzuständen berichtet (22).

Intraoperativ durchgeführte Herz-Kreislauf-Untersuchungen zeigten keine Veränderungen des peripheren Widerstandes im großen und kleinen Kreislauf und keine Veränderungen der Herzarbeit. In der Lungenfunktion wurde ein signifikanter Anstieg von forcierter Vitalkapazität und Tiffeneau-Test im Vergleich zu systemischer Analgetikagabe gefunden (2).

Im Gegensatz zu diesen positiven Befunden stehen vereinzelt schwere respiratorische Nebenwirkungen. So wurden nach intraspinaler Morphinapplikation schwerste Atemdepressionen bis 11 h nach Applikation gefunden (6, 10). Bei periduraler Gabe wurde diese Komplikation lange Zeit nicht für möglich gehalten. Die ersten Zwischenfälle wurden jedoch inzwischen berichtet. Möglicherweise handelt es sich dabei um akzidentelle spinale Injektionen, die zuerst nicht als solche erkannt wurden. Da die Opiate jedoch auch nach periduraler Gabe im Liquor in hoher Konzentration nachgewiesen wurden, muß mit solchen Komplikationen gerechnet werden. Eine kontinuierliche Überwachung nach den ersten Injektionen ist deshalb unbedingt erforderlich. Ein weite-

Tabelle 5. Indikationen, Vor- und Nachteile der lokalen Opiatanwendung zur postoperativen Schmerzbekämpfung

	Vorteil	Nachteil
Methode	Einfache Durchführung Kathetertechnik möglich	
Analgesie		Schlechte Vorhersage der Analgesiedauer
Herz-Kreislauf-Wirkungen	Keine Veränderungen	
Pulmonale Auswirkungen		Atemdepressionen bis zu 11 h nach Applikation möglich
Stoffwechselwirkungen	?	?
Motorik	Nicht beeinflußt	
Blase		Lang anhaltende Harnverhaltung
Darm	?	?
Segmentale Abgrenzung und Dosierung		Keine Aussage möglich

Indikationen: Postoperative Analgesie bei Unter- und Oberbaucheingriffen und Operationen an den unteren Extremitäten

rer großer Nachteil liegt darin, daß die segmentale Ausbreitung der rückenmarksnahen Opiatanalgesie nicht ausgetestet werden kann und deshalb bisher keine Richtlinien für die Dosierungen festgelegt werden konnten. Zwar konnte BROMAGE (2) bei Dilaudidgabe eine segmentale Abgrenzung mit Kältereiz feststellen; ob diese segmentale Abgrenzung mit der Hypalgesie einhergeht, ist unklar. Weitere unerwünschte Nebenwirkungen sind die lang anhaltende Harnverhaltung, ein nicht selten auftretender unangenehmer Juckreiz und ein gelegentlich auftretender Brechreiz.

Insgesamt scheint dieses Verfahren in der Hand des Vorsichtigen und bei guter Überwachung des Patienten eine wertvolle Bereicherung der postoperativen und posttraumatischen Schmerztherapie zu sein (Tabelle 5).

Welche Bedeutung hat der Aufwachraum für die lokale, postoperative Analgesie? Obwohl die Methoden der lokalen Schmerztherapie nur in geringem Ausmaße Nebenwirkungen aufweisen, können diese - wie z. B. nach PDA ein Blutdruckabfall bei relativem Volumenmangel, eine Atemdepression nach periduraler oder spinaler Opiatgabe oder ein Pneumothorax nach Interkostalblockade - dramatisch ausfallen und den Patienten vital gefährden. Sie erfordern ein sofortiges, zielgerichtetes Eingreifen, das nur möglich ist bei kontinuierlicher Überwachung in der unmittelbaren Phase nach Anlegen einer Blockade oder bei einer Nachinjektion der kontinuierlichen Beobachtung über mehrere Stunden (z. B. bei rückenmarksnaher Opiatgabe). Besteht der Verdacht auf andere schwerwiegende Komplikationen, wie z. B. der eines Pneumothorax, sollte, auch wenn sich dieser Verdacht primär nicht bestätigt, dieser Patient über wenigstens 24 h beobachtet werden. Spätere Entwicklungen dieser Komplikation sind beschrieben worden.

Obwohl die Patienten, die mit den Methoden der lokalen Analgesie behandelt wurden, alle bessere postoperative Lungenfunktionsparameter aufwiesen als Patienten mit systemischer Analgesie, sollte dennoch besonders bei pulmonal gefährdeten Patienten eine konsequente Atemtherapie unter Ausnutzung der besseren Kooperation durchgeführt werden. Auf diese Weise können postoperative respiratorische Komplikationen weitgehend vermieden werden.

Eventuell notwendig werdende Nachinjektionen, Wiederholungen von Nervenblockaden oder Anpassung der Dosis wegen Tachyphylaxie bei kontinuierlichen Infusionen sollten möglichst frühzeitig, d. h. bei den ersten Äußerungen von Schmerzen, durchgeführt werden. Die Schmerzen, die nach Regression der Lokalanästhetika auftreten, kommen plötzlich und mit Vehemenz, so daß eine rasche Behandlung notwendig wird.

Alle diese Voraussetzungen sind nur dann gegeben, wenn ein Arzt und/oder eine Schwester sich kontinuierlich in der Nähe des Patienten aufhalten, wie dies z. B. in einem Aufwachraum oder einer Aufwachstation gegeben ist.

Zusammenfassend kann man sagen, daß die Methoden der lokalen Analgesie im Gegensatz zur systemischen Analgesie zwar Vorteile hauptsächlich in bezug auf pulmonale Auswirkungen haben, aber einen wesentlich größeren Zeitaufwand zur Durchführung und Überwachung erfordern. Diese Forderungen können aber gerade in einem Aufwachraum gut und ohne große zusätzliche Belastungen erfüllt werden.

Literatur

1. BAUM, J., LÖTTERS, G.: Die postoperative Hypalgesie nach Elektrostimulationsanaesthesie (ESA) bei Stimulation typischer Akupunkturpunkte. Anaesthesist 29, 454 (1980)

2. BROMAGE, P. R., CAMPORESI, E., CHESTNUT, D.: Epidural narcotics for postoperative analgesia. Anesth. Analg. 59, 473 (1980)

3. BROMAGE, P. R.: Epidural analgesia. Philadelphia, London, Toronto: Saunders 1978

4. BUCKLEY, F. P., SIMPSON, B. R.: Acute traumatic and postoperative pain management. In: Neural blockade in clinical anesthesia and the management of pain (eds. M. J. COUSINS, P. O. BRIDENBAUGH), p. 586. Philadelphia: Lippincott 1980

5. COUSINS, M. J., GLYNN, C. J.: New horizons. In: Neural blockade in clinical anesthesia and the management of pain (eds. M. J. COUSINS, P. O. BRIDENBAUGH), p. 699. Philadelphia: Lippincott 1980

6. DAVIES, G. K., TOLHURST-CLEAVER, C. L., JAMES, T. L.: CNS-Depression from intrathecal morphine. Anesthesiology 52, 280 (1980)

7. DITTMANN, M., KELLER, R., WOLFF, G.: A rationale for epidural analgesia in the treatment of ribfractures. Intens. Care Med. 4, 193 (1978)

8. EASON, M. J., WYATT, R.: Paravertebral thoracic block - a reappraisal. Anaesthesia 34, 638 (1979)

9. GELLMANN, S., LAWS, H. L., POTZICK, J., STRONG, S., SMITH, L., EDEMIR, H.: Thoracic epidural vs. balanced anesthesia in morbid obesity: an intraoperative and postoperative hemodynamic study. Anesth. Analg. 59, 902 (1980)

10. GLYNN, C. J., MATHER, L. E., COUSINS, M. J., WILSON, P. R., GRAHAM, J. R.: Spinal narcotics and respiratory depression. Lancet 1979 II, 356

11. HOLMDAHL, M. H.: Introduction. Acta anaesth. scand., Suppl. 70, 29 (1978)

12. KEHLET, R., BRANDT, M. R.: Influence of neurogenic blockade on the endocrinic metabolic response to surgery. In: Neue Aspekte in der Regionalanaesthesie (eds. H. J. WÜST, M. ZINDLER), Bd. 1, p. 112. Berlin, Heidelberg, New York: Springer 1979

13. KILLIAN, H.: Subdurale Anästhesiemethoden. In: Lokalanästhesie und Lokalanästhetika (ed. H. KILLIAN), p. 293. Stuttgart: Thieme 1973

14. KOSSMANN, B., DRIESSEN, A., MEHRKENS, H. H., DICK, W.: Intrathekale Verabreichung von Morphin zur Bekämpfung von postoperativen und chronischen Schmerzen. Vortrag 7. Weltkongreß für Anaesthesiologie. Hamburg, September 1980

15. McDONALD, A. M.: Complications of epidural morphine. Anaesth. intens. Care $\underline{8}$, 490 (1980)

16. MAGORA, F., OLSHWANG, D., EIMERL, D., HORR, J. S., KATZENELSON, R., COTEV, S., DAVIDSON, J. T.: Observation on extradural morphine analgesia in various pain conditions. Brit. J. Anaesth. $\underline{52}$, 247 (1980)

17. MEHRKENS, H. H., DICK, W., DRIESSEN, A., KOSSMANN, B., MÖLLER, R.: Pain relief following urological operations by epidural administration of morphine. Vortrag Kongreß der Südafrikanischen Anaesthesiegesellschaft. Plettenberg/Südafrika, März 1981

18. MILLER-JONES, C. M. H., PHILIPS, D., PITCHFORD, E. A., SMALLPHCI, C. J.: Transcutaneous nerve stimulation in post thoracotomy pain relief. Anaesthesia $\underline{35}$, 1018 (1980)

19. MOORE, D. C.: Intercostal nerve block for postoperative somatic pain following surgery of thoracic and upper abdomen. Brit. J. Anaesth. $\underline{47}$, 284 (1975)

20. RENCK, H.: Thoracic epidural analgesia in the relief of postoperative pain. Acta anaesth. scand., Suppl. $\underline{70}$, 43 (1978)

21. SCHUSTER, G. D., INFANTE, M. C.: Pain relief after low back surgery: The efficacy of transcutaneous nerve stimulation. Pain $\underline{8}$, 299 (1980)

22. WANG, J. K., NAUSS, L. E., THOMAS, J. E.: Pain relief by intrathecally applied morphine in man. Anesthesiology $\underline{50}$, 149 (1979)

23. YAKSH, T. L., RUDY, T. A.: Analgesia mediated by a direct spinal action of narcotics. Science $\underline{192}$, 1357 (1976)

Zusammenfassung der Diskussion zum Thema:
„Klinische Aufgaben des Aufwachraumes"

FRAGE:
Welche Patienten müssen eine Aufwacheinheit durchlaufen?

ANTWORT:
Einheitliche Verfahrensweisen oder abgesicherte Regeln gibt es bisher dafür nicht. Als optimal könnte angesehen werden, daß jeder Patient die Aufwacheinheit durchläuft. Eine ein- bis zweistündige Beobachtung des Patienten in der Aufwacheinheit erhöht die Sicherheit in der postoperativen Betreuung. Sie läßt auch fundierter entscheiden, ob der Patient auf eine Intensiv- bzw. Wach- oder auf die Normalstation zu verlegen ist.

Ob alle Patienten über die Aufwacheinheit laufen sollten, hängt nicht zuletzt auch von Art und Zahl der operativen Eingriffe, von der Art der Narkosen sowie von der personellen Ausstattung des jeweiligen Hauses ab.

Unbeschadet dessen läßt sich allerdings generell sagen, daß Aufwacheinheiten heute auch für Grund- und Regelversorgungskrankenhäuser als unverzichtbar zu gelten haben.

Voraussetzung für eine bestmögliche postoperative Überwachung ist, daß die Aufwacheinheit im eingeschleusten Bereich liegt. Nur so ist die Betreuung durch den in der Operationsanlage tätigen Anästhesiedienst und die anzustrebende engste Kooperation mit den Operationsteams zu gewährleisten. Aus dem chirurgischen Eingriff resultierende Probleme können dabei frühzeitig erkannt und gemeinsam mit dem Operateur besprochen und therapiert werden.

In den Fällen, in denen der Patient auf eine Intensivstation zu verlegen ist, bietet die Aufwacheinheit den Vorteil, die nicht immer gegebene tatsächliche Aufnahmebereitschaft der Intensivstation abwarten zu können.

FRAGE:
Soll der Aufwachraum die Funktion eines Stellwerks haben, müssen bestimmte Kriterien vorliegen, die die Entscheidung über den Zeitpunkt und über die Verlegungsstation ermöglichen. Welche klinischen, physikalischen und klinisch-chemischen Größen können hierfür herangezogen werden?

ANTWORT:
Die primäre Aufgabe der Aufwacheinheit besteht in der Überwachung der Vitalfunktionen des Patienten in der postoperativen

Phase. Diese Untersuchungen sind wiederholt durchzuführen. Das Ausmaß der Überwachung wird sich verständlicherweise nach dem Vorliegen von Risikofaktoren, Art und Umfang der Operation und der durchgeführten Narkose, intraoperativ notwendig gewordene Maßnahmen usw. zu richten haben. Unabhängig davon werden unsere Überwachungsmaßnahmen darauf auszurichten sein, akute Störungen sofort zu erkennen und sie entsprechend zu therapieren. Als Resultante aus der Beurteilung von Atmung, Kreislauf und Stoffwechsel wird sich daraus die Indikation über Ausmaß und Ort der Weiterbehandlung ergeben.

FRAGE:
Welche Kriterien zur Beurteilung der respiratorischen Funktion sind im postoperativen Verlauf heranzuziehen?

ANTWORT:
Selbstverständlich ist hier vordergründig die kapillär oder arteriell gewonnene Blutgasanalyse zu nennen. Da diese jedoch nicht in allen Fällen als Routinediagnostik zur Verfügung steht, müssen andere Größen hinsichtlich ihrer Aussagekraft überprüft werden. Am einfachsten und in allen Fällen sicherzustellen ist die sorgfältige Überwachung des Patienten hinsichtlich einer Zyanose der Schleimhäute und das Zählen der Atemfrequenz. Probleme der Meßwerterfassung ergeben sich bereits bei der Überprüfung des Atemzugvolumens und der inspiratorischen Kraft, die bei intubierten Patienten leicht, bei extubierten Patienten allerdings nur mit einer großen und nicht definierbaren Meßungenauigkeit zu erfassen sind.

Allgemein ausgedrückt: Der Patient muß fähig sein, für das Freihalten seiner Atemwege selbständig zu sorgen. Problematisch bleibt dabei jedoch die Technik, mit der dieser Zustand festgestellt werden kann. Wenn wir einen Patienten nach den oberflächlichen Kriterien des augenblicklichen Wachheitsgrades für stationsfähig erklären oder danach, daß er den Kopf oder den Arm hebt, die Zunge herausstreckt, kann es sein, daß in der darauffolgenden Ruhephase das Kohlendioxyd durch Nachwirkung intraoperativ verabreichter Medikamente ansteigt, der Patient dadurch unruhig wird und zur Sedierung oder Analgesie ein Sedativum oder ein Opiat erhält. Dies wiederum verstärkt die Atemdepression, es kann zu einer katastrophalen Zunahme des CO_2-Partialdruckes kommen.

Auch heute noch wird bei der Mehrzahl der Patienten nach einer Routineoperation und einem unkomplizierten Narkoseverlauf die klinische Verlaufsbeobachtung unter Registrierung von Atemfrequenz, Blutdruck, Puls und Vigilanz sowie die Beurteilung der Schleimhäute ausreichend sein. In allen Zweifelsfällen kann die Messung des Atemminutenvolumens und die Blutgasanalyse als objektives Kriterium herangezogen werden.

Eine eindeutige Antwort über die Verweildauer von Patienten im Aufwachraum konnte nicht gegeben werden. Es wäre wünschenswert, wenn vor Verlegung aus dem Aufwachraum ein Anästhesist den Patienten persönlich hinsichtlich seiner vitalen Funktionen überprüft und das Ergebnis protokolliert. Die Verlegbarkeit des Patienten und der Zeitpunkt müssen schriftlich festgehalten werden.

FRAGE:
Ist die postoperativ auftretende Ateminsuffizienz allein durch einen Narkosemittelüberhang zu erklären?

ANTWORT:
Ohne exakte Unterscheidungsmerkmale geben zu können, sollen doch drei Phasen der postoperativen respiratorischen Insuffizienz unterschieden werden:

1. Die Hypoventilation in der unmittelbaren postoperativen Phase durch Überhang von in der Narkose eingesetzten Medikamenten. Deren Dauer ist im allgemeinen auf 4 - 6 h begrenzt.

2. Eine durch die Narkose verursachte Verteilungsstörung, deren Mechanismus noch nicht klar ist. Diese nur durch eine Vollnarkose bedingte respiratorische Störung (die noch verstärkt wird durch andere Faktoren wie Blutverlust, Bluttransfusion und Hypoxie usw.) ist meist nur kurzzeitig vorhanden und am nächsten Tag wieder abgeklungen.

3. Die Auswirkung des operativen Eingriffes. Nach abdominellen und thorakalen Eingriffen sind postoperative respiratorische Störungen nicht zu vermeiden. Die Lungenfunktion erholt sich erst innerhalb von Tagen oder Wochen. Zu diesen Lungenfunktionsstörungen gehören der Abfall der funktionellen Residualkapazität und der Vitalkapazität auf unter 50 % des Ausgangswertes. Bei diesen Patienten ist in dieser Phase auch immer eine Hypoxämie nachweisbar, deren Maximum am ersten postoperativen Tag liegt. Es ist also keinesfalls so, daß ein Patient nach Abklingen der Medikamentenwirkung bereits in jedem Falle außerhalb des Stadiums der postoperativen respiratorischen Insuffizienz wäre. Die Ursachen sind anders, die Auswirkungen jedoch dieselben (1).

FRAGE:
Gibt es eine Narkoseform, die besonders häufig zur postoperativen respiratorischen Insuffizienz führt, oder kann dies bei allen routinemäßig angewandten Narkoseformen auftreten?

ANTWORT:
Diese Frage ist nicht einfach zu beantworten. Wenn festgestellt wird, daß Atemdepressionen vermehrt nach Anwendung der Neuroleptanalgesie zu beobachten sind, so muß diese Feststellung sofort relativiert werden, da diese Narkoseform besonders häufig bei Risikopatienten eingesetzt wird. Abgesehen davon ist der Zustand des Patienten im Aufwachraum ein Resultat verschiedenster Komponenten, z. B. der verwendeten Medikamente, der Aus-

gangssituation des Patienten, der Art des operativen Eingriffes, dem dabei aufgetretenen Blutverlust, den in der Prämedikation oder im postoperativen Verlauf eingesetzten Mitteln. Bei jeder Art von Narkose kann postoperativ eine respiratorische Insuffizienz auftreten, auch bei einer rückenmarksnahen Leitungsanästhesie.

Prinzip aller diagnostischen Bemühungen im Aufwachraum muß sein, im Sinne eines Screening den akut gefährdeten Patienten "herauszufiltrieren". Dazu ist eine Verlaufsbeobachtung notwendig und nicht ein einmalig erhobener Wert. Prinzipiell sollen nicht-invasive Meßmethoden bevorzugt werden. Unter Einbeziehung der prä- oder intraoperativ erhobenen Risikofaktoren muß das Ausmaß der postoperativen Überwachung bestimmt werden.

FRAGE:
Welche kardiozirkulatorischen Parameter sollen in der unmittelbar postoperativen Phase erhoben werden?

ANTWORT:
Auch dies wird jeweils vom Zustand des Patienten abhängig zu machen sein. Allgemein ist jedoch anerkannt, daß das Ausmaß der Überwachung dem intraoperativen Monitoring entsprechen sollte. Dies heißt, daß neben einer laufenden EKG-Registrierung die Puls- und Blutdruckbestimmung in festgelegten Abständen durchzuführen ist. Liegt ein Kavakatheter, ergibt die Messung des ZVD wertvolle Informationen. Im Sinne der Aussage von SEELING, daß der Aufwachraum vorübergehend auch die Funktionen einer Intensivstation übernehmen können muß, sind selbstverständlich auch postoperative Verläufe vorstellbar, in denen die Messung des arteriellen Druckes und des Pulmonalarteriendruckes eine wertvolle Hilfe in der Überwachung des Patienten darstellt. Es versteht sich, daß bei einer derartigen Ausweitung des Monitorings auch entsprechende Dokumentationsbögen verwendet werden müssen.

FRAGE:
Welche Bedeutung kommt dem Produkt aus Herzfrequenz und mittlerem arteriellem Blutdruck als Überwachungsparameter zu?

ANTWORT:
Die Erfassung von Änderungen dieses Parameters scheint für die Überwachung koronar gefährdeter Patienten von Bedeutung zu sein. Neuere Untersuchungen zeigen, daß gerade die Herzfrequenzsteigerung den Sauerstoffverbrauch des Herzmuskels erhöht und nicht so sehr die Drucksteigerung. Es gilt natürlich auch hier, daß der Wert alleine keine Beurteilung des Zustands des Patienten erlaubt. Das Produkt kann durchaus normal sein, obwohl der Patient z. B. im hypovolämischen Schock ist.

FRAGE:
Welche Meßgrößen können zur Beurteilung des Stoffwechsels in der direkten postoperativen Phase herangezogen werden?

ANTWORT:
Auch diese Frage wird nur im Zusammenhang mit dem jeweiligen Zustand des Patienten zu beantworten sein. Folgende Größen sollten jedoch kurzfristig bestimmbar sein: Glukose, Kalium, Natrium, Blutgasanalyse. Für die Bestimmung der Glukose bieten sich einfache Streifentests, eventuell mit reflektionsphotometrischer Auswertung an. Es muß rund um die Uhr gewährleistet sein, daß diese Untersuchungen sofort durchgeführt werden können. Dabei ist es gleichgültig, wo diese Untersuchung stattfindet, in der Aufwacheinheit oder im Notfall-Labor. Es wird dem einzelnen Krankenhaus überlassen bleiben müssen, wie dieses Problem organisatorisch gelöst wird.

FRAGE:
Soll in der direkten postoperativen Phase in allen Fällen Sauerstoff über eine Nasensonde gegeben werden?

ANTWORT:
Um auf diese Frage eine Antwort zu bekommen, wurden in Ulm in einer kontrollierten Studie an Patienten nach Cholezystektomien unmittelbar postoperativ die Ventilation und die Blutgase gemessen. Die Patienten hatten eine Neuroleptanalgesie erhalten. Der erste unmittelbar postoperative PO_2-Wert lag im Durchschnitt bei 55 mm Hg, der entsprechende PCO_2-Wert lag zwischen 41 und 44 mm Hg. Unter Sauerstoffgabe über eine Nasensonde (2 l/min) lagen die durchschnittlichen PO_2-Werte zwischen 100 und 115 mm Hg, die PCO_2-Werte waren durchschnittlich angestiegen. Das Ergebnis war insofern überraschend, als auch Patienten, die einen sehr niederen PO_2-Wert aufwiesen, keinesfalls einen respiratorisch insuffizienten oder zyanotischen Eindruck machten. Aufgrund der Ergebnisse dieser Studie erhalten in Ulm inzwischen nahezu alle Patienten postoperativ Sauerstoff über die Nasensonde.

Es sollte bei dieser Therapie jedoch klar sein, daß es sich hierbei um eine symptomatische Maßnahme und nicht um eine Beseitigung der Ursachen der Hypoventilation handelt. Die Gefahr der Bildung von Atelektasen durch Erhöhung der inspiratorischen Sauerstoffkonzentration sollte nicht vergessen werden. Umgekehrt scheint, wie Untersuchungen von CULLEN zeigen (2), eine Sauerstofftherapie auch bei Patienten mit chronisch obstruktiver Ventilationsstörung ohne Schäden für den Patienten möglich zu sein. Der Patient mit chronisch obstruktiver Ventilationsstörung im postoperativen Verlauf unterscheidet sich durchaus von Patienten, die wir auf internistischen Wachstationen finden. In der direkten postoperativen Phase sollte eine Hypoxämie auf alle Fälle vermieden werden. Inwieweit die alternative Gabe von Doxapram die Sauerstoffapplikation überflüssig macht, kann noch nicht eindeutig beantwortet werden.

FRAGE:
Bietet die Anwendung von CPAP in der direkten postoperativen Phase Vorteile gegenüber der Sauerstoffapplikation?

ANTWORT:
LOTZ nimmt dazu anhand eigener Untersuchungen Stellung. Die unmittelbar postoperative Phase im Aufwachraum ist entscheidend für die Entwicklung der sich später ausbildenden lang anhaltenden pulmonalen Insuffizienz. Besonders bei Patienten mit zwerchfellnahen Eingriffen zeigt sich eine flache monotone Atmung. Jedes Mittel zur Erhöhung des transpulmonalen Druckes verbessert die Atmung, sei es die Aufforderung zum tiefen Atmen, das Abreiben oder das Abklatschen mit Alkohol oder auch ein maschinelles Hilfsmittel. Die Atmung mit CPAP hat den Vorteil, daß sie weitgehend personalunabhängig über längere Zeit durchgeführt werden kann. Die Atmung wird durch Anwendung von CPAP tiefer und langsamer, das Atemminutenvolumen bleibt praktisch gleich. Insgesamt entspricht dies einer Ökonomisierung der Atmung. Solange CPAP angewendet wird, ist dessen unmittelbare Wirkung günstig. Ein CPAP-Patientenkollektiv hatte, verglichen mit einem Kollektiv mit einer Sauerstoffnasensonde, bei gleich hohen PO_2-Werten niedrigere PCO_2-Werte. Sicher kann die postoperative Anwendung von CPAP über 2 h nicht sämtliche respiratorische Störungen beseitigen, dennoch vermag sie die kritische Phase der ersten postoperativen Stunden zu stabilisieren.

FRAGE:
Das Problem der respiratorischen Insuffizienz in der direkten postoperativen Phase ist nicht die primäre Verteilungsstörung und die Bildung von Atelektasen, sondern die Hypoventilation aufgrund einer zentralen Atemdepression bzw. aufgrund einer peripheren Atemlähmung durch Überhang der Muskelrelaxanzienwirkung. Bietet es sich aus diesem Grund nicht an, alle Patienten routinemäßig zu antagonisieren, sei es durch Anwendung von Naloxon, sei es durch routinemäßige Antagonisierung der Muskelrelaxanzien?

ANTWORT:
Die Ansichten hierüber gingen auseinander. Ohne Zweifel bewegt man sich auf der sicheren Seite, wenn die Wirkung von Muskelrelaxanzien bei jedem Patienten antagonisiert wird. Die Frage blieb offen, ob die Messung einer eventuellen Restrelaxierung mit entsprechenden Relaxometern nicht Voraussetzung für die Antagonisierung sein sollte.

Ebenso divergent waren die Meinungen hinsichtlich der Antagonisierung der Opiatwirkung. Ist zu erkennen, daß eine opiatabhängige Atemdepression vorliegt, sollte entweder nachbeatmet oder ausreichend antagonisiert werden. Zur klinischen Beurteilung können Atemfrequenz, Atemminutenvolumen und eventuell die Pupillenreaktion herangezogen werden. Eine sichere Auskunft gibt jedoch nur die Blutgasanalyse. Weiter wurde die Probeinjektion von 0,1 mg Naloxon empfohlen. Steigt die Atemfrequenz daraufhin deutlich an, ist dies ein Hinweis dafür, daß eine morphinbedingte Atemdepression vorlag. Da diese Therapie jedoch nur kurzzeitig hilft, ersetzt sie keinesfalls die genaue Überwachung des Patienten. RÜGHEIMER empfiehlt die intravenöse Applikation (0,1 mg Naloxon) und, bei Anstieg der Atemfrequenz, die anschließende intramuskuläre Gabe (0,2 mg Naloxon). Um eine Kumulation des intravenös und intramuskulär verabreichten Naloxons zu vermeiden, sollte zwischen den beiden Applikationen ein Zeitraum von 20 min eingehalten werden. Speziell bei kardialen Risikopatienten muß jedoch mit kardialen Komplikationen gerechnet werden. Vorteile einer Doxapramtherapie gegenüber einer Naloxoninjektion lassen sich bis jetzt nicht erkennen.

FRAGE:
Bei akuten Blutverlusten, die zu einer drastischen Verminderung der zirkulierenden Blutmenge führen, kommt es auch zu einer Verminderung der Gerinnungsfaktoren. Bei der Auffüllung des Kreislaufs durch die Kombination von Erythrozytenkonzentraten und Gelatine trägt man dieser Tatsache keinesfalls Rechnung. Es findet kein Ersatz der plasmatischen Gerinnungsfaktoren statt und man führt relativ hohe Mengen an Natriumchlorid zu. Wie läßt sich dieses an sich widersprüchliche Vorgehen begründen, warum wird kein Vollblut oder wenigstens Frischplasma gegeben?

ANTWORT:
Gegen die Zufuhr von Natriumchlorid sehen wir keine Einwände. Wir haben kürzlich das Verhalten von Faktor V, Faktor VIII und Fibrinogen bei der Anwendung unseres "Komponentenkonzeptes" speziell untersucht. Nach den vorläufigen Auswertungsergebnissen von 26 elektiven Eingriffen ohne Anhaltspunkte für eine aktivierte intravasale Gerinnung liegen die Faktorenaktivitäten und das Fibrinogen während und am Ende der Operation signifikant höher als nach unserem Therapieschema, welches von einer bloßen Verdünnung ausgeht, d. h. sie werden intraoperativ offensichtlich mobilisiert. Aus diesem Grund wird eine Substitution von Gerinnungsfaktoren erst bei einem Verlust bzw. Ersatz von etwa 90 % des Ausgangsblutvolumens aktuell. Hierzu gibt es zwei Möglichkeiten:
1. Frischblut,
2. Erythrozytenkonzentrat plus frischgefrorenes Plasma.

Das zweite Verfahren empfiehlt sich besonders für peripher gelegene Krankenhäuser, die keinen unmittelbaren Zugang zu Frischblut haben. Wir finden in der genannten Studie keine Mobilisierung von Thrombozyten; diese müssen daher bei einem Verlust ab etwa 150 % substituiert werden.

FRAGE:
Nach der gültigen Definition spricht man von Frischblut, wenn die Konserve nicht älter als 12 h ist, weil nur bis zu diesem Zeitpunkt alle darin enthaltenen Fraktionen biologisch noch weitgehend ungestört vorhanden sind. Welche Begründung gibt es für die Einführung einer 48-Stunden-Grenze?

ANTWORT:
Es ist richtig, daß man im biologischen Sinne nur bis zur 12-Stunden-Grenze von Frischblut sprechen kann. Praktikabilitäts-

gründe sprechen jedoch dafür, diese Grenze bei Bedarf auszudehnen. Dabei ist die 48-Stunden-Grenze als das anzusehen, was man maximal vertreten kann, wobei man sich klar darüber ist, daß dann nur noch ungefähre Angaben zur biologischen Aktivität einzelner Fraktionen möglich sind. Nach HARKE und RAHMAN (3) hätte aber eine Blutkonserve noch nach sechs bis acht Tagen Lagerungszeit ein wirksames thrombozytäres und plasmatisches Hämostasepotential.

FRAGE:
Kann man bedenkenlos über einen venösen Zugang synchron Blut und frischgefrorenes Plasma geben?

ANTWORT:
Während die synchrone Gabe von Erythrozytenkonzentraten und 5%iger Glukose wegen der Hämolysegefahr und eines Agglomerationseffektes nicht erlaubt ist, können Erythrozytenkonzentrate und tiefgefrorenes Frischplasma unbedenklich synchron transfundiert werden.

Literatur

1. CRAIG, D. B.: Postoperative recovery of pulmonary function. Anesth. Analg. 60, 46 (1981)

2. CULLEN, D. J.: Recovery room care of the surgical patient. ASA Refresher Course in Anesthesiology 8, 13 (1980)

3. HARKE, H., RAHMAN, S.: Haemostatic disorders in massive transfusion. In: Surgical hemotherapy (eds. J. A. COLLINS, P. LUNDSGAARD-HANSEN), p. 179. Basel: Karger 1980

Kriterien für die Stationsfähigkeit, Straßenfähigkeit und Verkehrstüchtigkeit

Von B. Landauer und J. N. Meierhofer

Einführung in die Problematik

Mit der zunehmenden Ausweitung des operativ Machbaren und der steigenden Komplexität hierfür notwendiger Betäubungsverfahren einerseits sowie den nicht übersehbaren Bestrebungen, zahlreiche Eingriffe im Rahmen der sogenannten "Tageschirurgie" abzuwickeln, andererseits, gewinnt die Frage nach den Kriterien, die eine Entlassung des Patienten aus dem Aufwachraum und damit aus der unmittelbaren Obhut des Anästhesisten erlauben, eine besondere Aktualität. Dies gilt um so mehr, als sich nach den Mitteilungen des Baltimore Anesthesia Study Committee knapp die Hälfte aller bis zum Ende des ersten postoperativen Tages registrierten fatalen Verläufe nach Entlassung des Patienten aus dem Aufwachraum auf der weiterbehandelnden Station ereigneten (26).

Die Verlegungsfähigkeit aus dem Anästhesiebereich - über die damit eng verknüpfte Problematik der unmittelbar postnarkotischen Phase haben wir uns bereits andernorts geäußert (20) - muß, in Ermangelung eines spezifischen Parameters, durch eine Reihe von Faktoren bestimmt werden, wobei an erster Stelle die Qualifikation des für die Weiterversorgung vorgesehenen Bereiches - Intensivbehandlung, Normalstation und bei ambulanten Patienten die häusliche Pflege - zu nennen ist.

Darüber hinaus spielen jedoch auch Art und Dauer des verwendeten Narkoseverfahrens, Anästhesieverlauf sowie der operative Eingriff selbst eine entscheidende Rolle. Last but not least kommt dem individuellen Zustand des Kranken bei der Beurteilung seiner Verlegungsfähigkeit der ausschlaggebende Stellenwert zu.

Aufgrund dieser komplexen Zusammenhänge kann und darf die Entlassung aus dem Aufwachraum - OPDERBECKE hat dies bereits unmißverständlich gefordert (27) - nur auf eine ärztliche Entscheidung hin erfolgen. Dies gilt um so mehr, als "mit der Verlegung des Patienten aus dem Aufwachraum Zuständigkeit und Verantwortung des Anästhesisten enden und nunmehr in die Hände des Operateurs übergehen" (27). Diese interdisziplinäre Arbeitsteilung wurde erst kürzlich wieder durch die Rechtsprechung des Bundesgerichtshofs bestätigt (30).

Hierbei hat es sich, soweit organisatorisch realisierbar, als zweckmäßig erwiesen, die Abschlußbeurteilung jeweils von dem Anästhesisten durchführen zu lassen, der den Kranken von der Prämedikationsvisite und Narkose her kennt. Das zusätzliche "Verlegungsplazet" eines möglichst erfahrenen Kollegen bietet in diesem Zusammenhang weitere Sicherheit.

Kriterien der Entlassungsfähigkeit auf eine Intensivstation

Art und Qualifikation der den Patienten weiterbehandelnden Station stellen, wie bereits angeklungen, den entscheidenden Faktor bei der Beurteilung der postnarkotischen Entlassungsfähigkeit eines Kranken aus der Obhut der Anästhesie dar. Dabei kann als allgemeine Richtschnur gelten, daß die Indikation zur Verlegung um so großzügiger gestellt werden kann, je intensiver die weiteren Behandlungsmöglichkeiten auf Station sind. "Cum grano salis" kann demnach ein Patient direkt vom Operationstisch in eine Intensivbehandlungseinheit transferiert werden, wo Narkoseausleitung, Respiratorbehandlung sowie spezielle Überwachung und Therapie nahtlos ineinander übergehen bzw. fortgeführt werden (21). Lediglich wenn bei diesem Transport größere räumliche Entfernungen zu überwinden sind oder wenn er über mehrere Stockwerke erfolgen muß, ist es ratsam, im Aufwachraum eine mögliche Stabilisierung des Zustandes abzuwarten (13). Dies gilt vor allem immer auch dann, wenn noch Unsicherheiten hinsichtlich eventuell kurzfristig notwendig werdender Reinterventionen, wie etwa zu einer Blutstillung, bestehen.

In diesem Zusammenhang ist darauf hinzuweisen, daß eine große Zahl von Eingriffen aufgrund ihrer Lokalisation und/oder Ausdehnung, dabei verwendeter Hilfstechniken und möglicher postoperativer Komplikationsmöglichkeiten von vornherein eine Betreuung des Patienten auf einer Normalstation zugunsten einer Intensivbehandlung ausschließen. Hierzu zählen in erster Linie Eingriffe am kardiovaskulären System, vor allem, wenn sie mit Hilfe der Herz-Lungen-Maschine oder in Oberflächenhypothermie durchgeführt wurden, Interventionen am Zentralnervensystem sowie abdominalchirurgische Operationen, besonders wenn hierzu die Eröffnung mehrerer Körperhöhlen erforderlich war (22). Schließlich fallen in diese Gruppe auch alle die Patienten, die im Verlauf des Eingriffes oder der dazu notwendigen Narkose einen Zwischenfall ernsterer Art erlitten.

Kriterien der Entlassungsfähigkeit auf eine Allgemeinstation

Im Gegensatz zum vorher Gesagten sind an die Entlassungsfähigkeit eines Kranken auf eine Allgemeinstation sehr viel strengere, zum Teil jedoch schwer präzisierbare Anforderungen zu stellen. Zumindest über die Erfüllung folgender Bedingungen sollten keine Zweifel bestehen:

Der Kranke muß, wenn er verlegungsfähig sein soll, eine ausreichende Vigilanz besitzen, d. h. imstande sein, auf verbale Kontakte adäquat zu reagieren, einfachen Aufforderungen nachzukommen und Fragen nach Name, Geburtsdatum und Wochentag zu beantworten.

Die kardiozirkulatorische Situation muß weitestgehend stabil sein. Von den einfachen Kreislaufgrößen dürfen Blutdruck, Pulsfrequenz und - nach ausgedehnteren Eingriffen - der zentralvenöse Druck keine größeren Abweichungen von der Norm aufweisen. Nach wie vor leistet in diesem Zusammenhang der bewährte "Hydergin-Test" wertvolle Entscheidungshilfe (14): Durch die Gabe dieses milden Alphasympathikolytikums können postnarkotische, Normovolämie und zirkulatorische Kompetenz suggerierende Zentralisationszustände relativ gefahrlos demaskiert und noch vor Entlassung auf Station einer entsprechenden Korrektur zugänglich gemacht werden. Hierbei ist auch die Kinetik intraoperativ verabfolgter Volumenersatzstoffe zu berücksichtigen und gegebenenfalls durch eine entsprechende Weitersubstitution zu kompensieren. Nachblutungen sollten möglichst noch im Aufwachraum diagnostiziert und vor Entlassung des Patienten gestillt werden.

Der Kranke muß imstande sein, für die Freihaltung seiner Atemwege selbst zu sorgen. Es liegt daher auf der Hand, daß die Notwendigkeit diesbezüglicher technischer Hilfen, etwa in Form von oropharyngealer oder gar endotrachealer Tuben, eine Verlegung auf eine Normalstation im allgemeinen ausschließt. Dasselbe gilt, wenn noch eine unterstützende Beatmungsbehandlung, wie IPPB, CPAB oder IMV, erforderlich ist.

Das spontane Atemzugvolumen sollte 5 ml/kg, die postnarkotische Vitalkapazität 10 ml/kg KG keinesfalls unterschreiten. Dabei weisen Atemfrequenzen von über 25 Zügen/min, Unruhe, Zentralisation und periphere Zyanose bereits klinisch auf eine noch bestehende, eine Verlegung auf eine Normalstation ausschließende Beeinträchtigung der Ventilation hin.

Als aussagefähigstes Kriterium hinsichtlich der respiratorischen Kompetenz und damit einer Entlassungsfähigkeit haben zweifellos die wiederholt gewonnenen Ergebnisse der arteriellen Blutgasanalyse zu gelten, eine Untersuchung, die heute zum Standard jedes operativ-anästhesiologischen Bereiches gezählt werden muß. Dabei darf unter der im Aufwachraum allgemein üblichen Zufuhr von 4 - 6 l Sauerstoff in der Minute via Nasensonde, entsprechend einem F_IO_2 von bestenfalls 0,3, der arterielle PO_2 nicht unter die altersentsprechende Norm bei Raumluftatmung absinken, wobei der $PaCO_2$ zwischen 35 und 45 mm Hg liegen sollte.

In diesem Zusammenhang sei davor gewarnt, die einzelnen Mosaiksteinen vergleichbaren Resultate einer einmaligen Bestimmung hinsichtlich ihres Informationsgehaltes zu überschätzen, da erst die wiederholte Kontrolle der jeweiligen Parameter im Sinne einer Trendbeobachtung ein verläßliches Bild über den Zustand des Kranken liefert und so eine tragfähige Basis für die Beurteilung seiner postnarkotischen Stationsfähigkeit abgibt.

Außerdem muß daran erinnert werden, daß auch das gewählte Anästhesie- bzw. Analgesieverfahren einen nicht unerheblichen Einfluß auf die postnarkotische respiratorische Situation hat und daher stets mit in Rechnung gestellt werden muß (2, 3, 6, 7, 22, 28, 31). Dabei können vor allem von der Opiatgabe, sei sie nun systemisch im Rahmen der eigentlichen Narkose oder auch unmittelbar postoperativ extradural zur Schmerzbekämpfung erfolgt,

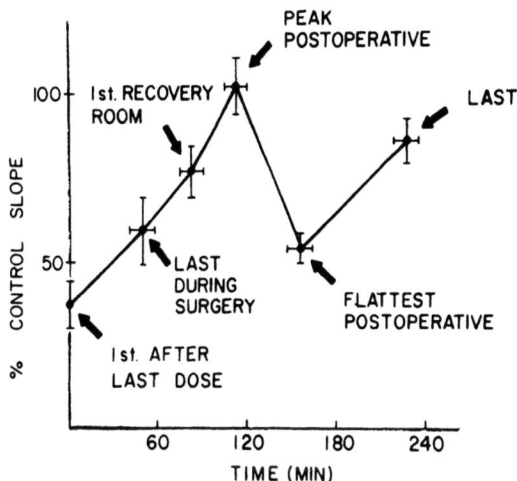

Abb. 1. Verlauf der substanzspezifischen Atemdepression nach Narkosen mit Fentanyl, bestimmt anhand der CO_2-Antwortkurven (Aus 3). Man beachte die vorübergehende Normalisierung im Aufwachraum und den sich anschließenden Wirkungs-Rebound etwa 150 min nach der letzten intraoperativen Fentanylgabe

nicht zu unterschätzende Risiken ausgehen (3, 6, 7, 29). Nach Stunden noch kann nämlich das Wiederauftreten eines Wirkungs-Rebounds dieser Substanzen den bereits auf die Station entlassenen Patienten aufs höchste gefährden. Daher muß einem solchen biphasischen Verlauf, dessen letzte Konsequenz von CASCORBI und GRAVENSTEIN (6) in einem Editorial der Zeitschrift Anesthesiology treffend als "Silent death" apostrophiert wurde, nicht nur durch ein vernünftiges Dosisregime und adäquate Antagonisierung, sondern vor allem durch eine auch zeitlich entsprechende postoperative Überwachung vorgebeugt werden (Abb. 1).

Nach Verwendung von Muskelrelaxanzien, insbesondere von Substanzen vom Kuraretyp, kommt der Normalisierung der neuromuskulären Impulsübertragung ein entscheidender Stellenwert hinsichtlich der Stationsfähigkeit zu. Wie bei dem größten Teil der intravenösen Narkotika resultiert dabei die klinische Erholung in erster Linie aus einer Umverteilung dieser Stoffe in für ihre spezifischen Effekte indifferente Kompartimente und erst in zweiter Linie aus der meist längere Zeit in Anspruch nehmenden endgültigen Elimination (1, 2, 5, 9, 25). Dennoch genügen in Anbetracht der beträchtlichen Sicherheitsreserven der neuromuskulären Transmission bei vertretbaren Relaxansdosen neben der Bestimmung der Vitalkapazität - nach ALI et al. (1) sinkt sie erst bei einem Abfall des "Train-of-four" auf 70 % und darunter statistisch nachweisbar ab - die bekannten grobklinischen Kriterien des Augenöffnens und des Kopfanhebens zur diesbezüglichen Beurteilung, so daß auf den routinemäßigen Einsatz elektromyographischer Prüfverfahren, wie sie etwa im peripheren Nervstimulator zur Verfügung stehen, obwohl durchaus wünschenswert, im Normalfall sicher verzichtet werden kann. Allerdings sollte man sich in Anbetracht der trägen Eliminationskinetik

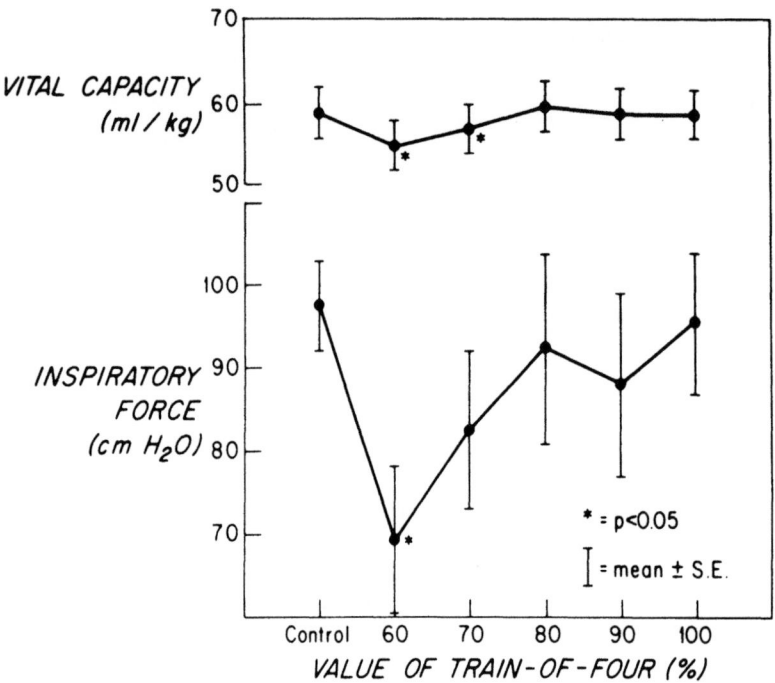

Abb. 2. Zusammenhang zwischen dem einfach zu ermittelnden "Train-of-four", der Vitalkapazität und inspiratorischen Kraft des Patienten. Es fällt auf, daß die ventilatorischen Kenngrößen erst bei einem Train-of-four von 70 % und darunter absinken (Aus 1)

dieser Substanzen - BARTH und DANNHORN konnten nach gebräuchlichen Dosen verschiedener Depolarisationshemmer noch nach 8 h spontane Rekurarisierungsphänomene nachweisen (2) - im Zweifel stets für eine pharmakologische Unterstützung der neuromuskulären Erholung durch Cholinesterasehemmer (25) entscheiden. Mögliche Wirkungsverstärkungen durch Antibiotika, Antiarrhythmika, Temperatur- und Elektrolytschwankungen sind dabei gesondert zu berücksichtigen (1, 25).

Sollten sich während oder unmittelbar nach dem Eingriff Hinweise für eine Störung des Säuren-Basen- oder Elektrolyt- und Wasserhaushaltes ergeben, so müssen diese noch vor Entlassung des Patienten aus dem Aufwachraum behoben werden.

Verbände und eventuell vorhandene Drainagen sind sorgfältig zu überprüfen. Selbstverständlich ist ein sich hieraus ergebender Verdacht auf eine Nachblutung bis zu einer definitiven Klärung als absolute Gegenanzeige für eine Verlegung zu werten.

Unter Beachtung dieser Kriterien erlangten unsere Patienten nach einer durchschnittlichen Aufenthaltsdauer im Aufwachraum zwischen 30 und 90 min die Stationsfähigkeit.

Kriterien der Entlassungsfähigkeit in häusliche Pflege unter besonderer Berücksichtigung der Straßenfähigkeit und Verkehrstüchtigkeit

Ein Kranker, der die genannten Kriterien der Stationsfähigkeit erfüllt, kann, aber muß deswegen noch lange nicht straßenfähig sein. Hierbei versteht man unter diesem Begriff den Zustand des Patienten, der es ihm erlaubt, sich motorisch und geistig wieder koordiniert mit einer Begleitperson nach Hause zu begeben. Dies ist im allgemeinen bei einer unauffälligen, 1 h nicht wesentlich überschreitenden Narkose und der Verwendung geeigneter Anästhetika (Tabelle 1 und 2) nach durchschnittlich 2 - 3 h der Fall (23). Allerdings kann sich dieser durch Euphorie, Kritiklosigkeit und Enthemmung gekennzeichnete Zeitraum bereits durch den Einsatz protrahiert wirkender Pharmaka, wie Opiate (3, 6, 7, 8, 12, 17), Dehydrobenzperidol (8, 12), Benzodiazepine (16, 17) oder depolarisationshemmender Muskelrelaxanzien (1, 2, 5, 25), um nur einige Beispiele zu nennen, so verlängern, daß anstelle der häuslichen Pflege eine stationäre Nachbetreuung notwendig ist.

Zur Beurteilung der Straßenfähigkeit, einer "Conditio sine qua non" für eine Entlassung, sowie zur Abschätzung der naturgemäß sich erst sehr viel später einstellenden Fahrtauglichkeit bzw. Verkehrstüchtigkeit, unter der man - auch in juristischem Sinne - den Zustand des Patienten versteht, wieder eigenverantwortlich tätig zu werden, existieren zahlreiche, allerdings zum Teil außerordentlich aufwendige Untersuchungs- und Testverfahren (8, 10, 11, 12, 15, 16, 17, 18, 19, 29). Nahezu ausnahmslos haftet diesen jedoch der Nachteil an, entweder nur einzelne, für die postnarkotische Gesamterholung bedingt repräsentative Sektoren zu erfassen oder einen in der Praxis nicht zu realisierenden Aufwand zu erfordern.

Daher ist der Anästhesist, von grobklinischen Kriterien einmal abgesehen, beim Abschätzen der Straßenfähigkeit und in viel stärkerem Maße noch bei der Beurteilung der Verkehrstüchtigkeit, die, da der Kranke bei ihrem Eintritt bereits längst entlassen ist, prospektiv erfolgen muß, in erster Line auf pharmakokinetische Daten und entsprechende Mitteilungen in der Literatur angewiesen, wobei zweckmäßigerweise noch ein der individuellen Schwankungsbreite Rechnung tragender zeitlicher Sicherheitszuschlag einzukalkulieren ist.

Am einfachsten liegen die Dinge bei der einmaligen und unsupplementierten Gabe eines diesbezüglich geeigneten intravenösen Kurznarkotikums (Tabelle 1), womit man bei einem großen Teil tageschirurgischer Eingriffe bereits das Auslangen findet. So ist aufgrund der raschen Spaltung zu nicht mehr narkotisch wirksamen Bruchstücken nach der Verwendung des in Hinblick auf seine Nebenwirkungen allerdings nicht unumstrittenen Propanidids die Straßenfähigkeit bereits nach 1 h wieder erreicht (8, 11, 18, 31).

Tabelle 1. Zusammenfassung der wesentlichsten Charakteristika intravenöser Narkotika unter besonderer Berücksichtigung ihrer Eignung für den kurzfristig wieder nach Hause zu entlassenden Patienten

Anästhetikum	Thiopental	Methohexital	Propanidid	Ketamin	Diazepam	Etomidat	Fentanyl
Präparate	Trapanal Inactin-Byk	Brevimytal Natrium	Epontol	Ketanest	Valium Roche	Hypnomidate	Fentanyl-Janssen
durchschnittliche Dosierung	5 mg/kg i.v.	1-2 mg/kg i.v.	6-7 mg/kg i.v.	1-2 mg/kg i.v. 6-10 mg/kg i.m.	0,1-0,2 mg/kg i.v.	0,15-0,3 mg/kg i.v.	2-3 µg/kg
Wirkungsdauer	6-8 min	5 min	3-4 min	10 min	ca. 30 min	3-8 min	ca. 20 min
Wirkungsende durch	Umverteilung	Umverteilung	Abbau durch Pseudocholinesterase	Abbau und Umverteilung	Umverteilung und Abbau	Umverteilung und Abbau	Umverteilung Antagonisierung mit Naloxon
Gefäßverträglichkeit	2,5%ige Lösung: gut	1%ige Lösung: gut	2,5%ige Lösung: gut	5%ige Lösung: gut	0,5%ige Lösung: schlecht	0,2%ige Lösung: schlecht	gut
Nebenwirkungen	Kreislauf- und Atemdepression	exzitatorische Phänomene, Atemdepression	allergische Reaktionen, Kreislauf- und Atemdepression	Blutdruck- und Pulsanstieg, „Emergence"-Phänomen	praktisch keine	Myoklonien	Atemdepression mit Rebound nach höheren Dosen
Kontraindikationen	Porphyrie	Porphyrie	kardiale Schäden, Allergie, Schock	Hypertonus, Herz- und Koronarinsuffizienz, Hirndruck	Myasthenia gravis	noch keine bekannt	höhere Dosen bei ambulanten Patienten, Unverträglichkeit (selten)
Straßenfähigkeit	ca. 2 h	ca. 1 h	ca. 1 h	ca. 2-3 h	ca. 2-3 h	ca. 1 h	ca. 2-3 h
Verkehrstüchtigkeit nach	ca. 24 h	ca. 24 h	ca. 12 h	ca. 24 h	ca. 24 h	ca. 24 h	ca. 24 h
Eignung zur ambulanten Narkose	gut	sehr gut	problematisch wegen Nebenerscheinungen	gering	bedingt	unsupplementiert ungeeignet, sonst gut	wenn auf ein Opiat nicht verzichtet werden soll, gut

Tabelle 2. Zusammenfassung der entscheidenden physikochemischen Daten gebräuchlicher Inhalationsanästhetika und ihrer hieraus resultierenden Eignung zur Verwendung in der Tageschirurgie

Anästhetikum	Lachgas	Enfluran.	Halothan.	Methoxyfluran
Präparate		*Ethrane*	*Halothan Hoechst, Fluothane*	*Penthrane*
Chemische Bezeichnung und Struktur	Stickoxydul N₂O	1,1,2,Trifluor-2-chloräthyldi-fluormethyläther	1,1,1-Trifluor-2-brom-2-chlor-äthan	1,1-Difluor-2,2-di-chloräthylmethyl-äther
Molekulargewicht	44	184,5	197,4	165
Blutgaskoeffizient (Maß für Steuerbarkeit)	0,47	1,91	2,5	13
Biotransformationsrate	0%	2,4%	20–25%	~50%
Öl-Gas-Koeffizient (Lipoidlöslichkeit)	1,4	98,5	224	970
Minimale alveoläre Konzentration (MAC)	105 Vol.%	1,68 Vol.%	0,77 Vol.%	0,16 Vol.%
Eignung zur ambulanten Narkose	sehr gut	sehr gut	gut	schlecht

Obwohl KORTTILA und Mitarbeiter (18) nach 6,6 mg/kg Propanidid unter den außerordentlich realitätsnahen Prüfbedingungen eines Fahrsimulators bereits 2 h postnarkotisch eine vollständige Erholung feststellen konnten, sollte die Verkehrstüchtigkeit, nicht zuletzt in Hinblick auf individuelle Toleranzschwankungen sowie das von den Untersuchern nicht berücksichtigte sowohl psychische als auch physische Trauma des operativen Eingriffes, erst nach Ablauf von 12 h angenommen werden.

Für die kurz wirkenden Barbitursäurederivate, in erster Linie Thiopental und Methohexital, gilt, da bei ihrem klinischen Wirkungsende noch nahezu die gesamte Dosis, allerdings in zentrifugal subnarkotischer Umverteilung, im Organismus präsent ist, der sich dann die endgültige Elimination über einen längeren Zeitraum hin anschließt (Abb. 3) (9, 11, 18, 29, 31), daß frühestens nach 2 h mit der Straßenfähigkeit gerechnet werden kann (29). Aufgrund dieser pharmakokinetischen Eigenschaften wundert es nicht, daß DOENICKE und Mitarbeiter (8) in vielbeachteten

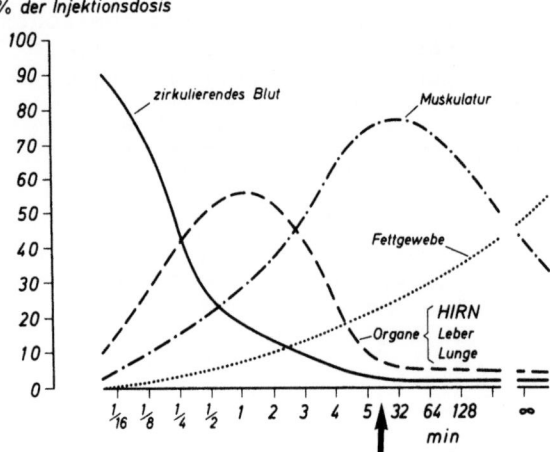

Abb. 3. Prinzip der Umverteilung intravenös verabfolgter Narkotika und Muskelrelaxanzien vom Kuraretyp, dargestellt am Beispiel der Barbiturate. Man beachte, daß bei klinischem Wirkungsende (Pfeil) meist noch die gesamte Dosis - allerdings in zentrifugal subnarkotischer bzw. indifferenter interkompartimenteller Umverteilung - im Organismus präsent ist. Es wird anhand dieses Schemas klar, daß die häufig gebrauchte Bezeichnung "kurz" oder "ultrakurz wirkend" für Substanzen, die einer derartigen Kinetik unterliegen, irreführend ist

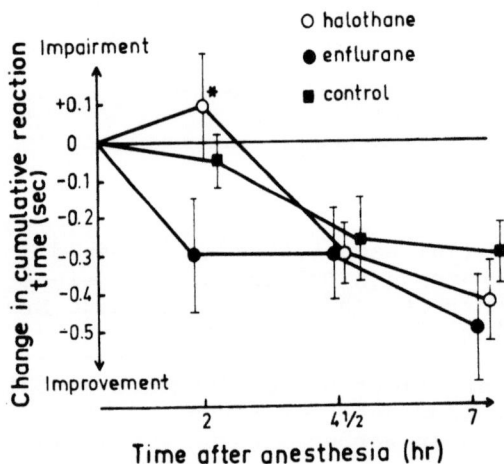

Abb. 4. Verhalten der kumulativen Reaktionszeit in kritischen Verkehrssituationen, ermittelt im Fahrsimulator nach nur 3 1/2-minütiger Halothan- bzw. Enfluran-Lachgas-Sauerstoff-Kombinationsnarkose im Steady state (Aus 19)

EEG-Studien nach der einmaligen Gabe dieser Substanzen, im Gegensatz zu Propanidid, noch über 12 h postnarkotisch die Ver-

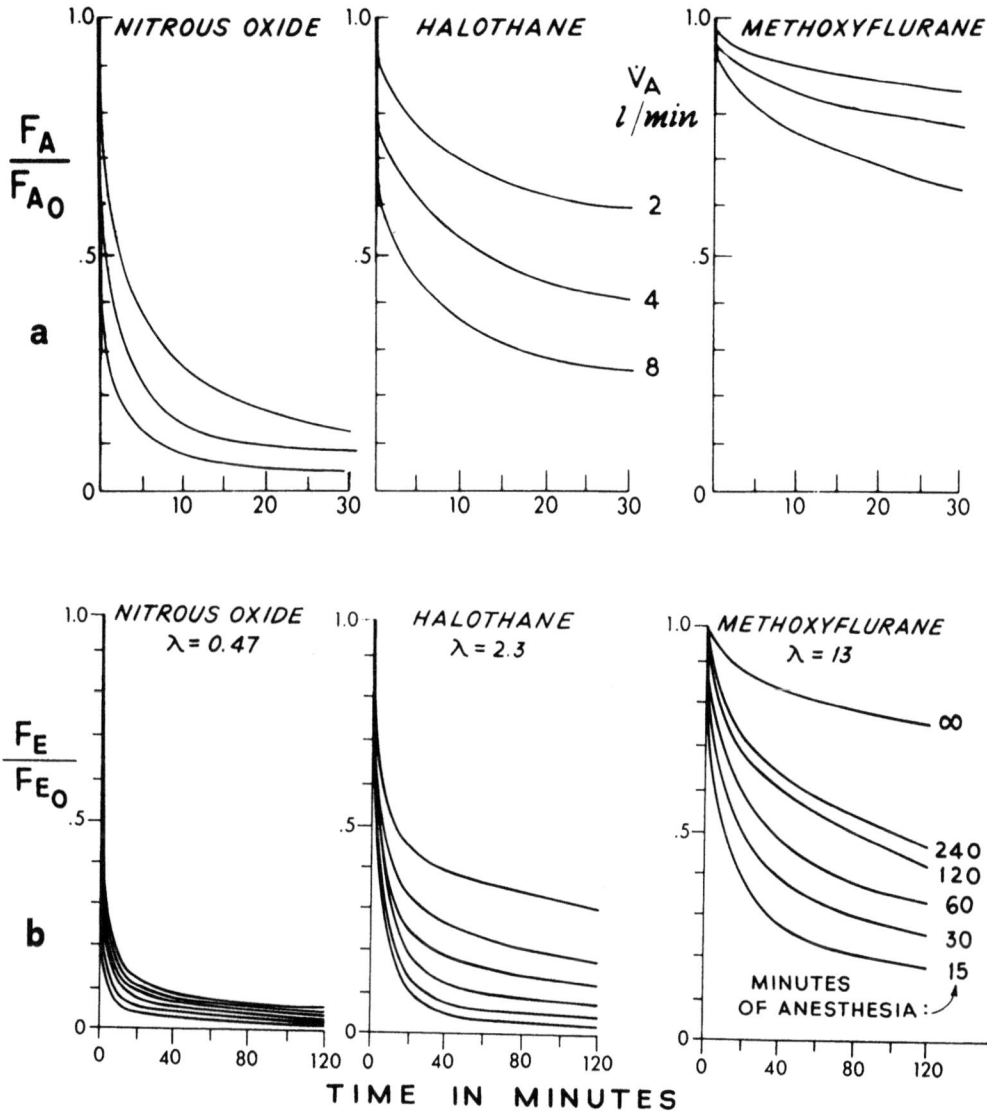

Abb. 5. Elimination der Inhalationsanästhetika, dargestellt anhand ihrer alveolären Auswaschkurven. Man beachte die Abhängigkeit vom jeweiligen Blut-Gas-Verteilungskoeffizienten, der postnarkotischen ventilatorischen Leistung des Patienten (a) sowie der Dauer ihrer Anwendung (b) (Aus 28)

kehrstüchtigkeit des Patienten in Frage stellende Beeinträchtigungen nachweisen konnten. Diese Effekte werden durch die zusätzliche Gabe zentral angreifender Substanzen, wie etwa Alkohol, bedenklich verstärkt. Die praktische Relevanz dieser elektroenzephalographischen Befunde wird durch die im Fahrsimulator gewonnenen Resultate bestätigt (10, 18). Demnach zog die einmalige Gabe von 6 mg/kg Thiopental bzw. 2 mg/kg Methohexital eine signifikante, 6 - 8 h anhaltende Beeinträchtigung der reaktiven

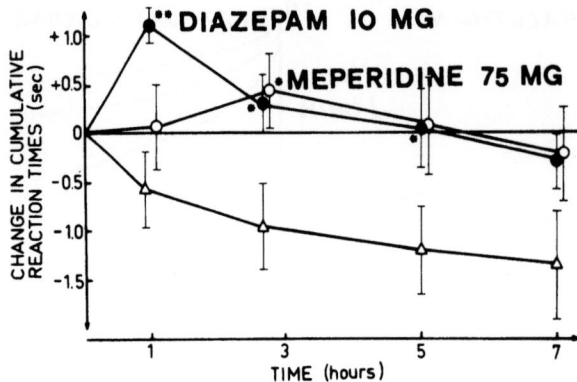

Abb. 6. Verlängerung der kumulativen Reaktionszeit durch die intramuskuläre Gabe von 10 mg Diazepam bzw. 75 mg Pethidin. Die Kontrollwerte sind nach 7 h noch nicht erreicht (Aus 17)

Fähigkeiten nach sich, was auch in einer entsprechenden Verschlechterung des globalen Fahrverhaltens seinen nicht zu übersehenden Niederschlag fand (18). Aufgrund dieser Ergebnisse scheint es auch nach einer Kurznarkose mit Barbituraten nicht berechtigt, eine Verkehrstüchtigkeit des Patienten vor dem Ablauf von mindestens 24 h anzunehmen (4, 8, 10, 18).

Nach einer nur 3 1/2minütigen Kombinationsnarkose mit Lachgas im "Steady state" führte lediglich Halothan - nicht aber Enfluran - zu einer signifikanten Verlängerung der kumulativen Reaktionszeit in kritischen Verkehrssituationen. Allerdings wurden die Werte der Kontrollgruppe nach beiden Substanzen erst 4 1/2 h später erreicht (Abb. 4) (19). Diese auf den ersten Blick günstigen Ergebnisse dürfen jedoch keinesfalls dazu verleiten, nach Durchführung einer Inhalationsnarkose die Fahrtauglichkeit vor dem Ablauf von 24 h zu attestieren. Zum einen nämlich werden "in praxi" auch diese Narkosen mit einem seiner eigenen Kinetik (9) gehorchenden Induktionshypnotikum eingeleitet und zum anderen spielen in diesem Zusammenhang neben den individuellen physikochemischen Eigenschaften des gewählten Anästhetikums (Tabelle 2) auch die Dauer seiner Anwendung sowie die respiratorische Situation des Patienten nach der Narkose eine ausschlaggebende Rolle (Abb. 5) (9, 28, 31).

In diesem Zusammenhang ist zu erwähnen, daß auch die intramuskuläre Gabe von 10 mg Diazepam oder 75 mg Pethidin, wie dies häufig zur Prämedikation üblich ist, mit einer lang anhaltenden Verschlechterung der reaktiven Kompetenz des Patienten teuer erkauft werden muß, so daß der Verwendung dieser Pharmaka in Hinblick auf eine frühzeitige Straßenfähigkeit und Verkehrstüchtigkeit enge Grenzen gesteckt sind (Abb. 6) (4, 8, 16, 17, 31).

Interessanterweise bleiben auch nach rein örtlichen Betäubungen derartige Beeinträchtigungen nicht aus. So etwa zieht die einem derartigen Vorgehen vergleichbare intramuskuläre Gabe von

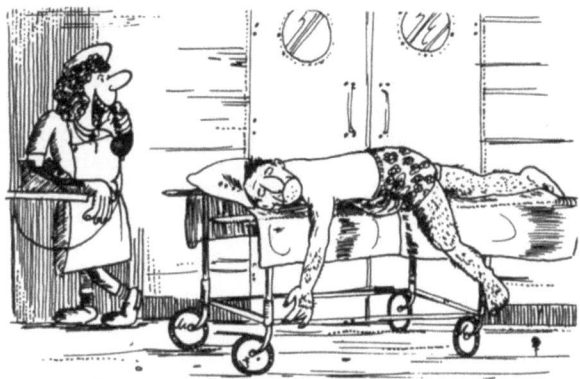

„Patient Jansen kann abgeholt werden!"

Abb. 7. Zum Problem der Stationsfähigkeit... (Aus: Anaesthesiologie und Intensivmedizin für Schwestern und Pfleger (ed. D. H. G. KEUSKAMP). Berlin, Heidelberg, New York: Springer 1977)

200 mg Lidocain ebenfalls eine kurzfristige Verschlechterung der Fahrtüchtigkeit nach sich, von der sich der Patient allerdings rasch wieder erholt (15).

Abschließende Bemerkungen

1. Mit der Beurteilung der Stationsfähigkeit, Straßenfähigkeit und Verkehrstüchtigkeit nach Narkose übernimmt der Anästhesist eine äußerst verantwortungsvolle Aufgabe.

2. Eine Übertragung dieser Entscheidung an Hilfspersonal ist aufgrund der komplexen Kriterien problematisch und nur in Ausnahmefällen zu rechtfertigen (27).

3. Sowie keine anderen Vereinbarungen getroffen wurden, endet mit der Entlassung des Patienten aus dem Aufwachraum die Verantwortung des Anästhesisten - im Sinne der Zuständigkeitsteilung -, um auf den primär behandelnden Arzt (Operateur) überzugehen (27, 30).

4. Ein entsprechender Vermerk auf dem Narkoseprotokoll über den Zustand des Kranken zum Zeitpunkt der Entlassung und über etwaige weitere Therapieempfehlungen ist ratsam.

5. Auch beim wieder nach Hause gehenden Patienten endet die Verantwortung des Anästhesisten mit der Feststellung der Straßenfähigkeit, allerdings unter der Voraussetzung, daß diesem die erforderlichen Karenzzeiten bis zur Wiederaufnahme einer eigenverantwortlichen Tätigkeit zur Kenntnis gebracht wurden. Da mündliche Instruktionen erfahrungsgemäß rasch vergessen werden (24), sind entsprechende schriftliche Empfehlungen unerläßlich, wobei der Patient den Empfang und die Kenntnisnahme unterschriftlich zu bestätigen hat (4, 8, 23, 24).

Die vorstehenden, zwangsweise fragmentarischen Feststellungen müssen im wesentlichen vor dem Hintergrund eines vorhandenen Aufwachraumes oder einer entsprechenden organisatorischen Einheit gesehen werden. Trifft diese Prämisse nicht zu, so haben bereits Art und Ausmaß des geplanten Eingriffes, Prämedikation, Narkoseeinleitung und -durchführung sowie der Einsatz adjuvanter Techniken diese Gegebenheit zu berücksichtigen, um eine frühzeitige und risikolose Stations- bzw. Straßenfähigkeit des Patienten sicherzustellen.

Literatur

1. ALI, H. H., SAVARESE, J. J.: Monitoring of neuromuscular function. Anesthesiology 45, 216 (1976)

2. BARTH, L., DANNHORN, R.: Protrahierte neuromuskuläre Wirkungen depolarisationshemmender Muskelrelaxantien, nachgewiesen mit der Tetanusreizantwort. Anaesthesist 26, 116 (1977)

3. BECKER, L. D., BRADFORD, A. P., MILLER, R. D., SEVERINGHAUS, J. W., EGER II, E. I.: Biphasic respiratory depression after fentanyl-droperidol or fentanyl alone used to supplement nitrous oxide anesthesia. Anesthesiology 44, 291 (1976)

4. BROWN, B. R.: Outpatient anesthesia. Philadelphia: Davis 1978

5. BUZELLO, W., AGOSTON, S.: Comparative clinical pharmacokinetics of tubocurarine, gallamine, alcuronium and pancuronium. Anaesthesist 27, 313 (1978)

6. CASCORBI, H. F., GRAVENSTEIN, J. S.: Silent death. Anesthesiology 40, 319 (1974)

7. CHRISTENSEN, V.: Respiratory depression after extradural morphine. Brit. J. Anaesth. 52, 841 (1980)

8. DOENICKE, A., KUGLER, J., SCHELLENBERG, A., GÜRTNER, Th.: The use of electroencephalography to measure recovery time after intravenous anaesthesia. Brit. J. Anaesth. 38, 580 (1966)

9. EGER II, E. I.: Anesthetic uptake and action. Baltimore: Williams & Wilkins 1974

10. EPSTEIN, B. S.: Recovery from anesthesia. Anesthesiology 43, 285 (1975)

11. ERIKSEN, J., JANSEN, E., LARSEN, R. E., OLESEN, M. B.: Postanaesthetic postural stability following thiopental or propanidid anaesthesia. Acta anaesth. scand. 22, 323 (1978)

12. GRABOW, L.: Hirnfunktionen unter dem Einfluß der Allgemeinanaesthesie. Stuttgart: Fischer 1981

13. HESS, F. A., ROTH, F.: Transportprobleme bei kritischen Intensivpatienten. Intensivbehandlung 4, 1 (1979)

14. KIRCHNER, E.: Anwendung gefäßerweiternder Stoffe im Schock. In: Schock. Stoffwechselveränderungen und Therapie (eds. W. E. ZIMMERMANN, J. STAIB), p. 377. Stuttgart: Schattauer 1970

15. KORTTILA, K.: Psychomotor skills related to driving after intramuscular lidocaine. Acta anaesth. scand. 18, 290 (1974)

16. KORTTILA, K.: Recovery after intravenous sedation. Anaesthesia 31, 724 (1976)

17. KORTTILA, K., LINNOILA, M.: Psychomotor skills related to driving after intramuscular administration of diazepam and meperidine. Anesthesiology 42, 685 (1975)

18. KORTTILA, K., LINNOILA, M., ERTAMA, P., HÄKKINEN, S.: Recovery and simulated driving after intravenous anesthesia with thiopental, methohexital, propanidid, or alphadione. Anesthesiology 43, 291 (1975)

19. KORTTILA, K., TAMMISTO, T., ERTAMA, P., PFÄFFLI, P., BLOMGREN, E., HÄKKINEN, S.: Recovery, psychomotor skills, and simulated driving after brief inhalational anesthesia with halothane or enflurane combined with nitrous oxide and oxygen. Anesthesiology 46, 20 (1977)

20. LANDAUER, B.: Zur Problematik der unmittelbar postnarkotischen Phase. Anaesth. Intensivmed. 19, 547 (1978)

21. LANDAUER, B.: Narkoseprobleme bei Intensiv-(behandlungs)-patienten. Intensivbehandlung 4, 5 (1979)

22. LANDAUER, B.: Zur funktionellen Beeinflussung der Lunge durch Anaesthetica. Anaesthesiologie und Intensivmedizin, Bd. 114. Berlin, Heidelberg, New York: Springer 1979

23. LANDAUER, B.: Zur Problematik der Allgemeinnarkose im Rahmen der Tageschirurgie. Fortschr. Med. 99, 537 (1981)

24. MALINS, A. F.: Do they as they are instructed? A review of outpatient anaesthesia. Anaesthesia 33, 832 (1978)

25. MILLER, R. D.: Antagonism of neuromuscular blockade. Anesthesiology 44, 3818 (1976)

26. OPDERBECKE, H. W.: Risikofaktoren der Anästhesie. Anästh. Inform. 18, 561 (1977)

27. OPDERBECKE, H. W.: Anaesthesie und ärztliche Sorgfaltspflicht. Anaesthesiologie und Wiederbelebung, Bd. 100. Berlin, Heidelberg, New York: Springer 1978

28. STOELTING, R. K., EGER II, E. I.: The effects of ventilation and anesthetic solubility on recovery from anesthesia. Anesthesiology 30, 290 (1969)

29. VICKERS, M. D.: The measurement of recovery from anaesthesia. Brit. J. Anaesth. 37, 296 (1965)

30. WEISSAUER, W.: Die interdisziplinäre Arbeitsteilung und der Vertrauensgrundsatz in der Rechtsprechung des Bundesgerichtshofs. Anästh. Intensivmed. 21, 97 (1980)

31. WOOD-SMITH, F. G., VICKERS, M. D., STEWART, H. C.: Drugs in anaesthetic practice. London: Butterworths 1980

Probleme der ärztlichen Verantwortlichkeit in der frühen postoperativen Phase
Von H. W. Opderbecke

Die Zusammenarbeit zwischen Operateur und Anästhesist beruht auf dem Grundsatz der Arbeitsteilung. Jeder der beiden ärztlichen Partner ist dabei für den Bereich, der seinem Fachgebiet entspricht, zuständig und verantwortlich. Während des operativen Eingriffes stellt sich diese Arbeitsteilung am überzeugendsten und klarsten dar: Der Operateur ist zuständig für die Durchführung des speziellen Eingriffes, der Anästhesist für die Durchführung des Betäubungsverfahrens und für die Aufrechterhaltung der vitalen Funktionen. Hierbei ist auch der eigentliche Zweck dieser Arbeitsteilung am sinnvollsten erkennbar: Eine gegenseitige Entlastung, die es insbesondere dem Operateur ermöglicht, sich ganz auf den Eingriff zu konzentrieren, ohne durch die Sorge um die Vitalfunktionen des Patienten belastet zu sein, wie dies früher zu Zeiten der sogenannten "Schwesternnarkose" der Fall war.

Rechtlich beruht diese Art der Arbeitsteilung und Kooperation auf dem sogenannten Vertrauensgrundsatz, ein aus dem Verkehrsrecht stammendes Prinzip, das von WEISSAUER auf die Medizin, speziell auf die Zusammenarbeit zwischen Chirurg und Anästhesist, übertragen worden ist (8).

Der Vertrauensgrundsatz besagt bekanntlich, daß jeder der beteiligten Ärzte davon ausgehen kann und muß, daß sein Partner seinen ihm zugehörenden Aufgabenbereich mit der gebotenen Sorgfalt und den erforderlichen Kenntnissen und Erfahrungen wahrnimmt. Eine gegenseitige Überwachungspflicht entfällt, es sei denn, bei der Zusammenarbeit würden grobe Sorgfalts- oder Qualifikationsmängel erkennbar, die diesen Vertrauensgrundsatz in Frage stellen.

In der postoperativen Phase gestaltet sich die Zusammenarbeit zwischen Operateur und Anästhesist nach den gleichen Prinzipien. Grundsätzlich ist dabei der Operateur für die Erkennung und Behandlung operativer Komplikationen, der Anästhesist für die Erkennung und Behandlung anästhesiologischer Komplikationen zuständig und verantwortlich. In der postoperativen Phase ist es aber weit schwieriger als intraoperativ, diese beiden Kompetenzbereiche klar voneinander abzugrenzen. So können Störungen der Vitalfunktionen sowohl durch eine operative als auch durch eine anästhesiologische Komplikation verursacht werden. Nicht immer läßt sich sogleich erkennen, ob eine akut auftretende Störung der Vitalfunktionen in den Kompetenzbereich des Operateurs oder des Anästhesisten fällt. Um Kompetenzlücken zum Nachteil des Patienten zu vermeiden, ist es daher von außerordentlich großer Bedeutung, für jeden Abschnitt der postoperativen Phase eindeutig klarzustellen, wer für die Überwachung der Vitalfunktionen zuständig und verantwortlich ist, der Anästhesist oder

der Operateur. Meines Erachtens kann es hier nur ein "Entweder-Oder" und niemals ein "Sowohl-Als-Auch" geben, da im letzteren Falle die Gefahr vorhanden ist, daß der eine sich auf den anderen verläßt und damit Kompetenzlücken vorprogrammiert wären. Unter Zitierung von WEISSAUER hat der Bundesgerichtshof erst kürzlich hierzu folgendes ausgeführt (9):

"Allgemein kann es zweifelhaft sein, ob in dieser Phase der Anästhesist den Patienten lediglich bis zum Erwachen aus der Narkose oder darüber hinaus bis zur vollen Aufhebung der Betäubungswirkung betreuen muß. Es bedarf für einen Grenzbereich einer konkreten Verteilung der Zuständigkeiten, um Überschneidungen und Lücken in der ärztlichen Betreuung zu vermeiden. Aus der täglichen Zusammenarbeit zwischen Chirurg und Anästhesist bildet sich aber auch für diesen Grenzbereich in jedem Krankenhaus eine Zuständigkeitsverteilung heraus, von der nur ausnahmsweise und aufgrund besonderer Vereinbarung zwischen Chirurg und Anästhesist wegen der Bedürfnisse des Einzelfalles abgegangen werden wird. Auch hier wird deshalb über die Verteilung der Aufgaben im konkreten Fall kaum Streit herrschen können. Es besteht aber die Gefahr von Koordinationsmängeln, wenn etwa im postoperativen Teil sich beide Ärzte darauf verlassen, der Partner werde den Patienten betreuen."

Eine eindeutige Kompetenzverteilung ist darüber hinaus um so wichtiger, als die postoperative Patientenüberwachung anders als intraoperativ fast ausschließlich auf Pflegepersonal delegiert wird, da weder der Operateur noch der Anästhesist die zeitliche Möglichkeit haben, diese Überwachung höchstpersönlich durchzuführen.

Daß aber eine lückenlose postoperative Überwachung mindestens ebenso wichtig ist wie eine intraoperative, läßt sich im Rahmen von operativen Letalitätsstatistiken an der relativ hohen Zwischenfallsrate in der postoperativen Phase ohne weiteres belegen (3). Auch aufgrund meiner persönlichen Erfahrungen als gerichtlicher Sachverständiger ist die Zahl tödlicher Zwischenfälle mit forensischen Konsequenzen in der postoperativen Phase mindestens ebenso hoch wie im Operationssaal. Aus den vorangegangenen Beiträgen dieses Workshops muß die gleiche Schlußfolgerung gezogen werden.

Diese Erkenntnis hat uns Anästhesisten schon sehr frühzeitig veranlaßt, die Forderung nach der Einrichtung eines Aufwachraumes zu stellen (1). Seine Funktion wurde in einer Stellungnahme unserer Fachgesellschaft aus dem Jahre 1969 wie folgt definiert:

"Aufwachraum: Überwachungsraum für Frischoperierte ohne Stationscharakter und ohne eigene Betten. In diesem Raum verbleibt der frischoperierte Patient im Bett seiner Station so lange, bis er aus der Narkose erwacht, wieder im Vollbesitz seiner Schutzreflexe ist und keine unmittelbaren Komplikationen von seiten der Atmung und des Kreislaufes mehr zu erwarten sind. Der Aufenthalt im Aufwachraum ist in der Regel auf einige Stunden begrenzt."

Zwischen den operativen Fachgebieten und uns ist es unstrittig, daß der Aufwachraum der ärztlichen Leitung des Anästhesisten untersteht und daß somit dieser mit seinem ihm unterstellten Pflegepersonal für die Überwachung und Aufrechterhaltung der Vitalfunktionen der im Aufwachraum befindlichen Patienten zuständig und verantwortlich ist (2, 5, 6, 7). Nach dem oben angeführten Vertrauensgrundsatz bedeutet dies für den Operateur, daß dieser von der Verantwortung für den im Aufwachraum befindlichen frischoperierten Patienten so lange freigestellt ist, solange er nicht wegen einer operativen Komplikation gerufen wird. Umgekehrt beinhaltet dies für den Anästhesisten und sein Pflegepersonal die Verpflichtung, den Operateur rechtzeitig zu rufen, wenn eine operative Komplikation - etwa eine Nachblutung - sein Tätigwerden erforderlich macht.

Für die mit einem "Entweder-Oder" zu beantwortende Frage: "Wer ist zuständig für die Überwachung der vitalen Funktionen der Patienten im Aufwachraum?" lautet somit die Antwort ohne jede Einschränkung: "Der Anästhesist mit seinem ihm zugeteilten Pflegepersonal." Der Operateur kann und muß darauf vertrauen, daß diese Überwachung sorgfältig und lückenlos erfolgt und daß er erforderlichenfalls rechtzeitig gerufen wird.

Mit der Entlassung des Patienten aus dem Aufwachraum auf die operative Krankenstation auf Anordnung des Anästhesisten endet in der Regel seine Zuständigkeit und Verantwortung für die Überwachung der vitalen Funktionen. Diese Aufgabe übernimmt nunmehr das Pflegepersonal der Krankenstation, das der Aufsichtspflicht und dem Weisungsrecht des Operateurs untersteht. Damit fällt diesem die ärztliche Verantwortung für die weitere Betreuung des Patienten zu, ungeachtet der Tatsache, daß diese Betreuung weitgehend seinem Pflegepersonal obliegt. Ebenso wie der Anästhesist im Aufwachraum hat der Operateur auf seiner Krankenstation die notwendigen fachlichen Weisungen zu erteilen und organisatorische Maßnahmen sicherzustellen, die zu einer adäquaten Versorgung des frischoperierten Patienten erforderlich sind. Dabei kann er allerdings davon ausgehen, daß nach der Entlassung des Patienten aus dem Aufwachraum eine unmittelbare Gefährdung von Vitalfunktionen erfahrungsgemäß nicht mehr vorliegt. Unerwartete Komplikationen lassen sich jedoch auch in dieser Phase niemals mit absoluter Sicherheit ausschließen. Betreffen solche Komplikationen den Anästhesisten, so kann und muß nun dieser darauf vertrauen, daß er vom Operateur rechtzeitig hinzugezogen wird.

Die Frage: "Wer ist auf der allgemeinen Krankenstation für die Überwachung der Vitalfunktionen zuständig und verantwortlich?" läßt sich somit eindeutig beantworten: "Der Operateur mit seinem auf der Station tätigen Krankenpflegepersonal."

Wird der Patient vom Aufwachraum nicht auf die allgemeine Krankenstation, sondern auf eine Intensiveinheit verlegt, so fällt die Überwachung der Vitalfunktionen in den Kompetenz- und Verantwortungsbereich des ärztlichen Leiters dieser Einheit. Bei interdisziplinären Einheiten ist dies meist der Anästhesist, bei fachgebundenen der operative Fachvertreter.

Die erforderliche klare Kompetenzabgrenzung und Verantwortungszuweisung in der postoperativen Phase bereitet nur dann Schwierigkeiten, wenn an einem Krankenhaus kein Aufwachraum existiert. Es wurde schon gesagt, daß die postoperative Überwachung ärztlicherseits weitgehend auf Pflegepersonal delegiert werden muß. Ein Arzt kann aber nur insoweit Verantwortung für dieses Personal und seine Tätigkeit übernehmen, wie er die Möglichkeit der Auswahl, der Einteilung, der Unterweisung und der Beaufsichtigung besitzt. Diese Möglichkeiten hat der Anästhesist gegenüber dem Pflegepersonal der allgemeinen Krankenstation in aller Regel nicht. Er kann somit für die postoperative Überwachung von Patienten auf Allgemeinstationen nur dann Verantwortung übernehmen, wenn er über eine genügend große Anzahl speziell unterwiesener Anästhesiepflegekräfte für diesen Zweck verfügt. Da die Patienten des täglichen Operationsprogrammes bei fehlendem Aufwachraum meist über mehrere Stationen in zahlreichen verschiedenen Krankenzimmern verteilt sind, liefe dies faktisch auf die Forderung nach Einzelsitzwachen durch Anästhesieschwestern bzw. -pfleger hinaus, angesichts der heutigen, aber auch der zukünftigen Personalsituation an unseren Krankenhäusern eine Utopie.

Daraus ergibt sich die Schlußfolgerung, daß bei fehlendem Aufwachraum der Operateur mit seinem Pflegepersonal für die Überwachung des frischoperierten Patienten vom Augenblick der Entlassung aus dem Operationssaal an zuständig und verantwortlich ist, da eine andere Kompetenzverteilung mit den Realitäten nicht in Einklang zu bringen wäre.

Hierbei ist sogleich zuzugeben, daß der Operateur und sein Personal mit dieser Aufgabe überfordert sind. Es liegt daher auch im Interesse des operativen Fachvertreters, gemeinsam mit dem Anästhesisten den Krankenhausträger auf seine Organisationspflichten hinzuweisen und nachdrücklich die Einrichtung eines Aufwachraumes zu fordern. Bekanntlich verpflichtet die Bundespflegesatzverordnung den Krankenhausträger, eine ausreichende und zweckmäßige Patientenversorgung zu gewährleisten. Wir haben allen Anlaß - nicht zuletzt aufgrund der uns von der Rechtsprechung auferlegten Maßstäbe - zu der Feststellung, daß für eine ausreichende und zweckmäßige Versorgung operativer Patienten ein unter anästhesiologischer Leitung stehender Aufwachraum unentbehrlich ist. Versäumt der Krankenhausträger die Einrichtung eines Aufwachraumes, so gefährdet er in vermeidbarer Weise die Patientensicherheit und verstößt insoweit gegen seine Organisationspflichten (4).

Diese Feststellung behält auch angesichts der Notwendigkeit einer Eindämmung der Kostenexpansion im Gesundheitswesen ihre Gültigkeit. Die Einrichtung eines Aufwachraumes ist auch unter Berücksichtigung der daraus resultierenden Kosten gerechtfertigt, da ein Aufwachraum - etwa im Vergleich zu einer Intensiveinheit - nur relativ geringe räumliche und apparative Aufwendungen zur Folge hat und personell eher zu einer Entlastung als zu einer zusätzlichen Belastung führt.

Zusammenfassung

Gerade in der unmittelbaren postoperativen Phase können durch organisatorische Mängel und unklare Kompetenzabgrenzungen Überwachungslücken entstehen, die bei dem in seinen vitalen Funktionen noch beeinträchtigten Patienten von einer Minute zur anderen eine lebensbedrohliche Situation hervorrufen können. Daraus resultiert die Notwendigkeit einer klaren Verteilung von ärztlicher Kompetenz und Verantwortung für die Überwachung der vitalen Funktionen. Nach unserer Auffassung ist derjenige Fachvertreter für die postoperative Patientenüberwachung zuständig und verantwortlich, in dessen Organisationsbereich sich der Patient zur Zeit befindet, der Anästhesist mit seinem Pflegepersonal für den Patienten im Aufwachraum, der Operateur mit seinem Pflegepersonal für den Patienten auf der Krankenstation. Nach dem Vertrauensgrundsatz kann und muß jeder der beiden Ärzte sich darauf verlassen, daß sein Partner die Patientenüberwachung lückenlos gewährleistet und ihn rechtzeitig hinzuzieht, wenn eine ihn berührende Komplikation dies erfordert.

Literatur

1. Deutsche Gesellschaft für Anästhesie und Wiederbelebung: Stellungnahme zur Organisation von Aufwachraum, Wachstation und der Intensivbehandlung im Krankenhaus. Anaesthesist 18, 229 (1969)

2. Empfehlungen zur Organisation der Anästhesie im Rahmen der Neurochirurgie. Anästh. Inform. 12, 34 (1971)

3. OPDERBECKE, H. W.: Risikofaktoren der Anästhesie. Anästh. Inform. 12, 561 (1977)

4. OPDERBECKE, H. W.: Organisatorische und rechtliche Problematik der postnarkotischen Phase. Anästh. Intensivmed. 19, 554 (1978)

5. Vereinbarung über die Zusammenarbeit in der HNO-Heilkunde. Anästh. Inform. 17, 354 (1976)

6. Vereinbarung zwischen den Fachgebieten Chirurgie und Anästhesie über die Aufgabenabgrenzung und die Zusammenarbeit in der Intensivmedizin. Anästh. Inform. 11, 167 (1970)

7. Vereinbarung zwischen den Fachgebieten Urologie und Anästhesie über die Aufgabenabgrenzung und die Zusammenarbeit im operativen Bereich und in der Intensivmedizin. Anästh. Inform. 13, 219 (1972)

8. WEISSAUER, W.: Arbeitsteilung und Abgrenzung der Verantwortung zwischen Anästhesist und Operateur. Anaesthesist 11, 239 (1962)

9. WEISSAUER, W.: Die interdisziplinäre Arbeitsteilung und der Vertrauensgrundsatz in der Rechtsprechung des Bundesgerichtshofs. Anästh. Intensivmed. 21, 97 (1980)

Bauliche Voraussetzungen der postoperativen Patientenüberwachung und -behandlung

Von R. J. Sahl

Die Anlagen für operative Behandlungen sind im Laufe der zurückliegenden drei Jahrzehnte immer weitergehend zentralisiert, in funktioneller Hinsicht elementiert, in räumlicher Hinsicht differenziert und in Ausbau, Einrichtung und Ausstattung technisiert worden.

Im alltäglichen Betrieb erweisen sich die zentralen funktionell-räumlich weitgehend aufgegliederten, hochtechnisierten Operationsanlagen aber keineswegs als allenthalben so zweckdienlich, wie man das gewöhnlich in der Programmierungs- und Planungsphase angenommen hat.

Zu registrieren sind aus solchen Fällen vor allem Klagen

1. über die Unübersichtlichkeit der Operationsanlage, vor allem auch für diejenigen, welche die operative Behandlung zu managen und zu verantworten haben,

2. über die Kontaktarmut; gegenüber früher gewohnten Anlagen sind die Sicht- und Sprechkontakte unter den an der operativen Behandlung Beteiligten deutlich verringert,

3. über die Engpässe in der Personaldisposition, die offenbar auf Diskrepanzen zwischen dem anlage- und systembedingten Personalbedarf und den einschlägigen Anhaltswerten beruhen,

4. über den hohen Aufwand in der Sauberhaltung, Wartung und Instandhaltung der Räume, Geräte und Apparaturen,

5. über den hohen Aufwand an Investitionskosten.

Diese Klagen lassen es ratsam erscheinen, den gesamten Ablauf operativer Behandlungen ins Auge zu fassen und im Auge zu behalten, auch wenn es hier in erster Linie unter besonderer Berücksichtigung der Aspekte der klinischen Anästhesiologie und Intensivtherapie um die Phase der postoperativen Patientenüberwachung und -behandlung gehen soll.

Für den Anästhesiedienst sind die Einsatz- und Arbeitsbedingungen in den Operationsanlagen der bestehenden Krankenhäuser äußerst unterschiedlich, und zwar allein schon was die räumlichen Voraussetzungen angeht. Das zeigt auch die nachstehende Übersicht, die nicht zuletzt auch helfen dürfte, in der Erörterung der postoperativen Patientenüberwachung und -behandlung die weitergehenden Zusammenhänge zu berücksichtigen.

1.0 Präoperative Überwachung und Narkoseeinleitung
1.1 im Operationssaal,
1.2 in dem dem Operationssaal vorgelagerten Vorbereitungsraum, welcher auch der Narkoseausleitung und postoperativen Überwachung dient,
1.3 in dem dem Operationssaal vorgelagerten speziellen Vorbereitungs- und Narkoseeinleitungsraum,
1.3.1 der Narkoseausleitungsraum liegt unmittelbar neben dem Narkoseeinleitungsraum,
1.3.2 der Narkoseausleitungsraum liegt, durch den Operationssaal getrennt, gegenüber dem Narkoseeinleitungsraum.
1.4 in dem vom Operationssaal durch einen Flur getrennten Vorbereitungsraum,
1.4.1 als Großraum, zentral für alle Operationssäle, gegebenenfalls auch als "Preholding area" (2),
1.4.2 zentral für alle Operationssäle, jedoch in Einzelräume unterteilt,
1.4.3 dezentral dem jeweiligen Operationssaal zugeordnet.

2.0 Postoperative Überwachung und Narkoseausleitung
2.1 im Operationssaal,
2.2 in dem dem Operationssaal vorgelagerten Vorbereitungsraum, der auch der präoperativen Überwachung und Narkoseeinleitung dient,
2.3 in dem dem Operationssaal vorgelagerten speziellen Narkoseausleitungsraum,
2.3.1 der Narkoseeinleitungsraum liegt unmittelbar neben dem Narkoseausleitungsraum,
2.3.2 der Narkoseeinleitungsraum liegt, durch den Operationssaal getrennt, gegenüber dem Narkoseausleitungsraum,
2.4 in den vom Operationssaal durch Flur getrennten Räumen,
2.4.1 entsprechend 1.4 gemeinsam mit der präoperativen Überwachung und Narkoseeinleitung,
2.4.2 entsprechend 1.4, die Narkoseeinleitung und postoperative Überwachung jedoch räumlich für sich.

3.0 Postoperative Aufwachüberwachung
3.1 in den Narkoseausleitungsräumen gemäß 2.0,
3.2 im Aufwachraum (Recovery room), der integrierter Bestandteil der Operationsanlage ist und dessen Bettplätze nicht als Planbetten rechnen,
3.2.1 der Aufwachraum ist vom eingeschleusten Bereich zugängig,
3.2.2 der Aufwachraum ist von der Schleuse zur Operationsanlage zugängig,
3.2.3 der Aufwachraum liegt vor der Schleuse zur Operationsanlage.

4.0 Postoperative Überwachung und Behandlung
4.1 im Aufwachraum gemäß 3.2,
4.2 in der Aufwachstation, die der Operationsanlage zwar zugeordnet, aber organisatorisch und räumlich eine eigenständige Betriebsstelle ist, dessen Bettplätze nicht als Planbetten rechnen.

5.0 Postoperative Überwachung, Behandlung und Pflege
5.1 in der Aufwachstation gemäß 4.2,

5.2 in der Wachstation,
5.3 in der Frischoperiertenstation,
die organisatorisch und räumlich eigenständige Betriebsstellen sind und deren Bettplätze als Planbetten rechnen.
6.0 Postoperative intensivmedizinische Überwachung, Behandlung und Pflege.
6.1 Intensivmedizinische Überwachung, Behandlung und Pflege im Anschluß an 3.2 oder 4.2,
6.2 die Intensiveinheit ersetzt 4.2 und 5.2/5.3.

Auf die räumliche Entwicklung der Operationsanlagen haben sich insbesondere
a) die Einführung des fachärztlichen Anästhesiedienstes,
b) die medizinischen Entwicklungen,
c) die raumlufttechnischen Entwicklungen und
d) die sich ausweitenden Hygieneforderungen
ausgewirkt.

Die prä- und postoperative Betreuung und Begleitung des Patienten ging an den fachärztlichen Anästhesiedienst über, die Interessen der Operateure konzentrierten sich auf den Eingriff.

Für den Krankenhausplaner entfiel die vordem für sehr wichtig gehaltene Forderung, daß vom Waschplatz aus die Narkoseeinleitung und der Operationssaal sowie der Operationssaal von der Narkoseeinleitung einsehbar sein sollten.

Mit der Einführung des fachärztlichen Anästhesiedienstes setzte auch eine stärkere Technisierung ein, und zwar sowohl in bezug auf das Narkosegerät, auf die Überwachung als auch auf die Medienversorgung.

Sprunghaft war die raumlufttechnische Entwicklung. Sie spiegelt sich in der Entwicklung der Normung der raumlufttechnischen Anlagen für Krankenhäuser von der DIN 1946 vom Mai 1963 zur DIN 1946 vom April 1978 wider. Die diesbezüglichen Anforderungen waren und sind vor allem im Hinblick auf die Investitions- und Betriebskosten erheblicher Kritik ausgesetzt (16). Trotzdem gehen die Bestrebungen der Reinraumtechnik noch sehr viel weiter. Dabei ist bemerkenswert, daß selbst in Grund- und Regelversorgungskrankenhäusern Reinraumtechniksysteme installiert wurden.

Die Einflüsse von seiten der Hygiene zeigen sich unter anderem in der Verankerung der DIN 1946 in den Richtlinien des Bundesgesundheitsamtes "Erkennung, Verhütung und Bekämpfung von Krankenhausinfektionen" (9).

Bezeichnend für das Einwirken der Hygiene auf die funktionelle und bauliche Gestaltung ist, daß sie auf der Basis mikrobiologischer Untersuchungen von normalen, hohen und besonders hohen Anforderungen an die Keimarmut spricht und diese Anforderungen primär auf Räume und Raumausstattung bezieht (8).

Dementsprechend ist es zu einer immer weitergehenden formal-
funktionellen räumlichen Aufgliederung und Verschleusung gekommen (11). Der Schleuse werden als "Kontakt- und Luftschleuse"
Eigenschaften unterstellt, deren tatsächlicher Beitrag zur Verhütung von Krankenhausinfektionen als offen gelten dürfte.

Bei einer kritischen Auseinandersetzung mit den Einflüssen auf
die räumliche Entwicklung der Operationsanlagen zeigt sich,
daß
a) die Personalbesetzung und der Personaleinsatz,
b) die Organisation des Betriebsablaufes,
c) die Betriebsmittelaufbereitung und -pflege und
d) die Kosten-Nutzen-Betrachtung
eine vergleichsweise geringe Rolle gespielt haben.

Der Einzelplanung, vor allem auch was den Entwurf angeht, sind
gewöhnlich bestimmte Schemata zugrunde gelegt. Dabei ist bemerkenswert, daß die je nach Art und Größe des einzelnen Hauses
sehr unterschiedlichen personellen Voraussetzungen und Möglichkeiten kaum berücksichtigt werden. So wird die sogenannte Prä-
Post-Lösung auch auf Häuser angewandt, für die dieses Schema
im Verhältnis zu Art und Zahl ihrer operativen Leistungen, des
dafür verfügbaren Personals, der Raumzahl und der Raumfläche
ungünstig, aufwendig und kostspielig ist.

Bei der Prä-Post-Lösung sind dem Operationssaal sich gegenüber-
liegend eine Ein- und eine Ausleitzone vorgelagert, die über
gesonderte Flure zugängig sind. Der Betriebsablauf ist bei solchen Schemata simplifiziert, was auch terminologisch mit der
Kategorisierung, wie z. B. in sauberer/unsauberer oder Einleit-/
Ausleitflur, zum Ausdruck kommt.

Für eine Optimierung der Betriebsbedingungen käme es dabei darauf an, alle Kreisläufe gleichermaßen zu berücksichtigen, die
Kreisläufe des Patienten und Anästhesisten, der Operateure und
Operationsassistenz, des technischen Personals sowie der Be-
triebsmittel, der Instrumente, Apparate, Geräte und Verbrauchs-
mittel.

Eine umfassende Organisation der Betriebsabläufe, die flüssige,
reibungslose, kurzwegige Kreisläufe erreicht, Engpässe, Ballun-
gen, physische Kontakte vermeidet und vor allem auch die Verhaltensweisen des Personals regelt und beeinflußt, dürfte auch
in hygienischer Hinsicht sehr viel mehr bringen als eine räumliche Gängelung.

Bei aller funktionell-räumlichen Perfektionierung von Operationsanlagen sind der Kreislauf des Gerätes, die Aufbereitung,
Pflege und Lagerung in den wenigsten Fällen so berücksichtigt,
wie das notwendig und zu wünschen wäre. Das wird z. B. deutlich,
wenn man die Grundrisse von Operationsanlagen in bezug auf die
Geräteaufbereitung und -pflege betrachtet, wie sie von AHNEFELD,
KILIAN und MEHRKENS dargestellt wurden (1).

Was die Kosten-Nutzen-Betrachtung angeht, so ist hier besonders an Operationsanlagen von Häusern niederer Bettenkapazität,

an die Indikation für Reinraumtechniksysteme, aber nicht zuletzt auch an die Zentralisierung der Operationsanlagen bei Häusern hoher Bettenkapazität gedacht.

In der räumlichen Entwicklung der Operationsanlagen hatte sich im Laufe der 60er Jahre deren Zentralisierung weitgehend durchgesetzt. Inzwischen stellt sich die Frage, ob man in der Zentralisierung der operativen Behandlungen nicht sogar zu weit gegangen ist. Das trifft besonders auf große, im Hinblick auf die operativen Disziplinen umfassend differenzierte Krankenhäuser zu. In diesen Fällen wird gefragt,

1. ob Betriebsstellen mit mehr als acht Operationsräumen betriebsorganisatorisch noch beherrschbar sind,

2. ob die übermäßige Zentralisierung der operativen Eingriffe im Hinblick auf Hygiene und Arbeitsbedingungen nicht Probleme schafft, die sich selbst unter Einsatz aller technischen Mittel und Möglichkeiten kaum noch lösen lassen,

3. ob es tatsächlich sinnvoll ist, alle operativen Eingriffe, so z. B. auch die der Ophthalmologie, Neurochirurgie u. ä., in einer zentralen, im Prinzip auf die Erfordernisse der allgemeinen Chirurgie abgestellten Operationsanlage durchzuführen,

4. ob es richtig ist, der Zentralisierung undifferenziert und unreflektiert Wirtschaftlichkeit zu unterstellen.

Die Auseinandersetzung gerade mit den Schemata für Operationsanlagen, wie z. B. der Prä-Post-Lösung, macht Entwicklungen deutlich, die in ihrer Problematik dringend einer fachlich-sachlichen Diskussion bedürften.

1. Bei der Raumstruktur der Operationsanlage werden nicht alle für Betrieb, Hygiene und Sicherheit wichtigen Kreisläufe gleichermaßen in Betracht gestellt und berücksichtigt.

2. Die Raumstruktur der Operationsanlage wird schematisiert und standardisiert, ohne daß dabei ausreichend Bedacht auf Art und Zahl der Leistungen sowie auf das dafür maximal einsetzbare Personal genommen wird.

3. Den erhöhten Raumaufwand infolge weitgehender funktionell-räumlicher Aufgliederung und Verschleusung versucht man zu dämpfen, indem die Abmessungen der einzelnen Räume minimiert werden.

Unterstellt man die sogenannte Prä-Post-Lösung als das funktionell-räumlich weitestgehend aufgegliederte und aufwendigste Schema für eine Operationsanlage, dann ist es von Interesse, diesem die betrieblich-baulich einfachste, übersichtlichste, flexibel nutzbarste und am wenigsten aufwendige Lösung gegenüberzustellen. Es handelt sich dabei um das vor allen Dingen in Nordamerika vorherrschende Schema (12), bei dem die Versorgung und Behandlung des Patienten und die Tätigkeit des Anästhesisten auf zwei Räume konzentriert wird:

a) auf den Operationssaal, der multifunktional angelegt ist (10) und der auch der Einleitung und Ausleitung der Narkose dient,
b) den Aufwachraum (Recovery room) als integrierenden Bestandteil der Operationsanlage.

Anstelle des Narkoseeinleitungsraumes tritt gegebenenfalls die "Preholding area for patients" ("Patientenwarte"), in der die venöse Infusion angelegt wird.

Für den Anästhesisten vereinfacht sich bei diesem Schema die Arbeit und verkürzt sich der Zeitaufwand; für das gesamte Operationsteam besteht enger Sicht- und Sprechkontakt, die Bewegungen des Patienten werden minimiert und der Aufwand an Raum, medizintechnischer Installation und Ausstattung zum Teil beträchtlich reduziert.

In hygienischer Hinsicht werden der Bereich des Operateurs und der des Anästhesisten raumlufttechnisch voneinander isoliert.

Für wesentlich wird gehalten, daß der Operationssaal im Zweiflursystem lediglich zwei sich gegenüberliegende Türen hat und daß er nach jedem Eingriff unter Wasser und Desinfektionslösung gesetzt wird, die dann abgesaugt werden.

Der flüssige Ablauf des Operationsprogrammes wird durch den Wechsel der Operationssäle erreicht, wobei man etwa mit drei Operationssälen anstelle von zwei mit vorgelagerten Ein- und Ausleitungsräumen rechnen kann.

Von der Einsparung an Investitions- und Betriebskosten abgesehen, ist die interessierende Frage die des Gewinnes an Sicherheit. Schließlich ist ja jedes Anschließen, Abschließen und Transportieren des Patienten sowie jedes Mehr an Gerät und Apparatur mit Risiken verbunden.

Nicht zuletzt bietet eine in ihrer Raumstruktur vereinfachte und im Einzelraum geräumige Operationsanlage auch gute Ansätze, zu den aktuellen Humanisierungsbestrebungen beizutragen.

Was die räumlichen Vorkehrungen zur postoperativen ärztlich-pflegerischen Versorgung der Patienten angeht, dürfte der Aufwachraum im Regelfall als unverzichtbar gelten, und zwar selbst dort, wo jeder Operationssaal über einen eigenen speziellen Narkoseausleitungsraum verfügt.

Die Funktionen des Aufwachraumes werden auch international kaum sehr unterschiedlich definiert:

Der Aufwachraum dient der kurzfristigen postoperativen Überwachung des Patienten, bis er aus der Narkose erwacht, seine Schutzreflexe wiedergewonnen hat, Atmung und Kreislauf unmittelbar keine Komplikationen erwarten lassen.

Der Aufwachraum wird als Bestandteil der Operationsanlage gesehen und ist in diesem Sinne keine eigenständige Betriebsstelle.

Die Stellplätze zählen nicht als Planbetten. Je Operationssaal werden ein bis drei Stellplätze, meist jedoch 1,5 von 12 - 15 m² Nutzfläche gerechnet.

Diese und ähnliche Definitionen reichen aber nicht aus, um in der Programmierung und Entwurfsplanung für den einzelnen Fall eine im Betrieb dann auch wirklich zweckdienliche Lösung zu sichern.

In der Krankenhausplanungspraxis wird die postoperative Überwachung und Behandlung viel zu sehr simplifiziert. Vor allem wird nicht genügend Bedacht auf Art und Größe der Krankenhausanlagen, auf Art und Zahl der operativen Disziplinen und Operateure sowie der operativen Leistungen genommen. Auch die Berücksichtigung der in Zukunft zu erwartenden Veränderungen läßt häufig sehr zu wünschen übrig, und zwar oft gerade dort, wo sie sich bereits abzeichnen, wo z. B. die chirurgische Klinik in mehrere Fächer aufgegliedert wird oder neue hinzutreten.

Für die Krankenhausplanung sind die Überschneidungen der Funktionen des Aufwachraumes mit denen der Narkoseausleitungsräume eine offene Frage, besonders in den Fällen, wo für jeden Operationssaal ein eigener, medizintechnisch für die postoperative Versorgung voll ausgestatteter Raum zur Verfügung steht.

Die Frage der Überschneidungen der Funktionen stellt sich auch in bezug auf die chirurgisch-anästhesiologische Intensiveinheit und erst recht im Fall von Wachstationen oder von Frischoperiertenstationen. Eine Kategorisierung und Quantifizierung in der Narkoseausleitung und postoperativen Überwachung und Behandlung wäre sehr zu wünschen.

E. PÜTSEP zitiert in "Modern Hospital" Untersuchungen, wonach 20 v. H. der Operierten unmittelbar zur Pflegeeinheit gebracht werden können, 80 v. H. der Überwachung im Aufwachraum und davon 20 v. H. der weiteren Versorgung in einer Intensiveinheit bedürfen (15).

Offen ist die Frage, ob der Aufwachraum im Sinne eines "Check up" grundsätzlich von allen Operierten zu durchlaufen ist.

Auf der anderen Seite ist die Frage, inwieweit der Aufwachraum für Intensivbehandlungen vorzusehen, einzurichten und auszustatten ist.

Als medizintechnische Grundausstattung für einen Bettplatz im Aufwachraum wird von einem Medienversorgungs- und Wandschienensystem, von einem Infusionsgerät mit Deckenhalterung, von einem Überwachungsgerätesatz (Monitor mit EKG-, Temperatur-, Atmungs- und Blutdruckverstärker), einem Absauggerät sowie Gerätetisch, Instrumententisch, Drehhocker und Abfalleimer ausgegangen.

Für einen Bettplatz, der den Erfordernissen der Intensivüberwachung und -behandlung entspricht, ist für die auf den Einzelplatz zu beziehende medizintechnische Ausstattung an Kosten etwa das Doppelte aufzuwenden.

In dieser Hinsicht gehen die Auffassungen erheblich auseinander. Das unterstreichen die Fälle, in denen die Aufenthaltsdauer mit bis zu 24 h angegeben wird. Hier stellt sich die Frage, ob man dann noch von Aufwachraum sprechen kann.

Jedenfalls reichen die üblicherweise für Aufwachräume vorgesehenen Dienst-, Arbeitsplätze und Sanitäreinrichtungen nicht für einen kontinuierlichen Tag- und Nachtbetrieb aus. In der Mehrzahl der Fälle wird die Aufenthaltsdauer des Patienten im Aufwachraum mit bis zu 2 h, in der Regel mit ca. 1 h angenommen. Dabei ist davon auszugehen, daß der Aufwachraum lediglich analog der Laufzeit der Operationsprogramme betrieben wird.

Im Hinblick auf den Entwurf ist die räumliche Ein- und Zuordnung des Aufwachraumes eine wichtige Frage, sie wird sehr unterschiedlich gesehen:

1. Soll der Aufwachraum innerhalb des eingeschleusten Bereiches liegen?

2. Soll der Aufwachraum von der Schleuse zur Operationsanlage zugängig sein?

3. Soll der Aufwachraum vor der Schleuse zur Operationsanlage liegen?

4. Oder soll der Aufwachraum selbst als Schleuse gesehen werden?

Hierbei differieren nur zu leicht die Vorstellungen von seiten der Hygiene und von seiten der Betriebsablauforganisation.

Die Hygieneanforderungen an die Operationsanlage können sehr abstrakt, formal-funktionell und einseitig von mikrobiologischen Untersuchungen bestimmt sein. Zu vermissen sind in diesen Fällen die Berücksichtigung des tatsächlichen Betriebsgeschehens und die wissenschaftlich fundierte Abklärung effektiver Übertragungsmöglichkeiten.

Wenn die Patienten im Aufwachraum von den im eingeschleusten Bereich tätigen Ärzten zu betreuen sind, so ist es problematisch, wenn der Aufwachraum nicht unmittelbar von diesem Bereich zugängig ist.

Diesbezügliche Hygienekonzepte fallen in sich zusammen, wenn es dem im eingeschleusten Bereich tätigen Personal bei der Betreuung des Aufwachraumes nicht möglich ist, jeweils die Personaleinschleusungsprozedur zu durchlaufen.

Die Ein- und Zuordnung des Aufwachraumes ist auch im Hinblick darauf zu bedenken, ob der Patient zur Aufwachüberwachung
a) auf der Operationstischplatte verbleibt,
b) auf ein spezielles Stretcherbett umgebettet ist oder
c) bereits auf sein Krankenzimmerbett umgebettet ist.

Auf jeden Fall empfiehlt es sich, den Aufwachraum in engem Zusammenhang mit der Einschleusung, Umbettung und Ausschleusung der Patienten zu sehen.

Diese hier angeschnittenen Fragen machen deutlich, wie problematisch es ist, wenn der Einzelplanung gleiche generalisierte Schemata zugrunde gelegt werden, ohne Rücksicht auf Art und Größe des Hauses und der jeweiligen Rahmenbedingungen für Personalbesetzung und Personaleinsatz.

Schemata und Standards können ein nützliches Hilfsmittel sein. Es darf jedoch nicht außer acht gelassen werden, daß sie vor allem von formal-funktionellen und formal-hygienischen Gesichtspunkten bestimmt sind, daß das, worauf es im alltäglichen Betrieb ankommt, zwangsläufig simplifiziert sein muß.

Das breite, von Haus zu Haus unterschiedliche Spektrum
a) der operativen Leistungen,
b) der Operationsprogramme,
c) der postoperativen Überwachungs- und Behandlungserfordernisse sowie
d) der Personalbesetzung und des Personaleinsatzes
läßt sich nicht in einem Lösungsschema einfangen. Das ist deutlich geworden bei den Grund- und Regelversorgungskrankenhäusern, deren Operationsanlagen räumlich sehr weitgehend aufgegliederte und verschleuste Schemata zugrunde gelegt wurden. Solche Anlagen sind in diesen Fällen mit dem verfügbaren Personal nicht zu bewältigen.

Zu wünschen ist, daß die alternativen Lösungsmöglichkeiten in ihren speziellen Eigenschaften, Vor- und Nachteilen eingehender als bisher dargestellt werden.

Ob in der postoperativen Patientenüberwachung und -behandlung z. B. von einem Aufwachraum oder von einer Aufwachstation auszugehen zweckmäßig ist, ist eine Frage, die nicht generell, sondern nur im Einzelfall anhand der Leistungsdaten und der gesamten Rahmenbedingungen entschieden werden kann.

Zusammenfassung

Für die postoperative Patientenüberwachung und -behandlung stehen baulich von Haus zu Haus sehr unterschiedliche Lösungen zur Verfügung.

Der Entwurfsplanung werden gewöhnlich Schemata zugrunde gelegt, die primär von formal-funktionellen Gesichtspunkten und Hygieneforderungen bestimmt sind.

Die besonders auch medizinisch, betriebsorganisatorisch und im Hinblick auf Sicherheit zweckmäßigen Lösungsalternativen bedürfen der Offenlegung.

Für die Programmierung und Entwurfsplanung ist eine detailliertere Definition der in Betracht stehenden Räume zu wünschen. Das trifft vor allem auf "Ausleitraum", "Aufwachraum", "Aufwachstation" und "Wachstation" zu.

Dabei käme es darauf an, die Lösungsalternativen stärker als bisher auf Art und Größe der Häuser, ihrer Leistungen und personellen Rahmenbedingungen zu differenzieren.

Wichtig erscheint es auch, die baulichen Voraussetzungen für die postoperative Patientenüberwachung und -behandlung nicht isoliert für sich, sondern betrieblich-räumlich im Zusammenhang mit dem gesamten Operations- und Intensivmedizinbereich zu behandeln.

Besonderes Augenmerk sollte hierbei auch den jüngsten Bestrebungen nach Vereinfachung der Raumstrukturen und Technik, verbesserter Sicherheit und nach einem humaneren Milieu geschenkt werden.

Literatur

1. AHNEFELD, F. W., KILIAN, J., MEHRKENS, H. H.: Das Anästhesiegeräte-Pflegezentrum - Möglichkeiten zur methodischen Geräteaufbereitung in der Anästhesie und Intensivmedizin. Medizinal-Markt 12 (1977)

2. BROWN, E. M., BONK, S. M., WILKINS, E.: Centralising presurgical preparation. Hospitals 17 (1972)

3. ESDORN, E.: Raumlufttechnische Anlagen in Krankenhäusern - Gefahrenquelle oder Mittel zur Erfüllung hygienischer Anforderungen? Gesundheits-Ingenieur 6 (1977)

4. FARMAN, J. V.: The work of the recovery room. Brit. J. Hosp. Med. $\underline{6}$, 606 (1978)

5. FINK, K.: Bisherige Erfahrungen mit unserer Wachstation. Veska 6 (1969)

6. FÖRSTER, C. F.: Die chirurgische Wachstation - Bedeutung und Grundausstattung. Medita 4 (1974)

7. GÖTZ, E., VIETOR, G.: Der Arbeitsplatz des Anästhesisten im Operationsbereich aus klinischer Sicht. Medizintechnik 3 (1980)

8. GUNDERMANN, K. O.: Hygienisch begründete Gliederungen in Operations- und intensiv-medizinischen Bereichen. Das Krankenhaus 1 (1981)

9. Kommission des Bundesgesundheitsamtes: "Erkennung, Verhütung und Bekämpfung von Krankenhausinfektionen". Bundesgesundheitsbl. 1 (1976)

10. KUNTZ, E.: Flexible OR's replace old suites. Modern Healthcare 7 (1979)

11. LABRYGA, F.: Funktionell-bauliche Anforderungen an Operationsabteilungen. Das Krankenhaus 11 (1978)

12. LAUFMAN, H.: Functional planning of the surgical suite. Techniques Hospitalières 5 (1980)

13. LAWIN, P., OPDERBECKE, H. W.: Organisation der Intensivmedizin - Praxis der Intensivbehandlung. Stuttgart: Thieme 1971

14. PORTER, K. W.: Laminar flow comes under attack. Hospitals 10 (1972)

15. PÜTSEP, E.: Modern hospital - international planning practices. London: Lloyd-Luke 1979

16. ROEDLER, F.: Raumlufttechnische Anlagen in Krankenhäusern. DIN-Mitt. 57, 9 (1978)

17. SAHL, R. J.: Planung von Operationsanlagen. Öff. Gesundh.-Wes. 36 (1974)

18. SCHMIDT, H.-U.: Medizinische Forschungs- und Ausbildungsstätten. Information 9 (1976)

19. SIEWERT, R., SCHULZ, G.: Die Stellung der chirurgischen Wachstation in der postoperativen Therapie. Der Krankenhausarzt 4 (1969)

20. TIMMERMANS, C. J.: OP'77, Richtlinien zum Bau von Operationsabteilungen. Medizinische Technik 5 (1977), 6 (1977)

21. WEISSAUER, W., FREY, R.: Anästhesiezwischenfälle und das anästhesiologische Risiko. Deutsches Ärzteblatt 1 (1977)

22. ZIMMERMANN, M., LOB, G., SCHILDBERG, F. W., FEIFEL, G.: Senkung der postoperativen Infektionsrate durch organisatorische Maßnahmen. Das Krankenhaus 8 (1978)

Die apparative Ausstattung einer Aufwachstation und Dokumentation der Befunde

Von J. Kilian und H. Falk

Die Notwendigkeit einer sorgfältigen Überwachung des Patienten endet keinesfalls mit dem Moment der Extubation oder der letzten Hautnaht. Sie muß im Gegenteil in der direkten postoperativen Phase besonders sorgfältig erfolgen, bis sich der Patient von den Nachwirkungen der Anästhesie erholt hat und seine Schutzreflexe zurückgekehrt sind. Es zeigt sich immer wieder, daß Probleme im direkten postoperativen Verlauf ohne Vorwarnung auftreten können; die Überwachung sollte daher im Zweifelsfall immer engmaschig und umfassend sein (7). Nur dadurch ist gewährleistet, daß postoperative und postnarkotische Komplikationen rechtzeitig erkannt und unnötige Schmerzen, Übelkeit und Erbrechen durch zeitgerechte Medikamentenapplikation verhindert werden. Die apparative Ausrüstung und der Umfang der Dokumentation werden sich einerseits an der Art der durchgeführten Operationen sowie dem Patientengut orientieren müssen, andererseits wird ohne Zweifel eine bestimmte Basisausrüstung unumgänglich sein, um routinemäßig die vitalen Funktionen definieren, überwachen und bei Bedarf stabilisieren zu können (1, 11). Die tägliche Routine zeigt, daß nicht alle Patienten dasselbe Ausmaß an Überwachung benötigen. Es wird sich ausrichten nach der Art des operativen Eingriffes, der durchgeführten Narkose und dem Ausmaß bereits präoperativ bestehender chronischer oder akuter Erkrankungen. Primär besteht die Aufgabe der Überwachung im Aufwachraum in der Erfassung von Abweichungen, die durch die Art der Anästhesie oder des operativen Eingriffes bedingt sind. Die vordergründigen Probleme werden dabei überwiegend in einer Atemwegsverlegung, in akuten Blutverlusten, einer Flüssigkeitsüberladung und in kardiopulmonalen Instabilitäten bestehen. Insofern handelt es sich bei der Überwachung im Aufwachraum durchaus um eine Fortsetzung des intraoperativen Monitorings, wobei das Ziel in der Erfassung von Auswirkungen der Anästhesie und der verwendeten Medikamente sowie im rechtzeitigen Erkennen operativer Komplikationen besteht.

Überwachung und Therapie

Um das Ausmaß einer notwendigen Überwachung besser definieren zu können, bietet es sich an, die Patienten bestimmten Risikogruppen zuzuordnen und dementsprechend den Umfang des Monitorings zu wählen. GREENBURG und PESKIN (9) unterscheiden drei Stufen der postoperativen Überwachung, das Basis-, das erweiterte und das differenzierte Monitoring. Bei der Zuordnung der Patienten zu einer dieser drei Gruppen bedienen sie sich verschiedener Beurteilungskriterien, die im folgenden aufgeführt sind.

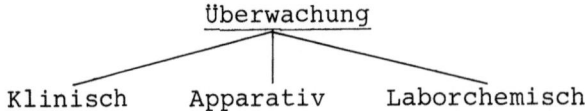

Therapie

mit oder ohne apparative Unterstützung

Dokumentation

On-line oder diskontinuierlich

Abb. 1. Aufgaben eines Aufwachraumes

Sie berücksichtigen zum einen die Klassifikation der Patienten nach dem Narkoserisiko (ASA-Einteilung), überprüfen das Vorliegen von Stoffwechselstörungen und allgemeinen Risikofaktoren und beurteilen, inwieweit akute oder chronische Einschränkungen vitaler Funktionen vorliegen (Tabelle 1). Bei der Beurteilung von metabolischen Störungen müssen die Schwere des operativen oder unfallbedingten Traumas berücksichtigt werden, weiterhin das Ausmaß des zu erwartenden Katabolismus (Dauer der Nahrungskarenz), die Menge des Volumenverlustes und das Vorliegen einer Sepsis. Unter Berücksichtigung dieser Größen lassen sich die Patienten wiederum drei Kategorien zuteilen (Tabelle 2). Weiter müssen bei der Frage nach dem Umfang eines postoperativen Monitorings allgemeine Risikofaktoren definiert werden (Tabelle 3). Schließlich sind vorbestehende akute oder chronische Störungen vitaler Systeme zu beachten (Tabelle 4). Bei Zuordnung der Patienten zu den entsprechenden Gruppen läßt sich ein Schema erstellen, das die Entscheidung über Ausmaß und Dauer des postoperativen Monitorings erleichtern hilft (Tabelle 5). Damit ist primär noch keine Aussage gemacht über den Umfang des Monitorings in den einzelnen Stufen. Er muß sich nach den jeweiligen örtlichen Gegebenheiten richten; entscheidend ist das Wissen um die erhöhte Wahrscheinlichkeit von Komplikationen bei bestimmten Ausgangssituationen und die vorausschauende Planung, dies durch entsprechende apparative und laborchemische Ausrüstung erkennen und behandeln zu können. Prinzipiell sollte ein Aufwachraum so ausgestattet sein, daß er seine Funktion als Stellwerk jederzeit erfüllen kann. d. h. im Sinne der Überbrückung zwischen Operation und Verlegung auf eine andere Station alle notwendigen Maßnahmen durchführen kann, d. h. auch eine intensivmedizinische Betreuung (1).

Welche Organfunktionen können nun akut oder chronisch gestört sein und haben Einfluß auf den direkten postoperativen Verlauf? Sind wir der Meinung, daß bestimmte Störungen in dieser Phase von Bedeutung sind, müssen apparative und laborchemische Methoden zur Verfügung stehen, um diese Abweichungen erfassen zu

Tabelle 1. Ausmaß des Monitorings

- Entscheidungskriterien -
- Klassifikation des Patienten nach dem Narkoserisiko (ASA-Gruppen)
- Stoffwechselstörungen
- Risikofaktoren
- Systeme mit akuten Störungen
- Systeme mit chronischen Einschränkungen

Tabelle 2. Postoperatives Monitoring und metabolische Störungen

Kategorie I:
- Kleine Verletzung
- Einfache elektive operative Eingriffe ohne Eröffnung der Körperhöhlen
- Geringe Gewebezerstörung
- Intraoperativer Blutverlust < 500 ml
- Kurze Nahrungskarenz

Kategorie II:
- Mäßige Verletzungen
- Intraoperativer Blutverlust 500 - 2.000 ml, Substitution problemlos
- Längere definierte Nahrungskarenz

Kategorie III:
- Schweres Trauma
- Hohe Wahrscheinlichkeit einer Sepsis
- Nahrungskarenz > sieben Tage zu erwarten
- Längere Phase einer Hypovolämie

Tabelle 3. Risikofaktoren und postoperatives Monitoring

- Altersextreme
- Funktionseinschränkung von Herz oder Herz-Kreislauf-System
- Funktionseinschränkung des pulmonalen Systems
- Funktionseinschränkung des renalen Systems
- Deutliches Übergewicht
- Diabetes mellitus

können. Es soll daher im folgenden versucht werden, den in der Tabelle 6 zusammengestellten Organfunktionen diagnostische und therapeutische Möglichkeiten bzw. Notwendigkeiten gegenüberzustellen, soweit sie in der direkten postoperativen Phase bedeutsam sind. Bei der Diskussion über die Notwendigkeit der Anwendung dieser Methoden muß selbstverständlich wiederum berücksichtigt werden, inwieweit die vorliegenden Risikofaktoren der Patienten dies im einzelnen nötig erscheinen lassen.

Tabelle 4. Differenzierung eines postoperativen Risikos

1. Chronische pathologische Veränderungen
   - Emphysembronchitis
   - Chronische Herzinsuffizienz

2. Akute pathologische Veränderungen
   - Volumendefizit
   - Akute Herzinsuffizienz

3. Akute "physiologische" Instabilität
   - Narkoseüberhang
   - Relaxansüberhang
   - Unterkühlung

1. Atmung (Tabelle 7)

Ein essentielles Monitoring bedeutet die Antwort auf die Frage, wie spezifisch respiratorische Funktionsparameter bei gesunden Patienten im Rahmen einer Routinetherapie überwacht werden sollen. Dieses System sollte so konzipiert sein, daß es ein drohendes respiratorisches Versagen jederzeit zu erfassen erlaubt (5). Zu den Basismaßnahmen gehört vordergründig die genaue Beobachtung des Patienten. Es kann jedoch kein Zweifel darüber bestehen, daß der objektiven Messung und Dokumentation gerade in diesem Bereich große Bedeutung zukommt. Neben der Bestimmung von Atemfrequenz, Atemzugvolumen, Atemminutenvolumen und eventuell der inspiratorischen Kraft wird die Blutgasanalyse die wertvollsten Informationen liefern. Eine entsprechende Möglichkeit zur Bestimmung ist daher in jedem Falle zu fordern. Besteht der Verdacht auf eine Einschränkung der Lungenfunktion, ist die Messung der Blutgase unumgänglich. Ohne sie ist das Ausmaß einer ventilatorischen Störung nicht zu bestimmen. Der Versuch, ein respiratorisches Versagen ohne Blutgasanalyse zu diagnostizieren und zu therapieren ist dem Ansinnen vergleichbar, ein diabetisches Koma ohne Blut- oder Urinzuckerbestimmung zu behandeln (5). Ähnliches gilt für das Röntgengerät: Die postoperative Kontrolle des Thorax muß zur Beurteilung pulmonaler Komplikationen jederzeit möglich sein. Schließlich läßt es die zunehmende Häufigkeit postoperativer Nachbeatmungen geraten erscheinen, die Überwachung der inspiratorischen Sauerstoffkonzentration routinemäßig mit vorzusehen (8). Die Messung des endexspiratorischen $PACO_2$ hat weite Verbreitung gefunden als Alternative zur wiederholten Blutgasanalyse zur Kontrolle der Beatmung, z. B. bei zerebralem Ödem, aber auch bei Änderungen des Beatmungsmusters (5). Schließlich gehört neben der Bestimmung von Hämatokrit und Hämoglobin auch die Bestimmung der Sauerstoffsättigung zu den laborchemischen Notwendigkeiten. Die Möglichkeit und Notwendigkeit einer stufenweisen Entwöhnung des Patienten vom Respirator auch in der postoperativen Phase (4, 10, 12) macht die Ausrüstung des Aufwachraumes mit Geräten zur assistierenden und zur IMV-Beatmung sowie zur CPAP-Spontanatmung vordringlich. Es bewährt sich hier die enge organisatorische Anbindung an die Intensivstation.

Tabelle 5. Postoperatives Monitoring in Abhängigkeit von Risikofaktoren

Überwachung	ASA-Klassifizierung	Metabolische Störungen	Risikofaktoren	Physiologische Systeme	
				Akute Störungen	Vorbestehende Störungen
Basis	1	I	0	1	1
Erweitert	2 + 3	II	1	⩽ 4	⩽ 4
Differenziert	4 + 5	III	⩾ 2	⩾ 5	⩾ 5

Tabelle 6. Definition des Zustandes folgender Organfunktionen

1. Atmung
2. Herz-Kreislauf-System
3. O_2-Transportkapazität
4. Wasser-Elektrolyt-Haushalt
5. Gerinnung
6. Stoffwechsel
7. Renale Funktion
8. Hepatische Funktion
9. Gastrointestinale Funktion
10. Funktion des zentralen und peripheren Nervensystems

Tabelle 7. Funktion Atmung

Diagnostik:
1. Beurteilung durch Augen und Ohren
2. Spirometer
3. Blutgasanalysegerät
4. Röntgengerät
5. Monitor: Atemfrequenz
6. Inspiratorische Sauerstoffkonzentration

Therapie:
1. O_2-Sprudler
2. Systeme zum Absaugen
3. Beatmungsbeutel
4. Geräte zur Inhalationstherapie
5. Geräte zur Atemtherapie (CPAP)
6. Geräte zur assistierenden oder kontrollierten Beatmung
7. Thoraxdrainagesysteme
8. Intubationsbesteck

2. Herz-Kreislauf-Funktion (Tabelle 8)
Neben der Beobachtung des Patienten und der unblutigen Druckmessung sowie der EKG-Überwachung und der Pulszählung stehen uns eine Reihe von invasiven Meßmethoden zur Verfügung, die teils dem erweiterten Monitoring (ZVD), teils dem differenzierten Monitoring zuzuordnen sind (Pulmonalarteriendruck, HZV-Bestimmung, arterieller Druck) (13). Bei Vorliegen entsprechender Risikofaktoren sollte nicht gezögert werden, die entsprechenden Überwachungsmethoden im postoperativen Bereich fortzuführen bzw. einzusetzen.

3. Wasser-Elektrolyt-Haushalt, Stoffwechsel (Tabelle 9)
Aus den vorangegangenen Beiträgen läßt sich die Bedeutung der Definition der angeführten Größen auch im direkten postoperativen Verlauf ablesen. Das entsprechende Methodenreservoir zur unverzüglichen Bestimmung ist daher unbedingt vorzuhalten.

4. Zentrales und peripheres Nervensystem
Die Messung des intrakraniellen Druckes stellt zwar keine spe-

Tabelle 8. Herz-Kreislauf-Funktion

Diagnostik:
1. Beurteilung durch Augen, Ohren und Fingerspitzen
2. Blutdruckmeßgeräte
3. Monitor: ZVD
   Arterieller Druck
   Pulmonalarterieller Druck
   Herzzeitvolumen
   Pulsfrequenz aus EKG und peripher
   Temperatur
4. EKG-Schreibgerät

Therapie:
1. Defibrillator mit Schrittmachereinheit
2. Infusionspumpen und -regler
3. Notfallkoffer

Tabelle 9. Wasser-Elektrolyt-Haushalt, Stoffwechsel

Diagnostik:
1. Bestimmung der Serum- und Urinelektrolyte
2. Osmolalität im Urin
3. Urinvolumen
4. Bestimmung von Glukose, eventuell Laktat

Therapie:
Infusionspumpen

zifische Überwachungsmethode des Aufwachraumes dar, sie ist aber bei Vorliegen eines Hirnödems durch Trauma oder Hirntumoren zur Steuerung der Therapie wichtig. Nur so ist eine Beurteilung des zerebralen Perfusionsdruckes (Differenz aus Blutdruck und intrakraniellem Druck) möglich.

Dagegen sollte die Bestimmung der neuromuskulären Blockade mit Hilfe des Nervstimulators zur Routine gehören. Mit einfachen Mitteln ist eine Differenzierung über den Umfang einer postoperativen Restrelaxierung und damit eine Unterscheidung verschiedener Ursachen einer verminderten respiratorischen Leistung möglich (14).

Speziell für den Aufwachraum muß gelten, daß die Inbetriebnahme und der Gebrauch aller Geräte einfach und sicher sein muß. Die normalerweise kurze Verweildauer und die große Zahl der zu überwachenden Patienten muß bei der Auswahl der einzusetzenden Methoden berücksichtigt werden.

Dokumentation

Das Prinzip der Sammlung von Daten und deren Dokumentation besteht primär darin, Definitionen und Entscheidungen zu ermög-

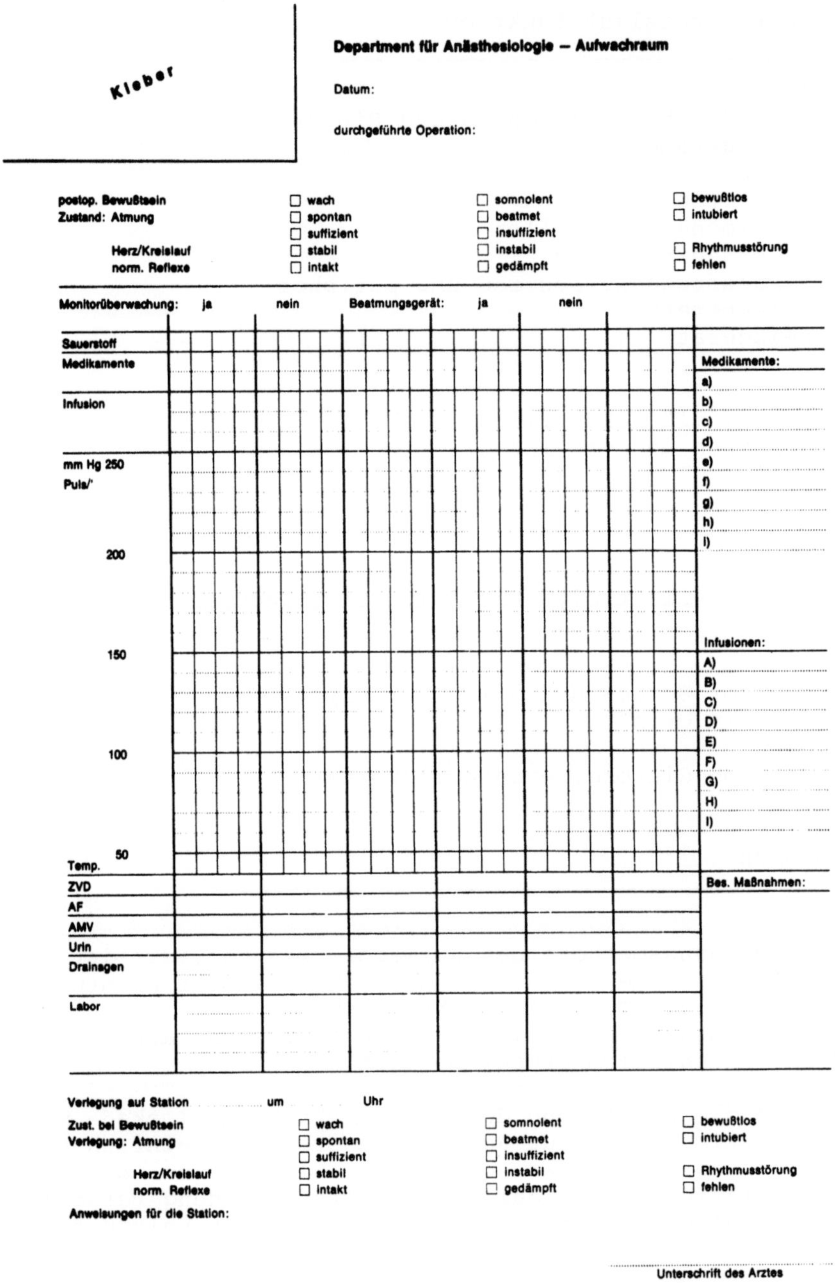
Kleber

Department für Anästhesiologie – Aufwachraum

Datum:

durchgeführte Operation:

postop. Bewußtsein
Zustand: Atmung

Herz/Kreislauf
norm. Reflexe

☐ wach ☐ somnolent ☐ bewußtlos
☐ spontan ☐ beatmet ☐ intubiert
☐ suffizient ☐ insuffizient
☐ stabil ☐ instabil ☐ Rhythmusstörung
☐ intakt ☐ gedämpft ☐ fehlen

Monitorüberwachung: ja nein Beatmungsgerät: ja nein

Sauerstoff
Medikamente
Infusion
mm Hg 250
Puls/'
200
150
100
50
Temp.
ZVD
AF
AMV
Urin
Drainagen
Labor

Medikamente:
a)
b)
c)
d)
e)
f)
g)
h)
i)

Infusionen:
A)
B)
C)
D)
E)
F)
G)
H)
I)

Bes. Maßnahmen:

Verlegung auf Station um Uhr

Zust. bei Bewußtsein
Verlegung: Atmung

Herz/Kreislauf
norm. Reflexe

☐ wach ☐ somnolent ☐ bewußtlos
☐ spontan ☐ beatmet ☐ intubiert
☐ suffizient ☐ insuffizient
☐ stabil ☐ instabil ☐ Rhythmusstörung
☐ intakt ☐ gedämpft ☐ fehlen

Anweisungen für die Station:

Unterschrift des Arztes

Abb. 2. Dokumentationsbogen eines Aufwachraumes

lichen. Wesentlich ist die schnelle und exakte Information in einer nützlichen und brauchbaren Form. Der Überwachungsbogen sollte so aufgebaut sein, daß er den Bedürfnissen in bezug auf das häufigste Krankengut entgegenkommt. Normalerweise soll er die Registrierung bestimmter physiologischer Daten erlauben, wie hämodynamische und pulmonale Meßgrößen, außerdem kritische Stoffwechselparameter, Temperatur, Urinvolumen und Verluste über Drainagen. Selbstverständlich müssen auch alle therapeutischen Maßnahmen zeitgerecht und übersichtlich eingetragen werden können (6). Die Dokumentation sollte die Dosierung, die Art der Applikation, den Ort, die Zeit und die Person, die das Medikament gegeben hat, umfassen. Außerdem sollten alle Probleme bzw. Komplikationen bei der Durchführung therapeutischer Maßnahmen und im weiteren Verlauf aufgezeichnet werden (3). Schließlich muß sichergestellt sein, daß der Zustand des Patienten zum Zeitpunkt der Verlegung hinsichtlich seiner vitalen Funktionen dokumentiert wird. Diese Beurteilung ist durch einen Arzt vorzunehmen und schriftlich zu fixieren. ALDRETE und KROULIK (2) haben dafür ein Punkteschema vorgeschlagen, das die Beurteilung der Muskelaktivität, der Atmung, des Kreislaufs, des Bewußtseins und der Hautfarbe umfaßt. Vorteilhaft ist dabei, daß eine Überprüfung aller genannten Größen zum geplanten Verlegungstermin sichergestellt ist, d. h. kein Patient ohne Beurteilung der wichtigsten vitalen Funktionen aus der Überwachung des Anästhesisten entlassen wird. Die Beurteilungskriterien und die Punktegraduierung können durchaus an die jeweiligen Besonderheiten des operierten Patientengutes adaptiert werden.

Schließlich ist bei der Verlegung des Patienten sicherzustellen, daß alle weiteren diagnostischen und therapeutischen Erfordernisse eindeutig und ausführlich schriftlich fixiert werden.

Zusammenfassung

Die Überwachung des Patienten in der direkten postoperativen Phase muß einerseits die Auswirkungen der durchgeführten Narkose und Operation erfassen, andererseits jedoch auch bereits präoperativ bestehende Einschränkungen von Organfunktionen berücksichtigen. Die Stellwerkfunktion des Aufwachraumes mit der Durchschleusung einer großen Zahl von Patienten macht es notwendig, daß eingesetzte Methoden einfach, rasch anwendbar und aussagekräftig sind, daß jederzeit jedoch auch aufwendigere diagnostische und therapeutische Methoden eingesetzt werden können, um eine zeitlich limitierte intensivmedizinische Betreuung von Risikopatienten zu ermöglichen. Sowohl die apparative Ausrüstung als auch die Dokumentation muß diese beiden Notwendigkeiten berücksichtigen.

Literatur

1. AHNEFELD, F. W., KILIAN, J.: Organization of an intensive care unit. Progr. Surg. (Basel) 15, 16 (1977)

2. ALDRETE, J. A., KROULIK, D.: A postanesthetic recovery score. Anesth. Analg. Curr. Res. 49, 924 (1970)

3. American Society of Anesthesiologists: Practice advisory for recovery room. ASA Newsletter 7 (1978)

4. BELINKOFF, St.: The recovery room and respiratory care. Int. Anesth. Clin. 9, 21 (1971)

5. BENUMOF, J. L.: Monitoring respiratory function during anesthesia. In: Monitoring in anesthesia (eds. L. J. SAIDMAN, N. Ty SMITH), p. 31. New York: Wiley & Sons 1978

6. DROH, R.: Der Aufwachraum. Anästh. Praxis 13, 143 (1977)

7. ELTERINGHAM, R. J., COATES, M. B., HUDSON, R. B. S.: Observations on 10,000 patients in the immediate postoperative period. Resuscitation 6, 45 (1978)

8. Empfehlung zur Sicherheit medizinisch-technischer Geräte der Deutschen Gesellschaft für Anästhesiologie und Intensivmedizin, hier: Beatmungsgeräte. Anästh. Intensivmed. 21, 340 (1980)

9. GREENBURG, A. G., PESKIN, G. W.: Monitoring in the recovery room and surgical intensive care unit. In: Monitoring in anesthesia (eds. L. J. SAIDMAN, N. Ty SMITH), p. 221. New York: Wiley & Sons 1978

10. HACK, G., ROMMELSHEIM, K.: Respiratorbehandlung als Beginn der postoperativen Rehabilitation nach großen chirurgischen Eingriffen. Prakt. Anästh. 11, 17 (1976)

11. KILIAN, J., AHNEFELD, F. W., FALK, H.: Der Aufwachraum - Funktion und Organisation. Anästh. Intensivther. Notfallmed. 16, 107 (1981)

12. PETERS, R. M., HILBERMAN, M., HOGAN, J. S., CRAWFORD, D. A.: Objective indications for respirator therapy in posttrauma and postoperative patients. Amer. J. Surg. 124, 262 (1972)

13. PRYS-ROBERTS, C.: Monitoring of the cardiovascular system. In: Monitoring in anesthesia (eds. L. J. SAIDMAN, N. Ty SMITH). New York: Wiley & Sons 1978

14. VIBY-MOGENSEN, J., JØRGENSEN, B. C., ØRDING, H.: Residual curarization in the recovery room. Anesthesiology 50, 539 (1979)

Organisatorische und personelle Voraussetzungen für den Betrieb einer Aufwachstation

Von H. Bergmann und K. Steinbereithner

Bei der abschließenden, auch als Synthese gedachten Besprechung organisatorischer Voraussetzungen, die dazu nötig sind, eine Aufwachstation ordnungsgemäß betreiben zu können, wollen wir

I. nochmals ein Wort zu bisherigen Begriffsbestimmungen sagen und auf die Abgrenzung zu anderen Begriffen hinweisen,

II. im Rahmen der Diskussion über die äußere Struktur eines Aufwachraumes Kriterien wie Bedarf und Größe, Verweildauer und Bettenausnutzung, Betriebsbereitschaft und Hintergrundseinrichtungen ins Gespräch bringen und,

III. die innere Struktur betreffend, kurze Bemerkungen zur Leitung anbringen, Stellungnahme zu personellen Fragen abgeben und abschließend auf den eigentlichen Dienstbetrieb eingehen.

I. Begriffsbestimmung

Unter dem Begriff "Aufwachraum" (Recovery room) verstand man bisher einen Überwachungsraum für frischoperierte Patienten von durchschnittlichem Operationsrisiko, welcher der unmittelbar postoperativen Überwachung dient, bis der Patient aus der Narkose erwacht bzw. volle Schutzreflexe vorhanden und/oder keine unmittelbaren Komplikationen von seiten Atmung oder Kreislauf mehr zu erwarten sind (23). Die in einem solchen Aufwachraum stattfindenden Tätigkeiten entsprachen dabei etwa der Stufe I einer Progressive intensive care, also einer kurzfristigen "einfachen" Intensivüberwachung (7).

Einen Aufwachraum gibt es in unserem eigenen Bereich seit 1932, er ist nach Plänen des damaligen Chirurgen PLENK als große Vorhalle zu den Operationssälen konzipiert.

An Grundkriterien (11, 14, 18, 19, 26) für einen Aufwachraum sind zu nennen:

1. Daß er nur Funktionsbetten enthält, das sind Betten in Untersuchungs- und Funktionsräumen, die in der Zahl der Normbetten nicht enthalten sind,
2. daß er räumlich dem Operationssaalbereich unmittelbar angeschlossen sein muß, bei dezentraler Bauweise also einen funktionellen Bestandteil dieses OP-Bereiches bildet, zentral ausgelegt allerdings sowohl funktionell als auch strukturell einen quasi Stationscharakter tragen kann, und

3. daß die <u>Aufenthaltsdauer</u> der Patienten im Aufwachraum kurz ist, also nur Stunden beträgt.

Grenzen wir nun die verschiedenen Begriffe, die sich im Laufe der Entwicklung immer wieder verwischt haben (9), voneinander ab, so bezieht sich der Ausdruck "<u>Wach- bzw. Frischoperiertenstation</u>" auf die Überwachung sowohl frischoperierter Patienten mit erhöhtem Operationsrisiko aus fachgebundenen Bereichen als auch präoperativ Schwerkranker; eine Wachstation hat Stationscharakter mit Funktionsbetten, die Aufenthaltsdauer der Patienten liegt in der Größenordnung von Tagen. Die Stufe II einer Progressive intensive care, also eine mittelfristige, mittelgradige überwiegende Intensivüberwachung, aber auch Intensivtherapie, könnte damit definiert sein. In der eigentlichen <u>Intensivstation</u> schließlich spielt sich die Stufe III einer Progressive intensive care, also eine mittel- und langfristige hochgradige Intensivtherapie, die eine Intensivüberwachung naturgemäß einschließt, ab.

II. Äußere Struktur

1. Bedarf und Größe

An äußeren Strukturmerkmalen interessiert zunächst der <u>Bedarf an Betten</u> bzw. <u>Stellplätzen</u>. Er wird abhängen von der Zahl der Operationen bzw. Operationstische, wobei Spitzenwerte mit einbezogen werden müssen; er wird abhängen von der Art der Operationen, wobei viele kurze Eingriffe sich belastender als wenige lange auswirken werden, und er wird schließlich abhängen von der Einteilung des OP-Programmes, von der Frage also, ob mehr parallel oder mehr hintereinander operiert wird.

Als <u>Richtwerte</u> werden ein bis zwei Stellplätze pro Operationstisch (6, 8, 12, 17, 20, 25) bzw. vier bis fünf je 100 operative Betten (13) bzw. 50 - 60 % der durchschnittlichen Tagesoperationszahl (2) angegeben (FARMAN (6): 1,5; WIKLUND (25): 1,5; GORDON (8): nicht unter 1,25; JENKINS et al. (12): 1,57; RÖRIG (17): 2,0; SCHÖNFELD (20): 1 - 2).

Plant man einen Aufwachraum neu, wird man gut daran tun, etwaige zukünftige Erweiterungen von vornherein mit einzukalkulieren.

Angaben zur <u>Größe</u> liegen bei 10 m² Fläche pro Stellplatz, wozu noch 30 - 50 % Funktionsfläche kommen. Über eine grundsätzliche Einteilung des Aufwachraumes in Unterabschnitte, etwa für die Unterbringung von Patienten nach Regionalanästhesie oder von septischen Fällen, kann diskutiert werden; einen Abschnitt des Aufwachraumes schließlich für die Akutchirurgie außerhalb des regulären OP-Programmes benützen zu können, bringt organisatorisch sicherlich Vorteile.

2. Verweildauer und Bettenausnutzung

Kommen wir nun zu den Faktoren Verweildauer und Bettenausnutzung, so ist die Aufenthaltsdauer, der derzeit noch geltenden Definition des Aufwachraumes entsprechend, mit nur wenigen Stunden begrenzt. Eine einschlägige Studie von ELTRINGHAM et al. (5) gibt für ein allgemeinchirurgisches Krankengut etwa zwei Drittel der Fälle mit einer Verweildauer von weniger als 1 h, etwa ein Drittel mit einer solchen von 1 - 2 h und nur 1,5 % mit über 2 h an. Wir haben ja inzwischen auch andere Angaben gehört.

Das Maximum einer gleichzeitigen Belegung soll 80 % der Stellplätze nicht überschreiten, um für Unvorhergesehenes, also etwa längere Liegedauer oder zusätzliche Akutaufnahmen, jederzeit gerüstet zu sein. Die Belegungsdichte ist dabei über die Zeit des Operationsprogrammes hinweg nicht gleich (1), welche Aussage für die noch zu besprechende Personalbesetzung von Bedeutung ist. Eine maximale Dichte wird etwa ab 2 h nach Programmbeginn anfallen, in den letzten zwei Programmstunden wird die Belegungsfrequenz wieder abnehmen.

3 Betriebsbereitschaft

Die bisher immer wieder postulierte nur temporäre Betriebsbereitschaft eines Aufwachbereiches ist sicherlich rationell, aber nicht optimal. Sie beginnt mit dem Operationsprogramm und soll 2 h nach Programmschluß enden (17). Als Probleme bleiben längere Aufwachdauern und die Akutchirurgie außerhalb des Routineprogrammes dabei bestehen. Solche Fälle im Rahmen einer Wach- bzw. Frischoperiertenstation oder in einem besonderen postoperativen Bereich der Intensivstation unterzubringen, soll als Möglichkeit erwähnt werden.

Eine permanent über 24 h gehende Betriebsbereitschaft ist aufwendiger, dafür aber optimal. Außerhalb des Routinebetriebes kann mit einer zahlenmäßig eingeschränkten Besatzung gearbeitet werden, die zur etwaigen Auslastung in den Anästhesiedienst, z. B. als Schwesternbeidienst, mit eingegliedert wird.

4 Hintergrundseinrichtungen

Und nun zu den Hintergrundseinrichtungen, also Arbeitsbereichen, die als Art "flankierende Maßnahmen" zur ungestörten und qualitativ hochwertigen Funktion nicht nur der Intensivstation, sondern auch eines Aufwachraumes unbedingt erforderlich sind. Dazu gehört zunächst ein gut organisierter und gut ausgerüsteter Patiententransport zum und vom Aufwachraum weg. Die räumliche Nachbarschaft zum Operationssaal macht den Weg OP - Aufwachraum kurz (BERNER (1): < 5 min); Wege zu den Krankenstationen sind erfahrungsgemäß oft viel länger. Verzugszeiten vor allem beim Abtransport würden sich als Stauungen unliebsam bemerkbar machen und eine echte Belastung für den Betrieb darstellen. Als weitere Hintergrundseinrichtungen sind die Möglichkeit zur Durchführung einwandfreier bettseitiger Röntgenaufnahmen, ein funktionell einwandfrei arbeitendes Akutlabor (21), eine leistungsfähige Blutbank, in der auch entsprechende Blutbestandteile zur Verfügung stehen, und schließlich die rasche Verfügbarkeit des Operateurs selbst und auch etwaiger Konsiliarärzte zu nennen.

III Innere Struktur

1 Leitung

Wenden wir uns nun den Belangen der inneren Struktur einer Aufwachstation zu, so sollen zunächst einige Worte zur ärztlichen Leitung gesagt werden. Es besteht kein wie immer gearteter Zweifel, daß der Aufwachraum ein integrierender Bestandteil des Anästhesiedienstes ist, dem Leiter dieses Dienstes also auch die Aufwachstation untersteht (26). Die fachliche Kompetenz des Anästhesiologen zur Überwachung des noch unter dem Einfluß von Allgemein- oder Regionalanästhesie stehenden Patienten ist unbestritten, die bundesdeutsche Regelung entspricht internationalen Gepflogenheiten. Enger Kontakt zum Chirurgen und Kooperation mit dem Operateur sind Selbstverständlichkeiten, der Begriff der gemeinsamen klinischen Verantwortung ist im Aufwachbereich ebenso relevant wie auf der Intensivstation.

Die Aufgaben und Kompetenzen des Leiters wollen wir administrativ-organisatorisch, fachlich-organisatorisch und klinisch sehen.

Administrativ-organisatorisch obliegen ihm zunächst die Sicherstellung qualitativ und quantitativ ausreichenden Personals, die Organisation des Dienstbetriebes, die Sorge für Unterricht und Weiterbildung und die Erstellung von Vorschlägen zur Anschaffung von Geräten sowie die Sorge um deren rationellen Einsatz und um die laufende Wartung.

Fachlich-organisatorisch hat er Entscheidungen zu treffen, wann und wohin ein Patient vom Aufwachraum abtransportiert wird, er hat Consiliarii anzurufen und hygienische Vorschriften zu erstellen.

Klinisch schließlich entscheidet er über Akutmaßnahmen bei vitalen Störungen, nimmt den Kontakt mit dem Operateur auf und stellt eine kontinuierlich funktionierende interdisziplinäre Koordination sicher.

2 Personal

a) Ärzte
Gehen wir nun auf Personalfragen ein, so kann zur ärztlichen Besetzung einer Aufwachstation zunächst gesagt werden, daß der Leiter ärztliche Entscheidungen entweder selbst wahrnimmt oder sie, insbesondere beim dezentralen System, an diensthabende

Oberärzte delegiert. Eine ärztliche Rufbereitschaft genügte bisher, eine dauernde ärztliche Anwesenheit im Aufwachraum war nicht erforderlich (17).

b) Schwestern
Schwestern üben die Patientenüberwachung weitgehend selbständig und eigenverantwortlich aus (16). Bei einer zentralen Aufwachstation ist die Einsetzung einer Stationsschwester, wahrgenommen etwa durch die leitende Anästhesieschwester, nicht zu umgehen. Ihr obliegen insbesondere die Detailorganisation des gesamten Pflegedienstes sowie die Überwachung des nichtärztlichen Personals, sie ist die verantwortliche Kontaktperson zu Ärzten, Verwaltung und Oberin, sie kontrolliert die lückenlose Durchführung aller ärztlichen Verordnungen und sorgt für Vollzähligkeit und Einsatzbereitschaft von Instrumenten und Geräten.

Tabelle 1. Tätigkeitskatalog der Schwestern im Aufwachraum

Summe aller pflegerischen Einzelaktivitäten, ausgedrückt in Schwesternminuten-Patientenstunden

- Messung von Kreislauf- und ZNS-Basiswerten
  (RR, Puls, EKG, Bewußtsein, Reflexe)
- Infusion: beobachten, wechseln, beenden
  (i.v. Kanüle entfernen)
- Harnmenge: beobachten, messen
- Atmung: Beobachtung von Spontanatmung,
  O_2-Gabe, absaugen, Extubation
- Medikamentengabe
- Organisatorische Maßnahmen
  (Neuaufnahme, Verlegung, Telefon, Registrierung etc.)
  $\simeq$ 30 Schwesternminuten (= 4 HUDSON-Punkte) (10)
  pro Patientenstunde

Als Richtzahl zur ausreichenden Versorgung mit Pflegepersonal wird ein Schwestern-Patienten-Quotient von 1 : 3 (4) bzw. 1 : 2 (22) (auch 1 : 1 (22)) angegeben, wobei ein Drittel bis zur Hälfte der anfallenden Arbeiten patientennahe vor sich geht (4). Diese Zahlenangaben können durch Aufschlüsselung eines Tätigkeitskataloges und Summierung aller pflegerischen Einzelaktivitäten, ausgedrückt in Schwesternminuten pro Patientenstunde, nach der Methode von HUDSON et al. (10) kontrolliert werden. Berechnet man nämlich den Zeitaufwand aller in Tabelle 1 aufgelisteten Tätigkeiten, so ergeben sich etwa 30 Schwesternminuten pro Patientenstunde, was der oben angegebenen Verhältniszahl 1 : 2 entspricht. Der für die Schwester im Aufwachraum erforderlichen Ausbildung entspricht wohl am besten der bundesdeutsche Begriff einer Fachschwester für Anästhesie und Intensivmedizin, also eine Kombination beider Ausbildungswege. Dort, wo solche Kombinationen nicht gepflegt werden, werden aus rein praktischen Gründen, um nämlich eine etwaige rationelle Kombi-

Tabelle 2. Tätigkeitsbild erweiterter Verantwortung für Intensivschwestern (auch Aufwachraum)

- Notfallmaßnahmen kardiopulmonale Wiederbelebung
  Intubation, manuelle Beatmung, Herzmassage, Defibrillation,
  EKG-Interpretation, Anwendung antiarrhythmischer Medikamente
- Auskultation von beatmeten Patienten
- Blutentnahme aus Vene oder Arterie
- Anlegen ärztlich verordneter Infusionen einschließlich
  i.v. Injektion
- Legen von Magensonden und Blasenkatheter
- Anschluß von Überwachungs- und Beatmungsgeräten

---

nation Aufwachraum - Anästhesiedienst zu ermöglichen, Anästhesieschwestern vorzuziehen sein.

Bis zu 30 % der Aufwachraumschwestern können, ähnlich wie von MACDONALD (15) für eine Intensivstation angegeben, durch Pflegehilfskräfte ersetzt werden, wobei uns ein Umrechnungsfaktor von drei Pflegehilfskräften gleich zwei Fachschwestern angebracht erscheint.

Das in Tabelle 2 angegebene Tätigkeitsbild erweiterter Verantwortung für die genannten Spezialschwestern ist zwar noch keineswegs generell und auch amtlich-rechtlich akzeptiert, scheint uns aber für eine Optimierung der Situation unumgänglich notwendig zu sein.

3. Dienstbetrieb

Und nun noch zum eigentlichen Dienstbetrieb, also zur täglich praktischen Anwendung von Grundsätzen, die uns die Klinik und die Aufgaben, die an einen Aufwachraum gestellt werden, aufzwingen.

Die Aufwachraumschwestern, das wurde ja schon angedeutet, sollen aus dem Anästhesiebereich kommen; kann man doch die unmittelbar postoperative Phase funktionell auch als Auslaufen der Anästhesie ansehen. WAHLIN et al. (24) ziehen - immer die Trennung von Anästhesie- und Intensivschwester vorausgesetzt - Intensivschwestern für diese Aufgabe vor, weil der Aufwachraum eher einer Intensivpflegeeinheit entsprechen würde. Wir halten diesen Faktor für nicht ausschlaggebend und glauben, daß insbesondere durch einen rotierenden Einsatz des Anästhesieschwesternkaders einschließlich der Anästhesiegehilfinnen im Aufwachraum eine Organisationsform gefunden werden kann, die noch am ehesten eine variierende Zahl von Schwestern für einen Aufwachraum verfügbar machen kann, womit man sich auch am besten der dort stark schwankenden Patientenzahl anpassen kann.

Tabelle 3. Patientenübernahmeprotokoll für Aufwachraum (Nach CULLEN (3)) (~ Anästhesiebericht)

---

1. Name und Alter des Patienten/der Patientin
2. Operationsart und -dauer
   Operateur
3. Prämedikation, Art der Anästhesie,
   Narkoseverlauf (Arrhythmie?),
   verwendete Antagonisten (Prostigmin, Naloxon),
   sonstige Medikamente
4. Vorerkrankungen, Ausgangswerte
5. Allergien
6. Geschätzter Blutverlust, Infusionsangaben

Jeder postoperative Patient mit Ausnahme von bereits primär als solche deklarierten Intensivpatienten soll in die Aufwachstation übernommen werden. Damit werden bisherige Begriffsbestimmungen zu adaptieren sein und man wird einer Wachstation die Aufgabe einer vordergründig operationsbezogenen postoperativen Betreuung von chirurgischen Risikopatienten nach primärer Stabilisierung der Vitalfunktionen in der Aufwachstation zusprechen müssen.

Bei der Aufnahme in die Aufwachstation ist jedenfalls ein Patientenübernahmeprotokoll unbedingt erforderlich. Wir sehen als solches den Narkosebericht an, der der aufnehmenden Schwester gemeinsam mit dem Patienten übergeben werden muß. Die von CULLEN (3) erwähnten Kriterien eines solchen Protokolls (Tabelle 3) stimmen mit den im Anästhesiebericht enthaltenen Angaben praktisch voll überein.

Wie sich im einzelnen die Verlegungsmodalitäten abspielen, wird weitgehend von örtlichen Gegebenheiten, wie Art des Krankengutes, Betriebsbereitschaft und personelle Besetzung, Vorhandensein und Ausmaß einer etwaigen chirurgischen Wachstation und einer Intensivstation, abhängen.

Nicht vergessen darf jedoch werden, daß als Grundlage eines ordnungsgemäßen Betriebes unter allen Umständen ganz konkrete Dienstanweisungen vorhanden sein müssen, die man kennen muß und die auch zu beherzigen sind.

In einer allgemeinen Dienstordnung sind dabei etwa Angaben einzufügen über
- Zweck der Einrichtung und Art des aufzunehmenden Krankengutes,
- Leitung und organisatorische Struktur,
- Aufnahme- und Verlegungsmodus,
- Details des Dienstbetriebes, wie
  Angaben zur Routineüberwachung (z. B. RR, Puls, Abstände),
  Angaben über den ärztlichen Dienst (wer zuständig, wo zu finden, wann zu rufen),

Anwesenheitspflicht für Schwestern,
Richtlinien bezüglich Infektionskontrolle (Hygieneplan),
elektrischer Sicherheit und Brandschutz,
Weisungen zur Dokumentation (Führung von Protokollen).

Daß daneben in <u>speziellen Dienstanweisungen</u> bestimmte Betriebsvorgänge wie etwa Pflegevorgänge (Absaugen, Überwachung von schon gelegten Kavakathetern etc.) und Behandlungsmaßnahmen (Vorgehen bei Herzstillstand oder bei Verlegung der Atemwege) aus Rationalisierungs- und Effizienzgründen zu normieren sind, sei als Abrundung zur Frage Dienstbetrieb an den Schluß gestellt.

<u>Zusammenfassend</u> läßt sich also sagen, daß

1. der seinerzeitige Begriff des "Aufwachraumes" als Art kurzfristige einfache Intensivüberwachung durch die Entwicklung der Dinge augenscheinlich in Richtung "Aufwachstation" gedrängt wird, was die Aufgabenstellung zeitlich eher verlängert und zu einer qualitativ intensivierten Intensivbeobachtung und auch Intensivtherapie zu modifizieren scheint;

2. die organisatorische Konsequenz für einen kontinuierlichen, in seinem Umfang allerdings schwankenden 24-Stunden-Dienst sprechen würde, der aus der Rufbereitschaft eine Anwesenheit des Arztes machen könnte und sinnvoll aus der Struktur des Anästhesiedienstes herauswachsen müßte, um auch pflegemäßig personell rationalisieren zu können, und daß

3. im Sinne einer solchen Aufwertung der unmittelbar postoperativen Phase eine Reihe zusätzlicher Belastungen auf uns zuzukommen scheint, deren Realisierung nur bei Handhabung eines straffen organisatorischen Konzeptes möglich ist, letztlich aber von den uns zur Verfügung stehenden räumlichen und personellen Bedingungen abhängen wird. Ob es nicht rationeller wäre, dem Aufwachraum "alter Form" eine vergrößerte Intensivstation unter Einbeziehung eines postoperativen Abschnittes gegenüberzustellen, bleibt zu diskutieren offen.

<u>Literatur</u>

1. BERNER, O.: Concentration and elimination of anaesthetic gases in recovery rooms. Acta anaesth. scand. <u>22</u>, 55 (1978)

2. BUXTON-HOPKIN, D. A.: Recovery rooms. Lancet 1961 I, 272

3. CULLEN, D. J.: Recovery room care of the surgical patient. ASA Refresher Courses in Anesthesiology <u>8</u>, 13 (1980)

4. DORNETTE, W. H. L.: The recovery room. Ohio Chemical Anesthesia Items <u>9</u>, No. 1 (1963)

5. ELTRINGHAM, R. J., COATES, M. B., HUDSON, R. B. S.: Observations on 10,000 patients in the immediate postoperative period. Resuscitation <u>6</u>, 45 (1978)

6. FARMAN, J. V.: The work of the recovery room. Brit. J. Hosp. Med. 6, 606 (1978)

7. FISCHER, T. L.: Responsibility for care in recovery rooms. Canad. med. Ass. J. 102, 78 (1970)

8. GORDON, R. A.: The postanaesthetic recovery room. Canad. Anaesth. Soc. J. 10, 140 (1963)

9. GREWE, H. E., MITTELSTAEDT, W.: Die Wachstation in einem mittleren Krankenhaus. 1. Planung, Einrichtung und Funktionsablauf. anästh. prax. 6, 65 (1971)

10. HUDSON, J., CARUTHERS, T. E., LANTIEGNE, K.: Intensive care nursing requirements. Resource allocation according to patient status. Crit. Care Med. 7, 69 (1979)

11. HUTSCHENREUTER, K.: Aufwachraum und Anästhesist. Anästh. Inform. 14, 270 (1973)

12. JENKINS, L. C., DODDS, W. A., GRAVES, H. B.: The role of the anaesthetist in the postanaesthetic period. Canad. Anaesth. Soc. J. 9, 331 (1962)

13. LAWIN, P., OPDERBECKE, H. W.: Die Organisation der Intensivmedizin. In: Praxis der Intensivbehandlung, 3. Aufl. (ed. P. LAWIN), p. 1-1. Stuttgart: Thieme 1975

14. LORENZ, R.: Intensivmedizin, p. 2. Stuttgart, Berlin, Köln, Mainz: Kohlhammer 1974

15. MACDONALD, F. G.: Coronary care units and the nurse. Nursing Times, 20. Juli 1972, p. 113

16. OPDERBECKE, H. W.: Anaesthesie und ärztliche Sorgfaltspflicht. In: Anaesthesiologie und Wiederbelebung, Bd. 100, p. 51. Berlin, Heidelberg, New York: Springer 1978

17. RÖRIG, R.: Aufgaben, Einrichtung und Personalbesetzung von Aufwachraum, Wachstation und Intensivpflegestation. Krankenhaus-Umschau 37, 1198 (1968)

18. RÜGHEIMER, E.: Intensivtherapie im operativen Bereich. In: Anaesthesiologie und Wiederbelebung, Bd. 33, p. 174. Berlin Heidelberg, New York: Springer 1969

19. SATTER, P., DUDZIAK, R.: Frischoperiertenstation und Intensivpflege. Leipzig: J. A. Barth 1971

20. SCHÖNFELD, J. W.: Intensivpflegestationen. Medizinelektronik, Heft 4, 12 (1977)

21. SCHWEIZER, O.: The recovery and intensive care unit, a clinical laboratory. Anesthesiology 32, 246 (1970)

22. STEPHENS, D. S. B., BOALER, J.: The nurse's role in immediate postoperative care. Brit. med. J. 1977 I, 1199

23. Vereinbarungen zwischen den Fachgebieten Chirurgie und Anästhesie über die Aufgabenabgrenzung und die Zusammenarbeit in der Intensivmedizin. Anästh. Inform. 11, 167 (1970)

24. WAHLIN, A., WESTERMARK, L., van der VLIET, A.: Intensivpflege, Intensivtherapie, p. 28. Deutsche Ausgabe, übersetzt von H. GOERKE. Berlin, Heidelberg, New York: Springer 1972

25. WIKLUND, P. E.: Design of a recovery room and intensive care unit. Anesthesiology 26, 667 (1965)

26. ZINDLER, M.: Intensivbehandlungseinheit, Wachstation und Aufwachraum - Abgrenzung, Aufgaben, Planung und Leitung. Krankenhausarzt 40, 330 (1967)

Zusammenfassung der Diskussion zum Thema:
„Organisation, personelle und apparative Ausstattung"

Die Notwendigkeit einer Aufwacheinheit ist unbestritten. Sie ist die einzig logische Lösung für die Verhütung und Bekämpfung postoperativer und postnarkotischer Probleme. Sie beläßt den Patienten als eine Einheit, d. h. sie teilt ihn nicht in eine anästhesiologische und chirurgische Hälfte. Weiterhin vermeidet sie eine nicht immer einfache Trennung in Früh- und Spätphase nach der Narkose. Sie umgeht die Minderversorgung und -überwachung während der Nacht und erleichtert im Einzelfall die Entscheidung, ob ein Patient auf die Normal-, Wach- oder Intensivstation verlegt werden kann bzw. muß.

Nur mit der Aufwacheinheit ist die entscheidende Aufgabe - die ununterbrochene Versorgungskette - sichergestellt. Es läßt sich dadurch das Risiko für den Patienten, für den Anästhesisten, aber auch für den Operateur herabsetzen. Die häufig schlechte Ausgangssituation des Patienten, die Auswirkungen der Prämedikation und der durchgeführten Narkose, Art und Umfang des Eingriffes und die postoperativ verabreichten Medikamente beeinflussen den Zustand des Patienten zu einem Zeitpunkt, in dem seine vitalen Funktionen häufig noch eingeschränkt sind. Daraus ergibt sich die Notwendigkeit, alle Patienten rund um die Uhr postnarkotisch zu überwachen.

Aus allen Beiträgen geht hervor, daß das Ausmaß der apparativen und personellen Ausrüstung, aber auch die bauliche Struktur möglichst flexibel sein müssen, um allen Gegebenheiten Rechnung tragen zu können. Dies setzt zum einen die kritische Bestandsaufnahme über die Zahl der notwendigen Stellplätze voraus, zum anderen jedoch auch die Abklärung über die im postoperativen Verlauf notwendigen diagnostischen und therapeutischen Maßnahmen. Beides wird selbstverständlich von Operationseinheit zu Operationseinheit wechseln. Eindeutig notwendig ist die enge räumliche Anbindung an den operativen Bereich. Inwieweit eine organisatorische Bindung an die Intensivtherapiestation bestehen soll, muß dem Einzelfall überlassen bleiben. Die Empfehlung der DGAW von 1967 (4) ist im Prinzip auch heute noch gültig; es hat sich jedoch gezeigt, daß im Einzelfall wesentlich mehr diagnostische und therapeutische Maßnahmen eingesetzt werden müssen, so daß insgesamt der Aufgabenbereich über die reine Überwachung hinausgeht. Es wird daher vorgeschlagen, in Zukunft nicht mehr von Aufwachraum, sondern von Aufwacheinheit oder Aufwachstation zu sprechen.

Kein Zweifel besteht daran, daß in der direkten postoperativen Phase der Anästhesist für die Überwachung des Patienten zuständig ist, soweit eine entsprechende Institution vorhanden ist. In allen Vereinbarungen mit operativen Spezialdisziplinen ist deutlich festgelegt, daß der Aufwachraum in den Kompetenzbereich des Anästhesisten gehört (1, 5, 6, 7). Organisatorisch muß dafür gesorgt werden, daß einmal zahlenmäßig ausreichend und zum anderen ausreichend ausgebildetes Personal zur Verfügung steht, das durch einen ständig anwesenden oder jederzeit abrufbaren Anästhesisten in seinen Aufgaben unterstützt wird.

FRAGE:
Sind die Bettplätze in der Aufwacheinheit auf die Planbettenzahl anzurechnen?

ANTWORT:
Grundsätzlich ist davon auszugehen, daß es sich bei den Bettplätzen in der Aufwacheinheit um Funktionsbetten handelt, die im Gegensatz zu Bettplätzen in Intensiv- bzw. Wach- oder Normalstationen nicht als Planbetten rechnen.

Bei den Patienten in einer Aufwacheinheit ist die Verweildauer offen. Das Kriterium für die Verweildauer ist die Verlegbarkeit auf eine Intensiv- bzw. Wach- oder Normalstation. Dementsprechend sind der Aufwacheinheit auch dann Funktionsbetten zu unterstellen, wenn Zahl und Art der operativen Eingriffe und Narkosen sowie die zeitliche Disposition der Operationsprogramme einen 24stündigen Betrieb der Aufwacheinheit bewirken.

Die Indikation für die postoperative Überwachung der Patienten in einer Aufwacheinheit ist umrissen durch

a) die Erfordernisse postnarkotischer Überwachung durch den in der Operationsanlage tätigen Anästhesiedienst;
b) die Erfordernisse unmittelbaren Kontaktes mit den Operationsteams;
c) die möglicherweise notwendige Rückführung des Patienten in den Operationssaal;
d) die Minderung des Transport- bzw. Verlegungsrisikos.

Die Definition der Bettplätze der Aufwacheinheit als nicht als Planbetten anrechenbare Funktionsbetten sollte sinngemäß auch in den Fällen gelten,

a) in denen keine Intensiv- bzw. Wachstation besteht, und wo in der Aufwacheinheit nicht nur postnarkotische Überwachung, sondern auch die gesamte erforderliche Intensivtherapie betrieben wird,
b) in denen keine Aufwacheinheit besteht und die postnarkotische Überwachung innerhalb der Intensiv- bzw. Wachstation betrieben wird.

Wird bei der Mindestgröße einer Intensivstation eine Auslastung nicht erreicht, so ist eine Kombination mit der postnarkotischen Überwachung denkbar. Die Bedingung hierbei ist jedoch eine Lage zum OP, bei der das Transportrisiko noch in vertretbarem Rahmen liegt.

FRAGE:
Wie stellt sich die Frage der postnarkotischen Überwachung aus operativer Sicht?

ANTWORT:
Mit der Übergabe des Patienten an den Operateur geht die Verantwortlichkeit auch für postnarkotische Probleme an diesen über. Aus dieser Überlegung ist auch aus operativer Sicht unbedingt zu unterstützen, daß jeder Patient so lange in anästhesiologischer Überwachung bleibt, bis die postnarkotischen Nachwirkungen abgeklungen sind. Es versteht sich von selbst, daß in dieser Zeit diagnostische und im Rahmen des Notwendigen therapeutische Maßnahmen durchzuführen sind. Prinzipiell muß die routinemäßige Überwachung des Patienten nach einer komplikationslosen Narkose bis zum vollständigen Erwachen ebenso möglich sein wie die Intensivüberwachung eines Patienten nach extremen Eingriffen. Die Versorgungskette muß so funktionieren, daß der Anästhesist, aber auch der Operateur die Verantwortung tragen können. Die postnarkotische Phase kann nach 1 h aufhören, sie kann in Ausnahmefällen aber auch einmal viele Stunden andauern. Eine entsprechende Regelung wird sich dann dementsprechend individuell nach den Möglichkeiten und Gegebenheiten zu richten haben. Sichergestellt sein muß die lückenlose und fachgerechte Überwachung des Patienten.

FRAGE:
Mit welchem Personalbedarf ist für die Aufwacheinheit zu rechnen?

ANTWORT:
Für die Aufwacheinheit gibt es bisher keine Anhaltszahlen für das Pflegepersonal. Ob und inwieweit die Anhaltszahlen für Pflegepersonal in Anästhesiebereichen die Erfordernisse der postnarkotischen Überwachung berücksichtigen, ist offen. In den Personalstellenplänen für die Aufwacheinheit gesondert Personal auszuweisen, ist als eine dringliche Forderung anzusehen. Dabei bedarf es der Differenzierung auf Art, Größe und Leistungsstufe des Krankenhauses, und zwar unter Berücksichtigung der jeweiligen intensivmedizinischen Überwachungs-, Behandlungs- und Pflegeeinrichtungen.

Besonders untersucht werden müßten die Anforderungen, die für die Aufwacheinheit in Grund- und Regelversorgungskrankenhäusern zu gelten haben.

Für die Zentral- und Maximalversorgung stehen für die Aufwacheinheit die Schwestern-Patienten-Schlüssel für Intensivüberwachung von 1 : 1 und für Intensivbehandlung von 2 : 1 als Abgrenzung zur Diskussion. BERGMANN kommt auf einen Schwestern-Stellplatz-Schlüssel von 0,5 : 1, und zwar unter der Voraussetzung einer Auslastung der Stellplätze von maximal 8 h je Tag bis zu 80 %.

Zu beachten ist, daß in der Berechnung der Aufwacheinheit nicht von der Mitternachtsstatistik ausgegangen werden kann. Zu berücksichtigen sind insbesondere der Patientendurchgang und die Aufenthaltsdauer. Außerdem ist die zunehmende Zahl ambulant durchgeführter Eingriffe zu bedenken, die das Personal der Aufwacheinheit beanspruchen, ohne daß dies aus der Belegungsstatistik hervorgeht.

Gerade bei Eingriffen, die nur ambulant durchgeführt werden, ist die Verantwortung für den Anästhesisten besonders groß. Hier ist die postoperative Überwachung und die Definition des Zustandes des Patienten vor der Entlassung besonders wichtig.

FRAGE:
Wie viele Betten bzw. Stellplätze soll eine Aufwacheinheit haben? Das Problem stellt sich besonders bei Neubauten, bei denen verständlicherweise noch keine sicheren Aussagen über die durchschnittliche Operationszahl bzw. über die Art und Schwere der Eingriffe möglich sind.

ANTWORT:
Einen allgemein anerkannten Bettenschlüssel für eine Aufwacheinheit gibt es bisher nicht. In den Empfehlungen der WHO zu Krankenhausplanung und Krankenhausverwaltung (3) wird ein durchschnittlicher Schlüssel von drei Betten pro Operationssaal angegeben, allerdings abhängig von der täglichen Operationsfrequenz und der Regelung des jeweiligen Krankenhauses über die Aufenthaltsdauer der Patienten in der Aufwacheinheit. FEELEY (2) nennt, allerdings ohne nähere Begründung, 1,5 Betten pro Operationssaal. Andere Zahlen sprechen von 5 Betten pro 100 operative Betten. Am ehesten der Realität nahekommen dürfte die Angabe von 50 - 60 % der durchschnittlichen Tagesoperationszahl als Zahl der Betten in der Aufwacheinheit (Siehe auch Beitrag BERGMANN).

Bei der Beurteilung über den realen Bedarf spielt z. B. auch die durchschnittliche Aufenthaltsdauer eines Patienten in der Aufwacheinheit eine Rolle. Weiterhin muß berücksichtigt werden, wie viele kompetente weiterbehandelnde Stationen zur Verfügung stehen, auf die die Patienten entsprechend der Schwere ihres Zustandes verlegt werden können.

Die klinische Realität zeigt, daß der aus pharmakokinetischer Sicht sinnvolle Vorschlag, Aufenthaltszeiten sollten sich an den Halbwertszeiten der verwendeten Medikamente orientieren, nicht haltbar ist. Selbstverständlich muß bei Verabreichung der Medikamente auf deren Wirkungsdauer geachtet werden; die Verlegung des Patienten wird sich aber nach klinischen und nicht nach pharmakokinetischen Aspekten zu richten haben.

FRAGE:
Eine Aufwacheinheit, wie sie in den Beiträgen definiert worden ist, kann nur dann funktionieren, wenn sie Bestandteil der Ope-

rationseinheit ist. Wie läßt sich dies mit den ständig zunehmenden Auflagen aus hygienischer Sicht vereinbaren?

ANTWORT:
Es ist der eigentliche Sinn der Aufwacheinheit, den direkten Kontakt zwischen dem Operateur, dem die Narkose durchführenden Arzt, dem Personal im Aufwachraum und dem operierten Patienten aufrechtzuerhalten. Aus ärztlicher Sicht ist die direkte Anbindung an die OP-Abteilung daher Voraussetzung für eine reibungslose Funktion dieser Einheit. Würde die von Hygienikern erhobene Forderung nach Trennung der Aufwacheinheit vom OP durch ein Schleusensystem erfüllt, ginge der entscheidende Vorteil - die direkte Anbindung der Einheit an den OP - verloren. Es würde dies darüber hinaus eine unzumutbare Gefährdung des Patienten durch einen längeren Transport in der direkten postoperativen Phase bedeuten, einem Zeitraum, in dem eine engmaschige Kontrolle der Vitalfunktionen von besonderer Bedeutung ist. Andererseits soll vom Organisatorischen her nicht verschwiegen werden, daß eine lediglich fallweise Inbetriebnahme der Aufwacheinheit (vor allem nachts) bei einer Trennung vom OP wesentlich einfacher wäre, als wenn diese Einheit im OP integriert ist. Die Schwierigkeit besteht besonders dann, wenn ein Arzt nur fakultativ in der Aufwacheinheit tätig ist.

Ausgehend von der Tatsache, daß die Belegung der Aufwacheinheit über lange Zeiten des Tages bei 80 % liegt, während des übrigen Tages jedoch unter 20 %, scheint die Eingliederung in den OP wesentlich sinnvoller. Auf diese Weise ist die Mehrzahl der Patienten problemlos zu betreuen, die Frage des Einschleusens ist nur in Ausnahmefällen relevant. Auch in dieser Frage werden die lokalen Gegebenheiten des einzelnen Krankenhauses letztlich den Ausschlag geben müssen über die Art der Zuordnung des Aufwachraumes.

FRAGE:
Welche Forderungen sind an eine sach- und fachgerechte Übergabe eines Patienten aus der Aufwacheinheit in den operativen Pflegebereich zu stellen?

ANTWORT:
Streng genommen wäre es natürlich ideal, man könnte diese Übergabe in Form eines Konsils durchführen. Diese Vorstellung ist zur Zeit ein Wunschtraum. Andererseits muß darauf hingewiesen werden, daß eine Übergabe an eine nicht kompetente Pflegekraft ebenso bedenklich ist. Als tragbarer Kompromiß kann akzeptiert werden, daß die Übergabe an eine examinierte Pflegekraft erfolgen muß, die die gegebenen Informationen versteht, eventuell gefährliche Situationen während des Transportes erkennt und jederzeit entsprechend reagieren kann. Schließlich soll sie auch so kompetent sein, daß sie die Annahme eines Patienten unter Angabe der Gründe verweigern kann. Unzureichend und gefährlich ist die Verlegung der Patienten durch einen Transportdienst. Hier sind die oben genannten Forderungen sicherlich im geringsten Umfang erfüllt.

Literatur

1. Empfehlungen zur Organisation der Anästhesie im Rahmen der Neurochirurgie. Anästh. Inform. 12, 34 (1971)

2. FEELEY, Th. W.: The essentials of the recovery room. In: 31st Annual Refresher Course Lectures, ASA, 1980

3. LLEWELYN-DAVIS, MacAULAY: Hospital planning and administration. Monograph Series Nr. 54. Geneva: WHO 1966

4. Stellungnahme zur Organisation von Aufwachraum, Wachstation und der Intensivbehandlung am Krankenhaus. Anaesthesist 16, 282 (1967)

5. Vereinbarungen über die Zusammenarbeit in der HNO-Heilkunde. Anästh. Inform. 17, 354 (1976)

6. Vereinbarung zwischen den Fachgebieten Chirurgie und Anästhesie über die Aufgabenabgrenzung und die Zusammenarbeit in der Intensivmedizin. Anästh. Inform. 11, 167 (1970)

7. Vereinbarung zwischen den Fachgebieten Urologie und Anästhesie über die Aufgabenabgrenzung und die Zusammenarbeit im operativen Bereich und in der Intensivmedizin. Anästh. Inform. 13, 219 (1972)

Auszug aus: LLEWELYN-DAVIS, MacAULAY: Hospital planning and administration. Monograph Series Nr. 54. Geneva: WHO 1966

The recovery ward

It is now general practice to provide a special ward for the reception of patients immediately following surgery. Patients remain in the recovery ward for varying lengths of time, depending on their condition and on hospital policy in this regard. When they are judged sufficiently recovered, they go back to their own wards in the hospital. The length of time for which it is desirable to retain patients in a recovery ward is debatable. In some hospitals it is the policy to keep the majority of patients for a comparatively short time, perhaps an hour or two, until they have recovered consciousness, and then to return them to their own wards. In others, the recovery ward keeps the patients for longer periods, in some cases up to 24 hours. After certain types of operation, intensive post-operative care may be needed for a prolonged period.

The number of beds needed depends on the number of operations performed in the operating suite each day and on the hospital's policy regarding how long the patients should remain in the unit. The usual provision is about three beds per operating room. The bulk of the beds are generally arranged in a single, open room. A nurses' station is in this room, very close to the beds: and there are facilities for oxygen and suction at each bed. One or two beds may be provided in cubicles, or curtained-off recesses. Space for the storage of instruments, and a sink are also necessary. Except where policy dictates that patients should stay in the unit for several days, there is no need to provide food service or toilet facilities for patients.

The post-operative ward is generally under the medical supervision of the consultant anaesthetist, as much of its work is concerned with respiratory function. Special nursing staff, under an experienced sister, is assigned to the ward. As most of the patients are unconscious during the greater part of their stay in the ward, continuous supervision is essential. Monitoring equipment can be grouped in a central or lateral glass cubicle.

The recovery ward should be as close as possible to the operating rooms, but it should be outside the "clean zone". It cannot be conveniently placed within the clean zone because there is a certain amount of traffic of nurses and supplies between the ward and the rest of the hospital.

Klinische Anästhesiologie und Intensivtherapie

Herausgeber: F.W. Ahnefeld, H. Bergmann, C. Burri, W. Dick, M. Halmágyi, G. Hossli, E. Rügheimer
Schriftleiter: J. Kilian

Band 3
Infusionstherapie I
Der Elektrolyt-Wasser- und Säure-Basen-Haushalt
Workshop Timmendorfer Strand April 1973
Herausgeber: F.W. Ahnefeld, C. Burri, W. Dick. M. Halmágyi. Unter Mitarbeit zahlreicher Fachwissenschaftler.
1973. 84 Abbildungen, 15 Tabellen. 256 Seiten
DM 38,-
ISBN 3-540-79775-0

Band 5
Mikrozirkulation
Workshop April 1974
Herausgeber: F.W. Ahnefeld, C. Burri, W. Dick, M. Halmágyi. Unter Mitarbeit zahlreicher Fachwissenschaftler.
1974. 126 Abbildungen, 8 Tabellen.
XI, 207 Seiten
DM 28,-
ISBN 3-540-06981-X

Band 7
Infusionstherapie II: Parenterale Ernährung
Workshop Dezember 1974
Herausgeber: F.W. Ahnefeld, C. Burri, W. Dick, H. Hamágyi. Unter Mitarbeit zahlreicher Fachwissenschaftler.
1975. 103 Abbildungen. X, 214 Seiten
DM 32,-
ISBN 3-540-07288-8

Springer-Verlag
Berlin
Heidelberg
New York

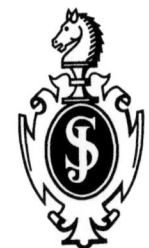

Band 10
Notfallmedizin
Workshop April 1975
Herausgeber: F.W. Ahnefeld, H. Bergmann, C. Burri, W. Dick, M. Hamágyi, E. Rügheimer. Unter Mitarbeit zahlreicher Fachwissenschaftler.
1976. 109 Abbildungen, 124 Tabellen.
XIII, 386 Seiten
DM 53,-
ISBN 3-540-07581-X

Band 12
Der Risikopatient in der Anästhesie
2. Respiratorische Störungen
Herausgeber: F.W. Ahnefeld, H. Bergmann, C. Burri, W. Dick, M. Halmágyi, E. Rügheimer. Unter Mitarbeit zahlreicher Fachwissenschaftler.
1976. 79 Abbildungen, 52 Tabellen.
X, 240 Seiten
DM 42,-
ISBN 3-540-08039-2

Band 14
Infusionslösungen
Technische Probleme in der Herstellung und Anwendung
Herausgeber: F.W. Ahnefeld, H. Bergmann, C. Burri, W. Dick, M. Halmágyi, E. Rügheimer. Unter Mitarbeit zahlreicher Fachwissenschaftler.
1977. 59 Abbildungen, 56 Tabellen. XIV, 240 Seiten
DM 36,-
ISBN 3-540-08404-5

Band 15
Wasser-Elektrolyt- und Säuren-Basen-Haushalt
Herausgeber: F.W. Ahnefeld, H. Bergmann, C. Burri, W. Dick, M. Halmágyi, E. Rügheimer. Unter Mitarbeit zahlreicher Fachwissenschaftler.
1977. 89 Abbildungen, 37 Tabellen.
X, 194 Seiten
DM 32,-
ISBN 3-540-08509-2

Band 16
Grundlagen der Ernährungsbehandlung im Kindesalter
Herausgeber: F.W. Ahnefeld, H. Bergmann, C. Burri, W. Dick, M. Hamágyi, E. Rügheimer. Unter Mitarbeit zahlreicher Fachwissenschaftler.
1978. 90 Abbildungen, 57 Tabellen.
XI, 246 Seiten
DM 36,-
ISBN 3-540-08609-9

Band 17
Rohypnol (Flunitrazepam) Pharmakologische Grundlagen – Klinische Anwendung
Herausgeber: F.W. Ahnefeld, H. Bergmann, C. Burri, W. Dick, M. Halmágyi, G. Hossli, E. Rügheimer. Unter Mitarbeit zahlreicher Fachwissenschaftler.
1978. 93 Abbildungen, 35 Tabellen.
XI, 217 Seiten
DM 36,-
ISBN 3-540-08900-4

Band 18
Lokalanästhesie
Herausgeber: F.W. Ahnefeld, H. Bergmann, C. Burri, W. Dick, M. Halmágyi, G. Hossli, E. Rügheimer. Unter Mitarbeit zahlreicher Fachwissenschaftler.
1978. 86 Abbildungen, 58 Tabellen.
XI, 265 Seiten
DM 48,-
ISBN 3-540-09083-5

Band 19
Der bewußtlose Patient
Herausgeber: F.W. Ahnefeld, H. Bergmann, C. Burri, W. Dick, M. Halmágyi, G. Hossli, H.J. Reulen, E. Rügheimer, H.-P. Schuster. Unter Mitarbeit zahlreicher Fachwissenschaftler.
1979. 74 Abbildungen, 64 Tabellen.
XI, 255 Seiten
DM 58,-
ISBN 3-540-09306-0

Band 20
Akutes Lungenversagen
Herausgeber: F.W. Ahnefeld, H. Bergmann, C. Burri, W. Dick, M. Halmágyi, G. Hossli, E. Rügheimer. Unter Mitarbeit zahlreicher Fachwissenschaftler.
1979. 127 Abbildungen, 88 Tabellen.
XIV, 319 Seiten
DM 64,-
ISBN 3-540-09581-0

Band 21
Therapie mit Blutkomponenten
Herausgeber: F.W. Ahnefeld, H. Bergmann, C. Burri, W. Dick, M. Halmágyi, G. Hossli, E. Rügheimer. Unter Mitarbeit zahlreicher Fachwissenschaftler.
1980. 53 Abbildungen, 65 Tabellen. XIII, 227 Seiten
DM 58,-
ISBN 3-540-10180-2

Band 22
Muskelrelaxanzien
Herausgeber: F.W. Ahnefeld, H. Bergmann, C. Burri, W. Dick, M. Halmágyi, G. Hossli, E. Rügheimer. Unter Mitarbeit zahlreicher Fachwissenschaftler.
1980. 104 Abbildungen. 37 Tabellen.
XI, 281 Seiten
DM 78,-
ISBN 3-540-10365-1

Band 23
Die intravenöse Narkose
Herausgeber: F.W. Ahnefeld, H. Bergmann, C. Burri, W. Dick, A. Doenicke, M. Halmágyi, G. Hossli, E. Rügheimer
Unter Mitarbeit zahlreicher Fachwissenschaftler
1981. 122 Abbildungen. XI, 330 Seiten
DM 78,-
ISBN 3-540-10953-6

Springer-Verlag
Berlin Heidelberg New York

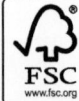

If you have any concerns about our products,
you can contact us on
ProductSafety@springernature.com

In case Publisher is established outside the EU,
the EU authorized representative is:
**Springer Nature Customer Service Center GmbH
Europaplatz 3, 69115 Heidelberg, Germany**

Printed by Libri Plureos GmbH
in Hamburg, Germany